急危重症
超声检查技能

章春泉　郭良云　王继伟　廖玲敏 ◎ 主编

科学技术文献出版社
SCIENTIFIC AND TECHNICAL DOCUMENTATION PRESS
·北京·

图书在版编目（CIP）数据

急危重症超声检查技能 / 章春泉等主编. —北京：科学技术文献出版社，2023.5
ISBN 978-7-5189-9283-6

Ⅰ.①急… Ⅱ.①章… Ⅲ.①急性病—超声波诊断 ②险症—超声波诊断 Ⅳ.①R445.1

中国版本图书馆 CIP 数据核字（2022）第 102206 号

急危重症超声检查技能

策划编辑：张 蓉　　责任编辑：彭 玉 张 波　　责任校对：张吲哚　　责任出版：张志平

出 版 者	科学技术文献出版社	
地 址	北京市复兴路15号　邮编100038	
编 务 部	（010）58882938，58882087（传真）	
发 行 部	（010）58882868，58882870（传真）	
邮 购 部	（010）58882873	
官 方 网 址	www.stdp.com.cn	
发 行 者	科学技术文献出版社发行　全国各地新华书店经销	
印 刷 者	北京地大彩印有限公司	
版 次	2023 年 5 月第 1 版　2023 年 5 月第 1 次印刷	
开 本	787×1092　1/16	
字 数	530千	
印 张	23.25	
书 号	ISBN 978-7-5189-9283-6	
定 价	228.00元	

主编简介

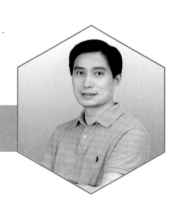

章春泉

南昌大学第二附属医院超声科主任，教授，
主任医师，博士研究生导师

社会任职

现任江西省超声医学工程学会会长、江西省医师协会超声医师分会会长、江西省医学会超声医学分会候任主任委员、江西省研究型医院学会超声医学分会主任委员、中国超声医学工程学会常务理事、中国超声医学工程学会超声心动图专业委员会副主任委员、中国超声医学工程学会肌肉骨骼超声专业委员会常务委员、中华医学会超声医学分会超声心动图学组委员、中国医师协会超声医师分会委员、中国医师协会超声医师分会危急重症学组常务委员、中国医师协会介入医师分会超声介入专业委员会疼痛介入学组常务委员、中国医药教育协会超声医学专业委员会常务委员、中国研究型医院学会超声医学专业委员会常务委员、中国研究型医院学会肌骨及浅表超声专业委员会常务委员、中国民族卫生协会超声医学分会常务委员、中国老年医学学会超声医学分会常务委员、海峡两岸医药卫生交流协会超声医学专业委员会常务委员等。

专业特长

从事超声诊疗及教学工作27年，擅长心脏、腹部、浅表器官的超声诊断新技术超声应用，以及人工智能在超声医学的应用。

承担课题

主持各类科研课题20余项，其中国家自然科学基金1项，江西省科技重大项目2项。

学术成果

参编及参译专著5部；以第一作者或通讯作者发表论文58篇，其中SCI收录论文15篇；获江西省科学技术进步奖三等奖3项。

主编简介

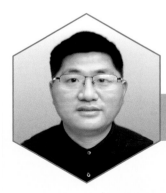

郭良云

南昌大学第二附属医院超声科副主任，副教授，
副主任医师，硕士研究生导师，医学博士

社会任职

现任中国超声医学工程学会互联网医疗超声专业委员会常务委员、中国超声医学工程学会浅表器官及外周血管超声专业青年委员会副主任委员、江西省医学会超声医学分会常务委员、江西省医师协会超声医师分会常务委员、江西省超声医学工程学会常务委员、江西省研究型医院学会超声医学分会常务委员等。

专业特长

从事超声教学工作14年，擅长心脏、浅表器官及产前超声诊断，尤其是阴囊、甲状腺及乳腺等浅表器官的超声诊断。

承担课题

主持省厅级课题6项，校级重点教改课题2项。

学术成果

参编专著2部；以第一作者或通讯作者发表核心论文30余篇，其中SCI收录论文2篇；多次在全国性学术会议发言及省内外继续教育学习班授课。

主编简介

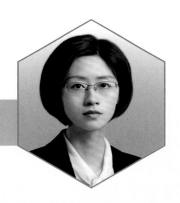

王继伟

南昌大学第二附属医院超声科副主任医师，
硕士研究生导师，医学博士

社会任职

现任江西省医学会超声医学分会第九届委员会委员、江西省超声医学工程学会第九届理事会理事、江西省研究型医院学会超声医学分会第一届委员。

专业特长

从事超声诊断及教学工作12年。

承担课题

主持国家自然科学基金1项，江西省科技厅科技计划项目3项，江西省教育厅科技计划项目1项，江西省卫生健康委科技计划项目1项。

学术成果

以第一作者或通讯作者发表论文20余篇，其中SCI收录论文10篇。

主编简介

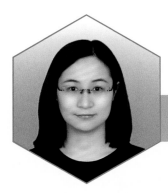

廖玲敏

南昌大学第二附属医院超声科副主任医师，
硕士研究生导师，医学博士

社会任职

现任国家卫生健康委能力建设和继续教育超声医学专家委员会委员、中国超声医学工程学会颅脑及颈部血管超声专业委员会青年委员、江西省医学会超声医学分会委员、江西省研究型医院学会超声医学分会委员兼秘书。

专业特长

从事超声工作11年。

承担课题

主持国家自然科学基金2项，江西省科技计划重点研发项目1项，江西省教育厅科学技术研究项目1项，江西省卫生健康委科技计划项目1项。

学术成果

以第一作者或通讯作者发表论文10余篇，其中SCI收录论文9篇；获江西省自然科学奖三等奖1项。

编委会

前 言

　　急危重症超声医学技术可快速、实时、动态应用于急危重症患者的病情评估、早期诊断及动态随访，在临床急危重症患者的救治工作中起着不可替代的作用，被誉为"看得见的听诊器"，特别是随着新型冠状病毒肺炎的出现，急危重症超声显得尤为重要。急危重症超声不但有利于临床医师在急救过程中对疾病进行快速地诊断和鉴别诊断，还可以减少搬运患者带来的危险，以及减少传染性疾病的传播和扩散。

　　本书分别从消化、泌尿、妇产、血管、浅表器官、肌肉骨骼、肺部及心脏等不同系统阐述了多种急危重症的病因、病理生理、临床表现、超声表现、鉴别诊断及典型病例，每种疾病还附有典型的超声图像，图文并茂，能够让各级医师及医学生一目了然，印象深刻。全书共10章，精选700余幅超声图片和70余个典型病例，对近80种急危重症疾病的临床及超声诊断技能进行了总结，同时对创伤超声重点评估流程、肺部超声BULE方案流程、休克超声快速评估方案（RUSH）及超声引导下血管穿刺等急危重症超声操作技能进行了详细介绍，希望能够提高各级医师及医学生急危重症超声的操作技能。

　　本书注重急危重症超声操作技能和诊断思维能力的培养，通过对不同系统中典型的急危重症病例的超声表现、诊断思路及鉴别诊断要点进行介绍，来提高医师的超声诊断思维能力和急危重症超声的操作技能。

　　由于时间仓促，知识水平有限，书中难免存在一些问题及不足，希望各位同仁提出宝贵意见，便于今后的修订和再版。

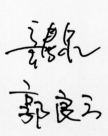

目 录

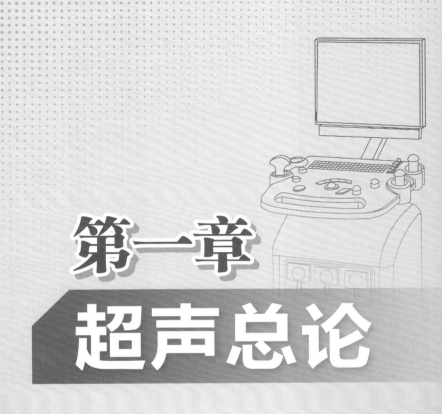

第一章

超声总论

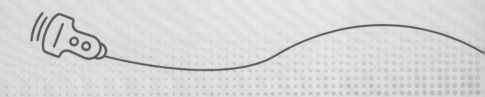

超声医学起源于1942年，德国精神科医师Dussik使用穿透式超声仪检查颅脑疾病；1945年，A.Firestone成功研制了A型超声扫描仪，从此开创了超声医学临床诊断的新模式；1949年，Howry首次将二维灰阶超声应用于诊断疾病；1954年，Edler等相继应用M型超声诊断疾病。20世纪60年代，第一代B型超声扫描仪开始应用于临床；20世纪70年代，第二代机械和电子相控阵实时超声扫描仪相继问世；20世纪80年代，基于计算机处理的第三代具有二维灰阶图像及多普勒血流检测的超声诊断仪出现，并被应用于探查心脏和大血管疾病；紧接着20世纪80年代后期，基于大容量计算机处理的第四代彩色多普勒超声诊断仪出现，其可用于全身各个系统，是一个技术上的重大突破，再次开启了彩色多普勒血流成像（color Doppler flow imaging，CDFI）临床应用的新篇章。经过多年来的应用及摸索，超声仪器设备的持续改进、超声诊断临床应用范围的逐步增大及临床医师诊断技术的不断积累，使超声医学在临床的应用得到了迅猛发展。

随着超声医学工程技术的不断发展及临床研究的不断深入，目前超声医学的发展方向主要为：①常规的体外超声进入人体脏器（如食管、直肠、阴道、血管）内扫查；②从一般性的图像观察到定性、定量检查（如血流定量、组织定征）；③从个别脏器发展到全身各个脏器的检查；④从二维灰阶图像显示到脏器的三维图像重建及血流显示；⑤从彩色血流显示到超声造影的血流灌注检查；⑥从结构图像显示到脏器功能检查（如弹性成像、斑点追踪、心肌做功等技术）；⑦从非创伤性检查到微创穿刺、介入治疗；⑧超声诊断发展到超声治疗，如超声理疗、高强度聚焦超声治疗等；⑨从人体组织成像到超声分子成像与治疗的深入探讨。

随着现代超声医学的不断发展，其应用范围越来越广，相比其他影像学检查如X线、计算机断层扫描（computer tomography，CT）、磁共振成像（magnetic resonance imaging，MRI）、核医学成像等，超声医学以其实时显像、经济方便、应用广泛、操作简便等优点在临床工作中发挥着越来越重要的作用。

第一节 超声物理基础

1.定义

（1）超声波：物体（声源）振动时产生机械声波，振动频率＞20 000 Hz（人类听觉阈值）的机械振动波称为超声波（ultrasonic wave）。人耳可听闻的声波频率范围为20～20 000 Hz，＜20 Hz者则称为次声波。常用于医学诊断的超声波频率范围为2～10 MHz。

（2）超声学（ultrasonics）：指研究高于可听声频率范围即超声波的一门学科，主要研究超声波的产生、传播、接收和作用。

（3）超声诊断（ultrasonography diagnosis）：指应用较高频率超声作为信息载体，从人体内部获得某几种声学参数的信息后，形成图形（如声像图、血流图）、曲线或其他数据，用以分析临床疾病，以及在超声引导下进行穿刺、活检、造影或治疗。

2.超声波的物理参数

（1）波长（wave length）：指质点在波的传播方向上完成一次振动的距离，单位为毫米

（mm）、微米（μm），用λ表示。

（2）频率（frequency）：指单位时间内质点完成一个振动过程的次数，单位为赫兹（Hz），用f表示。

（3）周期（period）：指质点完成一个振动过程所需要的时间，单位为秒（s）、毫秒（ms）或微秒（μs），用T表示，周期与频率互为倒数。

（4）声速（sound velocity）：指单位时间内声波在介质中的传播距离，单位为m/s、cm/s、mm/s、mm/μs等，声速用c表示。在同一介质中，声速恒定，波长则与频率成反比，即$\lambda = c/f$。

3.超声波在人体软组织中的传播

（1）指向性：当声源直径大于在人体中传播的波长时，声束具有指向性。

（2）反射（reflection）：指当入射声束遇到大界面时，入射声波的较大部分能量被该界面阻挡而返回的现象，大界面反射遵守光的折射定律（Shell定律）。反射的能量大小取决于界面两侧介质的声阻抗差（图1-1-1）。

（3）折射（refraction）：指各组织、脏器中的声速不同，声束在经过这些组织间的大界面时，前进方向发生改变的现象（图1-1-1）。

（4）散射（seattering）：指当入射声束遇到小界面时，入射声波的能量向各个空间方向分散辐射，导致返回至声源的回声能量甚低的现象（图1-1-2）。

（5）绕射（diffraction）：又称为衍射，是指在声束边缘与界面边缘间距达$1\sim2\lambda$时，声束可向界面边缘靠近且绕行的现象（图1-1-2）。

（6）衰减（attenuation）：指声束在介质中传播时，因小界面散射、大界面反射、声束扩散及软组织的吸收等造成质点振动的振幅随传播距离增大而减少的现象。

（7）会聚（convergence）：指声束在经过圆形低声速区后，可导致声束的会聚。

（8）多普勒效应（Doppler effect）：指当一定频率的超声波在介质中遇到与声源做相对运动的界面时，其反射的超声波频率将随界面运动的情况而发生改变，频移的大小与运动速度呈正比（图1-1-3）。

4.超声波的产生和接收

（1）压电效应（piezoelectric effect）：超声波的产生和接收都依赖于压电效应，压电效应本质上是电能和机械能互换（图1-1-4）。在力的作用下，压电元件厚度变化而在表面产生正负电位交替变化的现象称为正压电效应（direct piezoelectric effect）；在电场的作用下，压电元件产生机械应力发生形变称为逆压电效应（converse piezoelectric effect）。超声波的产生是由电能转换为机械能的过程，因此是逆压电过程；超声波的接收是由机械能转换为电能，是正压电过程。

（2）压电材料：压电晶体可分为天然压电晶体如石英石，以及压电陶瓷晶体。石英晶体所需的激励电压高，常需数千伏。陶瓷晶体为铁电体的化合混合物，可掺杂微量化学元素来改变其压电和介电性能，是目前应用最广的压电材料。

5.其他常用的超声物理名词

（1）近场与远场：靠近探头的部分为近场，声束比较平行；远离探头的部分为远场，声束开始扩散（图1-1-5）。

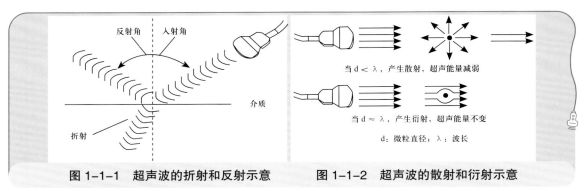

图 1-1-1　超声波的折射和反射示意　　　图 1-1-2　超声波的散射和衍射示意

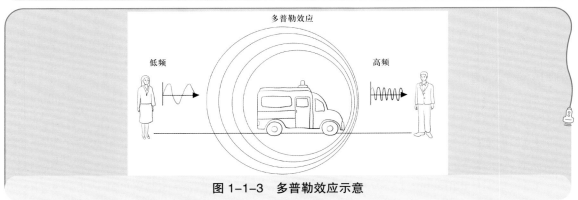

图 1-1-3　多普勒效应示意

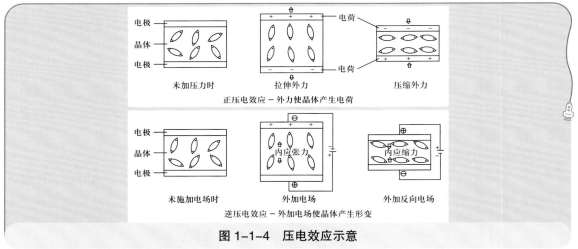

图 1-1-4　压电效应示意

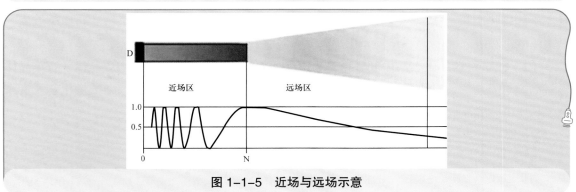

图 1-1-5　近场与远场示意

（2）声束、声轴与声宽：声束是超声波所经过的空间，代表声束主方向的中心轴线称为声轴，声束横切面的直径则称为声宽。

第二节 超声医学成像方式

超声医学成像的基本原理：高频脉冲发生器→换能器（将电能转变为声能）→组织界面（反射）→换能器（将声能转变为电能）→接受放大装置→示波管→显示系统。换能器即为超声检查用的探头。

1.脉冲回声式

（1）A型超声（amplitude modulation）：为振幅调制型，单条声束在传播途径中遇到各个界面所产生的一系列的散射和反射回声，在示波屏时间轴上以振幅高低表达（图1-2-1）。

（2）B型超声（brightness modulation）：为辉度调制型，单条声束传播途径中遇到各个界面所产生的一系列的散射和反射回声，在示波屏时间轴上以光点的辉度表达。

（3）M型超声（motion modulation）：为活动调制型，单声束取样获得界面回声，示波屏y轴为时间轴，代表界面深浅；示波屏x轴为另一外加的慢扫描时间基线，代表在一段较长时间内的超声与其他有关生理参数的显示线（图1-2-2）。

2.差频回声式

D型超声（doppler modulation）为差频回声式，单条声束在传播途径中遇到各个活动界面所产生的差频回声，在x轴的慢扫描基线上沿y轴代表差频的大小。通常慢扫描时基线上方显示正值的差频，而其下方显示负值的差频，振幅高低与差频大小成正比。

（1）脉冲波多普勒（pulsed-wave Doppler，PW）：指超声仪发射的是脉冲波，每秒发射超声脉冲的个数称脉冲重复频率（pulse repetition frequency，PRF），一般为5~10 kHz。PW用较少的时间发射，但需要更多的时间接收。采用深度选通（或距离选通）技术，可进行定点血流测定，因而具有很高的距离分辨力，也可对喧点血流的性质做出准确的分析。由于PW的最大显示频率受到脉冲重复频率的限制，在检测高速血流时容易出现混叠。这对二尖瓣狭窄、主动脉瓣狭窄等疾病的检查十分不利（图1-2-3A）。

（2）连续波多普勒（continuous-wave Doppler，CW）：指超声仪是由振荡器发出高频连续振荡，送至双片探头中的一片，从而使被激励的晶片发出连续超声。遇到活动目标（如红细胞），反射回来的超声是已改变了频率的连续超声，其被双片探头的另一片所接收并转为电信号，与仪器的高频振荡器产生的信号混频以后，经高频放大器放大，然后解调取出含有活动目标速度信息的差频信号。CW具有很高的速度分辨力，能够检测到很高速的血流，这是其主要的优点，而其最主要的缺点是缺乏距离分辨力（图1-2-3B）。

（3）彩色多普勒血流成像（color Doppler flow imaging，CDFI）：通常使用自相关技术来获得一个较大管道或腔室的全部回声信息，并予以彩色编码显示。一般要求为：①彩色分离，即用红黄色谱代表一种血流方向，蓝绿色代表另一种血流方向；②彩色实时显示，即用以追踪小血管行径。

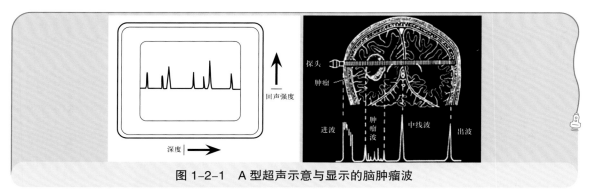

图 1-2-1　A 型超声示意与显示的脑肿瘤波

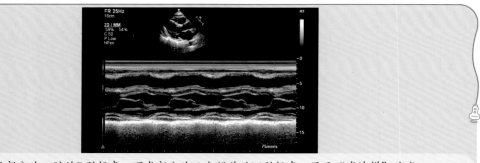

图片上半部分为心脏的B型超声；下半部分为二尖瓣前叶M型超声，显示"城墙样"改变。

图 1-2-2　M 型超声的显示

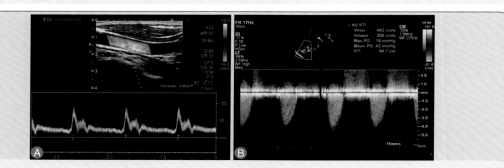

A.PW检测颈总动脉频谱；B.CW显示主动脉瓣狭窄。

图 1-2-3　PW 和 CW 的显示

第三节　超声图像分辨力

　　分辨力是评估图像空间分辨力与清晰度的重要参数。通常首先关注的是空间分辨力，空间分辨力是指超声检查时，显示屏上能区分两个细小目标的能力，即这两个目标的最小距离。空间分辨力依方向的不同可分为轴/纵向分辨力、侧向分辨力和横向分辨力。

　　（1）轴/纵向分辨力（axial/longitudinal resolution）：指在声束传播方向（即声束轴向）上区分两个目标的能力，也称为纵向分辨力，与超声波的频率成正比。其最大理论分辨力为 $\lambda/2$。由于受到发射脉冲持续时间（T，即脉冲包络宽度）的影响，实际纵向分辨力是发射脉冲宽度的50%，即T/2，是理论值的2~8倍，受仪器的性能决定。轴向分辨力的优劣影响靶标在浅深方向的精细度。常用3.0~3.5 MHz探头时，轴向分辨力在1.0 mm左右。

（2）侧向分辨力（lateral resolution）：指在与声束轴线垂直的平面上，在探头长轴方向的分辨力。其由声束扫描方向的声束宽度决定，声束越细，侧向分辨力越好。分辨力由晶片形状、发射频率、聚焦效果及距离换能器远近等因素决定。通常采用电子（即相控）聚焦来提高侧向分辨力。在声束聚焦区，3.0~3.5 MHz的探头侧向分辨力应在1.5 mm左右。

（3）横向分辨力（transverse resolution）：指在与声束轴线垂直的平面上，在探头短轴方向的分辨力（也称为厚度分辨力）。其与探头的曲面聚焦及至换能器的距离有关，由探头厚度方向上声束的宽度决定。目前主要采用声透镜聚焦来改善横向分辨力，横向分辨力越好，图像上反映组织的切面情况越真实。声束聚焦区3.0~3.5 MHz的探头横向分辨力在2.0 mm左右。

（4）其他分辨力：除空间分辨力外，还包括：①对比分辨力，即灰阶分辨能力，与灰阶级数有关，用以显示回声信号间的微小差别，一般为-40~-60 dB，-50 dB更为适中，在采用数字扫描转换技术后，可获得优越的对比分辨力；②细微分辨力，与频带宽度、信息量有关，用以显示散射点的大小，细微分辨力与接收放大器通道数成正比，而与靶标的距离成反比，所以先进的超声诊断仪采用128或256独立通道的发射-接收放大器，获得-20 dB的细小光点的细微声像图；③时间分辨力，与帧频，即成像速度有关。

第四节　常见超声伪像

超声在人体内传播过程中，由于超声的物理特性、人体组织界面的复杂性、仪器性能（声束旁瓣）、探查技术等，可能造成图像失真或伪像（artifact）。超声伪像容易导致误诊，超声医师应予以鉴别。常见的超声伪像有以下几种。

（1）混响伪像（reverberations artifact）：为多次反射的一种。声束扫查遇到体内平滑大界面时，部分能量返回探头表面之后，从探头的平滑面再次反射，第二次进入体内。由于第二次反射再进入体内的声强明显减弱，所以在一般实质脏器成像时，其微弱二次图形叠加在一次图形中，不被察觉，但在大界面下方为较大液性暗区时，此微弱二次图形可在液区的前壁下方隐约显示。混响伪像多见于膀胱前壁、胆囊底、大囊肿前壁，需注意分辨，以免被误诊为壁的增厚、分泌物或肿瘤等（图1-4-1）。

（2）旁瓣伪像（side lobe artifact）：指第一旁瓣成像重叠效应。声源所发射的声束具有一个最大的主瓣，一般处于声源中心，其轴线与声源表面垂直。主瓣周围有对称分布的数对小瓣，称为旁瓣。当旁瓣成像重叠于主瓣时，形成各种虚线或虚图。

旁瓣伪像常在检查膀胱、胆囊、横膈等结构时发生，表现为膀胱无回声区内的薄纱状弧形带、胆囊无回声区内的斜形细淡点状回声及多条横膈线段（图1-4-2）。

（3）镜像伪像（mirror artifact）：也称镜面折返虚像。声束遇到大而光滑的界面时，反射回声如测及离镜面较接近的靶标后，按入射途径反射折回探头。此时，在声像图上显示的为镜面深部与此靶标距离相等、形态相似的图像。

镜像伪像常见于横膈附近，一个实质性肿瘤或液性占位可在横膈两侧同时显示，横膈近探头侧的病灶为实影，远者为镜像伪像（图1-4-3）。

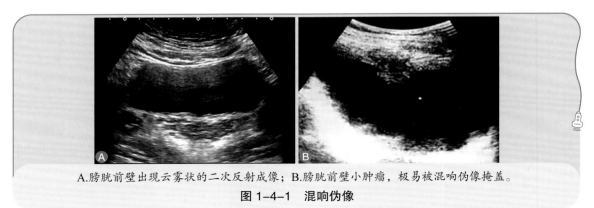

A.膀胱前壁出现云雾状的二次反射成像；B.膀胱前壁小肿瘤，极易被混响伪像掩盖。

图 1-4-1　混响伪像

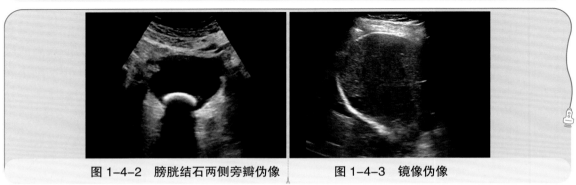

图 1-4-2　膀胱结石两侧旁瓣伪像　　　　**图 1-4-3　镜像伪像**

（4）声影（shadow）：指在常规深度增益补偿（depth gain compensation，DGC）正补偿调节后，在组织或病灶后方所显示的回声低弱甚或接近无回声的平直条状区，系声路中较强衰减体所致。高反射系数物体（如气体）、高吸收系数物体（如骨骼、结石）后方具有声影，二者同时存在则声影更明显（图1-4-4）。

（5）后方回声增强（posterior echo enhancement）：是指在常规调节的DGC系统下所发生的图像显示效应，而不是声能量在后壁被其他物理量所增强的效应。DGC调节与软组织衰减的损失一致时，获得"正补偿"图。而在整体图形正补偿，但其中某一小区的声衰减特别小时（如液区），回声在此区的补偿则过大，其后壁因过补偿而较同等深度的周围组织明亮。

此效应常出现在囊肿、脓肿及无回声区的后壁（图1-4-5），但几乎不出现于血管后壁。有些小肿瘤如小肝癌及血管瘤后壁，也可略见增强。

（6）部分容积效应（part volume effect）：病灶尺寸小于声束束宽，或虽然大于束宽，但部分处于声束内，则病灶回声与正常组织的回声重叠，产生部分容积效应，多见于小型液性病灶。例如，小型肝囊肿因部分容积效应常可显示内部细小回声（系周围肝组织回声重叠效应，图1-4-6）。

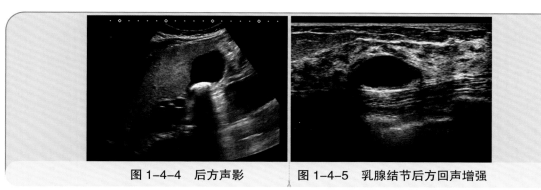

图 1-4-4　后方声影　　　图 1-4-5　乳腺结节后方回声增强

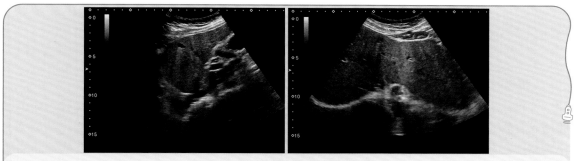

图 1-4-6　肝囊肿的部分容积效应

第五节　超声仪器的使用和调节

1.B型超声主要功能键的使用和调节

（1）增益（gain）：指调整图像灵敏度，可以在30～90 dB变化，一般在50 dB左右。

（2）聚焦（focus）：指可选择聚焦区数目，以取得观察目标区的清晰图像。

（3）深度（depth）：指在可能的深度范围内增加或减小深度，图像出现增大或缩小。

（4）深度增益补偿（depth gain compensation，DGC）：一般有多个滑动钮，每个钮对应于一定的深度，分别调节该深度回波信号的强度。一般设置在中心位置。

（5）动态范围（dynamic range）：指调节图像的对比分辨力，压缩或扩大灰阶显示范围。一般情况下，腹部超声检查设置的动态范围比心脏检查的动态范围大。

（6）灰阶图（gray map）：可使图像的灰度发生变化，有多种方式可供选择。

（7）边缘增强（edge enhancement）：可改善图像的边缘，增强结构边缘的鉴别能力。

2.多普勒超声的正确调节

（1）多普勒功能键的调节

1）增益：过高或过低均会影响图像的显示，原则上是在频谱和彩色多普勒超声显示清楚的血流的情况下尽可能减少噪声信号。

2）壁滤波（wall filter）：高速血流用高通滤波，低速血流用低通滤波。

3）速度范围（velocity range）：根据所检测血流速度的高低选择相应的多普勒频谱速度和彩色显示速度范围。

4）取样容积（sample volume）：取样容积的长度有1~10 mm的调整范围，原则是在不影响目标血流定位的情况下，应尽可能增大取样容积的长度（有利于增加信噪比）。

5）基线（baseline）：用于增大脉冲式多普勒和彩色多普勒技术的流速测量范围。

（2）调节要领

1）消除彩色信号闪烁伪像应选用适当的滤波条件和速度范围，缩小取样门，屏住呼吸。

2）增加彩色血流信号应增大彩色血流增益，减少滤波及速度范围。

3）二维图像使用高频、彩色图像使用低频，可使复合而成的图像既能获得高分辨力，又能提高彩色血流的检出敏感度。

第六节 超声特殊检查与新技术

1.超声特殊检查

（1）经食管超声心动图检查（transesophageal echocardiography，TEE）：是将探头由口腔插入食管，探头位于食管的不同深度由后向前近距离探查心脏的一种检查方法。其避免了经胸超声心动图探查的干扰因素，并可检查常规超声难以显像的部位，使心脏疾病诊断的敏感度和特异度均得以提高。TEE临床主要应用于：主动脉病变、主动脉扩张及主动脉夹层；先天性心脏病如房间隔缺损、室间隔缺损、法洛四联症或右室流出道及肺动脉干狭窄等；心脏瓣膜病变；人工瓣膜功能障碍；感染性心内膜炎；心腔内肿物及血栓形成；心脏手术和介入治疗的术中监护。图1-6-1展示了TEE的几个应用场景及超声图像。

（2）经直肠超声检查（transrectal ultrasonography，TRUS）：是将特制的专用直肠探头置于直肠腔内，对直肠壁全层及其周围器官进行超声检查的技术。与经腹部超声检查相比，TRUS缩短了探头与被检查器官的距离，避免了腹壁、肠道气体等因素的干扰，便于使用更高频率和分辨率的探头，可获得更清晰的二维灰阶超声图像和更灵敏的多普勒血流信息。TRUS常应用于直肠、前列腺、精囊、膀胱、子宫、附件等病变，以及超声引导穿刺活检或其他介入性治疗（图1-6-2A）。

（3）经阴道超声检查（transvaginal ultrasonography，TVUS）：是将特制的专用阴道探头或阴道直肠探头置于阴道内，对阴道、宫颈、子宫、卵巢、输卵管及其周围器官进行超声检查的技术。TVUS的优点：减少了腹壁、肠道气体等因素的干扰，便于使用更高频率和分辨率的探头，可获得更高清的二维灰阶超声图像和更灵敏的多普勒血流信息；患者不必充盈膀胱，不受肥胖、瘢痕及肠腔的影响，省时方便；对于先天性子宫发育异常能提供更直观、清晰的图像，从而提高诊断的准确率。但当盆腔肿瘤较大，或位置较高时，病灶超出探头成像范围则无法清晰显示，同时不适合处女、大量阴道流血、阴道狭窄或晚期恶性子宫颈肿瘤等患者（图1-6-2B）。

（4）血管内超声检查（intravascular ultrasound，IVUS）：是无创性的超声技术和有创性的心导管技术结合诊断心血管病变的新方法，通过心导管将微型化的超声换能器置入心血管腔内，显示心血管断面的形态和血流图形，主要包括超声显像技术和多普勒血流测定两方面。其分辨力较高，在血管内和心腔内超声显像，可提供精确的定性和定量诊断，如不稳定斑块的检出（图1-6-3）、移植心脏血管病变、主动脉疾病等。IVUS可通过对病变程度、性质、累及范围的精确诊断，指导介入治疗，帮助监测并发症。另外，IVUS还可检测冠脉内多普勒血流速度，以评价冠脉微循环功能，诊断心肌梗死、旁路搭桥术、心脏移植，研究血管活性药物、体液因素等对冠脉血流，以及心肌桥对冠脉血流和储备功能的影响，评价临界病变、介入治疗效果、监测并发症等。

（5）负荷超声心动图检查（stress echocardiography）：在静息状态下，心绞痛患者及慢性心肌缺血患者的常规超声心动图可无心肌缺血改变。为了提高心肌缺血的检出率，常采用不同的方式以增加心脏负荷，致使心肌耗氧量增大，诱发心肌缺血发作，同时记录二维灰阶超声心动图和多普勒血流频谱，进而评价室壁运动和血流动力学状态，即负荷超声心动图检查（图1-6-4）。

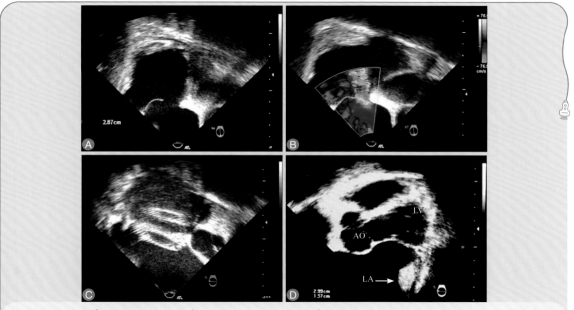

A、B.TEE显示房间隔缺损；C.术中Amplatzer封堵器治疗房间隔缺损；D.TEE显示左心耳血栓。LA：左房；AO：主动脉；LV：左室。

图1-6-1　TEE的应用

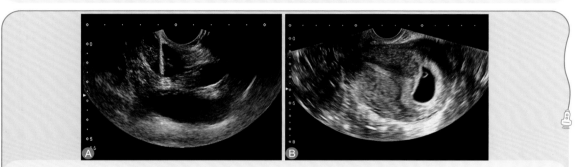

A.TRUS指导下前列腺穿刺；B.TVUS显示宫内早孕。

图1-6-2　TRUS、TVUS的应用

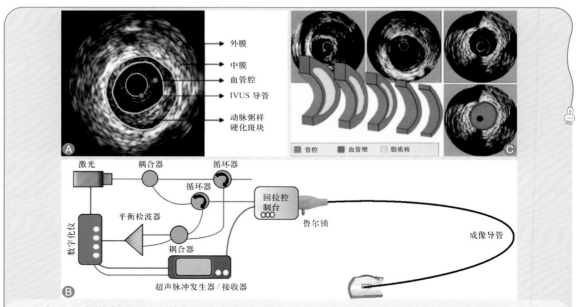

A.通过IVUS成像获得的动脉横切面的典型灰度图；B.IVUS成像系统组合物的图像；C.一系列分层解释IVUS图像。

图 1-6-3　IVUS 的应用、系统图像及超声图像

引自：PENG C, WU H Y, KIM S, et al. Recent advances in transducers for intravascular ultrasound（IVUS）imaging[J]. Sensors（Basel），2021，21（10）：3540.

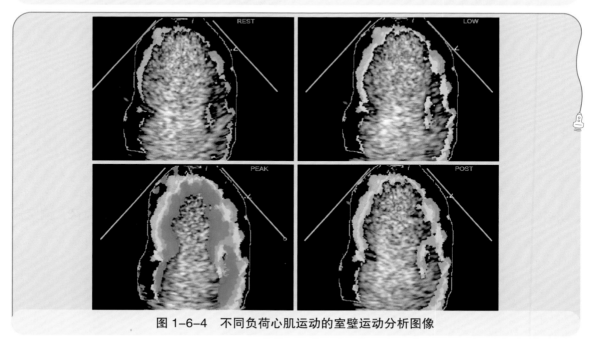

图 1-6-4　不同负荷心肌运动的室壁运动分析图像

　　常用的试验方法分为运动负荷、药物负荷两种，前者主要为平板运动和踏车运动；后者主要的药物有多巴酚丁胺、双嘧达莫、腺苷和硝酸甘油等。在检查过程中，运动负荷试验图像质量还受到受检者过度换气的影响，同时，受检者身体的运动也使得同一标准切面的位置难以保持，不利于前后对比，从而降低了运动负荷试验的成功率和准确性。药物负荷的不良

反应主要是心慌、恶心、头痛、寒战、焦虑、心律失常等。

2.超声新技术

（1）二次谐波成像技术：是指当超声波以特定的频率发射后，在遇到界面时即可得到垂直于界面的回波信号而成像，其间发射和接收的信号频率不变，分为组织谐波成像（tissue harmonic imaging，THI）和对比谐波成像（contrast harmonic imaging，CHI）。

对于某些肥胖的患者或超声窗较差的患者，进行超声检查时，往往图像较差，THI能明显改善图像质量，使腹部脏器病灶的边界显示更为清晰（图1-6-5）；在测定左心功能时，能清晰地显示左室内膜，准确描述左室内膜边界，较为准确地测定左室射血分数；对重症患者进行心脏超声监护时，尤其对使用呼吸机的患者，也能取得较为满意的图像，同时能较好地显示左室腔内附壁血栓，清晰地区分心肌组织与血栓，有助于心腔内血栓的检测。

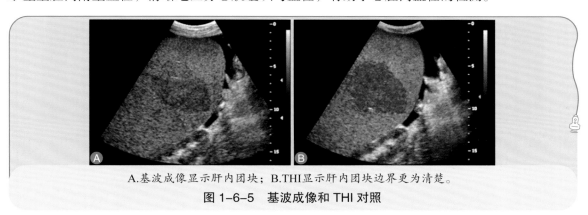

A.基波成像显示肝内团块；B.THI显示肝内团块边界更为清楚。

图 1-6-5　基波成像和 THI 对照

超声造影所用的微气泡造影剂具有较强的非线性传播特点。探头发射的声波通过人体组织时，利用微泡的二次谐波特性，在接收回波时有意抑制基波，重点显示是发射频率2倍的二次谐波后散射信号，因此，微泡造影剂的回波明显增强，而周围组织的回波甚弱，使微泡灌注的区域可显示清晰的血流灌注成像。CHI主要应用于使用造影剂的谐波成像（图1-6-6）。

（2）心肌造影超声心动图（myocardial contrast echocardiography，MCE）：也称心肌声学造影，是指通过注射含有微气泡的声学造影剂后，使声学造影剂进入冠脉循环，达到超声心肌各个节段显影，应用二维或多普勒超声等各种技术观察心肌灌注的新型诊断技术。MCE主要用于检测心肌梗死区及冠状动脉粥样硬化性心脏病（简称冠心病）心肌缺血区，测定冠脉血流储备，评价心肌存活性及心脏结构的完整性（图1-6-7）。

（3）三维超声检查技术（three dimensional ultrasound）：分为静态三维超声成像和动态三维超声成像。动态三维超声成像有时间因素，用整体成像法重建感兴趣区域实时活动的三维图像，也称为四维超声心动图。在心脏（间隔疾病、房室结构及病变、心脏瓣膜病变、心脏占位性病变、心腔内血流信号三维显像、容积与体积的测量等）、妇产（含液性结构和病变、被液体环绕的结构和病变）及血管系统（血管树）等方面均有应用（图1-6-8）。

（4）声学定量技术（acoustic quantification，AQ）：是近年来推出的一项新型超声心动图检查技术，又称为心内膜自动边缘检测（automated border detection，ABD）。此技术是基于心肌和血液组织的背向散射积分值不同，然后用计算机数字化边缘探测技术对心脏回声信号进行联机的实时分析，进而使计算机能自动实时地区分心肌与血液组织的散射回声信号，能自动显示血液和组织界面，并进一步绘出心内膜轮廓和显示心腔容量随时间变化的曲线，从而能实时连续地定量评价心室面积、容积等一系列心功能参数（图1-6-9）。

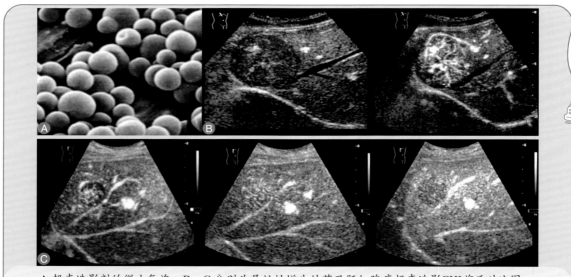

A.超声造影剂的微小气泡；B、C.分别为局灶性增生结节及肝细胞癌超声造影CHI前后对比图。

图 1-6-6　CHI 的应用

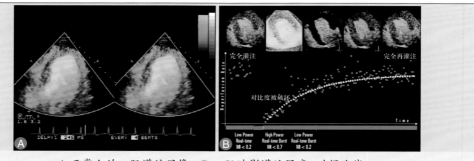

A.正常人的心肌灌注显像；B.心肌造影灌注强度–时间曲线。

图 1-6-7　MCE 的应用

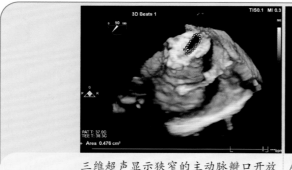

三维超声显示狭窄的主动脉瓣口开放程度。

图 1-6-8　三维超声的应用

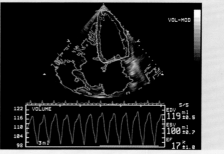

AQ显示心内膜轮廓和心腔容量随时间变化的曲线。

图 1-6-9　AQ 的应用

（5）彩色室壁运动分析（color kinesis，CK）：又称为彩色动力学技术，是声学定量技术的进一步改进，基于背向散射技术原理，利用心内膜自动边缘检测技术可定时、定量、定位、实时显示心内膜的运动。在CK技术中，给每一帧图像的心内膜运动赋予不同的颜色，并且可将前一帧图像叠加在后面的图像上，把在一个心动周期中的收缩期和舒张期中所有各帧图像加以彩色标记，然后叠加显示在收缩期或舒张期最后一帧图像加以研究，这样就可以按顺序显示心脏收缩或舒张期开始到结束时心内膜运动的全过程。CK技术可实时检查冠心病的节段性室壁运动异常、脱机分析超声心动图负荷运动试验结果、诊断心脏传导障碍等（图1-6-10）。

（6）高强度聚焦超声（high intensity focused ultrasound，HIFU）：是一种无创性的治疗肿瘤的技术，利用超声波穿透性和可汇集性的特点，将超声波经体外发射透入组织内，在靶区聚焦，并在焦点处产生瞬间高温，产生一个高能点，瞬间致组织凝固性坏死，所产生的空化效应可使细胞膜失去连续性，在不损伤超声所经过组织和邻近脏器的前提下达到切除深部肿瘤的目的（图1-6-11）。

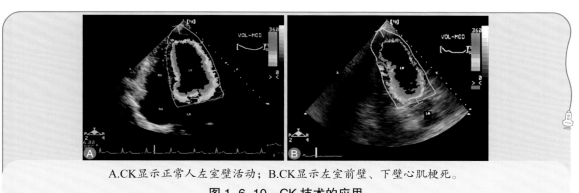

A.CK显示正常人左室壁活动；B.CK显示左室前壁、下壁心肌梗死。

图 1-6-10　CK 技术的应用

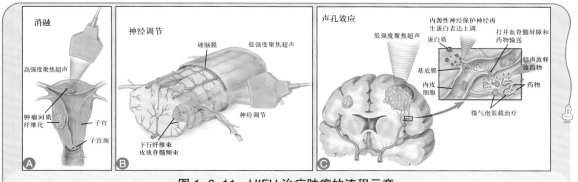

图 1-6-11　HIFU 治疗肿瘤的流程示意

引自：BACHU V S，KEDDA J，SUK I，et al. High-intensity focused ultrasound: a review of mechanisms and clinical applications[J]. Ann Biomed Eng，2021，49（9）：1975-1991.

（7）超声弹性成像（ultrasonic elastography）：是根据组织的弹性系数不同，对其施加一个内部或外部的动态/静态/准静态的激励，组织的应变、速度、位移等可能产生一定差异，组织硬度越大，弹性越小，形变能力越小。收集上述差异并利用不同的成像方法，结合数字信号处理或数字图像处理技术转化为实时彩色图像，给诊断者提供直观形象的组织弹性信息的方法（图1-6-12）。

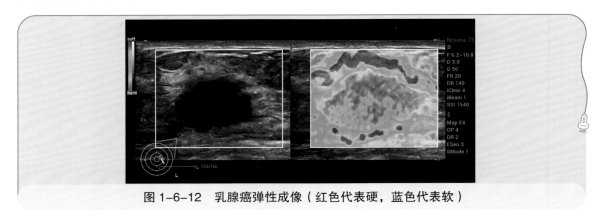

图1-6-12 乳腺癌弹性成像（红色代表硬，蓝色代表软）

（8）斑点追踪超声心动图（speckle tracking echocardiography，STE）：是基于心肌组织与超声波束间的相互作用，产生特定的声学标志物，称为斑点，通过专用软件逐帧追逐室壁中的感兴趣区，比较感兴趣区内不同像素的心肌组织的新位置和上一帧的位置，计算整个感兴趣区内各节段心肌的位移大小，获取心肌速度、位移、应变等参数。通过追踪室壁缩短和伸展的比例，分别呈现心尖四腔、三腔、两腔心切面的位移曲线结果，并由此形成牛眼图（图1-6-13），可以从纵向、周向和径向计算左室每一节段的应变。纵向应变从侧面观察相对于心尖的侧向位移，圆周应变从横切面观察的顺时针或逆时针旋转，径向应变则观察短轴方向心肌厚度的变化。现在大多采用整体纵向应变（global longitudinal strain，GLS）作为评价左室应变的常规指标，目前美国超声心动图协会（American Society of Echocardiography，ASE）指南推荐GLS≥−20%±2%为正常参考值。斑点追踪技术可用于评价亚临床心肌功能异常、左室肥厚的诊断及鉴别诊断、缺血性心脏病的诊断、瓣膜病心脏功能、肿瘤患者心脏功能、心脏运动同步性等。

在重症监护病房，休克是最常见、死亡率最高的临床综合征之一，其病因有很多，按照病理生理可分为低血容量性休克、心源性休克、分布性休克、梗阻性休克（肺栓塞、梗阻性肥厚型心肌病、心脏压塞、张力性气胸等引起）4类，明确病理生理分型对于临床治疗决策至关重要。2013年Vincent等提出对每一例休克患者都进行快速的"以休克为导向的心脏超声"筛查，对休克类型做出方向性判断。超声斑点追踪可精确显示心肌分层及节段运动轨迹，准确性高，重复性好。有研究显示，超声斑点追踪技术在预测重症患者心血管事件、监测心肌轻度收缩功能受损等方面有显著优势。斑点追踪技术在诊断感染性休克、急性心力衰竭、心肌炎、应激性心肌病、急性心肌梗死、肺栓塞等方面均有一定的增量价值，能够敏感地反映心脏的病理生理早期改变，为临床医师早期干预提供临床依据。

（9）心肌做功（myocardial work）：是在左室压力和二维斑点追踪应变分析基础上演变的一种非侵入性的方法，测量左室在等容收缩、机械收缩和等容舒张过程中所做的功，本质上是力与距离的乘积。由于心肌力的计算比较困难，所以采用压力代替。在此阶段，压力被定义为施加在不同心肌节段左室壁表面的力。左室的做功区域由压力-应变环（pressure-strain loop，PSL）进行显示，PSL以逆时针方向旋转。PSL曲线下面积代表左室收缩期每搏功，不包括左室在舒张期所做的功。心肌做功是在左室收缩期做功时进行测量的，或者说是机械收缩期加上等容舒张期，从二尖瓣关闭时开始，在二尖瓣开放时结束，以mmHg%为单位。心肌做功包括以下参数：①整体做功指数（global work index，GWI）：完整心动周期中左室心肌的总做功，即压力-应变环总面积；②整体有效功（global constructive work，GCW）：左室心肌舒张期延长和收缩期缩短所做的功，即用于左室射血的功；③整体无效功（global wasted work，GWW）：左室心肌舒张期缩短和收缩期延长所做的功，即浪费功；④整体做功效率（global work efficiency，GWE）：完整心动周期中能量利用率，计算公式为GWE＝［GCW/（GCW＋GWW）］×100%（图1-6-14）。

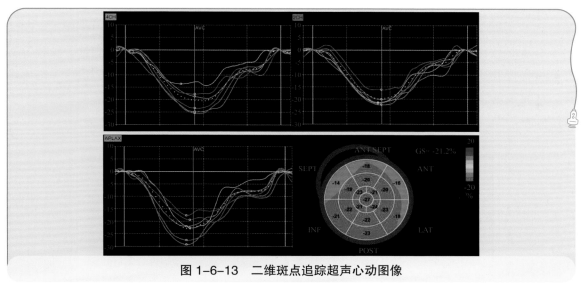

图 1-6-13　二维斑点追踪超声心动图像

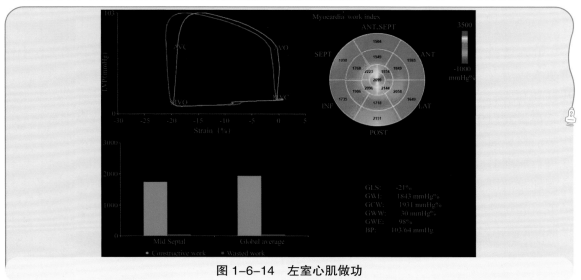

图 1-6-14　左室心肌做功

无创性左室心肌做功已被证实是心肌能量学的一种评价方法，与正电子放射断层扫描（positron emission tomography，PET）评估的氧耗及局部心肌葡萄糖代谢有良好的相关性。近年来，该技术的临床研究已经进入快速发展期，在评价心脏再同步化治疗（cardiac resynchronizating therapy，CRT）、急性冠状动脉综合征、高血压、肥厚型心肌病、主动脉瓣狭窄、心肌淀粉样变、化疗相关心肌损伤等疾病中越来越受到临床医师的重视，比斑点追踪技术更早地检测到心肌功能的变化。心肌做功技术在各种心血管疾病的早期诊断、鉴别诊断、并发症防治、预后评估、危险分层、治疗方法的选择及疗效监测等方面都具有广阔的应用前景，值得不断探索与研究。

（10）介入性超声（interventional ultrasound）：作为现代超声医学的一个分支，是在超声显像基础上为进一步满足临床诊断和治疗的需要而发展起来的一门新技术，是在超声显像基础上为进一步满足临床诊断和治疗的需要而发展起来的一门新技术，是现代超声医学的一个分支。该技术能够与外科手术相媲美，在实时超声的监视或引导下把穿刺针、导管等医疗器械经皮肤或经内腔进入病灶或管道等处进行穿刺活检、抽吸、插管、注药治疗等临床操作，从而达到诊断和治疗的目的（图1-6-15）。

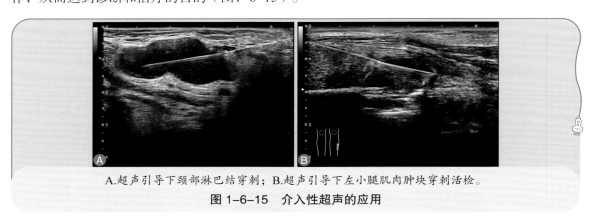

A.超声引导下颈部淋巴结穿刺；B.超声引导下左小腿肌肉肿块穿刺活检。

图1-6-15　介入性超声的应用

介入性超声以其损伤小、安全性高、无辐射、可重复性强等优点，在临床诊治工作中发挥重要作用，是精准医疗的组成部分之一。介入性超声的主要优势：①无须手术暴露病灶，皮肤切口小；②多数只需局部麻醉，降低了麻醉的风险性；③无辐射，实时监测，安全性高，可重复操作。介入性超声的主要用途：①超声引导下穿刺活检可以经皮穿刺细胞学及组织学活检，如肝脏肿瘤、甲状腺结节、乳腺结节、肿大淋巴结等，从病灶中取出少许病变组织进行病理学检查以明确诊断；②超声引导下介入治疗，如脓肿穿刺抽吸和置管引流、囊肿穿刺硬化治疗、积液的置管引流和消融治疗，消融治疗主要指肿瘤（肝脏肿瘤、甲状腺良性结节、乳腺良性结节等）的消融治疗；③术中超声。

3.总结

近年来，超声在急诊与重症医学中发挥着越来越重要的作用，主要包括以下几个方面。

（1）内科急腹症的首选检查方法之一。

（2）外科急诊高级创伤生命支持评估，包括创伤重点超声评估法（focused assesment of sonography for trauma，FAST）即对重点部位（肝周、脾周、心包腔、盆腔周围）进行快速排查是否存在游离液体和扩大创伤重点超声评估法（extended-focused assessment of sonography for trauma，E-FAST）即创伤重点超声评估法基础上增加了对双肺的扫查。

（3）重症监护患者的床旁超声检查和超声引导下的介入治疗。据统计，5.5%的危重症患者需要超声即时诊断或治疗，另有20%的患者短期内需要超声检查。

（4）急危重症患者的经皮介入诊疗，如：①可疑出血（胸腔、腹腔）、积脓或脓肿时，进行诊断性介入检查，必要时可即刻进行介入治疗；②在危及生命的情况下（心脏压塞、张力性气胸）进行引流；③建立中心动静脉及外周动静脉通道等。

参考文献

[1] 任卫东. 超声诊断学[M]. 3版. 北京：人民卫生出版社，2017.

[2] 姜玉新. 医学超声影像学[M]. 2版. 北京：人民卫生出版社，2016.

[3] WANG X F，NIE F，LI Y，et al. Ultrasonographic features of hypertrophic interureteral cristae in transabdominal and transrectal ultrasonography[J]. Ultrasound Q，2021，37（3）：244-247.

[4] FERRERO S，BARRA F，SCALA C，et al. Ultrasonography for bowel endometriosis[J]. Best Pract Res Clin Obstet Gynaecol，2021，71：38-50.

[5] PENG C，WU H Y，KIM S，et al. Recent advances in transducers for intravascular ultrasound（IVUS）imaging[J]. Sensors（Basel），2021，21（10）：3540.

[6] PRADHAN J，SENIOR R. Assessment of myocardial viability by myocardial contrast echocardiography：current perspectives[J]. Curr Opin Cardiol，2019，34（5）：495-501.

[7] BACHU V S，KEDDA J，SUK I，et al. High-intensity focused ultrasound：a review of mechanisms and clinical applications[J]. Ann Biomed Eng，2021，49（9）：1975-1991.

（章春泉　　赵　玙）

第二章
消化系统急症

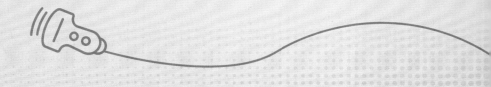

第一节　肝　脏

消化系统急症主要包括急性肝炎、肝衰竭、肝脓肿、肝破裂及肝癌破裂。肝炎是指一类由各种病因引起的肝脏炎症病变，其病因复杂多样，包括病毒、细菌、寄生虫、酒精、药物、化学物质、自身免疫、遗传代谢紊乱等。按临床发病的缓急和病程的长短，可将肝炎分为急性肝炎、慢性肝炎、肝衰竭等；按致病因素可分为病毒性肝炎、细菌性肝脓肿、阿米巴肝脓肿等。我国最常见的是急性乙型病毒性肝炎，典型的二维灰阶超声表现为肝脏回声减低、后方回声增强、胆囊腔缩小、胆囊壁水肿及增厚。肝衰竭根据分类超声表现差异较大，细菌性肝脓肿的超声表现随疾病发生发展的过程而不同。肝破裂常见于外伤导致的肝损伤，分为开放性和闭合性损伤，根据超声表现的差异可诊断肝破裂发生部位及程度。肝癌破裂较为少见，为致死性并发症，发病率较低，超声如果显示结节被膜回声中断，断端处见云雾状密集点状低回声喷出，有助于明确诊断。

一、急性肝炎

（一）临床与病理

1.肝脏的基本解剖

肝脏是消化系统的重要器官，是人体最大的消化腺；肝细胞分泌胆汁，储存于胆囊腔，进食时排入小肠促进脂肪的分解和吸收。肝脏主要位于右季肋部，部分位于上腹部和左季肋部。肝上界与膈同高，平右侧第5肋间；成年人肝下界在剑突下约3 cm，一般不超过右侧肋弓，小儿肝脏下缘可低于右肋缘，但不超过肋缘下2 cm。肝脏可分为上下两面（膈面、脏面），前后左右4缘。肝脏膈面呈圆顶形，下面凹凸不平，有左右纵沟和中间一条横沟。横沟为第一肝门，门静脉、肝动脉和肝管等由此出入；右纵沟前方有胆囊窝，内有胆囊，后方为静脉窝，内有下腔静脉通过；左纵沟前方有肝圆韧带，后方有静脉韧带，分别是胎儿脐静脉及静脉导管的遗迹。肝脏的生理功能包括代谢、解毒、免疫、造血、储血、凝血及调节血量等。肝内血管包括肝静脉、门静脉及肝动脉，肝脏的血液供应3/4来自门静脉，1/4来自肝动脉。肝静脉包括肝左静脉、肝中静脉和肝右静脉3支，这3支肝静脉汇入下腔静脉处，称为第二肝门。门静脉主要由肠系膜上静脉和脾静脉汇合而成，汇合处位于胰颈背侧，该处形成主门静脉，从第一肝门开始，门静脉主干进入肝内并分成左右2支。肝总动脉发自腹主动脉的第一腹侧支–腹腔动脉，在胰头右前方分出胃十二指肠动脉之后，称为肝固有动脉，在第一肝门附近肝固有动脉分成左右两支。胆管系统通常与门静脉走行基本一致，肝动脉、门静脉和肝内胆管在肝内伴行，三者共包入Glisson纤维鞘中。根据Couinaud肝段划分法，将肝脏分为8段，即尾状叶为Ⅰ段、左外叶上段为Ⅱ段、左外叶下段为Ⅲ段、左内叶为Ⅳ段、右前叶下段Ⅴ段、右后叶下段Ⅵ段、右后叶上段Ⅶ段、右前叶上段为Ⅷ段（图2-1-1）。

2.正常肝脏超声表现

正常肝实质二维灰阶超声表现为均匀一致的点状等回声，回声由肝细胞及其纤维组织支架、胆管、小血管等无数小界面形成，一般比胰腺略低，比肾皮质稍高。肥胖者肝实质回声水平可相对增高，同时远场出现衰减现象；肝包膜表现为线状强回声（图2-1-2）。CDFI显示肝内门静脉及肝动脉血流方向一致，为向肝血流，而肝静脉为离肝血流；频谱多普勒显示门静脉为平稳的连续性带状静脉血流频谱，肝静脉表现为随右房压力变化的三相波形血流频谱，肝动脉则为连续性低阻型动脉血流频谱。

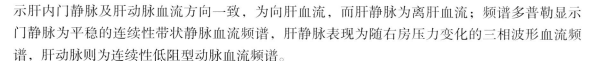

图 2-1-1　正常 Couinaud 肝段划分法示意

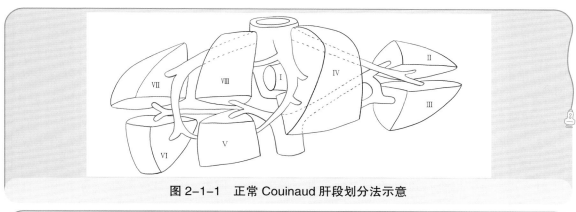

A.右肋缘下第二肝门斜断面；B.右肋间经门脉右支右肝斜断面。

图 2-1-2　正常肝脏的超声表现

正常肝脏超声造影表现：①动脉相（8～30秒），肝内动脉呈分支状、网状增强，进而肝实质不均匀弥漫性增强；②门静脉相（30～60秒），门静脉开始增强，整个肝脏回声进一步增强，早期仍清晰显示肝动脉、门静脉主干分支的增强回声，逐渐呈均匀性增强；③延迟相（60～300秒或更长），肝实质呈均匀性增强，回声逐渐均匀性衰退、减低，恢复至基础状态。

肝脏超声弹性成像具有无创、简便、快速、易于操作、可重复、安全性和耐受性好的特点，在无创诊断肝纤维化中发挥重要作用。

3.疾病定义与流行病学特征

急性肝炎是指病程不超过6个月的肝炎，根据致病因素可分为病毒性、药物性、酒精性、脂肪性、自身免疫性肝炎等。在我国最常见的是急性乙型病毒性肝炎，该病主要为散发，有家庭聚集现象，特殊情况可以暴发，如输血后急性乙型肝炎病毒感染等。急性乙型病毒性肝炎的发病率和慢性乙型肝炎病毒感染的发生率有平行关系，随着乙肝疫苗的普及和应用，急性乙型病毒性肝炎的发病率明显下降。

4.病因与病理

急性肝炎的主要病因包括病毒、细菌、寄生虫、酒精、药物、化学物质、自身免疫、遗传代谢紊乱等，病理表现为肝脏体积增大、质地较软、表面光滑、纤维化不明显，最基本的病理变化主要为肝细胞变性、坏死、炎性细胞浸润、间质反应性性增生和肝细胞再生，部分患者肝组织内可见淤胆或虫卵结节。

5.临床表现

急性肝炎根据病因不同，临床表现稍有不同，轻症患者可无症状，大多数表现为乏力、体重减轻、黄疸（尿黄、巩膜黄染、皮肤黄染等），以及厌油、食欲减退、恶心、呕吐、腹胀等消化道症状，查体可见肝脾大、腹部压痛及叩击痛等。急性肝炎患者大多数可以康复，极少部分可转为更严重的肝衰竭。

6.实验室检查

（1）肝功能检查：可有血清谷丙转氨酶（ALT）、天门冬氨酸氨基转移酶（AST）、胆红素、碱性磷酸酶升高等。

（2）病原学检查：可有乙肝表面抗原（HBsAg）阳性、抗HDV阳性、寄生虫检查阳性等。

（3）免疫学检查：可有IgG升高、自身抗体阳性（如ANA阳性、pANCA阳性等）。

（4）组织学检查：符合急性肝炎改变。

（二）超声表现

1.二维灰阶超声表现

（1）急性肝炎轻者超声检查无明显异常。

（2）急性肝炎中及重度患者超声显示肝脏增大、增厚，形态饱满；肝包膜光滑，肝脏回声可减低，后方回声增强（如急性病毒性肝炎、自身免疫性肝病急性期等）；有的肝脏回声可增高、增密，分布不均匀，可见散在分布、边界模糊的低回声（如急性血吸虫肝病、急性药物性肝病、急性酒精性肝病等）。

（3）部分患者可出现胆系改变，常见的有胆囊腔缩小，胆汁透声差，胆囊壁水肿、增厚。

（4）门静脉系统可增宽或正常，脾脏可增大或正常，肝内管道可清晰或不清晰。

（5）部分患者肝门处可见肿大淋巴结。

2.彩色多普勒超声表现

CDFI可显示门静脉、肝静脉血流信号饱满或正常。

3.超声新技术表现

超声造影对肝脏炎性病变的诊断缺乏特异性，但超声引导下肝脏穿刺活检得到病理学肝损害程度的评估是诊断的"金标准"，有助于确定急性肝炎的病因。

（三）技能要点与难点

对于急性肝炎患者需仔细观察肝脏及胆系二维灰阶超声征象，包括肝脏回声变化、形态变化及胆系改变。典型的急性肝炎患者在结合临床的条件下诊断不难，但不典型急性肝炎患者或轻度急性肝炎患者中肝胆超声无明显变化者的诊断有一定难度。

（四）超声诊断思路

（1）典型急性肝炎患者二维灰阶超声显示肝脏可增大，回声减低或不均匀，胆囊腔缩小，胆囊壁水肿、增厚，脾可增大，肝内胆管显示清晰；CDFI显示门静脉及肝动脉血流信号饱满。

（2）结合患者急性肝炎临床表现（乏力、恶心、呕吐、黄疸、腹部压痛等）及实验室检查（如血清ALT升高、HbsAg阳性等）可明确诊断。

（五）典型病例

患者男性，30岁，因"腹胀、全身乏力及皮肤黏膜黄染3天"入院，诊断为急性乙型病毒性肝炎。超声检查：二维灰阶超声显示肝脏实质回声减低，欠均匀，胆囊腔缩小，囊壁增厚、黏膜水肿；CDFI显示肝静脉走行清晰（图2-1-3）。

超声诊断要点：①肝回声减低；②胆囊缩小，囊壁增厚，黏膜水肿；③HbsAg阳性；④患者临床表现腹胀、全身乏力、皮肤黏膜黄染。结合以上4点超声诊断急性肝炎明确。

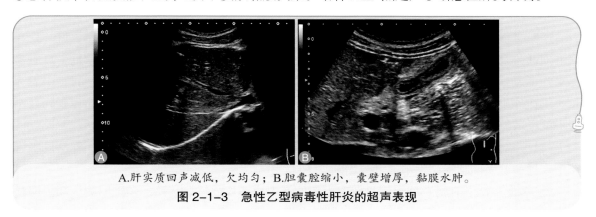

A.肝实质回声减低，欠均匀；B.胆囊腔缩小，囊壁增厚，黏膜水肿。

图 2-1-3　急性乙型病毒性肝炎的超声表现

二、肝衰竭

（一）临床与病理

1.疾病定义

在肝衰竭概念出现以前，我国以"重型肝炎"定义类似疾病。2006年，中华医学会感染病学分会和肝病学分会制定的《肝衰竭诊疗指南》中首次提出我国肝衰竭的定义和诊断标准，并分别于2012年和2018年进行了更新。2013年欧洲肝病学会慢性肝衰竭联盟（European Association for the study of the Liver-Chronic Liver Failure Consortium，EASL-CLIF）提出了新的慢加急性肝衰竭（acute-on-chronicliverfailure，ACLF）诊断标准。随着对肝衰竭的认识和研究的深入，《肝衰竭诊疗指南》在不断更新和完善，但目前世界范围内仍未形成统一的诊疗标准。《肝衰竭诊疗指南（2018年版）》将肝衰竭定义为由多种因素引起的严重肝脏损害，导致合成、解毒、代谢和生物转化功能严重障碍或失代偿，出现以黄疸、凝血功能障碍、肝肾综合征、肝性脑病、腹水等为主要表现的一组临床综合征。

2.病因、疾病分类及病理生理

（1）病因：国内引起肝衰竭的主要病因是肝炎病毒（尤其是乙型肝炎病毒），其次是药物及肝毒性物质（如酒精、化学制剂等）。此外，遗传代谢性疾病也可引起儿童肝衰竭。

（2）肝衰竭可分为4类：急性肝衰竭（acute liver failure，ALF）、亚急性肝衰竭（subacute liver failure，SALF）、慢加急性（亚急性）肝衰竭［acute（subacute）-on-chronic liver failure，ACLF或SACLF］和慢性肝衰竭（chronic liver failure，CLF）。具体见表2-1-1。

表 2-1-1　肝衰竭的分类

分类	定义
急性肝衰竭	急性起病，无基础肝病史，2周内出现以Ⅱ度以上肝性脑病为特征的肝衰竭
亚急性肝衰竭	起病较急，无基础肝病史，2~26周出现肝衰竭的临床表现
慢加急性肝衰竭	在慢性肝病基础上，短期内出现急性肝功能失代偿和肝衰竭的临床表现
慢性肝衰竭	在肝硬化基础上，缓慢出现肝功能进行性减退，导致以反复腹水和（或）肝性脑病等为主要表现的慢性肝功能失代偿

引自：中华医学会感染病学分会肝衰竭与人工肝学组，中华医学会肝病学分会重型肝病与人工肝学组.肝衰竭诊治指南 [J]. 临床肝胆病杂志，2019，35（1）：38-44.

（3）病理生理：广泛的肝细胞坏死和肝细胞再生贯穿肝衰竭的临床病理过程，肝坏死导致肝实质细胞数量及功能显著下降，并呈现明显的肝内血管结构异常及血循环紊乱，肝脏易见炎症活动病变，肝脏功能严重受损，胆囊继发炎症性改变。肝细胞短期内大量死亡引发大量炎细胞在肝脏内募集及肝巨噬细胞过度激活，刺激全身免疫反应，引起肝脏病理损伤及全身炎症反应综合征，是肝衰竭致多器官衰竭的主要病理生理机制。

1）急性肝衰竭：肝细胞一次性坏死、大块坏死、亚大块坏死或桥接坏死，存活肝细胞严重变性，肝窦网状支架塌陷或部分塌陷。

2）亚急性肝衰竭：肝组织呈新旧不等的亚大块坏死或桥接坏死；较陈旧的坏死去网状纤维塌陷，或有胶原纤维沉积；残留肝细胞有程度不等的再生，并可见细、小胆管增生和胆汁淤积。

3）慢加急性（亚急性）肝衰竭：在慢性肝病损害的基础上，发生新的程度不等的肝细胞坏死性病变。

4）慢性肝衰竭：弥漫性肝脏纤维化及异常增生结节形成，可伴有分布不均的肝细胞坏死。

肝衰竭严重的并发症主要为：①黄疸：肝细胞大量坏死，胆红素的摄取、结合、排泄等功能障碍引起黄疸及淤胆；②肝性脑病：大量肝细胞坏死，肝脏的解毒功能降低，对氨的处理能力下降，合并肝硬化门静脉高压时，大量有害物质由门静脉系统直接进入体循环而导致中枢神经系统功能失调；③出血：肝细胞坏死，凝血因子合成减少和（或）脾功能亢进致血小板减少；④肝肾综合征：肝脏的解毒功能明显减退，内毒素血症及前列腺E2减少等导致肾缺血，另外，有效血容量下降等因素可导致肾小球滤过率和肾血浆流量降低；⑤肝肺综合征：肝衰竭因血流动力学变化，致肺内毛细血管扩张，动-静分流，严重影响气体交换功能；⑥腹水：体内醛固酮和肾素分泌增多等导致水钠潴留，门静脉高压及低蛋白血症均是腹水产生的病理生理基础。

3.临床表现

患者临床主要表现为：①极度乏力；②消化道症状，如厌食、腹胀、恶心、呕吐等；③黄疸短期内明显加深；④肝性脑病、肝肾综合征、腹水等肝衰竭表现综合征。

（二）超声表现

1.二维灰阶超声表现与多普勒超声表现

肝衰竭时，由于肝细胞大量损伤、肝脏小叶结构破坏，其灰阶及多普勒超声有如下表现。

（1）肝包膜不光滑，肝内回声不均匀，肝静脉纤细甚至中断，门静脉走行失常，内径增宽，血流信号暗淡或反向血流，门静脉血流平均流速、门静脉血流量明显减少；CDFI甚至未见明显的血流信号，频谱受呼吸因素影响而减弱或消失，肝动脉血流量代偿性增加，流速可增高，阻力指数可增加，内径可增宽，随着患者病情好转，门静脉血流量增加，肝动脉血流量减少，若门静脉血流量进行性降低，提示预后不良。在急性及亚急性肝衰时，可无门脉高压、脾大等征象。在慢加急性肝衰竭、慢性肝衰竭时，门脉增宽及脾大，但与肝硬化程度不平行。

（2）胆系改变：胆囊壁增厚（厚度>3 mm）、水肿、不光滑，胆囊腔内胆汁不清晰、混浊，胆囊与肝脏之间界线模糊，部分患者表现为胆囊缩小。

（3）其他超声表现：腹水、脾大及脾静脉增宽。

2.超声新技术表现

超声弹性成像对肝衰竭的诊断有帮助，在慢性肝衰竭时，肝硬度值明显升高。

（三）技能要点与难点

肝衰竭患者重点观察肝脏、胆系二维灰阶超声改变，以及门静脉、肝动脉血流特征，也可应用超声弹性成像进行肝衰竭的分类。

（四）鉴别诊断

（1）与胆囊炎相鉴别：肝衰竭时胆囊壁呈均匀增厚，胆囊内、外壁较光滑，轮廓较清楚，如有沉积物一般为均匀细点状，部分患者胆囊空虚，无胆汁回声。胆囊炎时胆囊壁内、外层毛糙，胆囊轮廓模糊，且常伴有胆囊结石和胆囊内片絮状沉积物，胆囊炎急性发作时胆囊体积明显增大，腹痛明显，墨菲征阳性。

（2）与梗阻型黄疸相鉴别：肝衰竭时肝内外胆管未见明显扩张、胆囊及胆总管多呈萎缩状态，且壁常增厚。梗阻型黄疸则起病缓，肝内胆道系统可见梗阻部位上端不同程度扩张。两者较易鉴别。

（3）与脂肪肝相鉴别：肝衰竭时肝实质回声不均匀，肝静脉纤细甚至中断，肝内管道结构回声相对增强，胆囊壁明显增厚，肝功能明显异常；而脂肪肝前场回声增强，后场回声逐渐衰减，肝内管道显示欠清晰或不清晰，胆囊壁回声正常，肝功能多正常或轻度异常。

（五）超声诊断思路

（1）典型肝衰竭超声可见肝包膜不光滑、肝内回声不均匀，门静脉血流信号暗淡，走行可失常，肝动脉血流易显示，胆囊壁增厚，不光滑，慢性肝衰竭患者可见腹水。

（2）结合患者临床表现极度乏力、恶心、呕吐、嗜睡等可明确诊断。

（六）典型病例

患者男性，78岁，因"反复腹胀4年余，嗜睡1天"入院，诊断为慢性肝衰竭。超声检查：二维灰阶超声显示肝包膜不光滑，肝脏体积缩小，肝内回声不均匀，腹腔见少量液性暗区，门静脉增宽，胆囊壁增厚，不光滑，脾脏体积增大，脾静脉内径增宽；CDFI显示门静脉血流暗淡，肝动脉血流易显示（图2-1-4）。

超声诊断要点：①肝包膜不光滑，肝脏体积缩小，肝内回声不均匀，肝周积液，门静脉增宽、血流暗淡，肝动脉血流易显示，胆囊壁增厚，不光滑；②腹水；③脾大；④患者临床表现反复腹胀4年余，嗜睡1天。结合以上4点，超声诊断慢性肝衰竭明确。

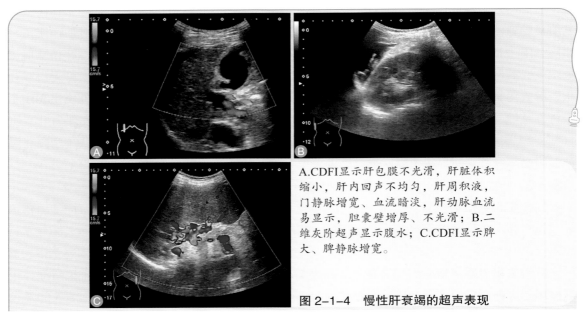

A.CDFI显示肝包膜不光滑，肝脏体积缩小，肝内回声不均匀，肝周积液，门静脉增宽、血流暗淡，肝动脉血流易显示，胆囊壁增厚、不光滑；B.二维灰阶超声显示腹水；C.CDFI显示脾大、脾静脉增宽。

图2-1-4 慢性肝衰竭的超声表现

三、肝脓肿

（一）临床与病理

1.疾病定义与流行病学特征

肝脓肿（liver abscess，LA）是临床上较为常见的肝脏炎症性疾病，是由细菌、阿米巴原虫、结核、真菌、霉菌等多种微生物侵袭肝脏引起的化脓性病变。肝脓肿分为细菌性和阿米巴性两大类，临床上以细菌性肝脓肿最为常见，约占肝脓肿发病率的80%，细菌性肝脓肿好发于糖尿病、肝胆疾病、胰腺疾病和肝移植术后等年老体弱者，右半肝发病多见；而阿米巴性肝脓肿男性好发，病灶多位于肝右叶顶部。

2.病因与病理生理

细菌性肝脓肿感染途径包括胆道、肝动脉、门静脉、开放性创伤及直接侵入等途径，其中胆道逆行感染最常见。细菌性肝脓肿常见的致病菌有肺炎克雷伯菌、大肠杆菌、金黄色葡萄球菌、厌氧菌等。脓肿内部为脓液及坏死组织，周边被纤维组织包绕，脓肿周围有炎症细胞浸润。阿米巴性肝脓肿则由阿米巴原虫经肠壁小静脉、肠系膜静脉、门静脉途径到达肝脏，原虫大量繁殖阻塞门静脉及溶组织酶破坏肝细胞，造成肝组织缺血、缺氧、局部坏死、液化，形成脓肿。脓肿内部为坏死的肝细胞、脂肪、红细胞、白细胞及夏科-莱登晶体，脓肿周围结缔组织增生。

3.临床表现

细菌性肝脓肿：起病较急骤，毒血症状重，主要症状有寒战、高热（体温可高达

39～40℃）、肝区持续性钝痛和肝大，伴恶心、呕吐、腹泻及全身乏力等；体征包括右上腹压痛、肝区叩击痛及黄疸等。实验室检查：血常规显示白细胞、C-反应蛋白升高，中性粒细胞增多，可有碱性磷酸酶、谷草转氨酶、谷丙转氨酶及总胆红素水平升高等肝功能受损的表现，血培养可呈阳性。

阿米巴性肝脓肿：起病缓慢，病程长，有长期不规则发热史及痢疾史，可有肝区疼痛、右上腹压痛、肝大等临床表现，血清阿米巴抗体检测阳性，新鲜大便内可找到阿米巴包囊及原虫。

（二）超声表现

1.二维灰阶超声表现

细菌性肝脓肿的超声表现可随疾病演变过程的不同而呈现较大的差异，过程可分为3期。

（1）脓肿前期（炎症期）：通常出现在病程1周内，早期局部充血水肿，表现为肝实质内回声均匀、边界欠清的低回声区，1周后，肝组织被破坏出现出血和坏死时，病灶内部回声不均匀，可出现点、片状高回声，有时周边可见高回声圈或低回声晕环，可能与周围组织水肿有关，此期与肝癌较难区分，应结合病史及声像图动态变化加以鉴别。

（2）脓肿形成期：病灶发生变性及坏死、液化后形成脓肿，脓肿超声表现为边缘较清楚的无回声区，壁厚而粗糙，内壁不光整；内部回声根据液化程度而不同，脓液稀薄时，呈无回声区或少量稀疏细点状回声；脓液较黏稠时，为无回声区内可见细密点状回声漂浮，间有散在片状、条索状高回声漂浮，可向脓腔底层沉积；脓液黏稠时，可呈均质性低回声团块，酷似实质性病变；当脓肿坏死、液化不充分时，内部可有分隔，或呈蜂房状小腔（图2-1-5A）。

（3）脓肿吸收期：治疗后，脓汁减少，脓腔壁新生肝组织和肉芽组织生长，脓肿内部无回声明显减小或消失，代之以斑片状或条索状高回声。

其他超声表现：①肝大：较大或多发的肝脓肿可伴发肝大和变形；②脓肿周边管道结构受压；③感染来自胆道系统时可检出如胆道结石、胆囊肿大、肝内外胆管扩张等胆道梗阻和感染的证据。

2.彩色多普勒超声表现

细菌性肝脓肿炎症期可探及散在点、线状血流信号。脓肿形成期可在脓肿壁、脓腔分隔上探及血流信号，液化无回声区无血流信号显示（图2-1-5B）。脓肿吸收期可见血流信号较前减少或无血流信号。频谱多普勒常显示为低阻动脉血流频谱。

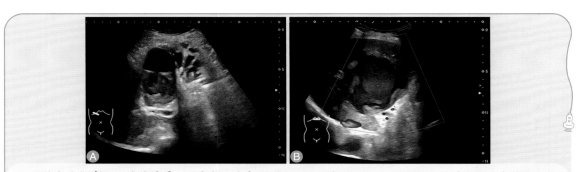

A.二维灰阶超声显示脓肿壁厚，不光整，内部可见液化区及分隔；B.CDFI显示脓肿壁上可见少许血流信号，坏死液化区未见明显血流信号。

图2-1-5 细菌性肝脓肿形成期的超声表现

阿米巴性肝脓肿的超声表现与细菌性肝脓肿相似，除此之外，还有以下超声特点：①绝大多数为单发；②常邻近肝包膜，呈卵圆球状；③脓腔较大，脓腔壁较细菌性肝脓肿薄；④提高超声仪器灵敏度后内部可见细小、均匀的弱回声；⑤超声引导下穿刺液为巧克力色脓液。

3.超声造影表现

肝脓肿动脉期的表现为周边环状快速增强，内部分隔增强及液化坏死区无增强，门脉期脓肿增强区消退为环状低增强，延迟期脓肿壁及内部分隔增强进一步消退，呈等回声改变。

（三）鉴别诊断

（1）与肝癌相鉴别：肝脓肿未液化时的超声表现与肝癌较难鉴别，肝脓肿可有发热、白细胞升高等病史，超声表现随病程变化而改变。另外，肝脓肿的早期病灶内有点状或条状血流信号，液化期内部无血流信号，脓肿的频谱多普勒阻力指数多呈低阻型；而肝癌多有慢性病毒性肝炎病史及肝硬化背景，血甲胎蛋白明显增高，超声显示结节内部丰富的线状或分枝状血流信号，频谱多普勒阻力指数多呈高阻型。

（2）与肝囊肿相鉴别：肝囊肿多无临床症状，超声表现为肝内圆形或椭圆形无回声，囊壁薄、均匀光滑，囊肿内无血流信号；而肝脓肿多有肝区疼痛、发热、全身乏力等临床症状，超声表现为肝内不规则低回声区或无回声区，无回声区内见密集点状等回声，脓肿边缘不规则，壁较厚，内壁不光整，早期脓肿内部可见点条状血流信号。

（3）与右膈下脓肿相鉴别：右膈下脓肿多继发于上腹部大手术后或化脓性腹膜炎，全身症状较轻，有明显的右肩牵涉痛，深吸气时加重，应与位于肝右叶近膈顶部的脓肿相鉴别，膈下脓肿可见与肝实质分界明显，肝包膜完整。

（4）与肝棘球蚴病相鉴别：肝棘球蚴病合并感染时可被误诊为细菌性肝脓肿，有畜牧地区或畜牧业病史，患者先有腹部肿块，后出现脓毒症状，超声特征表现有囊中囊、内壁钙化，以及内囊分离、破裂等，包虫皮内试验阳性可进行鉴别。

（四）超声诊断思路

（1）细菌性肝脓肿患者多有寒战、高热、腹痛等症状，血常规显示白细胞计数升高，阿米巴性肝脓肿常有痢疾史，粪便内可见阿米巴原虫。

（2）肝内病灶的囊壁及内部回声可随时间呈动态演变的过程，连续的超声随访获得各个阶段病理变化的声像图以此与其他疾病相鉴别。

（3）超声引导下经皮穿刺抽吸到脓液，可明确诊断。

（五）典型病例

患者男性，54岁，因"腹痛、纳差、发热半月余"入院，白细胞计数及中性粒细胞升高，诊断为肝脓肿。超声检查：二维灰阶超声显示肝内可见一无回声区，壁厚粗糙，内壁不光整，内可见液化区；CDFI于脓肿壁上探及少许血流信号，液化区未见血流信号（图2-1-6）。

超声诊断要点：①患者有发热、腹痛症状，血常规显示白细胞计数及中性粒细胞升高；②脓肿壁厚不光整，内部可见液化区及分隔，脓肿壁上可见少许血流信号，坏死液化区未见明显血流信号；③多次检查肝内病灶超声图像呈动态演变过程。

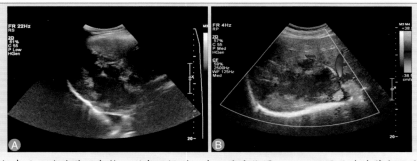

A.二维灰阶超声显示脓肿壁不光整，形态不规则，内可见液化区；B.CDFI显示脓肿壁上可见少许点条状血流信号，液化区未见明显血流信号。

图2-1-6 肝脓肿的超声表现

四、肝破裂

（一）临床与病理

1.疾病定义与流行病学特征

肝破裂（liver rupture）是临床上常见的急危重症，多见于交通事故、高处坠落等导致的肝外伤，也可见于肝脏肿瘤自发性破裂（如肝癌）导致的肝脏损伤。肝破裂分为开放性损伤和闭合性损伤，在各种腹部损伤中占20%～30%，右半肝破裂较左半肝多见。

2.病因与病理生理

肝破裂开放性损伤多是由外在因素（如交通事故、高空坠落、刺伤、医源性等）导致的，与皮肤相贯通。闭合性损伤多见于腹部遭受暴力打击或由肝脏肿瘤的自发性破裂等引起，不与皮肤相贯通。肝破裂根据破裂的部位分为肝包膜下血肿、肝实质破裂、真性肝破裂。肝包膜下血肿血液聚集于肝包膜与肝实质之间，呈梭形，血肿较大时可向肝外表面凸起，向肝内则挤压肝实质，肝包膜是完整的。肝实质破裂时，破裂口位于肝实质组织内，或可伴有肝内动静脉及肝胆管的破裂，于肝实质内部形成血肿，肝包膜仍是完整的。真性肝破裂是指肝实质组织及肝包膜均有破裂，血液或胆汁可沿破裂口流入腹腔。

3.临床表现

肝破裂根据破裂程度及出血量的不同，临床表现也不同。患者于外伤后常突感右上腹疼痛，呈持续性胀痛，可伴有恶心、呕吐、头晕等症状。对于迟发性肝破裂患者，多于外伤后几小时或几天后出现腹部疼痛，此时容易漏诊或误诊。出血量少时可仅有腹痛或右上腹压痛等不适。出血量多时，除腹痛外，患者呈急性失血面容，出现心慌、气短、四肢厥冷等失血性休克的表现，危及生命；若合并肝内胆管破裂时，胆汁可一并流入腹腔引起腹膜刺激症状，也可流入肠道内引起黑便；当出血合并感染时，可导致败血症，引发感染性休克。

（二）超声表现

1.二维灰阶超声表现

肝包膜下血肿：肝包膜与肝实质之间出现一梭形无回声或低回声区，肝表面可局部膨出，血肿可压迫肝实质，肿块后方回声可轻度增强。随着血肿时间的延长，无回声区内可出现点状或细条状的分隔带（图2-1-7）。

肝实质破裂：指肝实质挫伤，表现为肝实质回声不均匀，可见与周围正常肝组织分界不清、形态不规则的片状高回声区或低回声区，出现血肿时其内部可出现不规则的无回声区，随着时间的延长及病情的控制，高回声区或低回声区可逐渐变小直至消失（图2-1-8）。

真性肝破裂：可见肝实质破裂处出现不规则的低回声区，一直延续至肝包膜处，肝包膜连续性中断，肝实质回声杂乱、分布不均匀，并于膈下、肝肾隐窝处及盆腔内可见积血形成的无回声区，其内透声欠佳并见密集点状低回声。

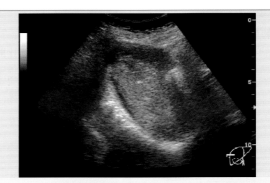

图 2-1-7　肝包膜下血肿的超声表现

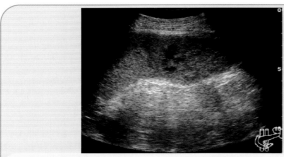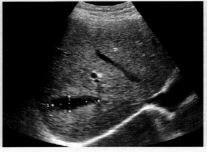

肝实质破裂，肝内出现不规则无回声区。

图 2-1-8　肝实质破裂的超声表现

2.彩色多普勒超声表现

CDFI显示肝脏血肿区内无明显彩色血流信号。

3.超声造影表现

超声造影可清晰地显示肝脏创伤部位，肝破裂可见肝内动脉破裂出血或肝内静脉破裂出血。动脉破裂出血可见造影剂自肝破裂口向肝外呈喷射状涌出，静脉破裂可见造影剂自肝破裂口向肝外呈持续性云雾状溢出。肝包膜下血肿区无造影剂充填。肝实质破裂时可见破裂区肝组织较周边正常肝组织造影剂充填延迟，呈点线状不均匀性增强，真性肝破裂可见造影剂自肝破裂口向腹腔内溢出。

（三）技能要点与难点

对于具有明显外伤史的患者一般不难诊断，可仔细观察肝包膜的完整性及肝包膜下有无血肿、肝实质的回声及腹盆腔的积液情况。对于外伤史不明显，存在迟发性出血的患者，应在诊断过程中详细询问患者的病史，结合患者腹部疼痛的体征仔细扫查肝包膜的完整性及肝实质回声，即使当时检查未发现明显阳性表现，也应嘱患者密切随访，同时可结合超声造影检查，进一步观察有无隐匿性的肝破裂情况。

（四）鉴别诊断

肝破裂形成的肝实质内血肿表现为无回声区，CDFI无明显血流信号，需与肝囊肿相鉴别，外伤史是鉴别两者的一个要点。肝实质破裂形成血肿时间一般较长，最初为肝实质出现高回声或低回声区，随着时间推移形成血肿，其形态多不规则，边界不清或欠清，无囊壁结构；而肝囊肿多数呈圆形或椭圆形，可见清晰的囊壁结构。另外，肝血肿随着病程的好转可慢慢吸收直至消失，而肝囊肿无明显变化。

肝实质破裂形成的肝内不均匀的高回声或低回声区时，需与肝脓肿或肝脏肿瘤相鉴别。肝脓肿肝实质表现为低回声或混合回声区，边界不清，呈虫蚀状改变，声像图上与肝实质破裂较难鉴别，此时需结合患者的病史及实验室检查，询问有无发热等情况。肝脏肿瘤可有多种回声表现，其占位效应比肝实质破裂明显，部分肿瘤周边可见声晕，而肝实质破裂多无声晕，除病史外，动态监测可见肝实质挫伤范围逐渐变小直至消失，而肝肿瘤多不会消失。超声造影可见肝实质破裂内造影剂从破裂口向肝外组织溢出或喷出，肝脏肿瘤的超声造影表现为无造影剂外漏。

（五）超声诊断思路

超声诊断肝破裂一般不难，询问患者外伤史为诊断肝破裂的一个重要信息，部分可无外伤史，如肝癌自发破裂等，此时应配合患者的腹部体征，从患者的腹部疼痛区域进行超声探查。超声检查时应仔细扫查肝脏有无实质性肿块及肿块的内部情况，以及肝包膜的完整性、肝包膜下是否有无回声区、肝实质内部的回声、腹盆腔有无积液等，对于出血不明显的患者可进行肝脏超声造影检查，明确肝脏出血情况。

（六）典型病例

患者男性，45岁，自诉3天前不慎从床铺摔至圆凳，即刻感右腹部疼痛难忍，呈持续性胀痛，无发热、畏寒等不适。腹部超声检查：肝包膜完整，肝实质回声不均匀，其内部可见片状不规则的稍高回声区，与周边肝组织分界不清（图2-1-9）。超声提示肝内不均质稍高回声区，考虑肝挫伤（肝实质破裂）。

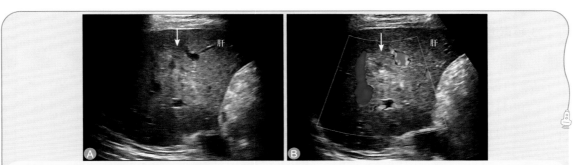

A.二维灰阶超声显示肝实质破裂，肝实质内部回声不均匀，可见形态不规则的稍高回声区，边界不清晰；B.CDFI显示肝内高回声区内未见明显血流信号。箭头：肝挫伤后肝实质内的不均匀稍高回声区，其内无明显血流信号。

图 2-1-9 肝实质破裂的超声表现

超声诊断思路：①患者有明确的外伤史；②右腹部持续性胀痛，无畏寒、发热；③超声检查肝包膜连续，肝实质内探及边界不清晰的实性稍高回声区；④CDFI于稍高回声区内未见明显血流信号。结合患者病史、临床症状及超声表现，诊断肝挫伤明确。

五、肝癌破裂

（一）临床与病理

1.疾病定义与流行病学特征

肝癌破裂为肝破裂中的一种，多为闭合性损伤，也可见于肝癌合并外伤导致的开放性损伤。肝癌破裂较少见，发病率为10%～15%，但是肝癌破裂却是致死性并发症，急性期病死率高达25%～75%。

2.病因与病理生理

肝癌恶性程度高，生长过快，肿瘤包膜不能伸展，同时新生血管无法供应整个肿瘤生长，易导致肿瘤发生坏死或破裂出血；肝癌还可侵犯肝内血管导致出血。另外，位于肝表面的肿瘤受外力撞击易发生破裂出血。目前肝癌破裂的病理生理机制还不完全清楚，有研究认为肝癌破裂与肿瘤直径大小、微血管侵犯及免疫状态有关。免疫功能下降的肝癌患者，巨噬细胞功能下调未能及时吞噬乙肝病毒抗原抗体复合物，使其沉积在肿瘤血管壁上，损伤血管，导致肿瘤破裂出血。

3.临床表现

患者常急性起病，表现为突发上腹部疼痛，伴恶心、呕吐及腹胀等。出血量少、出血缓慢时，可出现心慌、心悸、脉搏细速等血容量不足及贫血的临床表现；出血量大、出血迅速时，可出现急性失血、"腹膜刺激征"及肝衰竭的表现，严重者可导致失血性休克，出现面色苍白、四肢厥冷及腹肌紧张等临床表现。

（二）超声表现

1.二维灰阶超声表现

肝实质内部回声增粗、增强，肝内可见一个或多个低回声、等回声或高回声的癌结节，呈圆形或椭圆形，边界不清或欠清，结节内部回声多数杂乱不均匀，结节内部出血时可见结节内出现片状不规则形的液性暗区（图2-1-10），积血可沿肝内管道、胆囊窝、肝周或肝包膜下积聚，出血量较大时，腹盆腔亦可探及积血的液性暗区。若癌结节破裂合并肝包膜破裂，可见肿瘤被膜及肝包膜连续性中断，此时腹盆腔可见大量的液性暗区，超声引导腹腔穿刺可抽出不凝血。

2.彩色多普勒超声表现

CDFI显示肝癌结节内部和周边可探及少许或较丰富的血流信号，部分可见伸入癌结节内部的动脉或静脉血流信号。

3.超声造影表现

肝肿瘤于动脉期可见造影剂快速高灌注，门脉期可见造影剂快速退出，呈现典型的"快进快出"征象，于肿瘤破裂口处可见造影剂从破裂口呈线状或细线状向肝外组织溢出。

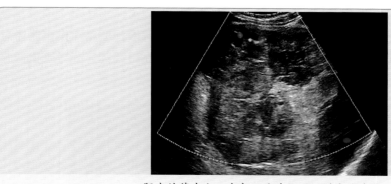

肝内结节出血，内部可见片状不规则液性暗区。

图 2-1-10　肝癌破裂的 CDFI 表现

（三）技能要点与难点

在临床工作中，常规超声其实较难发现肝癌及肝包膜的破裂口，多数破裂口处常有积血沉积导致断端回声杂乱，较难分辨。超声扫查时应密切结合患者病史，对于具有长期肝炎病史的患者，超声发现肝硬化伴肝内实性结节时应考虑肝硬化合并肝癌。肝癌破裂往往病情凶险，危及生命。患者常以急性右侧腹痛就诊，此时不应仅局限于常规的腹部脏器超声检查，而应进行全腹部扫查，若发现肝周附近或腹盆腔内有液性暗区，穿刺抽出不凝血，对于诊断肝癌破裂有重要的指示意义，可为患者的治疗争取时间。在常规超声不能提供更多诊断信息时，可同时进行肝脏超声造影检查进一步明确诊断。

（四）鉴别诊断

肝癌破裂患者常急性起病，以突发右侧腹疼痛为主，再结合患者肝炎病史，肝内超声扫查实性占位病变及腹腔液性暗区，穿刺抽出不凝血即可诊断，但位置隐蔽（如超声扫查盲区、肝膈下及肝右后叶等）、较小的癌结节发生破裂时易被漏诊或误诊，此时应与其他急腹症相鉴别，如肝囊肿破裂出血等。肝囊肿破裂出血，囊壁完整或不完整，囊壁可增厚，囊内可见分隔，内部回声紊乱并可见密集点状回声，CDFI无明显血流信号。

（五）超声诊断思路

（1）结合患者慢性病毒性肝炎病史，突发右上腹部疼痛，可有贫血及失血性休克的表现，血甲胎蛋白增高。

（2）超声探及肝内实性结节，结节内回声杂乱不均匀。若探及结节被膜或肝包膜回声中断，断端处可见云雾状密集的点状低回声喷出，穿刺抽出不凝血，可明确诊断。

（3）对于较隐秘的肝癌破裂患者，可进一步行肝脏超声造影检查。

（六）典型病例

患者男性，55岁，主诉有乙肝和肝硬化病史10余年，未予规律治疗，现突发急性腹痛，以右上腹为甚，呈持续性胀痛，伴有腹胀，无畏寒、发热。体格检查：患者呈急性痛苦面容，口唇苍白，四肢湿冷。腹部超声检查：肝实质回声增粗、不均匀，包膜呈锯齿状，肝内可见一巨大实性肿块，边界不清，形态不规则，内部回声杂乱不均匀，内部可见不规则片状液性暗区及稍高回声区（图2-1-11），肝周和腹腔内探及中量积液，穿刺抽出不凝血；CDFI

于肝内实性肿块周边及内部探及少许血流信号。

超声诊断思路：①患者有肝炎病史10余年，以急性右上腹痛就诊，呈急性失血性休克面容；②肝内探及实性肿块，且内部回声杂乱不均匀并见不规则液性暗区；③肝周及腹盆腔内探及中量积液，穿刺抽出不凝血。

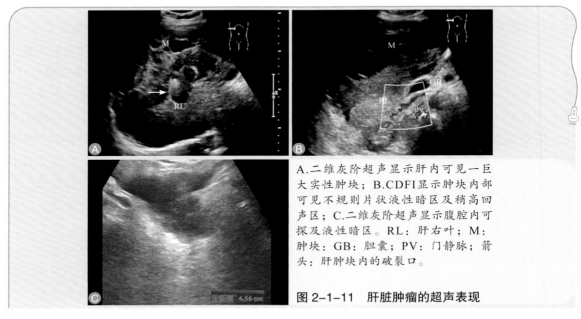

A.二维灰阶超声显示肝内可见一巨大实性肿块；B.CDFI显示肿块内部可见不规则片状液性暗区及稍高回声区；C.二维灰阶超声显示腹腔内可探及液性暗区。RL：肝右叶；M：肿块；GB：胆囊；PV：门静脉；箭头：肝肿块内的破裂口。

图2-1-11　肝脏肿瘤的超声表现

（周五剑　　盛秋敏　　吴　珊）

第二节　胆道系统

胆道系统由胆管及胆囊组成，分为肝内和肝外两部分。毛细胆管、小叶间胆管、肝段（叶）胆管和肝内左右管共同形成胆管树，构成肝内胆管。肝外部分则包括肝总管、胆总管和胆囊（图2-2-1）。

肝细胞不断分泌胆汁，胆道系统的生理作用是将肝细胞分泌的胆汁输送至十二指肠。这一过程由胆囊和Oddi括约肌协调完成，空腹或餐间时Oddi括约肌的压力高于胆总管和胆囊管的压力，迫使胆汁流入胆囊；进餐后，胆囊收缩，括约肌松弛，胆汁排入十二指肠。胆管分泌的黏液参与胆汁的形成，胆囊则起到贮存、浓缩和排出胆汁的作用。

肝管的肝内分支与门静脉、肝动脉的分支走行基本一致，三者均被包绕在结缔组织鞘（Glisson鞘）内。肝左、右管平均长分别约为1.6 cm、0.8 cm，直径约为2 mm，肝左、右管汇合成肝总管，肝总管平均长约为3 cm，内径为3～4 mm。若肝段（叶）胆管在肝内不汇合，低位汇合于其他位置即形成副肝管（accessory hepatic duct，AHD），副肝右管较常见，副肝左管较少见。

胆囊呈梨形，长为7～10 cm，宽为3～4 cm，前后径为4 cm（图2-2-2A）。胆囊分为胆囊颈、胆囊体及胆囊底三部分，颈部与胆囊管连接，该处呈袋状凸起，称为漏斗部，也称为哈德门（Hartmann）袋。胆囊先天性畸形主要分为数目、形态及位置变异三类。数目变异包括双胆囊、三胆囊、先天性胆囊缺如；形态变异包括皱褶胆囊（图2-2-2B）、双房胆囊及胆囊憩室；位置变异包括左位胆囊、肝内胆囊及游离胆囊。

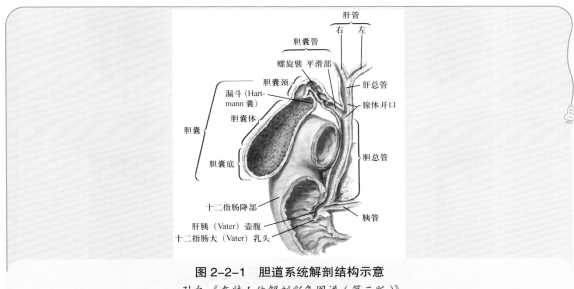

图 2-2-1 胆道系统解剖结构示意

引自：《奈特人体解剖彩色图谱（第三版）》

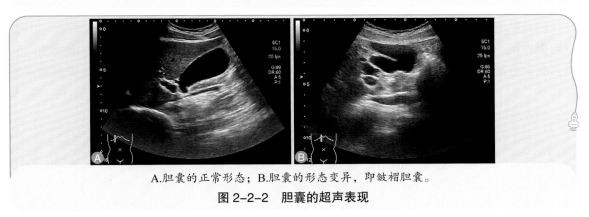

A.胆囊的正常形态；B.胆囊的形态变异，即皱褶胆囊。

图 2-2-2 胆囊的超声表现

胆囊管长为2~4 cm，直径为2~3 mm，自肝总管右侧与之汇合成胆总管。胆囊管有多种变异（图2-2-3），国内文献总结主要为汇入点的变异，包括低位、高位汇入胆总管，自前侧或后侧绕至肝总管左侧再汇入胆总管，以及与胆总管粘连等。另外，胆囊管数目变异（如双胆囊管）也有报道。

胆总管起自肝总管及胆囊管汇合处，止于十二指肠大乳头部，共分为4段，分别为十二指肠上段、十二指肠后段、胰腺段及十二指肠壁内段，全长为7~8 cm，内径为6~8 mm。

一、胆囊结石

（一）临床与病理

1.疾病定义与流行病学特征

发生于胆囊内的结石称为胆囊结石（cholecystolithiasis），主要为混合性结石，其次为胆固醇性结石，而胆色素结石较少见，主要存在于胆管内。

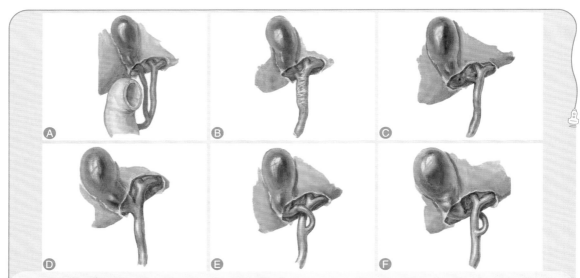

A.与肝总管低位汇合；B.与胆总管粘连；C.与肝总管高位汇合；D.胆囊管缺如或非常短；E.从前面转至肝总管左侧与其汇合；F.从后面转至肝总管左侧与其汇合。

图 2-2-3 胆囊管的变异解剖结构示意

引自：《奈特人体解剖彩色图谱（第三版）》

　　胆囊结石以女性较为多见，尤其是经产妇及服用避孕药者。高龄、脂肪肝、胆石症家族史、高血压、高体质量指数都增加胆囊结石的患病风险。高热量摄入是目前可确定的风险因素，而含有纤维素或植物蛋白的食物、坚果、钙、维生素C、咖啡、酒精及运动可降低结石的患病率。

　　2.病因和病理生理

　　结石的形成是由遗传和环境危险因素相互作用驱动的，遗传背景约占疾病风险总数的25%。结石病本质上是一种代谢综合征，其机制主要是肝胆与小肠系统在内的肠肝轴脂质代谢异常。肝硬化胆固醇转运蛋白（hepatocanalicular cholesterol transporter，*ABCG5/ABCG8*）和胆红素结合酶（bilirubin conjugating enzyme，*UGT1A1*）是人类胆结石的主要遗传决定因子。研究表明，胆囊结石患者*ABCG5/ABCG8*调控核受体—肝脏X受体α（liver X receptor α，LXR α）及肝脏高密度脂蛋白受体—B1型清道夫受体（scavenger receptor B type I，SRB1）等蛋白受体的表达异常增高。

　　胆囊结石的形成与胆囊壁上调节胆囊运动功能的重要胃肠道激素胆囊收缩素（cholecystokinin，CCK）受体数目减少、受体表达降低及信号传导减弱密切相关，临床过程分为胆汁饱和或过饱和、起始核心形成及结石形成3个阶段。

　　3.临床表现

　　胆囊结石的症状取决于结石的大小、部位，以及有无阻塞和炎症等。约50%的患者终身无症状，即所谓隐性结石，也可引起中上腹或右上腹闷胀不适、嗳气和厌食油腻食物等消化不良症状，若结石嵌顿则会引起胆绞痛并向右肩部放射。胆囊颈部结石嵌顿常突发胆绞痛，若同时导致肝总管狭窄及梗阻，称为Mirrizi综合征。偶然情况下，胆囊结石可继发胆囊出血，临床表现为上腹部疼痛，可伴恶心、呕吐。

无感染时，胆囊结石一般无特殊体征，或仅有右上腹轻度压痛，梗阻后可触及无明显压痛的肿大胆囊。继发感染时，可出现中上腹及右上腹压痛、肌紧张，有时还可扪及肿大而压痛明显的胆囊，墨菲征常呈阳性。若发生胆囊破裂或穿孔，则可伴有局限性腹膜炎的体征。胆囊出血时，血凝块会趋向于堵塞胆管，造成胆汁排出障碍从而导致黄疸，若出血进入肠道，粪隐血可呈阳性。

（二）超声表现

1.典型结石

典型结石具有以下三大特征。

（1）胆囊腔内团状强回声：形态稳定，形状各异，可呈新月形、半圆形或圆形（图2-2-4A），体积较小的多发结石堆积于后壁时不易辨别形状和数目。

（2）强回声后方伴有声影：结石后方出现无回声带，边缘锐利，宽度与结石的宽度基本一致。

（3）强回声可随体位改变而移动：大多数结石的比重大于胆汁，仰卧位时沉积于胆囊后壁，当患者改变体位时可见结石移动。

2.不典型结石

（1）充满型胆囊结石：胆囊腔的正常透声腔消失，仅可于胆囊窝内见弧形强回声带，后方伴较宽声影。此外，还有一种特征的声像图表现，即囊壁-结石-声影三联征（wall-echo-shadow征，WES征），前方增厚胆囊壁呈弱回声，包绕中间结石的强回声，后方伴有声影（图2-2-4B）。

（2）胆囊颈部结石：颈部结石未发生嵌顿时，表现为强回声后方伴有声影，可随体位改变移动；当颈部结石嵌顿时，颈部结石缺少周围胆汁的衬托不易显示，横切面可见结石强回声被周围颈部的胆囊壁包绕，后方伴有声影，不随体位改变移动（图2-2-4C）。

（3）"泥沙样"结石：主要成分为胆色素，质地松软呈"泥沙样"。声像图表现为沿胆囊后壁分布的厚薄不一的带状强回声，后方伴有声影（图2-2-4D）。

（4）胆囊壁内结石：胆囊壁常增厚，壁内可见单发或多发的微小强回声，后方伴"彗星尾征"，改变体位时结石不移动。

3.脂餐试验

超声测量评估胆囊收缩功能是制定治疗策略的一个重要因素，正常胆囊功能的标准为胆囊收缩率≥75%和胆囊壁厚≤3 mm两项指标，胆囊收缩率降低，或胆囊壁增厚，两项指标中任一项不在正常范围内，即提示胆囊功能不正常。胆囊收缩功能的判定标准如下。

（1）胆囊收缩功能良好：餐后2小时内胆囊排空或缩小≥75%，属正常。

（2）胆囊收缩功能较差：餐后2小时内胆囊收缩<50%者，属可疑。

（3）胆囊收缩功能差：餐后2小时内胆囊收缩<25%者，属不正常。

（4）胆囊无收缩功能：餐后2小时，胆囊大小同空腹，若空腹胆囊小于正常大小，多提示有重度病变而失去功能，若胆囊增大，则表示胆囊以下有梗阻。

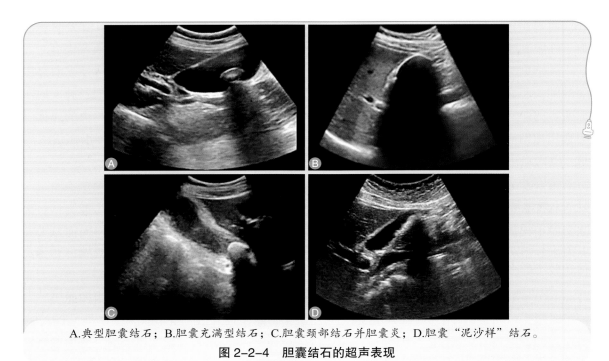

A.典型胆囊结石；B.胆囊充满型结石；C.胆囊颈部结石并胆囊炎；D.胆囊"泥沙样"结石。

图 2-2-4　胆囊结石的超声表现

医师应嘱咐患者于检查的前一晚餐后禁食，晨起禁烟，测量并计算胆囊容积，显示胆囊最大纵切面和最大横切面，其公式如下：

$$胆囊排空率＝（V_{空腹}－V_{残余}）/V_{空腹}×100\%$$

$$V＝（L×W×H）×π/6$$

其中，$V_{空腹}$、$V_{残余}$分别代表空腹胆囊容积及残余胆囊容积，L为长径，W为横径，H为横切面上下径。

4.胆囊出血

无症状胆囊结石引起胆囊出血的情况极为罕见，胆囊出血多因胆囊胆石症伴胆囊炎、胆囊穿孔或血管畸形、门静脉高压及外伤性、医源性因素造成，胆囊出血时期不同，超声表现各异。

（1）出血在24小时内：胆囊腔内回声与肝组织回声近似，呈均匀性低回声。

（2）出血＞48小时：胆囊腔内可见低回声团块，可随体位改变而移动。

（3）出血＞1周：胆囊腔内团块缩小、破碎，呈点状或斑片状低回声、中等回声。

（三）技能要点与难点

典型结石、充满型结石、壁内结石的超声扫查和诊断并不难，"泥沙样"结石如果靠近胆囊底部则易被混响伪像遮蔽，主要注意动态扫查和完整扫查，减少漏诊。

胆囊颈部结石嵌顿时不易显示，若超声扫查发现存在胆囊肿大，或患者自述上腹部疼痛等情况，应仔细对胆囊颈部进行扫查，右前斜位有利于颈部结石的清晰显示，后方声影有重要提示作用。如若胆囊颈部未见明显结石，则应继续向下追寻，查找胆囊管内是否有小结石嵌顿。合并胆囊炎时还应对胆囊壁进行全面扫查，降低胆囊穿孔的漏诊率、误诊率。

（四）鉴别诊断

典型胆囊结石一般不难诊断，不典型胆囊结石应与以下情况相鉴别。

（1）与胆囊周围气体相鉴别：胆囊周围气体位置、形态不固定，边界不锐利，改变体位后可清晰地显示胆囊周围气体不在胆囊腔内。

（2）与稠厚胆汁、胆泥相鉴别：稠厚胆汁、胆泥性质松散，一般呈絮状低回声，可随体位改变而移动，但由于比重较低，移动较缓慢，也可见其漂浮、散开，后又重新积蓄成团（图2-2-5A）。

（3）与胆囊肿瘤相鉴别：胆囊肿瘤常不伴声影，或偶见其内有少许钙化伴声影，不随体位改变而移动，较大的肿瘤内可见血流信号（图2-2-5B）。

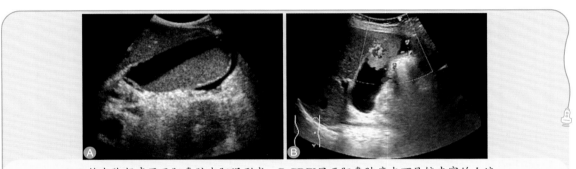

A.二维灰阶超声显示胆囊腔内胆泥形成；B.CDFI显示胆囊肿瘤内可见较丰富的血流。

图2-2-5　胆囊内胆泥和胆囊肿瘤的超声表现

（五）超声诊断思路

无症状的胆囊结石常在健康查体时发现，对于上腹部疼痛不适、压痛，伴随典型背部放射痛的患者均应想到胆囊结石的可能。超声检查发现胆囊肿大时应仔细探查胆囊颈部，排外颈部结石嵌顿或胆囊管结石的可能；存在胆囊炎的声像图特征时，还应仔细观察胆囊壁的完整性、周围积液以排外胆囊穿孔。

胆囊出血发生率低，胆囊内血块与炎性沉积物或浓缩的胆汁声像图相似，不易鉴别。当患者出现明显腹痛、黄疸，大便潜血阳性时，应考虑胆囊出血的可能，同时应结合病史、胆囊内团块声像图的动态变化，以减少漏诊。

（六）典型病例

患者男性，15岁，因"右上腹疼痛1小时"就诊，自诉1小时前出现右上腹疼痛，呈持续性，无寒战、高热、恶心、呕吐，无腹泻、便血，否认既往高血压、糖尿病、心脏病病史，否认药物过敏史。体格检查：神志清楚，腹软，右上腹压痛，无反跳痛，肠鸣音正常，双肾区叩痛阴性。超声检查：胆囊体积增大，大小约为125 mm×33 mm，胆囊壁稍毛糙，胆囊腔内探及低回声沉积，另探及多个团状强回声，后伴声影，可随体位改变而移动，较大的约为9 mm×5 mm（图2-2-6A）；胆囊颈部探及一团状强回声，后伴声影，大小约为8 mm×4 mm，不随体位改变而移动（图2-2-6B）。肝、胰、脾未见异常。

超声诊断要点：①患者为年轻男性，突发右上腹疼痛1小时，首先考虑消化道急症的可能性大；②超声检查发现胆囊体积增大，腔内结石及胆泥沉积，应该考虑合并胆囊颈部或胆囊管结石可能；③该例患者结石体积不大，容易嵌顿于颈部和胆总管，应仔细检查胆囊颈部及胆囊管，排外胆囊颈部及胆总管结石；④胆囊结石可合并急性胰腺炎，应仔细检查胰腺大小、形态及回声，排外胰腺炎。

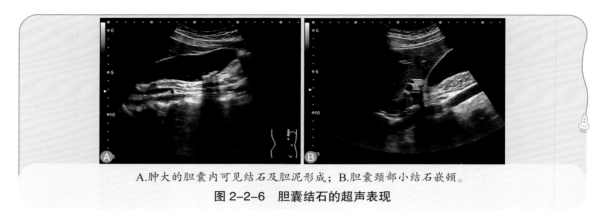

A.肿大的胆囊内可见结石及胆泥形成；B.胆囊颈部小结石嵌顿。

图 2-2-6　胆囊结石的超声表现

二、急性胆囊炎

（一）临床与病理

1.疾病定义与流行病学特征

急性胆囊炎为多种原因引起的以胆囊体积增大，胆囊壁增厚、充血、水肿，胆汁引流不畅等为常见表现的胆囊急性炎症性疾病。根据有无结石可以分为结石性胆囊炎和无结石性胆囊炎。根据炎症程度可分为急性单纯性胆囊炎、急性化脓性胆囊炎和急性坏疽性胆囊炎3种类型。

2.病因与病理生理

病因包括细菌感染、结石嵌顿、胰液反流、寄生虫及免疫功能低下等，其中胆囊颈部和胆囊管结石嵌顿最常见。另外，急性胆囊炎还可发生于饮食过度、禁食、手术后败血症及多器官功能衰竭的重症患者。

病理生理：①急性单纯性胆囊炎：病理改变为胆囊黏膜层充血、囊壁增厚水肿、囊腔扩张、渗出增加及白细胞浸润；②急性化脓性胆囊炎：当胆囊炎症进一步加重波及胆囊壁全层时，可造成局部组织、黏膜发生坏死或溃疡形成，胆囊壁血管及淋巴管扩张，浆膜面和黏膜面产生大量脓性渗出，即形成化脓性胆囊炎；③急性坏疽性胆囊炎：坏疽性胆囊炎多继发于严重的急性化脓性胆囊炎。因胆囊内压力显著增高或胆囊周围积脓压迫胆囊壁，造成胆囊壁血液循环障碍，进而使胆囊壁发生出血性梗死，形成急性坏疽性胆囊炎，合并厌氧菌感染者可出现气性坏疽，严重者甚至发生胆囊穿孔，并发生弥漫性胆汁性腹膜炎。

3.临床表现

患者发病突然，可为初发，也可为慢性胆囊炎急性发作，主要表现为胆囊附近区域的右上腹剧烈疼痛并阵发性加剧，可向右肩胛区放射痛，伴有发热、恶心、呕吐等症状。当感染加重波及胆管或引起胆囊穿孔时，可出现黄疸、肌紧张程度加剧和"腹膜刺激征"等临床表现。另外，超声探头压迫（轻压）胆囊时可引起疼痛，即墨菲征阳性。

（二）超声表现

1.胆囊肿大

正常胆囊的长径＜10 cm，宽径＜4 cm。因正常人胆囊长径值的测量差异较大，所以，胆囊的宽径或横径增大对急性胆囊炎的诊断更有意义。急性胆囊炎胆囊形态饱满，呈张力性增大，短轴径常＞4.0 cm（图2-2-7A）。

2.胆囊壁增厚、水肿，呈"双边影"或"多边影"表现

正常胆囊壁厚度为1～2 mm，≥3 mm即为增厚，急性胆囊炎时胆囊壁增厚可达0.5～1.0 cm，增厚呈局限性或弥漫性。胆囊壁内可见出现间断或连续的带状弱回声及无回声，形成"双边影"（图2-2-7B）。

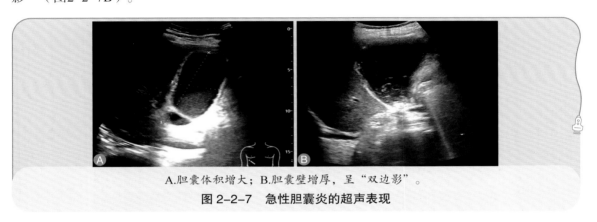

A.胆囊体积增大；B.胆囊壁增厚，呈"双边影"。

图 2-2-7　急性胆囊炎的超声表现

3.多伴有胆囊腔内及颈部结石

急性胆囊炎常合并胆囊颈部或胆囊管的嵌顿性结石。急性胆囊炎时因胆囊肿大、胆汁混浊及胆囊内透声差，容易导致胆囊颈部及胆囊管结石显示困难，因此，在超声检查过程中即使未发现胆囊颈及胆囊管的结石也不能完全排除结石存在的可能。

4.超声墨菲征

将探头置于胆囊体表，当探头接触到肿大的胆囊时患者有明显的触痛，稍用力加压探头或当患者深吸气时，患者痛感加剧，严重者可被迫屏气，此即为超声墨菲征阳性，该体征有助于急性胆囊炎的诊断。

5.胆囊穿孔

胆囊穿孔后，扩张的胆囊可缩小，胆囊壁局部膨出或缺损，胆囊壁中断不连续的现象称为"超声穿孔征"（图2-2-8A）。胆囊腔内回声增多，胆囊周围出现局限性、渗出性积液暗区，可伴有局限性腹膜炎的体征。

6.胆囊腔内或胆壁内出现异常回声

急性化脓性胆囊炎时，胆囊腔内或壁内可见稀疏或密集的细小或粗大点状回声、脓性胆汁颗粒回声（图2-2-8B）；当胆囊腔内出现致密团状强回声后伴"彗星尾征"且随呼吸呈"闪烁样"移动，则强烈提示合并产气杆菌感染，为气性坏疽性胆囊炎的超声表现。气性坏疽性胆囊炎特别容易发生于糖尿病患者，通常较其他类型胆囊炎死亡率高，需立即手术治疗。

7.急性胆囊炎的并发症与超声表现

（1）胆囊周围渗液：主要是由于胆囊炎性渗出或囊壁穿孔后形成胆囊周围积液，炎症过程可波及邻近的肝脏。超声显示胆囊周围狭窄的无回声带或局限性积液回声。

（2）胆囊内出血：胆囊腔内血凝块常呈中等回声团，后方无声影，可随体位改变而移动，胆囊内出血形成血凝块时，应与胆泥团及脓液形成的团块相鉴别（鉴别点见"胆囊结石的超声诊断思路"）。

（3）胆囊周围脓肿形成：胆囊周围可出现边界不清的低或无回声区，其内可见细密或粗大的点状回声，当感染进一步发展扩散至邻近肝脏时，于肝内可探及低或无回声、边界模糊区域（图2-2-8C）。若累及到邻近的肠襻发生缺血坏死，则形成胆壁肠管瘘。

（4）胆囊穿孔：多继发于坏疽性胆囊炎，穿孔处可见胆囊壁连续性中断。

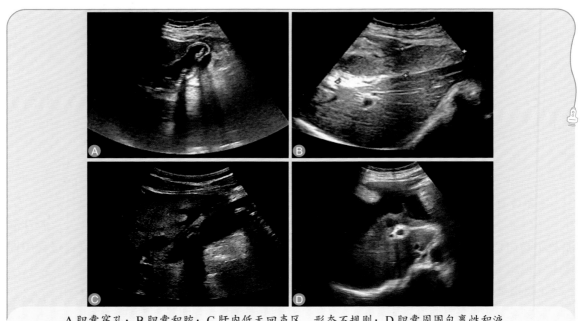

A.胆囊穿孔；B.胆囊积脓；C.肝内低无回声区，形态不规则；D.胆囊周围包裹性积液。

图 2-2-8　胆囊炎的超声表现

（三）技能要点与难点

诊断急性胆囊炎时，要多切面和多角度进行扫查，以获得各个不同角度的断面图像，尤其是胆囊颈部和底部。多数胆囊颈迂曲，且受后方十二指肠内气体及内容物的影响，显像较困难，嘱患者改变体位或深吸气后屏气，对颈部进行全面扫查，这样会降低漏诊的风险。如果有可能，至少在2个不同体位进行扫查。在对小儿或者靠近前腹壁的胆囊进行扫查时，尽可能使用高频探头。胆囊出现折叠时扫查困难，可通过改变患者体位，打开折叠，可以更好地显示胆囊。结石性胆囊炎比较常见，超声诊断相对比较简单，非结石性胆囊炎相对少见，仅占急性胆囊炎的10%，诊断比较困难，若未及时明确诊断，可能会延误病情。

（四）鉴别诊断

（1）与其他急腹症相鉴别：临床上常见的急腹症如胃十二指肠溃疡、胃肠道穿孔、急性胰腺炎等临床症状与急性胆囊炎相似，可通过病史问诊、体格检查及其他影像学检查进行鉴别诊断。

（2）与慢性胆囊炎相鉴别：慢性胆囊炎可表现为胆囊壁增厚、粗糙，但慢性胆囊炎常因炎症反复发作导致胆囊腔缩小，甚至萎缩。

（3）与胆囊癌相鉴别：胆囊癌侵犯肝实质时，胆囊壁连续性中断，肝内可见实性低回声团块，与急性胆囊炎穿孔或炎症扩散至邻近肝组织引起脓肿的声像图有相似之处。胆囊癌在胆囊腔内可见肿块，肿块内部可见血流信号，肝内团块占位效应明显，内部亦可见血流信号；而胆囊炎胆囊腔内通常可见结石或炎性沉积物，内部无血流信号，肝内脓肿呈片状，占位效应不明显，有时内部可见漂浮的点状强回声。

（4）与肝源性、心肾疾病等引起低蛋白血症出现的胆囊增大相鉴别：急性病毒性肝炎、肝硬化失代偿期、肾脏疾病、右心衰竭的患者常伴有低蛋白血症，胆囊壁增厚，呈"双边影"，类似急性胆囊炎的表现，但这种非炎性的胆囊增大，有原发疾病史，压痛不明显，超声墨菲征阴性。

（五）超声诊断思路

急性胆囊炎患者常有突发胆囊区域的右上腹部剧烈疼痛，可向右肩部放射，部分患者可伴有发热、恶心等症状。结合血生化检查和典型的超声表现可帮助诊断。

（六）典型病例

患者女性，74岁，因"上腹部痛6小时"入院。既往有高血压、高血脂病史。体格检查：上腹部压痛、反跳痛，未触及包块，墨菲征阳性。辅助检查：白细胞计数13.07×10^9/L，红细胞计数4.54×10^{12}/L，中性粒细胞百分比86.5%。临床初步诊断：胆囊结石并胆囊炎。腹部超声检查：胆囊体积增大，大小约为95 mm×44 mm；胆囊壁增厚，呈"双边影"，厚度约为7 mm，增厚的胆囊壁血流较丰富；胆囊腔内可见多发团状强回声，可随体位改变而移动（图2-2-9）。

三、胆管结石

（一）临床与病理

1.疾病定义与流行病学特征

胆管结石（bile duct stone）多为胆色素钙结石，少数为混合性结石和脂肪酸钙结石。根据结石的部位不同可以分为肝内胆管结石和肝外胆管结石。胆管结石在亚洲东部地区的发病率较高，主要由于饮食习惯方面，亚洲东部地区人群蛋白质和脂类的摄入明显少于欧美地区人群。

肝内胆管结石指肝左右管汇合部以上结石，常多发，好发于左、右肝管汇合部和左肝管内。肝外胆管结石指位于肝左管、肝右管开口以下的结石，分为原发性和继发性两种。在肝外胆管形成的，称为原发性结石；由胆囊结石排至胆管内的，称为继发性结石。肝外胆管结石约占胆石症的20%，其发病与饮食习惯、炎症、寄生虫感染有关。近年来，随着生活条件的改善，人们的饮食结构发生变化，胆管结石的发生率呈上升趋势。

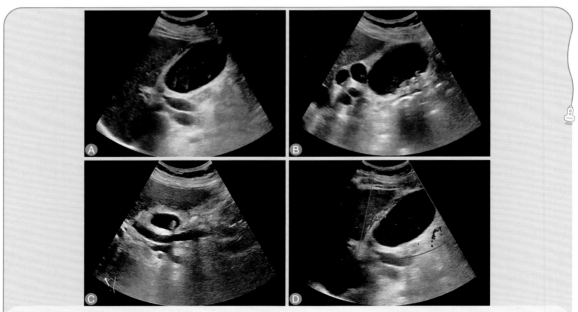

A.二维灰阶超声显示胆囊体积增大，大小约为95 mm×44 mm；B.二维灰阶超声显示胆囊壁增厚，呈"双边影"，厚度约为7 mm，胆囊腔内可见沉积物；C.二维灰阶超声显示胆囊腔内团状强回声；D.CDFI显示增厚的胆囊壁血流较丰富。

图 2-2-9　该患者胆囊的超声表现

2.病因与病理生理

肝内胆管结石的发生与胆道感染、胆汁淤积、胆道寄生虫、生活环境、生活习惯、胆道解剖结构异常及基因等因素有关，以胆道感染尤为关键，因为大肠杆菌分泌的葡萄糖醛酸可对胆汁进行分解，分解后形成的游离胆红素并与钙结合形成结石。另外，胆道感染可导致抑制结石形成的物质逐渐减少，从而形成难溶的沉淀物参与结石的形成。

胆管结石可引起胆管梗阻、炎症及不同程度的肝实质损害。胆管结石梗阻使近端的胆管有不同程度的扩张，长期梗阻导致胆管壁充血、水肿、溃疡形成及纤维组织增生可引起管腔狭窄，甚至闭锁。另外，胆汁淤滞和感染可引起肝实质损害，包括肝组织坏死、脓肿形成和肝叶萎缩。当结石嵌顿在壶腹部时，则可导致急性胆道梗阻、急性梗阻性化脓性胆管炎和急性胰腺炎。

3.临床表现

临床表现与结石发生部位、是否发生梗阻及合并炎症密切相关。无感染时，局限于某段或叶内的肝内胆管结石通常无症状，当结石分布较广，胆囊管内结石嵌顿或者合并肝外胆管结石时，常表现为上腹部疼痛，伴有恶心、呕吐。部分结石嵌顿不重的患者，结石可通过阻塞近端扩张的胆管上移或通过壶腹部排入十二指肠，从而出现间歇性黄疸，此症状是肝外胆管结石的特点。合并感染时，出现典型的Charcot三联征，即腹痛、寒战高热和黄疸，进一步发展则出现Reynolds五联征，即在Charcot三联征的基础上出现休克及中枢系统抑制。腹痛为胆绞痛，局限在剑突下和右上腹，呈阵发性"刀割样"疼痛，常向右肩背部放射；寒战高热

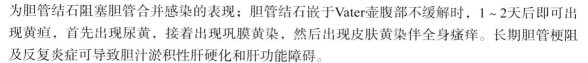

为胆管结石阻塞胆管合并感染的表现；胆管结石嵌于Vater壶腹部不缓解时，1~2天后即可出现黄疸，首先出现尿黄，接着出现巩膜黄染，然后出现皮肤黄染伴全身瘙痒。长期胆管梗阻及反复炎症可导致胆汁淤积性肝硬化和肝功能障碍。

（二）超声表现

（1）沿胆管分布的点状或团状强回声后方伴声影，部分肝外结石由于结构松散、较小或者呈"泥沙样"，可呈中等或较弱的回声，后方声影浅淡或不明显。

（2）结石强回声周围可见细窄无回声包绕，结石处胆管前后壁显示清晰。

（3）肝内胆管结石一般不随体位改变而移动，脂餐或变换体位后可观察到肝外胆管结石发生位置移动。

（4）梗阻近端胆管出现不同程度的扩张，扩张胆管与伴行的门静脉形成"平行管征"。

（5）结石可引起胆管梗阻、胆汁淤滞或炎症感染，进而出现肝大，肝实质回声增粗，内部回声不均匀，或可见肝内多发脓肿、肝实质萎缩变形。

（三）技能要点与难点

胆管检查常采用剑突下、右肋弓下及右肋间扫查。肝内胆管与相应的门静脉伴行。因此，肝内胆管检查时可沿伴行门静脉追踪扫查。

肝外胆管上段与门静脉主干平行走行，之后走行于十二指肠及胰头部后方。肝外胆管检查时，首先在肝门部门静脉主干旁寻找肝外胆管上段，之后加压并下移探头，可以胰头作为透声窗观察胰头段肝外胆管。检查过程中，肝外胆管显示不佳时，可进一步采用以下方法。

（1）探头加压侧转法：遇肠气较多时，可将探头加压后显示胰头，然后在胰头外侧将探头顺时针向右侧转0~90°，有利于显示胰腺段和壶腹部胆管结石。

（2）右侧卧位法：该体位可使胃窦部和十二指肠内气体向胃底部移动，使胰头显示清楚，从而显示胰腺段和壶腹部胆管结石。

（3）胸膝卧位法：此体位上身低，臀部高，超声探头反复挤压胆管部位腹壁，可使胆管胰腺段和壶腹部结石从位置较深的下部上移而得到显示。

（4）饮水法：嘱患者饮用温开水500 mL左右，然后右侧卧位，使水充盈胃窦和十二指肠，并在此部位用力向两侧移动探头，把气体推移开，以使胰腺段和壶腹部胆管结石得到较好的显示。

（5）脂餐法：嘱患者进食2个油煎鸡蛋，引起胆囊收缩，45~60分钟后复查。若存在梗阻，则胆汁排出不畅或受阻，管腔内压力增高，胆管充盈增宽，此时用加压探头检查，可使胆管显示段延长而检出结石。

（四）鉴别诊断

（1）与肝内胆管积气、肝内钙化灶等相鉴别：肝内胆管结石与肝内胆管积气、肝内钙化灶的鉴别见表2-2-1。

表 2-2-1　肝内胆管结石的鉴别诊断

病变	分布	强回声特征	后方声影	胆管扩张	左侧卧位	其他
肝内胆管结石	沿胆管主干分布	形态稳定，边界清楚，圆形，斑块状，条索状	有声影	有	无改变	X线片呈阴性或见结石
肝胆管积气	左支或二级肝胆管	形态不稳定，边界不清，带状，星点状	多数有多重气体反射，伴"彗星尾征"	无	有改变，右肝胆管内增多	多有胆道手术史，X线片上可见气体影
肝内钙化灶	在胆管分支间分布	强回声，边界清	可有声影	无	无改变	X线片上有钙化灶

（2）与肝外胆管结石的假阳性相鉴别：受探头容积效应等影响，胆管旁强回声结构会显示在管腔形成伪像，可通过多方位超声检查的方式进行鉴别诊断。胆囊颈部或胆囊管结石压迫肝总管、无胆囊管的胆囊结石部分嵌入胆总管、肝门部钙化淋巴结、胆管外的术后瘢痕组织等可以在胆管内形成伪像。

（3）与肝外胆管结石的假阴性相鉴别：肝外胆管结石的假阴性主要发生于较小的结石及位于胆总管下段的结石。胆总管下段因解剖位置较深，十二指肠内气体干扰易被漏诊。对肠气较多及非梗阻型患者，常规仰卧位和左侧卧位检查肝外胆管显示不佳者，可采用探头加压扫查、饮水法、脂餐法或取胸膝位以提高胆总管下段结石的显示率。

（4）与肝外胆管内的肿瘤、壶腹癌相鉴别：肝外胆管内的肿瘤和壶腹癌表现为胆管内团状高回声，但一般无声影，肝内外胆管扩张明显，动态观察无位置变化，与管壁分界不清，可见局部胆管壁的连续性破坏，CDFI于病灶内可见血流信号。

（5）与胆管内的凝血块、脓团、蛔虫的碎段及胆泥等相鉴别：胆管内的凝血块、脓团、蛔虫的碎段及胆泥等可表现为类似结石的高回声团，但后方无声影。

（五）超声诊断思路

肝内胆管结石为沿肝内胆管走行分布的强回声，其近端胆管多有不同程度的扩张，与伴行门静脉形成"平行管征"。由于肝脏本身是良好的透声窗，肝内胆管结石的一般诊断并不困难。肝外胆管结石越大，超声显示率越高，反之越低，直径<5 mm的结石及"泥沙样"结石其后方声影不明显，超声很难显示。因此，胆管结石的超声诊断首先需要明确梗阻部位，梗阻部位的判断见表2-2-2。任一部位的梗阻均导致其近端胆系扩张，若扫查发现结石后，下端胆管依旧增宽，需警惕多发结石，应继续向下扫查，避免漏诊、误诊。

肝外胆管结石表现为扩张的胆总管远端可见一枚至数枚形态稳定的致密的团状强回声，后方伴声影，形状多呈椭圆形，且可移动；可见扩张的肝外胆管伴或不伴有肝内胆管扩张；当患者合并感染时，可见回声进一步增强，或在扩张的胆管内有点状强回声出现。肝外胆管结石显示率上段最高，下段最低，其原因主要是肝外胆管下段受肠气干扰，加之管腔弯曲相对较细，胆汁充盈少，从而降低了超声显示率。对于肝外胆管扩张，临床怀疑结石在常规仰卧位和左侧卧位检查肝外胆管显示不佳的情况下，可采用探头加压扫查、饮水法、脂餐法或胸膝位以提高胆总管下段结石的显示率。应重视加压扫查法，特别在采用扇扫探头或凸阵探头于右上腹自上而下连续横断，较易显示扩张的肝外胆管和其内的结石。

表 2-2-2　梗阻部位的判断

项目	肝内胆管扩张	胆总管扩张	胆囊肿大
肝管阻塞	+	-	-
胆总管中段阻塞	+	+	±
胆总管下段阻塞	±	+	++

注：+表示阳性，-表示阴性，±表示可为阴性或阳性。

（六）典型病例

病例1：患者女性，48岁，10余天前无明显诱因下出现上腹部疼痛不适，呈阵发性胀痛，伴发热、寒战，无恶心、呕吐，皮肤、巩膜无黄染。超声检查：肝内胆管内见多个团状强回声伴近端胆管轻度扩张（图2-2-10A）。诊断为肝内胆管结石。

病例2：患者女性，81岁，3周前无明显诱因下出现上腹部不适，呈阵发性胀痛，无腰背部疼痛，无发热、寒战，无恶心、呕吐。超声检查：胆总管上段增宽，宽约为11 mm，胆总管上段内可见一个团状强回声，后方伴声影，与增厚的胆管壁分界清楚（图2-2-10B）。诊断为胆总管上段结石。

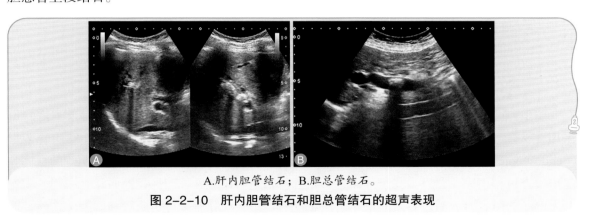

A.肝内胆管结石；B.胆总管结石。

图 2-2-10　肝内胆管结石和胆总管结石的超声表现

四、胆道蛔虫

（一）临床与病理

1.疾病定义与流行病学特征

胆道蛔虫病（ascariasis of the biliary tract）是肠道蛔虫症的常见并发症，是肠道内蛔虫经十二指肠乳头开口钻入胆道所致。蛔虫大多停留在肝外胆管内，偶尔可进入胆囊或肝内胆管。蛔虫寄生在人体小肠的中下段，由于肠道功能紊乱、饥饿、高热、胃酸降低或驱虫不当等因素，蛔虫上扰可钻入胆道引起临床症状。随着人们饮食习惯和卫生条件的改善，肠道蛔虫和胆道蛔虫已很少见，但在不发达地区仍是常见病。

2.病因与病理生理

蛔虫多在肝外胆管，有的偶尔可进入胆囊或肝内胆管。多数病例仅有1条蛔虫，一般不超过10条，但也有多达百余条者。蛔虫经Oddi括约肌钻入胆道，刺激胆总管括约肌阵发性痉挛而产生剧痛；完全进入胆道或自行退出后，症状可缓解或消失。进入胆道的蛔虫大多数死在胆道内，其尸体碎片、角皮、虫卵将成为继发结石的核心。蛔虫钻入胆道所引起的胆管阻塞是不完全的，很少引起黄疸，而蛔虫带入的细菌导致胆管炎症，可引起急性重症胆管炎、肝脓肿、膈下脓肿、急性胰腺炎、胆道出血等。

3.临床表现

突发剑突下方"钻顶样"剧烈绞痛，向右肩放射，疼痛可突然缓解，又可突然再发，无一定规律。合并胆道感染时，可出现寒战、高热，也可合并急性胰腺炎的临床表现。查体时剑突下或偏右有深压痛，无腹肌紧张及反跳痛。腹痛剧烈而体征轻微，二者不相称是本病的特点。合并感染时可出现畏寒、高热和黄疸。

（二）超声表现

（1）肝外胆管呈不同程度的扩张，胆总管扩张明显。

（2）扩张的胆管内有数毫米宽的平行双线状的带状高回声，前段圆钝，形态自然，边缘清晰、光滑。高回声间暗区是蛔虫的假体腔，其内可见间断的点线状高回声。蛔虫死亡后，其中心暗区逐渐变得模糊甚至消失。

（3）若有多条蛔虫，胆管内可见多条平行双线状的带状高回声。

（4）实时超声探测看到虫体在胆管内蠕动是具有诊断意义的特异性表现。

（5）肝内胆管蛔虫，可见肝内胆道明显扩张及其中平行双线状带状高回声。

（6）胆囊蛔虫病，在胆囊内呈现双线状平行带状高回声，多呈弧形或蜷曲状。

（7）若蛔虫死亡则虫体萎缩，逐渐裂解成段，不易识别。

（三）技能要点与难点

胆道蛔虫的超声检查方法常采用剑突下、右肋弓下及右肋间扫查，仍然显示不清时可采用探头加压扫查。可疑胆道蛔虫超声鉴别诊断有困难时，可行经内镜逆行性胰胆管造影（endoscopic retrograde cholangiopancreatography，ERCP），该方法可直接显示胆管的虫体。超声检查过程中需注意以下几个方面：①胆管扩张不明显或含陈旧性稠厚胆汁、脓团、胆泥及无声影的结石时，超声容易漏诊，需注意识别；②肝动脉偶穿行于胆管和门静脉之间，形成酷似胆管内的双线状伪像易造成假阳性，仔细观察第一肝门区解剖结构和彩色血流显像，结合临床症状和体征可以鉴别；③肝外胆管走行较长、解剖结构复杂且容易受肠气干扰导致假阴性；④胆道蛔虫及蛔虫残骸引起慢性胆道炎时常合并胆汁淤滞和胆管狭窄，因此，声像图显示胆囊轻度增大或胆囊壁张力增大，且伴随门静脉走行的肝内胆管回声增强、毛糙和稍扩张时，应考虑胆道蛔虫引起的胆道系统压力增高可能，需仔细探查下游胆管，检查有无蛔虫及其残骸。

（四）鉴别诊断

（1）与胆道结石相鉴别：当蛔虫死后虫体裂解，破碎时看不到"平行管征"，与胆道结石不易鉴别，但后者胆道扩张较明显，范围广泛，并常引起黄疸等临床症状，可结合患者临床资料进行分析加以鉴别。

（2）与胆总管留置的T形管相鉴别：T形管呈平行的四线回声，回声细而僵直，结合病史，不难鉴别。

（3）与胆囊癌相鉴别：胆囊残存虫体的超声图像，有时可误诊为胆囊癌，应注意在病灶中寻找有无隐约可见的管状回声，且随体位改变移动，而胆囊癌不出现管状结构，且病灶内部可见血流信号。

（五）超声诊断思路

首先，结合病史，胆道蛔虫症常表现为突发上腹部"钻顶样"疼痛，但腹部体征稍轻或无。腹痛剧烈而体征轻微，二者不相称是本病的特点。其次，特征性双线状高回声带为诊断根据，若显示活蛔虫蠕动即可确诊。

（六）典型病例

患者女性，56岁，6天前无明显诱因下出现右上腹疼痛，呈绞痛，伴右肩背部放射，伴恶心，无呕吐，无寒战，无高热。体格检查：右上腹有压痛，无反跳痛。超声检查：胆总管内可见宽约为5 mm的双线状强回声，横切呈同心圆状，后方无声影（图2-2-11）。诊断为胆总管蛔虫症（死蛔虫可疑）。

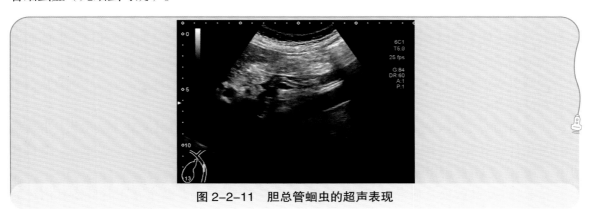

图2-2-11 胆总管蛔虫的超声表现

五、先天性胆道闭锁

（一）临床与病理

1.疾病定义与流行病学特征

先天性胆道闭锁（congenital biliary atresia）是新生儿阻塞性黄疸的常见原因之一，本病由于胆汁不能排泄，肝内胆汁淤积导致肝大，病情发展迅速，可在短期内发生胆汁淤积性肝硬化、门静脉高压、肝衰竭，甚至死亡。

2.病因与病理生理

本病病因和发病机制迄今不明，有先天性学说和后天性学说。目前，一般认为是由于胚胎期胆道发育异常所致，也有学者认为是胆道发生病毒和炎症感染而使胆管上皮破坏增生的结果。

病理生理：病理改变有2种：①肝内外胆管全部闭塞；②胆管上皮部分被破坏造成纤维化导致狭窄形成，尚未完全闭塞。临床按照胆道闭锁的发生部位可以分为2型：①肝内型：肝内外胆管完全闭锁或以肝内胆管闭锁为主及近端肝外胆管闭锁，此型占大多数，肝门的胆管完全硬化，此型手术难以矫正；②肝外型：可发生在肝外胆管的任何部位，伴继发性肝内胆管扩张，极少数患儿肝内胆管可无明显扩张，此型多可以手术矫正。胆道闭锁时胆囊的病理变化呈多样性，胆囊可缺如、闭锁或发育不全。

3.临床表现

本病患儿主要临床表现为出生1~2周后出现进行性加重的黄疸、大便不黄如陶土色或白色、深色小便，早期直接胆红素升高。如不及时进行治疗，可出现食欲下降、门静脉高压，最终导致胆汁淤积性肝硬化，预后不良。

（二）超声表现

（1）胆道的超声表现：二维灰阶超声于肝门部门静脉分叉前方可探及肝外胆管纤维化残留的三角形的高回声增强区，通常测量该回声区的厚度＞4 mm，为"三角条索征"阳性。肝内外胆管全闭锁者，肝内胆管透声消失，可探及与肝内门静脉分支伴行的条索状高回声。若闭锁部位在胆囊管汇合口以下，则闭锁部位以上肝内及近端肝外胆管扩张，胆囊出现积液、肿大，若闭锁发生部位在胆囊管汇合口以上，胆囊和远端肝外胆管均难以显示。胆总管显示不清，可作为诊断胆道闭锁的评价标准之一。

（2）胆囊的超声表现："胆囊幽灵三联征"（胆囊长径＜19 mm；胆囊轮廓不规则或呈小叶状；胆囊壁不清晰，缺乏完整光滑的高回声黏膜内衬回声），见图2-2-12A。诊断胆道闭锁重要的是胆囊形态而非胆囊大小，胆囊可大可小可无，胆囊轮廓僵硬，边缘僵直，或凹凸不规则，或呈波浪状，部分患者的胆囊可呈串珠状，或有胆囊假性憩室形成。进食后的胆囊体积没有明显变化，收缩率在20%以下。

（3）肝脏、脾脏的超声表现：先天性胆道闭锁患儿早期肝脏大小可正常或增大，肝实质回声可正常或增粗、增强，脾脏无明显变化。随着病情发展晚期可出现，脾脏增大、脾静脉扩张、腹水、门静脉高压等肝硬化的超声表现。

（4）肝动脉改变：肝动脉代偿性扩张，内径常＞2 mm，新生儿正常肝动脉内径为1~2 mm。利用高灵敏度的彩色多普勒超声于左肝圆韧带前方可探及肝包膜下肝动脉血流信号增多，称"包膜下血流征"（图2-2-12B）。

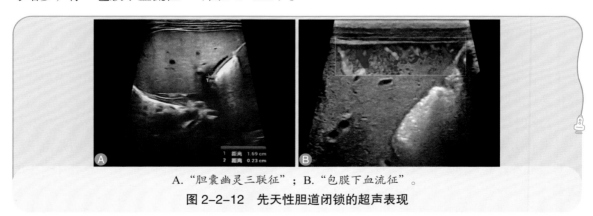

A. "胆囊幽灵三联征"；B. "包膜下血流征"。

图2-2-12　先天性胆道闭锁的超声表现

（三）技能要点与难点

本病常发生于新生儿及婴儿，医师在为怀疑胆道闭锁的患儿进行超声检查时，必须嘱患儿充分禁食，以提高胆囊的显示率，若充分禁食后反复多次扫查仍未找到胆囊，则高度提示胆囊缺如或存在异常，胆囊是否存在异常对胆道闭锁的分型及治疗方式的选择有重要意义。超声检查时最好使用高频率探头进行仔细扫查。

（四）鉴别诊断

（1）与新生儿肝炎（肝内胆汁淤积）相鉴别：胆管闭锁胆囊多不显像或呈萎缩状，新生儿肝炎肝内外胆管、胆囊可呈正常大小，胆囊壁有时可伴水肿，结合实验室检查有助于鉴别诊断。

（2）与先天性肝内胆管囊状扩张症相鉴别：先天性肝内胆管囊状扩张症是胆管的部分或全部呈囊状扩张，患儿可出现腹痛、黄疸、腹部包块等临床表现，但先天性胆道闭锁症黄疸进行性加重，而先天性肝内胆管囊状扩张症黄疸无持续性加重。

（3）与胆汁浓缩综合征相鉴别：胆汁浓缩综合征是由于胆栓阻塞Vater壶腹部从而引起的阻塞性黄疸，超声扫查可发现胆管扩张、胆囊体积增大，与肝外型胆道闭锁不易鉴别，但胆汁浓缩综合征经治疗后病情可缓解，如若栓子进入肠道，则黄疸可消退，胆道系统不扩张。

（五）超声诊断思路

患儿出生后出现进行性加重的黄疸、陶土便等典型的临床表现，结合超声扫查所见及其他相关检查，并排除一些引起新生儿持续性黄疸的常见病因后，可高度提示胆道闭锁。

（六）典型病例

患儿女，2个月10天，出生后发现皮肤、巩膜进行性黄染加重，患儿出生后1月余家属自觉患儿大便颜色逐渐变浅，小便颜色逐渐加深，夜间哭闹。肝功能检查：直接胆红素179.3 umol/L（升高），间接胆红素83.3 umol/L（升高），总胆红素182.9 umol/L（升高），谷丙转氨酶和谷草转氨酶均有所升高。超声检查：肝脏形态正常，表面光滑，于肝门处门静脉前方可探及条索状高回声带（图2-2-13A），胆囊大小8.6 mm×2.4 mm，形态欠规则，囊壁僵硬，欠光滑，肝门处肝动脉内径增宽（图2-2-13B）。超声诊断为先天性胆道闭锁。

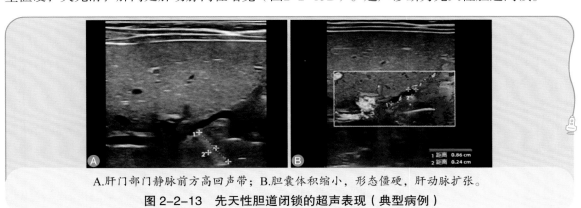

A.肝门部门静脉前方高回声带；B.胆囊体积缩小，形态僵硬，肝动脉扩张。

图 2-2-13　先天性胆道闭锁的超声表现（典型病例）

（赵　玙　　李　琴　　万宜涛）

第三节　胰　腺

（一）临床与病理

1.疾病定义

急性胰腺炎是多种病因导致胰酶溢出腺泡和腺管，导致胰腺实质和周围组织发生自身消化的过程。

2.病因

急性胰腺炎多由胆系疾病、暴饮暴食、酗酒、创伤、行ERCP后诱发。

3.病理类型

急性胰腺炎的病理分型主要为2种：①急性水肿型胰腺炎：胰腺肿大、变硬，间质充血水肿并有中性粒细胞及单核细胞浸润，有时可发生局限性脂肪坏死；②急性出血坏死型胰腺炎：胰腺肿大，胰腺原有的分叶结构模糊消失，胰腺、大网膜及肠系膜等处可见散在混浊的黄白色斑点或小灶状脂肪坏死。

4.临床表现

急性胰腺炎多表现为上腹痛、呕吐、发热、白细胞增多、血清淀粉酶和（或）尿淀粉酶升高。

（二）超声表现

1.水肿型

胰腺多呈弥漫性均匀性增大，部分为胰头或胰尾部局限性增大，轮廓清楚，胰腺内部回声减弱。

2.出血坏死型

胰腺常重度肿大，严重者可增大3~4倍，边缘不规则，边界不清晰。胰腺内部回声因出血、坏死而表现为强回声、弱回声及无回声混杂的不均质改变。由于胰腺周围炎性渗出和周围组织水肿，胰腺周围可出现一层低回声带。重症患者可出现胰周积液或积脓，甚至向腹腔、盆腔等部位扩散。部分患者可于急性胰腺炎发病后2~4周在胰腺内（外）形成假性囊肿。

（三）技能要点与难点

（1）剑突下横切面扫查是最常用的胰腺扫查方法。将探头置于剑突下，略呈右高左低位，自剑突下向脐部作连续扫查，一般可清楚显示整个胰腺长轴。胰腺后方呈管状无回声的脾静脉，是识别胰腺的重要标志。然而，纵切面的扫查也必不可少。

（2）对于部分体型肥胖或胃肠胀气的患者，可通过适当加压或半坐立位来提高胰腺的显示率。此外，还可嘱患者适量饮水充盈胃腔，以充盈的胃作为透声窗能提高胰腺的显示率。

（3）胰腺的钩突位置较深，即使存在肿物，也不易引起梗阻征象，容易漏诊，注意纵切面扫查显示完整的沟突部。

（4）胰尾的扫查还可采用左肋间斜切，以脾脏作为透声窗，沿脾门血管显示胰尾的脾门侧。这种显示方法可作为其他切面胰尾显示困难的补充。

（四）鉴别诊断

（1）与自身免疫性胰腺炎相鉴别：自身免疫性胰腺炎常伴血清IgG4升高，多伴有胰腺外器官受累（如涎腺、泪腺、胆道等），男性多见，好发于40~70岁。超声表现多为胰腺肿大，轮廓清晰，胰腺回声减低，均匀或不均匀，胰周积液少见，胰管可增宽，走行僵硬，节段性增粗或变窄。

（2）与胰腺癌相鉴别：局限性胰腺炎胰腺局限性肿大，应与胰腺癌鉴别。胰腺癌多为低回声不规则肿块，轮廓不清、向周围浸润生长、主胰管扩张并在肿块处管腔截断，疑难病例需结合病史、CA19-9、胰淀粉酶检查等，必要时行超声引导下活检。

（3）与慢性胰腺炎相鉴别：结合病史易鉴别，慢性胰腺炎超声表现胰腺回声强弱不均，胰管不规则扩张或胰管内结石、胰腺实质内钙化。

（五）超声诊断思路

首先追问病史，急性胰腺炎多由胆系疾病、暴饮暴食、创伤、ERCP术后诱发，多表现为急性、突发、持续上腹部疼痛、呕吐等，血清或尿淀粉酶升高，超声扫查可见胰腺体积增大，实质回声均匀或不均匀性减低，部分伴胰腺周围脂肪间隙模糊，胰腺周围积液，排除自身免疫性胰腺炎、胰腺癌、慢性胰腺炎等疾病，并结合其他影像学检查，考虑急性胰腺炎。

（六）典型病例

病例1：患者男性，30岁，因"上腹部剧烈疼痛伴呕吐2天"入院，追问病史，发病前患者暴饮暴食。实验室检查：血清淀粉酶916 U/L。腹部超声检查：胰腺体积弥漫性增大，胰体厚约为36 mm，胰尾部厚约为29 mm（图2-3-1A），边界清，胰腺回声减低，胰腺后方的脾静脉受压（图2-3-1B）。诊断为胰腺异常改变，考虑胰腺炎。

超声诊断要点：①中年男性，暴饮暴食为病因，临床表现为上腹部疼痛伴呕吐；②实验室检查显示血清淀粉酶明显升高；③超声显示胰腺弥漫性增大，回声减低。根据上述超声诊断为胰腺炎。

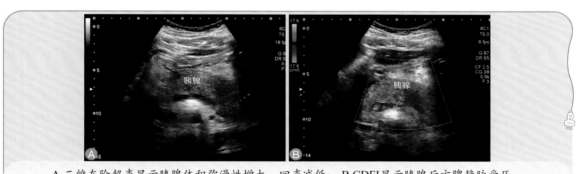

A.二维灰阶超声显示胰腺体积弥漫性增大，回声减低；B.CDFI显示胰腺后方脾静脉受压。

图2-3-1　胰腺炎的超声表现（病例1）

病例2：患者女性，67岁，因"ERCP术后出现上腹部疼痛3天"入院。实验室检查显示血清淀粉酶1040 U/L。腹部超声检查：胰腺肿大，边缘不规则，边界不清晰，胰腺内部回声不均匀（图2-3-2A），胰腺周围可见无回声液性暗区（图2-3-2B）。诊断为胰腺异常改变，考虑胰腺炎。

超声诊断要点：①老年女性，因ERCP术后出现上腹部疼痛；②实验室检查显示血清淀粉酶明显升高；③超声显示胰腺体积弥漫性增大，回声不均匀，胰腺周围可见无回声液性暗区，根据上述超声诊断为胰腺炎。

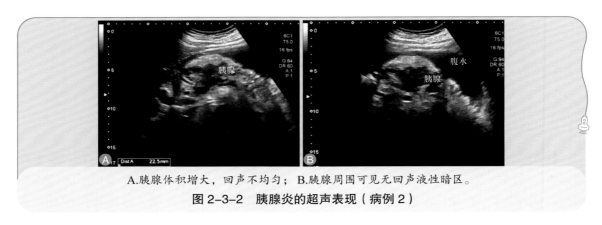

A.胰腺体积增大，回声不均匀；B.胰腺周围可见无回声液性暗区。

图2-3-2 胰腺炎的超声表现（病例2）

（陈 雪）

第四节 脾 脏

脾脏是人体最大的周围淋巴器官和储血器官。在胎儿时期的起始阶段有造血功能，第五或第六个月时造血功能逐渐下降直到消失。脾脏具有储存血液、破坏衰老红细胞、清除正常生存期后的血小板的功能；当骨髓功能受损时，脾脏可重新发挥髓外造血功能。脾脏在人体免疫防御系统中发挥重要作用。脾脏原发疾病较少见，一些全身性疾病，如代谢性、造血性和感染性疾病可表现处脾的急性暂时性肿大或慢性持久性肿大。超声检查是一种简便有效的脾脏疾病诊断手段，超声造影检查有助于提高脾脏局灶性病变的诊断率。

（一）脾脏的解剖

脾脏位于左横膈膜下，左季肋区腋前线至腋中线第8～11肋骨的深面，其长轴方向与第10肋方向基本一致。脾脏呈楔形或长椭圆形，表面光滑，长为10～12 cm，宽为6～8 cm，厚为3～4 cm。脾有膈面和脏面、前缘和后缘、上极和下极。膈面隆突，与膈肌相贴，在横膈的后方，脾与左侧胸膜、左肺和肋骨相邻；脏面凹陷，前脏面较大，与胃底部、胰尾相接触，后脏面与左肾、肾上腺及结肠脾区相接触；中部为脾门，呈纵行凹陷，脾动脉、脾静脉、淋巴管和神经出入脾门，形成脾蒂。脾脏下极可达腋中线。脾脏是腹膜内位器官，除脾门外，各面均有腹膜覆盖，借助腹膜构成的脾胃韧带和脾肾韧带的支持，固定于胃和肾之间。

脾脏由脾动脉供血，脾动脉沿着胰腺上缘左行，至脾门分出多条小分支动脉供应脾脏实质。在二维灰阶超声图像上，上述血管表现为细小的"线样"无回声，利用CDFI检查，可以观察脾脏血管的分布。脾动脉小分支间缺乏足够的吻合支，因此脾动脉栓塞后易发生脾实质梗死。脾静脉由脾内多条小静脉在脾门处汇合而成，在胰腺后方水平右行，与肠系膜上静脉汇合成肝门静脉主干。淋巴管起自脾门，穿过脾动脉走行方向上分布的淋巴结引流入腹腔淋巴结。脾脏神经由腹腔神经丛分支发出，伴随脾动脉走行。

虽然脾脏是网状内皮系统中最大的器官，但是很少发生原发疾病，更常见受累于代谢性、造血性和感染性疾病。腹部钝性外伤可引起脾破裂。脾脏主要通过滤过外周血液起到抵抗疾病的防御作用。

（二）检查方法

1.探头选择

扫查脾脏推荐使用凸阵探头，频率一般为3～5 MHz，在保证足够穿透力的情况下，尽量使用高频探头。

2.检查前准备

检查前需禁食8小时，危急重症患者可直接进行检查。检查过程中，如需要鉴别左上腹肿物，可在空腹检查后饮水300～500 mL再进行检查，此时可较为清晰地显示胃、胰尾、左肾与脾的关系。

3.体位

（1）右侧卧位：嘱患者上举左上臂至头部以扩大肋间隙，增加扫查范围。探头置于第8～11肋间隙，沿肋间由左腋前线至腋后线连续性扫查。通过脾门处显示脾静脉的左肋间斜切面，此切面声束与脾门血管接近平行，常用来观察脾脏的形态、内部结构和对脾门血管进行多普勒测量。

（2）仰卧位：探头置于右肋缘下进行扫查，声束向上倾斜，可显示脾门及脾的完整轮廓；向后扫查，显示脾脏与胃、胰腺、肾上腺、肾上极的关系。探头置于左腋中线及腋后线间做冠状面扫查，可观察脾与膈肌之间的关系，发现有无胸腔积液和膈下积液。

（3）俯卧位：少用，常在脾较小或脾定位、鉴别巨脾及腹膜后巨大肿物时采用。

患者的呼吸运动可有助于观察脾脏。嘱患者缓慢呼吸，深吸气使横膈向下移动，引起脾脏下移至肋下，以排除肺气干扰方便扫查；呼气时可清晰显示经脾门部的切面。

4.测量方法

（1）脾厚径：左肋间斜切面显示脾门及脾静脉，略调整探头角度，在脾厚度最小的切面测量脾门至对侧凸面包膜的最小距离（图2-4-1A）。

（2）脾长径：于左肋间斜切面显示脾最长径线，测量其上、下端距离（图2-4-1A）。

（3）脾宽径：取垂直于脾长轴的切面，沿长轴移动探头，并调节扫查角度，显示脾最大横径，测量其距离（图2-4-1B）。

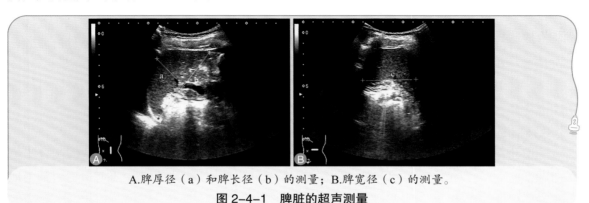

A.脾厚径（a）和脾长径（b）的测量；B.脾宽径（c）的测量。

图 2-4-1　脾脏的超声测量

二、脾脏相关疾病

（一）脾脓肿

1.临床与病理

（1）疾病定义与病因：脾脓肿为脾的化脓性感染，本病罕见。脾脓肿常表现为继发性感染，主要为血源性感染，也可能经淋巴道感染或者直接经脾周围器官感染。血行感染常见有脓毒血症、心内膜炎、产褥热、化脓性阑尾炎或门静脉系统化脓性炎症等，使用免疫抑制药物和免疫系统缺陷的晚期肿瘤患者易于发生，偶尔在脾外伤后发生。

（2）病理生理：脾脓肿主要为血源性感染所致，多由细菌栓子在脾内积聚引起，可发生在脾的任何部位，可以表现为多个小脓肿遍布整个脾脏，也可以表现为单个大脓腔；小者仅数厘米，大者可达20 cm。脓肿可并发膈下脓肿，继而穿破膈肌形成脓胸；也可破裂入腹腔引起腹膜炎或形成肠间脓肿。脾脓肿可与胃或结肠等粘连，穿破形成内瘘，还可进入腰大肌，或穿破腹壁形成窦道。

（3）临床表现：脾脓肿患者缺乏典型的临床体征和症状，大部分患者均有某种先驱感染史，之后出现败血症。临床表现有：①畏寒、发热；②脾区疼痛、压痛；③脾大；④白细胞增高。

2.超声表现

（1）二维灰阶超声表现

1）脾大，因脓肿周围的脾脏组织存在反应性炎症，脾脏可表现为回声增强。

2）脾脓肿灶的超声表现主要为：发病早期，病变区表现为低回声和无回声，回声分布不均匀，与周围脾组织间有一不规则而较模糊的边界；随着病程进展，病灶内坏死液化，而出现液性与实质性混合回声；病程进一步发展，脓肿会存在具有显著界线的无回声区，壁厚，内缘不规整，内部可能存在细点状气体回声，后伴"彗星尾征"，主要是由于组织坏死液化或产气杆菌感染导致的。

3）左侧胸腔积液：脾脓肿病灶大部分发生于脾上极，可引起反应性胸腔积液。

4）当腹腔继发感染时，可引起腹水。

5）脾周脓肿和肝脓肿：左横膈膜下、脾包膜下等脾周可能存在不规则的无回声区或低回声区；部分患者可能伴肝脓肿。

6）脾静脉：形成脓肿灶后，脾静脉表现为轻微扩张，脾静脉扩张患者常常伴肝脓肿，部分患者存在既往肝炎病史。

（2）彩色多普勒超声表现：CDFI显示脾脓肿内部血流信号较少或无血流信号，可见周边血流信号，为动脉频谱，其频谱特点为高速、中等阻力指数。

3.技能要点与难点

脾脏位于左横膈膜下、第8～11肋骨的深面。患者取仰卧位或右侧卧位，将探头置于第9～10肋间扫查，以清晰地显示脾脏。由左前至腋后线沿肋间连续性扫查，在呼气时可清晰地显示经脾门部的切面。

4.鉴别诊断

（1）表现为实质性与液性混合回声或无回声的脾脓肿，应与梗死、血肿、囊肿等相鉴别：脾梗死患者脾脏不会出现肿大，病灶表现为尖端朝向脾门的楔形无回声区，然后逐渐从无回声区向低回声及高回声发展；脾血肿患者常存在明显的外伤史，且无全身感染征象；脾包虫病患者有犬羊接触史，包虫皮内试验强阳性，无回声区内有孙囊或子囊的小无回声区，呈车轮状或蜂房状改变；脾囊肿患者的脾脏不存在显著增大，病灶轮廓清楚，内侧缘光滑，囊壁薄。

（2）表现为中低混合回声的脾脓肿，应与脾脏肿瘤相鉴别：脾脓肿患者常存在脾区叩击痛、发热等感染症状，白细胞计数上升，脾脏肿瘤则不存在感染症状。①脾血管瘤：脾血管瘤为境界清晰、边缘不规则的稍高回声区，内分布稍不均匀，病变区亦可见圆形及短管状的无回声区；②脾脏恶性淋巴瘤：原发性的少见，超声表现为脾大，脾内可见单个或多个圆形散在分布的无回声或低回声结节，但其边界清晰、边缘光整；③脾脏转移瘤：患者均有明确的癌症病史，连续复查时病灶无明显变化。

5.典型病例

患者女性，64岁，因"头晕、食欲减退1年，加重3个月"入院。患者1年前无明显诱因出现头晕，伴有食欲减退及腹部胀痛不适，近3个月食欲减退加重，近1年体重减轻约10 kg。体格检查：左侧腹部有压痛，无反跳痛。超声表现：脾脏体积增大，实质内见一片状混合回声区，边界欠清，内部回声不均匀，呈"蜂窝样"改变（图2-4-2A）。CDFI于病灶实质内探及少许血流信号，周边探及明显血流信号（图2-4-2B）。超声引导下穿刺活检后病理：（脾脏）脓肿。

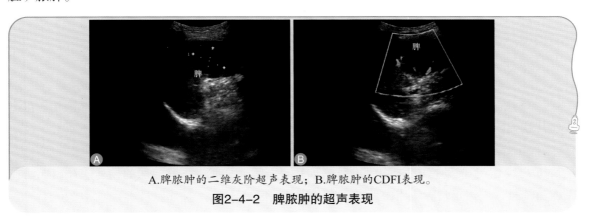

A.脾脓肿的二维灰阶超声表现；B.脾脓肿的CDFI表现。

图2-4-2 脾脓肿的超声表现

（二）脾梗死

1.临床与病理

（1）疾病定义与病因：脾梗死（splenicinfarction）通常是指脾动脉及其分支堵塞造成相应部位供血障碍，从而导致脾脏的坏死。脾动脉的分支是终末动脉，不存在交通支，发生阻塞时不能建立有效的侧支循环，因此任何引起脾动脉栓塞的疾病均易导致脾梗死。另外，脾动脉分支作为终末动脉，随着年龄的增加，血管易发生硬化、弯曲等情况，可导致血栓形成，从而造成脾脏缺血梗死。

脾梗死的常见病因有血液系统良恶性疾病，良性如地中海贫血、原发性血小板增多症等，恶性如慢性粒细胞白血病、淋巴瘤等，血液系统疾病常导致脾脏增长过大，脾内局部组织灌注不足，加之恶性肿瘤导致高凝状态，易发生脾内坏死区；其次常见的病因是心脏疾病，如风湿性心脏病、心房颤动（简称房颤）、细菌性心内膜炎等，瓣膜血栓、心房内血栓或感染性栓子脱落造成脾动脉栓塞；系统性疾病如血管炎、系统性红斑狼疮等可累及脾动脉内膜增厚。此外还有癌栓、动脉瘤、动脉硬化等引起脾内血管栓塞；门静脉高压使门静脉血栓形成，若逆流入脾也可导致脾梗死。

（2）病理生理：脾梗死时，脾动脉及其分支血管堵塞、血流停止，相应部位的脾脏组织缺血、缺氧，进而坏死，属于贫血性梗死。脾内血管呈锥形分布，因此，梗死灶大多呈锥形、楔形，尖端为血管阻塞处，常指向脾门处，底部为脾脏的浆膜面。脾梗死病灶组织致密，病灶内出血量不多，常呈灰白色。脾脏组织缺血、缺氧使其所属的微血管通透性增高，病灶边缘侧支血管内的血流通过通透性增加的血管漏于病灶周围，可在显微镜下见到梗死灶周围的出血带。后期梗死灶机化、出血带消失，形成瘢痕组织。脾梗死一般由动脉阻塞引起，但静脉阻塞引起局部血流停滞和缺氧也可导致梗死。

（3）临床表现：早期脾梗死患者可出现腹痛症状，疼痛可发生于左上腹、中上腹或全腹部，常伴有发热、腹胀、恶性呕吐等症状；严重者可有左上腹剧烈疼痛的表现。体征：脾区压痛，脾脏轻度增大。

早期脾梗死患者出现的左上腹疼痛、脾区压痛、脾脏轻度增大这三个典型临床表现，又称为奥斯勒三联征。有时可出现左侧膈肌抬高及胸腔积液，少数听诊可闻及腹膜摩擦音。

2.超声表现

（1）二维灰阶超声表现：因动脉栓塞的部位及栓塞的时长不同，超声表现有所不同。栓塞范围小，病灶多为楔形；栓塞范围大，病灶多形态不规则。

1）病变为单发或多发楔形区，基底位于脾包膜面、尖端指向脾门。

2）病变早期内部常呈低回声。

3）随病程延长，病灶纤维化后，内部回声可逐渐升高、回声不均匀；局部钙化后可出现斑片状强回声、后伴声影；梗死病灶内部液化坏死时，可出现液性无回声区。

4）部分梗死范围大的病灶可表现为脾脏增大、变形及脾实质整体回声不均。

（2）彩色多普勒超声表现：CDFI显示低回声区、高回声不均匀区的梗死病灶内无法探及血流信号，周边正常脾实质内可见少许点状血流信号。

（3）超声造影表现：通过观察注入造影剂后脾脏及感兴趣区的增强情况，反映血流灌注情况。在二维灰阶超声常表现为低回声区、高回声不均区的病灶，造影大部分无增强，呈不规则形或楔形的"充盈缺损"区，与周围明显强化的正常脾脏组织对比鲜明。超声造影较二维灰阶超声更能清楚地显示梗死灶区域。

3.技能要点与难点

详见"（一）脾脓肿"部分。

4.鉴别诊断

（1）脾脓肿：脾梗死的超声表现中有中央区液化坏死，应与脾脓肿相鉴别。脾脓肿常继发于全身感染性疾病，细菌经血行至脾或由邻近器官感染，有发热、寒战、脾区疼痛等临床表现，病变早期二维灰阶超声表现常呈低回声，病情进展液化坏死后，呈厚壁无回声区，内

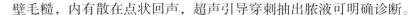

壁毛糙，内有散在点状回声，超声引导穿刺抽出脓液可明确诊断。

（2）脾错构瘤：脾梗死的超声表现为高回声不均匀区，应与脾脏肿瘤特别是脾错构瘤相鉴别。脾错构瘤的二维灰阶超声常表现为边界清的强回声结节，超声造影显示肿块动脉期强化，后期增强略高于脾实质。

（3）脾淋巴瘤：脾梗死的超声表现为周边不规则片状低回声区，应与血液病如脾淋巴瘤相鉴别。脾淋巴瘤的超声表现缺乏特征性，需结合临床病史来鉴别。

5.超声诊断思路

脾梗死临床较为少见，临床表现缺乏特异性，容易发生漏诊和误诊。随着超声、CT等影像学检查的发展，越来越多的脾梗死在病程早期确诊，因此临床上较少表现为奥斯勒三联征，多表现为发热、恶心、呕吐、腹胀等非特异性症状。患者有上述临床症状，对脾脏进行检查时，二维灰阶超声表现为脾内低或高回声区，边界较清，呈底朝被膜的楔形，CDFI显示该区内血流信号稀疏或消失，要首先考虑脾梗死。且脾梗死往往有导致其发病的原发疾病，因此诊断中还需注意对原发疾病的扫查，以全面评估病情。

6.典型病例

病例1：患者女性，65岁，因"突发左上腹疼痛4小时"入院，有乙肝、肝硬化及肝癌病史。发病时行增强CT，诊断为脾梗死，考虑为癌栓阻塞脾动脉分支所致（图2-4-3A）。3个月后行超声复查，表现为脾大，脾内近包膜处可见大片不规则的低回声区，内部回声不均匀，内见多发条索状高回声（图2-4-3B）。

超声诊断要点：二维灰阶超声显示脾内楔形低回声区，CDFI于该区内未见明显血流信号。

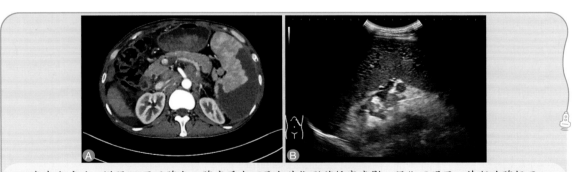

A.患者发病时，增强CT显示脾大、脾实质内可见大片楔形稍低密度影、强化不明显，诊断为脾梗死；B.患者3个月后复查，二维灰阶超声显示脾大、脾内近包膜处可见大片不规则的低回声区、内部回声不均匀、内见多发条索状高回声

图2-4-3 脾梗死的 CT 和超声表现

病例2：患者女性，45岁，因"发热5天"入院，体温在38.6～39.3 ℃波动，有乙肝、肝硬化病史。发病时行心脏及腹部超声检查（图2-4-4）。

（三）脾破裂

1.临床与病理

（1）疾病定义与病因：脾破裂指脾脏因受到外伤暴力或存在自身基础疾病导致的破裂出血。脾破裂分为外伤性脾破裂和自发性脾破裂。外伤性脾破裂是由外伤暴力引起的，较多见。自发性脾破裂较罕见，脾脏通常存在自身基础疾病（如肿瘤、感染等）而导致脾脏病理性肿大，自发破裂多有一定诱因，如剧烈咳嗽、喷嚏、体位改变等。

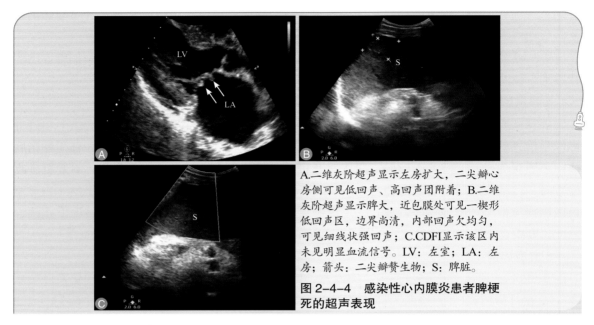

A.二维灰阶超声显示左房扩大，二尖瓣心房侧可见低回声、高回声团附着；B.二维灰阶超声显示脾大，近包膜处可见一楔形低回声区，边界尚清，内部回声欠均匀，可见细线状强回声；C.CDFI显示该区内未见明显血流信号。LV：左室；LA：左房；箭头：二尖瓣赘生物；S：脾脏。

图2-4-4　感染性心内膜炎患者脾梗死的超声表现

（2）病理生理：脾破裂可分以下3种类型：①真性脾破裂：脾实质和包膜均破裂，容易引起腹腔大出血，造成患者失血性休克、甚至死亡；②中央型破裂：脾实质破裂，未波及边缘，形成实质内血肿；③包膜下破裂：破裂发生在脾实质边缘，但包膜未受损，形成包膜下血肿。中央性脾破裂和包膜下破裂由于脾包膜是完整的，出血量受到限制，临床上常因为没有明显内出血征象而不被发现。血肿最终被吸收或形成假性囊肿，也可逐渐增大或受到轻微外力作用，可突然发生真性破裂，导致腹腔大出血。

（3）临床表现：临床表现与破裂的部位、损伤类型及失血的轻重缓急有关。对于出血量少而慢的包膜下破裂或中央性破裂，患者除左上腹疼痛外，可无明显其他症状和体征。如出血量大而急的真性破裂，患者除表现左上腹的剧烈疼痛外，往往很快出现失血性休克。

2.超声表现

（1）二维灰阶超声表现

1）真性脾破裂：①脾包膜连续性中断或模糊不清，实质回声杂乱不均，呈不规则的稍高回声或低回声，内可见不规则的无回声区，严重者，脾失去正常的轮廓；②脾周及腹腔内可出现游离液性暗区。

2）中央型脾破裂：①脾包膜连续完整，实质内局部回声杂乱不均，呈不规则的稍高回声或低回声，内可见不规则的无回声区；②腹腔内未见游离液性暗区。

脾实质内破裂，可伴有脾内血肿。因创伤的程度不同，脾体积正常或者增大。脾实质回声为局部回声紊乱，不均匀，可出现不规则回声增强或减低区，也可出现不规则的无回声区，即血肿形成。

3）包膜下脾破裂：①脾包膜连续，包膜下见大小不等的月牙性、梭形或不规则形无回声区。若为陈旧性包膜下血肿，则可表现为网状回声或杂乱回声；②腹腔无游离液性暗区。

（2）彩色多普勒超声表现：CDFI显示脾实质内血肿或周围血肿无血流信号。

（3）超声造影表现：可以提高脾破裂的检出率和准确率，快速诊断脾破裂。当伴有活动性出血时，可见微气泡从破裂口向外呈涌泉状或喷射状流出。脾内血肿呈无增强，脾实质损伤可以有多种增强表现。

3.技能要点与难点

对于有明确的外伤史和典型的临床表现、声像图特征的患者，脾破裂的诊断并不困难。已经明确脾破裂的患者，在能清晰显示脾脏的情况下，应尽量减少患者的翻动。有些外伤后迅速急诊超声检查的患者，由于时间短、脾外伤裂口较小、较浅，脾外形及包膜无明显改变，可能超声征象不明显，应告知密切观察病情变化，随时再进行超声检查。此外，还需要警惕的是，无明显外伤史的自发性脾破裂。对于超声检查可疑自发脾破裂的患者，应仔细询问有无脾脏基础疾病，有无剧烈咳嗽、喷嚏、体位改变等诱因。

4.鉴别诊断

（1）与脾囊肿性疾病相鉴别：如脾囊肿、脾棘球蚴等，其超声表现为脾实质内出现圆形或椭圆形的无回声区、边界清晰、包膜完整、后方回声增强，与脾包膜下血肿不同，结合无明确的外伤史及左上腹疼痛等临床表现，可资鉴别。

（2）与脾脓肿相鉴别：脾脓肿常有高热、寒战、左上腹疼痛或触及包块、白细胞计数升高等临床表现。脾内病灶可液化成形态规则或不规则的不均回声区或无回声区。结合无明确的外伤史，可资鉴别。

5.典型病例

病例1：患者男性，65岁，因"左季肋区外伤"入院。超声检查：脾实质回声不均匀，可探及不规则的低回声、无回声区，脾周可探及无回声区（图2-4-5A）；CDFI于不均匀的实质内未探及血流信号（图2-4-5B）。

病例2：患者男性，30岁，因"车祸至腹部撞伤2小时"入院。超声检查：脾周探及少量积液，脾包膜连续性中断，实质内见不规则形低回声区（图2-4-6）。

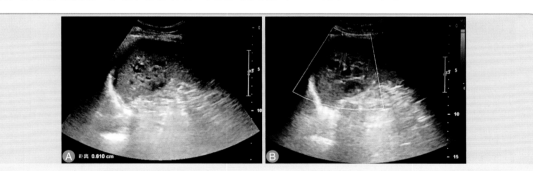

A.二维灰阶超声显示脾实质内探及低回声、无回声区，内部回声不均匀；B.CDFI显示脾实质内探及低回声、无回声区，无血流信号。

图 2-4-5　脾破裂的超声表现（病例 1）

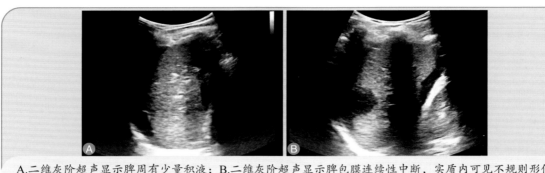

A.二维灰阶超声显示脾周有少量积液；B.二维灰阶超声显示脾包膜连续性中断，实质内可见不规则形低回声区。

图2-4-6 脾破裂的超声表现（病例2）

（黄 珊 徐文君 万书风）

第五节 腹 腔

本节主要阐述腹腔积血的病因、临床表现、鉴别诊断及超声诊断要点。急诊超声当发现患者有腹腔积血，同时伴有休克症状时，要扩大扫查范围，对于可疑包块需对其回声、边界、与周边脏器的关系及血流情况进行详细的探查，从常见病及多发病开始考虑诊断及鉴别诊断。

（一）临床与病理

1.疾病定义

腹腔积血是指自身疾病或外力损伤等导致血管破裂出血，从而引起腹腔内、腹膜后或腹壁出血的疾病，本病由于起病急骤、凶险、出血量大，容易误诊，腹部卒中更是发病率低、术前诊断困难。根据症状发作的急或缓，一般可以分为急性和慢性。根据腹腔积血量的多少，分为少量积血、中量积血和大量积血。200 mL以内为少量积血，200～500 mL为中量积血，超过500 mL为大量积血。

2.病因

（1）自身疾病：腹腔内脏器的病变，如肝硬化、原发性肝癌、腹主动脉瘤破裂、急性出血性坏死性胰腺炎、消化道穿孔、化脓性阑尾炎等。妇科急症，如异位妊娠、黄体破裂、出血性输卵管炎、卵巢囊肿蒂扭转、妊娠期子宫破裂等。

（2）腹部外伤：在外力的直接作用下，造成的腹腔脏器的破裂，如肝脾破裂、肠破裂、胰破裂、肾脏破裂等。

（3）腹部卒中：指因腹腔内或腹膜后血管自发破裂而引起出血，以骤然发作的腹痛和低血容量性休克症状为主要表现的急腹症。

（二）临床表现

患者突然发生不同程度的腹痛、面色苍白、脉搏细数等出血性休克症状。

（三）超声表现

患者取仰卧位，腹部常规扫查，观察腹腔有无游离液性暗区、透声差、内见点状或团状

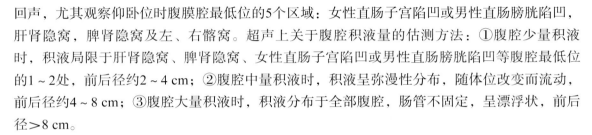

回声，尤其观察仰卧位时腹膜腔最低位的5个区域：女性直肠子宫陷凹或男性直肠膀胱陷凹，肝肾隐窝，脾肾隐窝及左、右髂窝。超声上关于腹腔积液量的估测方法：①腹腔少量积液时，积液局限于肝肾隐窝、脾肾隐窝、女性直肠子宫陷凹或男性直肠膀胱陷凹等腹腔最低位的1～2处，前后径约2～4 cm；②腹腔中量积液时，积液呈弥漫性分布，随体位改变而流动，前后径约4～8 cm；③腹腔大量积液时，积液分布于全部腹腔，肠管不固定，呈漂浮状，前后径＞8 cm。

（四）技能要点与难点

大量腹腔积血时较易探查，少量腹腔积血时，注意观察腹腔最低点，即女性直肠子宫陷凹或男性直肠膀胱陷凹，肝肾隐窝，脾肾隐窝及左、右髂窝。

（五）鉴别诊断

1.与自身相关疾病相鉴别

（1）与异位妊娠相鉴别：异位妊娠好发于育龄期女性，有停经史，出现阴道流血，尿妊娠试验阳性，血人绒毛膜促性腺激素（humanchorionicgonadotropin，HCG）较正常宫内妊娠低，妇科检查宫颈举痛明显。患者宫腔内未见明显妊娠"囊样"回声，多数子宫内膜明显增厚，有时可见"子宫内膜分离征"，形成假孕囊。于附件区或盆腔以外的部位出现异常包块，典型时呈"面包圈征"，即厚壁、周边见高回声，部分可见卵黄囊及心管搏动，盆腹腔见不同程度的液性暗区。由于目前辅助生殖技术的不断发展，对于宫腔内妊娠的育龄期妇女出现腹痛、附件异常包块时，需警惕复合妊娠。

（2）与黄体破裂相鉴别：好发于育龄期女性，无停经史，多发生于剧烈运动后，较大的黄体囊肿可能自发破裂，患者出现明显的急腹症。附件区探及异常包块，同时腹、盆腔出现游离液性暗区，且临床上排外了妊娠可能，可提示黄体破裂。

（3）与出血性输卵管炎相鉴别：出血性输卵管炎为输卵管炎的一种特殊类型症，以腹痛和腹腔内出血为主要的临床表现，症状酷似输卵管妊娠、阑尾炎、结核甚至卵巢癌的表现。超声表现有3型：①盆腔积液型，腹腔或盆腔均可探及液性暗区，深浅不一，但未探及明确包块回声；②附件包块型，附件区可探及大小不一、边界不清、形态不规则、回声不均匀的低回声团块，CDFI显示其内有或无血流信号；③输卵管积液型，附件输卵管走行区域可见管状或串珠状无回声区。后两型亦可在腹腔或盆腔探及不同程度的液性游离暗区，暗区内见密集或稀疏点状回声漂浮。

（4）与卵巢囊肿蒂扭转相鉴别：卵巢囊肿蒂扭转可发生于任何年龄的妇女，以年轻女性多见，好发于瘤蒂长、中等大、活动度良好、重心偏于一侧的肿瘤，多发生于体位骤然改变时。超声表现为患侧卵巢消失，盆腹腔可见囊性或囊实性团块，形态不规则，轮廓欠清晰，囊壁可因水肿而不同程度增厚，探头触痛明显。蒂短有时声像图显示不出，蒂较长时扭转部位可见"绳索状"或"囊实性"双肿块图像，其实质性肿物处即瘤蒂及输卵管阔韧带等组织扭转所致。CDFI显示囊肿基底部即蒂扭转处彩色血流减少或消失，这一特征对诊断卵巢囊肿蒂扭转具有较大价值。部分患者可探及盆腹腔积液。

（5）与急性坏死性胰腺炎相鉴别：急性坏死性胰腺炎患者有暴饮、暴食病史，血清、尿淀粉酶增高，超声表现：胰腺肿大明显，边缘不规则，界限不清楚，呈断续状；胰腺实质呈强回声、弱回声及无回声混杂的不均质改变；胰腺外周可见一层弱回声带；胰周积液或假性囊肿形成，部分患者还伴有胸腹水或血性腹水。

（6）与消化道穿孔相鉴别：消化道穿孔患者通常有消化道溃疡病史，"腹膜刺激征"明显，呈板状腹，超声于肝前间隙可见气体强回声，气体少者仅表现为线状，多者呈带状强回声，后方伴"彗星尾征"。部分于腹腔可见积液，大部分位于肝肾间隙，少部分位于右下腹，部分积液内透声较差，可见细小光点漂浮，也可以直接发现穿孔部位，表现为局部胃肠壁层次不清，回声减低，并可见连续中断及"细线样"气体强回声穿通，发现此征象可直接诊断消化道穿孔。

（7）与化脓性阑尾炎相鉴别：化脓性阑尾炎多有转移性右下腹痛、恶心、呕吐、发热等表现，血常规异常。超声表现为阑尾张力增高，阑尾膨胀明显，呈"囊袋样"改变，阑尾直径常＞10 mm，阑尾壁增厚、毛糙、模糊，腔内见脓性"光点样"回声，同时可检出腹腔内游离积液。

（8）与妊娠期子宫破裂相鉴别：妊娠期子宫破裂多见于晚孕期患者，尤其是有剖宫产病史的患者，患者通常有明显的腹痛、出血甚至失血性休克。子宫肌层及浆膜层组织完全破裂，宫腔与腹腔相通，通常胎儿会部分或完全位于腹腔内，胎儿多数死亡。超声图像复杂、紊乱。

（9）与腹主动脉瘤破裂相鉴别：腹主动脉瘤破裂病情凶险，病死率高，多见于中老年患者，尤其是伴有高血压、糖尿病及吸烟的人群。超声可见腹主动脉管腔呈梭形、囊状或圆柱状扩张；可并发附壁血栓，表现为低或中等回声；有时可见到腹主动脉内膜撕裂、腹膜后血肿。

（10）与自发性脏器破裂或脏器肿瘤破裂相鉴别：自发性脏器破裂或脏器肿瘤破裂超声可见大量腹水，但该病往往有基础病史，如肝硬化、脏器肿瘤、脾大等。超声可以发现基础病变，并可以见到病变脏器包膜线中断、脏器内部的肿瘤或血肿等异常回声。

2.与腹部外伤相鉴别

常规二维灰阶超声评估外伤后腹腔内液体（超声检查对外伤患者进行针对性评估，如FAST）。肝脾破裂：超声发现在受伤疼痛部位出现相应脏器的被膜中断和（或）实质出现形态不规则状、片状、楔状等异常低回声或强回声，以及检出腹、盆腔内积血超声征象，结合近期明确的创伤病史，超声提示相应内脏破裂。

3.与腹部卒中相鉴别

腹部卒中是指因腹腔内或腹膜后血管自发破裂而引起出血，以骤然发作的腹痛和低血容量性休克症状为主要表现的急腹症，不包括异位妊娠、黄体破裂、外伤性腹腔脏器及血管破裂等。文献报道其超声表现：①可见不同程度的腹水；②部分患者可见腹腔内或腹膜后的异常低回声、血肿回声，CDFI显示异常低回声内未见血流信号，据此可以与实质占位性病变相鉴别；③彩色多普勒超声多脏器检查未发现引起腹内出血的脏器病变，以及脏器破裂的声像图改变。因此，对于非创伤性的急腹症患者，当出现不明原因的大量腹水，应考虑到腹部卒中的可能。

（六）超声诊断思路

当超声在腹腔的肝肾间隙、脾肾间隙、结肠旁外间隙、盆腔间隙等间隙或某个间隙内发现游离性液性暗区，其内有散在点状或团块状回声，同时伴有突发腹痛、休克征象时，应根据包块出现的部位与毗邻脏器的关系，从常见病开始考虑诊断与鉴别。对于有明确外伤史的患者的腹腔积血，着重扫查各个实质性脏器的包膜，判断是否存在肝、脾等实质性脏器的破裂。对于任何情况下的大量腹腔积血，时刻危及患者生命，需要尽快进行手术。

（七）典型病例

病例1：患者女性，35岁，因"停经41天，腹部疼痛伴阴道出血5天"入院。超声检查：子宫前位，子宫大小为66 mm×56 mm×53 mm，内膜厚约为13 mm，肌层回声欠均匀，宫腔内未探及明显妊娠"囊样"回声，右侧附件区探及一约为36 mm×25 mm的混合回声团块，边界欠清，形态不规则，团块内可见妊娠"囊样"结构，约为15 mm×11 mm，囊内可见卵黄囊，未见明显胚芽（图2-5-1A），盆腔探及深约为41 mm的液性暗区，内透声差，可见光点状等回声（图2-5-1B）。超声诊断为右侧附件区混合回声团块，盆腔中量积血，考虑异位妊娠并破裂出血。

超声诊断思路：①患者育龄期女性，有停经史，伴有腹部疼痛及阴道流血；②超声显示右侧附件区混合回声团块，有卵黄囊；③盆腔血性积液；④结合病史及典型超声表现诊断为异位妊娠并破裂出血。异位妊娠患者应注意观察以下几点：①宫腔内见妊娠囊的患者，不能排除宫内宫外同时妊娠的可能，所以对于停经的妇女即使宫腔内观察到妊娠囊，也需仔细探查附件区是否有异常团块；②对于宫腔内未见妊娠囊的停经妇女，在观察到附件区异常团块时，注意探查盆腹腔积液的量，除盆腔外，还需观察肝肾隐窝、脾肾隐窝是否有积液，积液量较多则会危及患者生命。

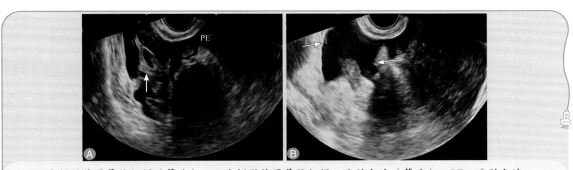

A.右侧附件区异位妊娠（箭头）；B.右侧附件区异位妊娠，盆腔积液（箭头）。PE：盆腔积液。

图 2-5-1 异位妊娠并腹腔积血的超声表现

病例2：患者女性，22岁，因"腹痛1天余"入院，主述月经规律，于性生活后出现腹痛，呈持续性疼痛，伴恶心呕吐，无阴道流血。超声检查：子宫后位，子宫大小为51 mm×45 mm×37 mm，内膜厚约为10 mm，肌层回声均匀，宫腔内未探及明显异常回声，左侧附件区探及一类圆形囊性暗区，约为40 mm×37 mm，囊壁薄，囊内清晰，后壁回声增强，CDFI于其内未见明显血流信号（图2-5-2A）。子宫直肠窝探及深约为28 mm的液性暗区，透声差，内见密集点状回声（图2-5-2B）。诊断为左侧附件区囊性包块，不排外囊肿扭转可能；盆腔积血。

超声诊断思路：①患者育龄期女性，无停经史，剧烈运动后腹痛伴恶心呕吐；②超声显示左侧附件区囊性团块；③盆腔血性积液；④结合病史及典型超声表现诊断为不排外囊肿扭转可能。囊肿扭转患者应注意观察以下几点：①患者剧烈运动后持续性腹痛伴呕吐；②对于附件区的单纯囊肿，特别是＞40 mm的，注意观察囊肿是否有蒂与附件相连，是否存在"漩涡征"。

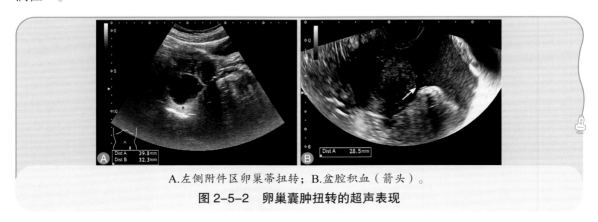

A.左侧附件区卵巢蒂扭转；B.盆腔积血（箭头）。

图 2-5-2　卵巢囊肿扭转的超声表现

（刘炜佳）

第六节　胃肠道

近年来，随着超声经验的逐渐积累、超声技术的不断发展、操作方法的不断改进，超声技术在各种胃肠道疾病中的应用越来越广泛。超声显像具有简便易行、可以压迫肠管、实时动态观察肠管蠕动的优点，目前广泛应用于炎性肠病、阑尾炎、肠梗阻、穿孔和肠套叠等疾病的诊断。其中，超声造影作为一项新型影像学检查技术，具有安全无辐射、简便易重复、价格低廉等优点，已经成为临床不可缺少的重要影像学检查手段。胃肠超声造影检查通过口服超声造影剂，充盈胃腔及十二指肠球部，造影剂既能迅速填充胃腔，又能与胃壁紧贴且不与胃壁粘连，还能够随胃肠的蠕动而运动，清除了胃肠内气体对黏膜层显示的干扰，使胃壁的5个层次和结构清楚地显示，从而达到胃腔最佳的声学造影效果。

一、胃潴留

（一）临床与病理

1.疾病定义

胃潴留又称为胃排空延迟，是指胃内容物积贮而未及时排空。凡呕吐出4～6小时以前摄入的食物，或者空腹8小时以上且胃内容物残留量＞200 mL者，表示有胃潴留存在。

2.病因

（1）器质性胃潴留：主要表现为胃蠕动增加，包括消化性溃疡所致的幽门梗阻、胃窦部及其邻近器官的原发性、继发性压迫所致的幽门梗阻。

（2）功能性胃潴留：主要表现为胃张力降低、胃蠕动减少或消失。

此外，胃部或其他腹部手术引起的胃动力障碍、中枢神经系统疾病及糖尿病所致的神经病变、尿毒症、酸中毒等均可引起本病。

3.临床表现

（1）症状：①呕吐无规律，呕吐物常为宿食（一般不含有胆汁），鼻饲者经胃管可抽出食物或有反流现象；②上腹部饱胀感，疼痛，疼痛多为绞痛、烧灼痛，呕吐后可缓解。

（2）体征：①视诊：有胃型且伴有自左向右的胃蠕动波增强者，多提示胃出口堵塞，若只有胃型而无蠕动波，则提示胃张力缺乏；②触诊：中上腹压痛；③叩诊：振水音；④听诊：可闻及肠鸣音减弱或亢进。

（二）超声表现

胃潴留在声像图上表现为胃腔充盈，可见细密光点、光斑或片状较强回声，并呈漩涡状流动。

（三）鉴别诊断

功能性消化不良指有消化不良症状而无溃疡及其他器质性疾病者，多见于年轻女性，主要表现为餐后腹部饱胀、反酸嗳气、恶心和食欲减退，胃排空正常。

（四）典型病例

患儿男，3个月，出生后2周开始呕吐，进行性加重。胃部超声检查：幽门肌层明显增厚，胃内容物因受阻引发胃潴留，胃腔充盈，可见大量细密光点（图2-6-1A）。腹部CT检查：胃腔显著扩大，胃内容物排空延迟（图2-6-1B）。考虑先天性肥厚性幽门狭窄并胃潴留。

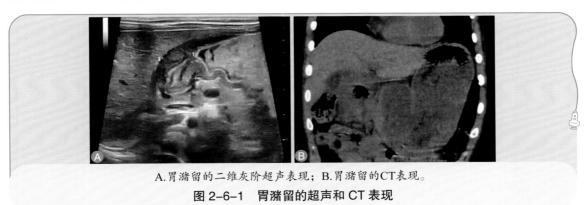

A.胃潴留的二维灰阶超声表现；B.胃潴留的CT表现。

图 2-6-1　胃潴留的超声和 CT 表现

二、先天性肥厚性幽门狭窄

（一）临床与病理

1.疾病定义

先天性肥厚性幽门狭窄（hypertrophicpyloricstenosis，HPS）是由于幽门管壁肥厚引起的幽门管腔狭窄，以致不完全性机械性胃流出道梗阻，多发于出生后6个月内。幽门管壁增厚以幽门环形肌增生、肥大为主，幽门管黏膜也水肿、增厚。

2.病因与病理生理改变

幽门狭窄分为先天性和后天性。先天性肥厚性幽门狭窄是新生儿及婴儿常见的外科疾病，但病因尚不明确，有多种学说，主要为遗传学说、幽门肌间神经丛异常和环境因素等。后天性幽门狭窄病因以消化性溃疡和胃癌为主。胃溃疡、十二指肠球部溃疡、幽门管溃疡或复合溃疡引起幽门狭窄多为瘢痕挛缩所致，靠近幽门的胃窦癌或胃癌引起幽门狭窄多为肿瘤浸润至幽门管所致。

先天性肥厚性幽门狭窄的发生率为1.5/1000～4/1000，男女比例约为4：1。男女致病基因分别定位于人类第11号常染色体和X染色体上，所以，男婴的发病率明显高于女婴。11号常染色体上瞬时受体电位阳离子通道6及X染色体上TRPC5为本病的致病基因。

3.临床表现

患儿出生后大多没有症状，一般在出生后2～3周出现呕吐，呈喷射性，进行性加重，呕吐后症状可暂时缓解，呕吐物为胃内容物，不含胆汁。查体时，患儿右上腹可扪及肿块，下腹部平软。

（二）超声表现

超声是诊断先天性肥厚性幽门狭窄的首选影像学检查方法，于右上腹胆囊周边行幽门长轴和短轴扫查，长轴呈"宫颈征"，横切面呈"靶环征"。利用高频超声可以清晰地显示幽门管各层次的结构。分别测量：①幽门肌层的厚度；②幽门管的前后径；③幽门管的长度。先天性肥厚性幽门狭窄的诊断标准：①幽门肌层厚度≥3 mm；②幽门管前后径≥14 mm；③幽门管长度≥16 mm（图2-6-2）。胃不同程度扩张，胃壁蠕动增强。

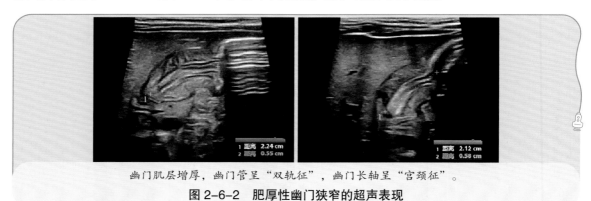

幽门肌层增厚，幽门管呈"双轨征"，幽门长轴呈"宫颈征"。

图2-6-2　肥厚性幽门狭窄的超声表现

（三）技能要点与难点

先天性肥厚性幽门狭窄的诊断要点为幽门长轴呈"宫颈征"，横切面呈"靶环征"。检查时可让患儿取右侧卧位，持续实时观察胃内容物通过情况，患儿的胃内容物不能顺利通过幽门。

（四）鉴别诊断

（1）与幽门痉挛相鉴别：超声显示幽门管的前后径及肌层厚度正常，局部管壁可见蠕动，管腔内可见胃内容物通过。

（2）与肠套叠相鉴别：肠套叠是小儿急腹症之一，特征性超声表现为"同心圆征"、"套筒征"。

（五）超声诊断思路

患儿一般在出生后2～3周内出现喷射性呕吐，超声直接征象为幽门长轴呈"宫颈征"，横切面呈"靶环征"，间接征象为幽门蠕动消失，幽门以上的胃腔扩张并胃内容物潴留，胃壁蠕动增强。让患儿取右侧卧位，持续实时观察见胃内容物不能顺利通过幽门。

（六）典型病例

患者女性，出生后10天，因"反复呕吐3天"入院。呕吐物为"奶汁样"液体，不含胆汁，呕吐后症状缓解。体格检查：上腹部略膨隆，未触及明显包块，无压痛及肠鸣音亢进。腹部超声检查：胃腔扩张，奶汁潴留，幽门肥厚，幽门肌层厚约为6.8 mm，幽门前后径约为16 mm，幽门管长度约为28 mm（图2-6-3）。诊断为先天性肥厚性幽门狭窄。

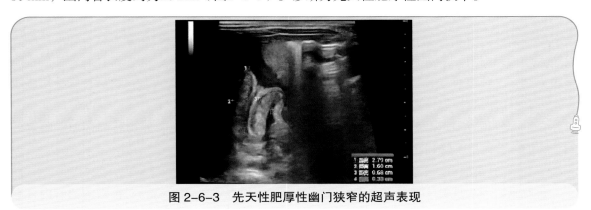

图 2-6-3　先天性肥厚性幽门狭窄的超声表现

三、肠梗阻

（一）临床与病理

1.疾病定义

肠梗阻是指肠内容物由于各种原因不能正常运行、顺利通过肠道，是常见的外科急腹症之一。

2.病因与病理生理

（1）病因

1）根据肠梗阻发生的基本原因分类：①机械性肠梗阻：是各种机械性原因导致的肠腔缩窄、肠内容物通过障碍，临床以此类型最常见，主要原因为：a.肠腔阻塞，如结石、粪块、寄生虫、异物等；b.肠管外受压，如肠扭转、腹腔肿瘤压迫、粘连引起肠管扭曲等；c.肠壁病变，如肠肿瘤、肠套叠、先天性肠道闭锁等；②动力性肠梗阻：肠道本身无器质性病变，是神经反射或腹腔内毒素刺激引起肠壁肌肉功能紊乱，使肠内容物无法正常通行，可分为麻痹性肠梗阻及痉挛性肠梗阻，前者常见于急性腹膜炎、低钾血症及某些腹部手术后等；后者少见，可继发于尿毒症、重金属中毒和肠功能紊乱等；③血运性肠梗阻：是由于肠管局部血供障碍致肠道功能受损、肠内容物通过障碍，如肠系膜血栓形成、栓塞或血管受压等。

2）根据肠壁血运有无障碍分类：①单纯性肠梗阻：只有肠内容物通过障碍，无肠管血运障碍；②绞窄性肠梗阻：伴有肠管血运障碍的肠梗阻。

此外，还可根据梗阻部位分为高位（空肠上段）和低位（回肠末端和结肠）肠梗阻，根据梗阻程度还可分完全性和不完全性肠梗阻，根据梗阻发展过程分为急性和慢性肠梗阻等。

（2）病理生理

1）局部变化：各类型肠梗阻的病理生理变化不全一致，但随着病情发展，其基本过程包括梗阻以上肠段蠕动增强，肠腔扩张积气和积液，肠壁充血水肿，血供受阻时则坏死、穿孔。

2）全身变化：水电解质酸碱平衡紊乱、细菌繁殖和毒素吸收、呼吸和循环功能障碍。

3.临床表现

（1）症状：不同类型的肠梗阻的共性表现有腹痛、呕吐、腹胀，以及停止排便、排气。

（2）体征

1）局部：①视诊：机械性肠梗阻常可见腹部膨隆、肠型和异常蠕动波，肠扭转时可见不对称性腹胀，麻痹性肠梗阻则腹胀均匀；②触诊：单纯性肠梗阻时腹壁柔软，轻度压痛；绞窄性肠梗阻时有"腹膜刺激征"、压痛性包块（受绞窄的肠襻）；③叩诊：麻痹性肠梗阻全腹呈鼓音，绞窄性肠梗阻腹腔有渗液时，可出现移动性浊音；④听诊：机械性肠梗阻肠鸣音亢进，麻痹性肠梗阻肠鸣音减弱或消失。

2）全身：肠梗阻患者由于体液丢失可出现相应的脱水体征，如皮肤弹性差、眼窝凹陷、脉细速、血压下降和心律失常等。

（二）超声表现

肠梗阻超声表现：①肠管扩张，内径常＞3 cm，结肠内径常＞5 cm，扩张的肠管内含有大量积液和积气，积液为无回声暗区，暗区内有时可见浮动的强回声斑点，积气表现为形态不定的强回声及后方回声衰减；②肠管黏膜皱襞增厚水肿时，纵切面可呈"鱼刺样"或"琴键征"改变；③肠蠕动增强，如果肠管发生血运障碍，则蠕动减弱或消失；④可出现腹水。

（三）技术要点与难点

对于某些肠梗阻，超声可做出病因诊断，如肠肿瘤时可表现为肠壁增厚，呈"假肾征"，肠套叠时可表现为"同心圆征"，肠蛔虫表现为肠内条索状物等。超声还可以判断肠梗阻部位，如小肠梗阻表现为小肠扩张，根据小肠位置、管径、黏膜皱襞等可区分空肠和回肠梗阻。空肠位于上腹部，管径较回肠粗，皱襞排列紧密，这种皱襞由空肠向回肠移行逐渐稀少，在回肠下段皱襞几乎消失呈空管状。结肠梗阻可见结肠袋，管腔明显大于小肠。

（四）鉴别诊断

（1）与其他外科急腹症相鉴别：其他外科急腹症，如急性胰腺炎、输尿管结石、卵巢囊肿蒂扭转等。

（2）与某些内科疾病相鉴别：某些内科疾病，如急性胃肠炎、暴发性食物中毒、心绞痛、过敏性紫癜等。

（五）典型病例

患儿男，4岁，脐周腹痛2天，伴非喷射性呕吐。超声检查：腹腔内探及大量扩张的肠管，扩张的肠管内见大量积液，暗区内可见浮动的点状强回声，肠周围可见大量腹水（图2-6-4），诊断为肠梗阻。立位腹部X线片检查：阶梯状气液平面（图2-6-5）。

四、肠套叠

（一）临床与病理

1.疾病定义与流行病学特征

肠套叠是指一段肠管及肠系膜套入邻近的肠腔内，并导致肠内容物通过障碍及肠壁血运障碍的一种疾病。80%见于2岁以内的幼儿，4～10个月最常见，2岁以后随年龄增长发病率逐渐降低，小儿肠梗阻约15%～20%由肠套叠引起。肠套叠可分为小肠型、回盲型、回结型、结肠型、多发型，其中以回盲型及回结型多见。

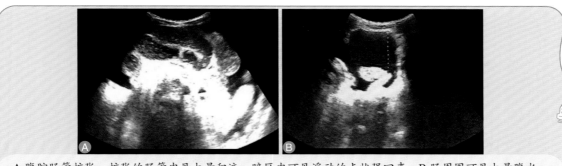

A.腹腔肠管扩张，扩张的肠管内见大量积液，暗区内可见浮动的点状强回声；B.肠周围可见大量腹水。

图 2-6-4 肠梗阻的超声表现

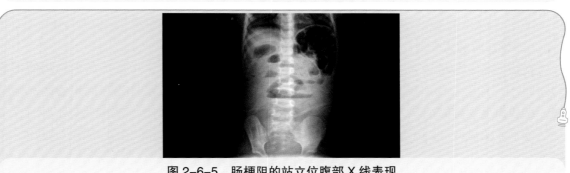

图 2-6-5 肠梗阻的站立位腹部 X 线表现

2.病因

肠套叠可分为原发性和继发性两类。

原发性肠套叠一般发生于婴幼儿及儿童，病因及发病机制未明，可能与以下因素有关：①解剖学因素，小儿肠系膜相对较长，回盲部游离度大，淋巴组织丰富；②饮食结构改变引起的肠蠕动节律异常；③胃肠激素分泌紊乱引起的小肠蠕动增加及痉挛；④病毒感染及轮状病毒疫苗接种等。

继发型性肠套叠多见于成年人，病因明确，多为器质性病变，可继发于肠炎、肠重复畸形、肠息肉、术后粘连、肠道肿瘤、梅克尔憩室等。

3.病理生理

套叠的部分有3层肠壁，外层为肠套叠的鞘部，中层和内层肠管为肠套叠的套入部，包括反折壁及最内壁，肠管开始进入肠套叠处为颈部，套入部的最远端为头部（图2-6-6）。套入部肠系膜血管受压，肠壁血供受阻，肠壁充血、水肿、血性渗出，局部缺血的黏膜脱落。渗出液、黏液和脱落黏膜的混合物形成典型的"果酱样"大便。后期肠管还可以因为发生绞窄而坏死、穿孔，从而导致一系列的临床症状，甚至发生休克、死亡。

4.临床表现

典型症状：腹痛，一般呈剧烈的阵发性腹痛；多在发作初期有呕吐；解"果酱样"大便。发病后如治疗不及时或方法不当，可导致肠梗阻、肠穿孔等并发症。

体征：腹部"腊肠样"包块，表面光滑，可移动。

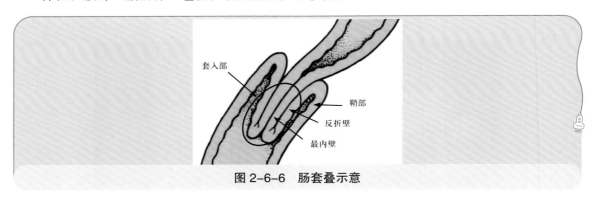

图 2-6-6　肠套叠示意

需要注意的是，急性肠套叠只有不到15%的病例可同时出现以上典型症状和体征，而慢性肠套叠症状不典型，可表现为慢性或间歇性腹痛。

（二）超声表现

1.二维灰阶超声表现

直接征象：腹腔内包块。横切面呈"同心圆"或"靶环征"，中心为肠内容物的不均匀强回声，各层肠壁肌层呈低回声，浆膜层、肠系膜呈高回声，最外为高回声的鞘部浆膜层。纵切面呈"套筒征"，表现为对称的多层高低回声相间的结构。当肠壁明显水肿时，各层结构不能明显区分时，呈"炸面圈征"。包块内有时可见套入的淋巴结、阑尾、息肉、肿瘤等。

间接征象：包块近端肠管积气积液、肠管扩张等肠梗阻征象。

2.彩色多普勒超声表现

套入时间短，套入部分肠壁和肠系膜有较丰富的血流信号。套入时间长，可能存在缺血坏死，血流信号消失。

（三）技能要点与难点

检查时可以先使用低频探头，重点检查右上腹，找到套叠部位后用线阵探头扫查，行纵切面和横切面联合探测，测量肠套叠的长度及壁厚、前后径、左右径，CDFI可显示肠套叠包块周边及内部血流情况。同时要观察近端肠管有无扩张，腹腔及肠间隙有无积液。

小肠套叠部分是暂时性的，可以自发复位，暂时性肠套叠具有套入长度短、直径小、不伴有肠壁水肿、数十分钟或数小时后套叠包块消失等特点，可让患者半小时后复查。

（四）鉴别诊断

（1）回盲瓣炎：回盲瓣水肿在短轴切面也类似肠套叠的"同心圆征"，但没有多层肠壁结构；长轴切面可见回盲瓣特有的"蘑菇头征"。

（2）腹型过敏性紫癜：可有肠壁水肿，但无"同心圆"结构。

（3）阑尾炎：阑尾炎也可表现为右下腹"同心圆征"，一般直径较小，中心部分为低回声区，纵切面呈不可压缩"盲管样"结构。

（五）超声诊断思路

患者因腹痛就诊，尤其是小儿，并有部分相应的症状或体征，应当考虑到肠套叠的可能性。当发现腹腔包块时，呈典型"同心圆征"和"套筒征"时，结合患者的临床表现即可明确诊断。确定为肠套叠时应区分是小肠套叠还是大肠套叠，是暂时性小肠套叠还是持续性小肠套叠。

（六）典型病例

患者女性，7岁，因"腹痛、呕吐2小时"入院，呈阵发性脐周疼痛，伴呕吐胃内容物5次。体格检查：腹软，脐周有压痛。

超声检查：腹部低回声团，考虑肠套叠（图2-6-7）。

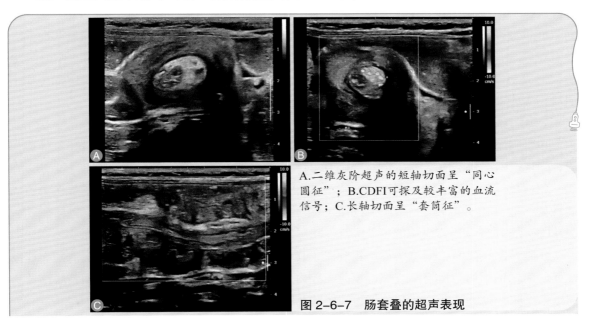

A.二维灰阶超声的短轴切面呈"同心圆征"；B.CDFI可探及较丰富的血流信号；C.长轴切面呈"套筒征"。

图2-6-7 肠套叠的超声表现

五、急性阑尾炎

（一）临床与病理

1.疾病定义

急性阑尾炎（acuteappendicitis，AA）是外科常见急腹症之一，可发生于任何年龄。

2.病因与病理生理

主要病因：①阑尾腔阻塞：正常情况下阑尾腔内可有少量盲肠内容物，阑尾腔内粪石或寄生虫可阻塞阑尾，引起腔内张力增高，阑尾壁血运障碍，继而导致感染发生；②感染因素：致病菌多为金黄色葡萄球菌、大肠杆菌，并伴有厌氧菌的感染。

急性阑尾炎按不同病理类型可分为：急性单纯性阑尾炎、急性化脓性阑尾炎及急性坏疽性阑尾炎。阑尾穿孔可形成周围脓肿。另外，慢性阑尾炎也可急性发作。

（1）急性单纯性阑尾炎：阑尾肿胀程度较轻，炎症局限于浅表的黏膜和黏膜下层，阑尾黏膜可部分脱落并形成浅表溃疡，浆膜层轻度充血肿胀，腔内有少许纤维素渗出。

（2）急性化脓性阑尾炎：因炎症水肿明显，阑尾肿胀，阑尾黏膜溃疡扩大，阑尾腔内炎性渗出物增多，腔内压力不断增加，浆膜面高度充血，且有较多的纤维素和脓性渗出物附着。

（3）急性坏疽性阑尾炎：阑尾炎症不断扩散，阑尾黏膜继续破坏并不断溃烂，阑尾腔内脓血不断积聚，腔内压力不断增高，再加上血栓性静脉炎导致阑尾壁血管栓塞，致使阑尾全层坏死、穿孔，阑尾周围脓性渗出液积聚，大网膜包裹，形成局限性或弥漫性腹膜炎。

（4）慢性阑尾炎急性发作：阑尾壁有不同程度纤维组织增生，急性期阑尾黏膜破坏，有大量肉芽组织形成，阑尾壁逐渐纤维化而增厚，致使管腔闭塞。

3.临床表现

典型的阑尾炎表现为转移性右下腹痛，早期为上腹痛或脐周痛，数小时后转移至右下腹并固定。右下腹压痛一般在麦氏点（右髂前上棘与脐连线上距离髂前上棘3.5～5 cm处）。早期急性单纯性阑尾炎压痛较轻、范围小；急性化脓性或坏疽性阑尾炎时压痛和肌紧张明显，并有反跳痛。肥胖患者或阑尾位置较深时压痛常较轻。患者还可有发热、恶心、呕吐等表现，形成粘连时偶有肠梗阻症状。体格检查：右下腹有压痛及反跳痛，部分患者腹部压痛不明显。实验室检查：白细胞计数及中性粒细胞增高，C-反应蛋白增高。

（二）超声表现

正常阑尾直径＜6 mm，阑尾壁＜2 mm，阑尾层次结构清晰，阑尾腔内可见少量气体或粪渣，阑尾周围系膜不增厚。

急性单纯性阑尾炎时，阑尾轻度弥漫性肿大，直径多在10 mm以内，阑尾壁层次清、连续性好，管腔内透声较好，阑尾纵切面呈手指状低回声管状结构，横切面呈"靶环征"，CDFI显示阑尾壁及周边血流信号不丰富，阑尾周围系膜可有轻度增厚（图2-6-8）。

化脓性阑尾炎时，阑尾明显增粗肿胀，直径多＞10 mm，大部分阑尾壁层次清晰、连续性好，阑尾壁不均匀性增厚或撑得很薄，腔内可见粪石强回声及声影，阑尾周围系膜增厚，周围未见脓肿包块形成。CDFI可显示阑尾壁及周围血流信号增加（图2-6-9）。

坏疽性阑尾炎时，阑尾明显弥漫性肿大，大部分阑尾壁层次不清、连续性中断，管腔内透声差，CDFI可显示阑尾壁及周边血流信号不丰富，周围系膜明显增厚、肿胀（图2-6-10）。

阑尾穿孔形成阑尾周围脓肿时，阑尾腔萎瘪，或阑尾显示不清，阑尾周围可见不规则的条片状低回声或形成脓腔，周围系膜明显增厚、肿胀（图2-6-11）。

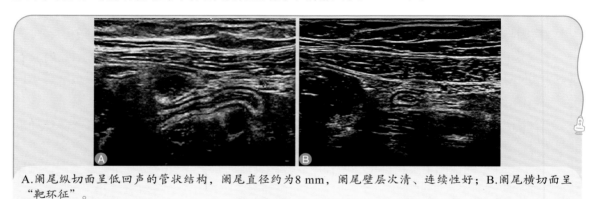

A.阑尾纵切面呈低回声的管状结构，阑尾直径约为8 mm，阑尾壁层次清、连续性好；B.阑尾横切面呈"靶环征"。

图2-6-8　急性单纯性阑尾炎的超声表现

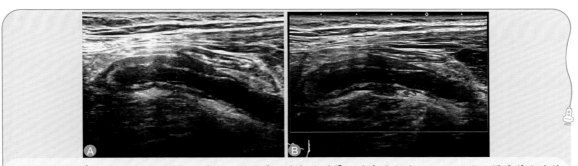

A.二维灰阶超声显示阑尾明显增粗、肿胀,阑尾壁不均匀性增厚,腔内见积液;B.CDFI显示阑尾壁血流信号增加。

图 2-6-9 急性化脓性阑尾炎的超声表现

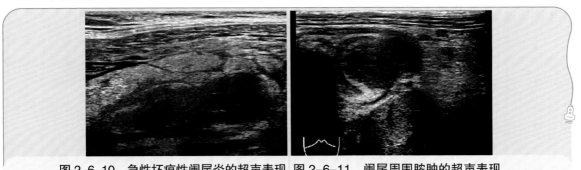

图 2-6-10 急性坏疽性阑尾炎的超声表现 图 2-6-11 阑尾周围脓肿的超声表现

慢性阑尾炎急性发作时,阑尾肿大,阑尾壁不同程度纤维化,阑尾壁增厚、回声增强,阑尾黏膜变薄或回声增强不规则,阑尾腔为纤维化的高回声充填,CDFI显示阑尾壁及周边血流信号不丰富(图2-6-12)。

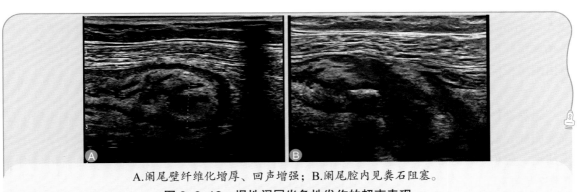

A.阑尾壁纤维化增厚、回声增强;B.阑尾腔内见粪石阻塞。

图 2-6-12 慢性阑尾炎急性发作的超声表现

(三)技能要点与难点

阑尾多在右下腹髂血管内侧、腰大肌前方,但是阑尾位置多变,可位于右下腹靠近侧腹壁处,也可位于右中腹或肝下。常规位置探查不到时,需多方位扫查以免漏诊。

(四)鉴别诊断

急性阑尾炎临床误诊率较高,需要鉴别的疾病很多。

（1）与右侧输尿管结石相鉴别：右侧输尿管结石发作时呈剧烈绞痛，疼痛沿输尿管向外阴部、大腿内侧放射。但右下腹压痛和肌紧张不明显，超声和腹部X线片可发现泌尿系结石。

（2）与右侧附件炎相鉴别：右侧附件炎可引起与急性阑尾炎相似的症状和体征。附件炎多发生于已婚妇女，腹部压痛部位较低，无典型的转移性，妇科检查子宫两侧触痛明显。

（3）与右侧输卵管异位妊娠相鉴别：异位妊娠可出现急性阑尾炎的临床特点，但异位妊娠常有停经史，可有阴道出血。妇科检查子宫稍大伴触痛，右侧附件肿大，后穹窿穿刺有血。

（4）与右侧附件囊肿蒂扭转相鉴别：右侧附件囊肿蒂扭转常有盆腔包块史，突然发病，为阵发性绞痛，妇科检查时可触及囊性包块。

（5）与右侧黄体破裂相鉴别：右侧黄体破裂多发生于未婚女青年，黄体期突然发病，右下腹痛。诊断性腹腔穿刺可抽出血性渗出。

（6）与急性肠系膜淋巴结炎相鉴别：急性肠系膜淋巴结炎多见于儿童，常继发于上呼吸道感染之后，临床上可表现为右下腹痛及压痛，类似急性阑尾炎，但伴有高烧，腹痛压痛较为广泛，有时尚可触到肿大的淋巴结。

（7）与急性梅克尔憩室相鉴别：梅克尔憩室主要位于回肠的末端，部位与阑尾接近。憩室发生急性炎症时，临床症状类似急性阑尾炎，术前很难鉴别。

（五）超声诊断思路

超声可以观察诊断各种病理时期的阑尾及位置变异的阑尾，简便易行、经济、准确、无创、无射线，是检查阑尾炎的首选方法。超声扫查时，先在右下腹阑尾区扫查，常规位置探查不到时，需多方位扫查以免漏诊。找到阑尾后，仔细观察阑尾的大小、形态、管壁、管腔及周围组织情况。需注意：①部分病例临床症状不典型，可无明显腹痛、发热或白细胞不高，超声显示阑尾增粗不明显，仅表现为阑尾周围系膜增厚；②部分病例初诊时阑尾大小形态大致正常，若患者局部压痛明显，仍需密切随诊，并短期复查，因为阑尾炎进展很快，容易贻误诊疗时机；③局限性阑尾炎时，阑尾仅表现为部分节段增粗，容易漏诊，阑尾扫查时需由阑尾根部向尾端仔细探查。

（六）典型病例

患者女性，因"腹痛5小时"入院。无呕吐、腹泻，无发热。体格检查：右下腹压痛、反跳痛明显，右肾区叩痛。腹部超声检查：阑尾增粗肿胀，直径约7.5 mm，阑尾壁增厚、层次尚清晰，腔内透声差，见少量积液，周围肠系膜回声增强；CDFI显示阑尾壁上血流信号增多（图2-6-13）。综合临床病史及典型的超声表现，诊断为急性化脓性阑尾炎。

六、胃肠穿孔

（一）临床与病理

1.疾病定义

胃肠穿孔是指胃肠壁四层全部损伤穿透腹腔，是外科严重的急腹症之一。

2.病因

（1）非创伤性：消化性溃疡导致的胃肠穿孔最多见，大多位于胃小弯及十二指肠球部，诱发因素有过度饱食、精神紧张或劳累引起的迷走神经兴奋、服用非甾体抗炎药等。胃肠穿孔也可见于肿瘤、缺血、感染或某些肠道炎性疾病，包括胃癌、肠梗阻、阑尾炎、伤寒、溃疡性结肠病等。

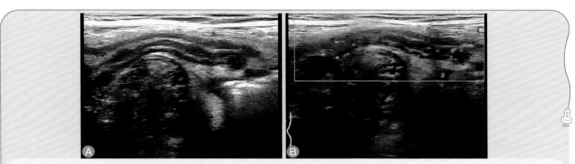

A.二维灰阶超声显示阑尾轻度弥漫性肿大，阑尾壁层次清，阑尾纵切面呈手指状低回声管状结构；
B.CDFI显示阑尾壁上血流信号增多。

图 2-6-13　急性化脓性阑尾炎的超声表现

（2）创伤性：手术、外伤等。

3.病理生理

穿孔后胃肠内容物进入腹腔，引起化学性腹膜炎，腹膜受到刺激产生剧痛。8～12小时后随着消化液、腹膜渗出液的减少，病原菌的繁殖逐渐转为细菌性腹膜炎。大量体液丢失及细菌毒素吸收可导致休克。胃肠穿孔处邻近的管壁充血水肿，有纤维素渗出，可与周边脏器粘连。

4.临床表现

典型症状：突发剧烈腹痛是最初和最重要的特征，一般为持续性，常起于右上腹或中腹，迅速波及全腹。常伴有恶心呕吐，严重时可出现休克。

体征：全腹压痛腹肌紧张呈板状腹，压痛及反跳痛明显，肠鸣音减弱或消失。肝浊音界缩小或消失，移动性浊音阳性。

（二）超声表现

（1）直接征象：①穿孔部位管壁增厚、水肿、连续性中断；②贯穿腔内外的气体强回声带；③穿孔周边见流出的胃内容物的液性暗区、气体高回声或混合回声团。这种超声表现只有在胃肠腔内液体量较多、穿孔口较大，并且位于前壁或侧壁不受其他不利因素干扰时才容易见到。

（2）间接征象：①腹腔较高位置游离气体；②腹腔积液；③穿孔被局限性包裹形成边界不清的混合性包块；④部分可见肠蠕动减弱或消失。

（三）技能要点与难点

超声一般难以显示胃肠穿孔的直接征象，需仔细扫查胃肠道有无管壁局限性增厚及回声中断。患者取半坐或站立位时，膈下及腹腔较高位置较易探及游离气体；患者取左侧卧位时，肝前间隙较易发现气体。发现局限性气体并周边包块时，应重点扫查。

（四）鉴别诊断

腔内游离气体需与肺内气体、胃肠道内气体和皮下气肿相鉴别。

（廖玲敏　吴　颖　平璐依）

第七节　创伤超声重点评估流程

创伤超声重点评估（focused assessment with sonography for trauma，FAST）是指创伤后通过对胸腔、腹腔、心包腔、盆腔等部位进行超声检查，以快速了解以上各部位是否存在积液，从而间接判断是否有器官损伤的评估方法。大量研究表明，FAST对创伤大出血的诊断灵敏度和特异度很高，对血流动力学不稳定的创伤患者灵敏度达100%，可以快速指导临床决策，为患者抢救争取时间。

扩展的创伤超声重点评估（extended-focused assessment with sonography for trauma，E-FAST）是由Kirkpatrick等在FAST的基础上提出的，是在FAST原有4个检查部位上增加了对双肺的探查（详见第九章），从而增加对气胸和血胸的快速诊断。在行E-FAST检查时，应按照一定的顺序进行扫查以避免漏诊，同时注意检查时间应控制在2~5分钟内。

一、E-FAST操作方法及流程

E-FAST检查流程包括：①从剑突下检查心包腔；②从右侧腋中线检查肝肾间隙；③从左侧腋中线检查脾肾间隙；④从耻骨联合上方检查下腹部及盆腔有无积液；⑤双侧胸腔前部（图2-7-1）。

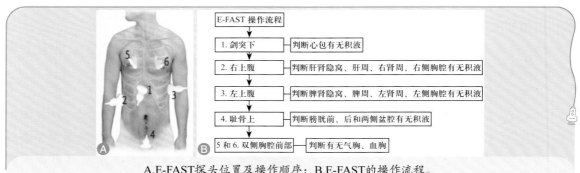

A.E-FAST探头位置及操作顺序；B.E-FAST的操作流程。

图2-7-1　E-FAST探头位置及操作流程

图A引自：CANELLI R，LEO M，MIZELLE J，et al. Use of eFAST in Patients with Injury to the Thorax or Abdomen. N Engl J Med. 2022，386（10）：e23. https：//doi.org/10.1056/nejmvcm2107283.

1.剑突下

（1）探头置于剑突下，示标指向患者左侧，稍向上倾斜探头使声束朝向患者左肩。

（2）获得剑突下四腔心切面，该切面可显示心脏的右心室、左心室、右心房、左心房、心包及肝左叶。

（3）观察心包腔有无积液。

（4）若剑突下切面图像不理想，可改用胸骨旁长轴切面。

2.右上腹

（1）探头置于右侧腹部第10～12肋间，示标朝上指向头部，沿肋间前后移动探头确保观察所有潜在腔隙。

（2）该切面可显示肝右叶、右肾和膈。

（3）观察肝肾隐窝、结肠旁沟、右肾上下极周围、膈上右侧胸膜腔是否有积液。

3.左上腹

（1）探头置于左侧腹部靠后侧第10～12肋间，示标朝上指向头部，沿肋间前后移动探头确保观察所有潜在腔隙。

（2）该切面可显示脾、左肾和膈。

（3）观察脾肾之间、结肠旁沟、左肾上下极周围、膈上左侧胸膜腔是否有积液。

4.耻骨上

（1）探头置于耻骨联合上方，由外向内、由下向上移动。

（2）该切面可显示膀胱和周围的肠管。

（3）观察膀胱前、后和两侧是否有积液。

5.双侧胸腔前部

（1）探头置于锁骨中线第3和第4肋间隙，示标朝向患者头部，沿锁骨中线至腋中线，有上至扫查多个肋间隙。

（2）该切面可显示肋骨、肋骨声影及胸膜线。

（3）观察脏、壁层"胸膜滑动征"。

二、超声表现

1.心包腔积液

正常心包腔有微量液体，约25～50 mL，对脏壁层心包起润滑作用。各种原因引起心包腔液体的聚集＞50 mL，则称为心包积液。

心包腔积液表现为心包脏壁层分离，内可见液性暗区。正常心包腔微量液体超声一般不显示，或仅在收缩期显示＜2 mm的无回声暗区。超声检查工作中可将心包积液作半定量分析，分为少、中、大量。少量积液指积液量为50～200 mL，液性暗区仅分布于左室后壁后方，暗区深度＜10 mm。中量积液指积液量为200～500 mL，左室后壁后暗区深度为10～20 mm，右室前壁前暗区深度为5～10 mm。大量积液指积液量＞500 mL，左室后壁后暗区深度＞20 mm，右室前壁前暗区深度＞15 mL，有心脏摆动。

若心包积液过多或增长过快可能还会引起心脏压塞，导致心包腔内压力增加，引起心腔内压力增高，心室舒张受限及心排血量下降。其超声表现包括：①心脏受压征：心包腔内压力急剧增加，使右房、右室受压变小，进而使左房和左室也受压变小；②"心脏塌陷征"：心房受压，静脉回流受阻，左室和右室充盈减少，心脏呈塌陷状态。由于右房、右室壁较左心薄，因此右心塌陷征更为显著。舒张期右房和右室塌陷是超声诊断心脏压塞最常见的线索（图2-7-2）。

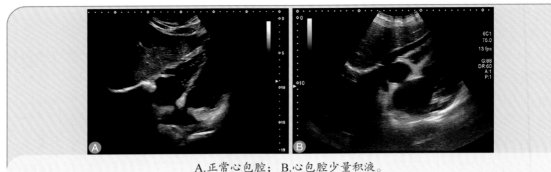

A.正常心包腔；B.心包腔少量积液。

图2-7-2　正常心包腔及心包腔积液的超声表现

2.胸腔积液

正常时胸腔脏壁两层胸膜合二为一，呈一光滑的回声带，其间的微量液体不易被测出。当胸腔积液时，胸膜的壁层与脏层分开，两层间出现无回声区，这是胸腔积液声像图的最基本、最重要的征象。少量积液因重力作用位于胸腔底部，于肺底与膈肌之间呈现长条带形无回声区，位于后侧肋膈窦的液性暗区呈三角形。中量积液（液性区上界不超过第6后肋水平），胸水超出肋膈窦向上扩展，压迫肺下叶，液性区范围增大，深度加宽。大量积液（液性区上界超过第6后肋水平），肺被压部分或全部向肺门纵隔方向萎缩，体积变小，膈肌下移，膈肌变平（图2-7-3）。

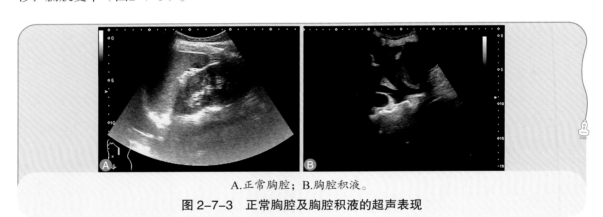

A.正常胸腔；B.胸腔积液。

图2-7-3　正常胸腔及胸腔积液的超声表现

3.腹腔积液

腹腔是由脏层腹膜和壁层腹膜相互延续共同构成的腔隙。正常腹腔有微量液体，不超过50 mL，对脏、壁层腹膜起润滑作用。腹腔少量积液指的是积液量＜500 mL。腹腔低凹处出现局限性暗区，如子宫直肠陷凹、膀胱直肠陷凹、肝肾间隙、脾肾间隙等。腹腔中量积液指的是积液量为500～1000 mL，液性暗区弥漫分布，可随体位改变移动。腹腔大量积液指的是积液量＞1000 mL，全腹均可见液性暗区，肠管不固定呈漂浮状（图2-7-4）。

4.气胸

正常情况下，胸膜腔内没有气体，脏层胸膜和壁层胸膜之间在呼吸运动时会有明显的相对滑动，超声表现可见"胸膜滑动征"。M型超声显示胸膜线深方的回声线呈现为颗粒状，与前面平行的肌层和皮下组织线表现为"平行线样"，共同构成"沙滩征"；当气胸产生时，脏壁层胸膜分离，胸膜腔内充满气体，超声波无法进行有效的传播。超声检查表现为"胸膜滑动征"消失，M型超声上胸膜线深方的回声呈现为"平行线样"表现，称为"条形码"征或"平流层征"（图2-7-5）。

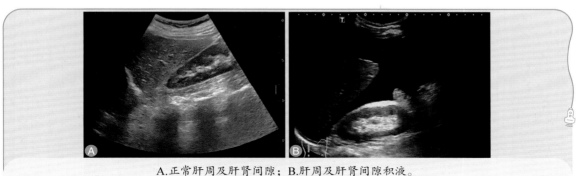

A.正常肝周及肝肾间隙；B.肝周及肝肾间隙积液。

图 2-7-4 正常腹腔及腹腔积液的超声表现

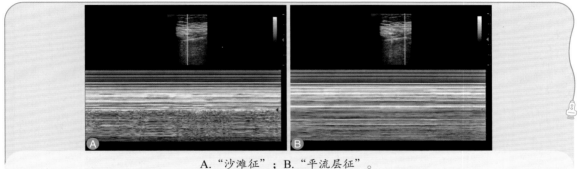

A."沙滩征"；B."平流层征"。

图 2-7-5 正常胸腔和气胸的 M 型超声表现

四、典型病例

患者男性，30岁，因"车祸致左胸部刺伤、腹部撞伤2小时"入院，体温36.8 ℃，血压89/54 mmHg，呼吸32次/分，意识尚清醒。E-FAST检查见图2-7-6。超声诊断：①脾周少量积液，脾包膜连续性中断，实质内见不规则形低回声区，左侧髂窝少量积液，考虑脾破裂；②右侧胸腔少量积液；③左侧气胸。

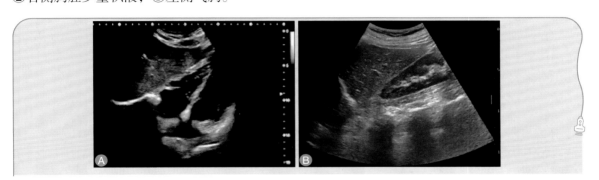

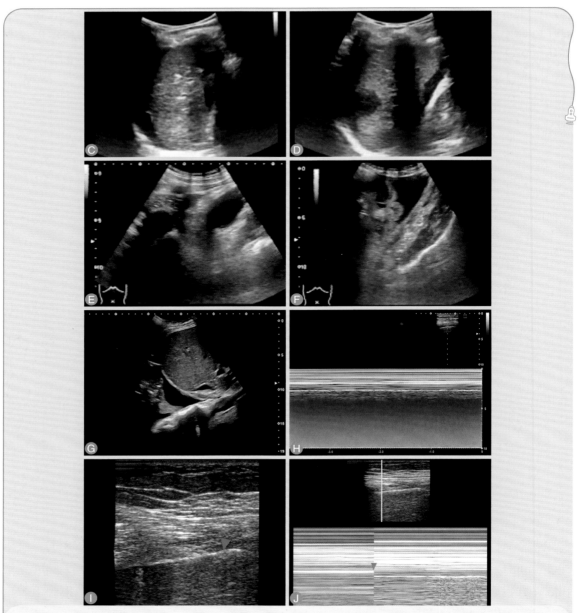

A.剑突下，心包腔未见积液；B.右上腹，肝肾隐窝未见明显积液；C、D.左上腹，脾周探及少量积液，脾包膜连续性中断，实质内见不规则形低回声区；E.右侧髂窝未见明显积液；F.左侧髂窝可见少量积液；G、H.右侧胸腔少量积液；I、J.左侧气胸，出现"肺点征"（箭头）。

图 2-7-6 E-FAST 的检查流程（典型病例）

参考文献

[1] 床旁超声在急危重症临床应用的专家共识[J]. 中华急诊医学杂志，2016，25（1）：10-21.

[2] CANELLI R，LEO M，MIZELLE J，et al. Use of eFAST in Patients with Injury to the Thorax or Abdomen. N Engl J Med. 2022，386（10）：e23. https：//doi.org/10.1056/nejmvcm2107283.

（万书风　　王继伟）

第三章

泌尿系统急症

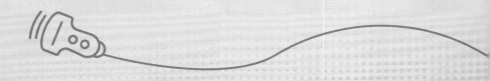

泌尿系统急症在急危重症超声中较为常见，其中以泌尿系结石较为多见。此外，还有外伤所致的肾损伤、膀胱破裂等。要掌握泌尿系统急诊的超声诊断，医师需首先熟练掌握泌尿系统正常超声表现。

1.正常肾脏超声表现

肾脏是腹膜后间隙内的成对器官，位于脊柱两侧，外形似蚕豆，其长径约为9～12 cm，宽径约为4～5 cm，厚约为3～4 cm。正常超声表现为：①肾包膜：超声表现为线状高回声。实有内外两层，外层为肾周筋膜，内层紧贴肾表面，为真包膜，内外两层间为脂肪组织填充；②肾实质：包括内、外2层，外层为肾皮质，内层为肾髓质，肾皮质超声表现为均匀的低回声，回声等于或略低于肝脏或脾脏回声，肾髓质呈放射状排列在肾窦周围，呈卵圆形或三角形，回声低于皮质；③肾窦：肾窦回声是肾窦内各种结构回声的综合，包括肾盂、肾盏、血管、脂肪等，肾窦回声通常呈片状的高回声区，中间夹杂着肾盂、肾盏内的尿液呈无回声。

2.正常输尿管超声表现

输尿管是一对细长肌性的管状结构，上起肾盂，下止膀胱三角区，直径约为5～7 mm。输尿管有3个生理狭窄：第1个位于肾盂输尿管移行处；第2个位于输尿管跨越髂血管处；第3个位于进入膀胱内壁处。依据这3个狭窄，将输尿管分为3段：上段（腹段）：肾盂输尿管连接部到跨越髂动脉处；中段（盆段）：自髂动脉到膀胱壁；下段（壁内段）：自膀胱壁内斜行至膀胱黏膜、输尿管开口。正常输尿管在无扩张的情况下，超声不易显示。对于瘦体型者，经肾盂向下跟踪可显示上段。膀胱充盈后，以膀胱作为透声窗，在膀胱三角区两侧扫查可显示壁段。正常输尿管呈纤细的管状结构，管壁呈稍高回声，管腔为无回声。

3.正常膀胱超声表现

膀胱是储存尿液的肌性囊状器官，其形态、大小、壁厚与其膀胱充盈程度有关。正常膀胱充盈时，纵切面呈边缘圆钝的三角形，横切面呈圆形或椭圆形。膀胱内的尿液为透声良好的无回声区。膀胱壁由黏膜层、肌层和浆膜层构成。黏膜层与尿液界面反射形成平滑光整的线状高回声，黏膜下面的肌层呈均匀的等回声或稍低回声，浆膜层为线状高回声。实时观察可见双侧输尿管口的喷尿征象，为间歇出现的流云状回声，CDFI显示为红色尿流信号。膀胱容量及残余尿量测定：膀胱容量指膀胱充盈状态下急于排尿时，膀胱所容纳的尿量，需在排尿前测定。残余尿量是指排尿后未能排尽而存留在膀胱内的尿量，应在排尿后立即测定。正常成年人膀胱容量为400 mL左右，残余尿量<10 mL。测定膀胱容量和残余尿量有助于了解膀胱功能及其病变程度。常用公式：$V = 0.5 \times d1 \times d2 \times d3$，V代表容量（单位：mL），d1、d2、d3代表膀胱上下径、左右径和前后径（单位：cm）。

第一节　肾　脏

一、肾结石

（一）临床与病理

1.疾病定义

肾结石是指一些晶体物质和有机基质在肾盂的异常沉积。

2.病因与病理生理

肾结石常见病因包括代谢异常、尿路梗阻、感染和药物的使用。代谢性疾病如糖尿病、甲状旁腺功能亢进等疾病，会影响尿液的pH值，使尿钙排泄增加、尿酸排泄减少，形成肾结石。当存在尿路梗阻、排尿不畅及发生尿路感染时会引发肾结石。某些药物如抗生素、利尿药、某些治疗艾滋病的药物、造影剂等，会影响尿液排泄或尿pH值，形成肾结石。

肾结石在临床中很常见，主要类型有草酸钙结石、磷酸钙结石、尿酸盐结石和半胱氨酸结石。结石的大小、形态和透声性与其成分有关。成分以草酸钙和磷酸钙结石为主的结石占80%，透声差。尿酸盐结石和半胱氨酸结石透声性好。结石小者如泥沙，结石大者可呈鹿角状，充满整个肾盂、肾盏。

3.临床表现

（1）腰痛：常于活动后发作或加重，若出现急性尿路梗阻时，疼痛剧烈，发生肾绞痛。

（2）血尿：可为肉眼血尿，也可为镜下血尿。

（二）超声表现

典型的超声表现为肾窦内强回声，后伴声影。结石的大小、成分及形态的不同，强回声可以呈点状、团状或带状等不同的超声表现，小结石常呈点状强回声，中等大小的结石常呈团状强回声，大结石则为带状强回声，小结石或结构疏松的结石后方可为淡声影或无声影。大结石及质地坚硬的结石后方可有明显声影。部分结石表面不光整，不光整的强回声界面凸起与凹陷，在使用CDFI时可产生"快闪"伪像。此外，伴有肾小盏积水者，呈典型的无回声区内的强回声，颇具特征。

（三）鉴别诊断

（1）肾内钙化灶：肾内钙化灶多位于肾实质内、肾皮质或肾包膜下，呈不规则斑片状强回声，后方伴声影或"彗星尾征"。

（2）肾窦内灶性纤维化或管壁回声增强：肾窦内点状或短线状强回声，多方位扫查可呈长线状或等号状。

（3）肾钙质沉积症：肾钙质沉积症早期表现为肾锥体周边强回声，随着钙质沉积增多，整个锥体都表现为强回声。

（四）典型病例

患者男性，43岁，因"左侧腰背部酸痛不适"入院。体格检查：患者左肾轻微叩击痛，双侧输尿管移行区无压痛，耻骨上膀胱区无明显隆起。临床诊断：肾结石（？）。超声检查：左肾肾盏中部可见一个团状强回声，后伴声影，大小约为17 mm×8 mm，局部肾盏扩张，范围约24 mm×14 mm（图3-1-1A）CDFI显示结石后方见"快闪"伪像（图3-1-1B）。超声诊断：左肾结石并左肾局部肾盏积水。

超声诊断思路：①患者男性，43岁，左侧腰背部酸痛不适；②左肾轻微叩击痛；③超声显示左肾肾盏中部可见一个团状强回声，后伴声影，并局部肾盏扩张；④CDFI显示结石后方见"快闪"伪像。结合病史、临床表现及典型的超声表现诊断为左肾结石并左肾局部肾盏积水，应注意观察以下几点：①观察输尿管内有无结石；②写明结石的大小、位置，指导临床治疗；③注意与肾内钙化灶等相鉴别。

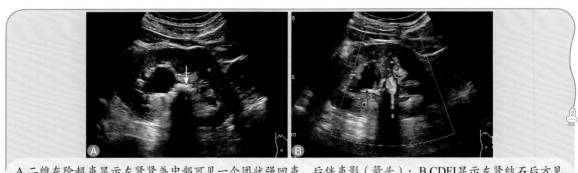

A.二维灰阶超声显示左肾肾盏中部可见一个团状强回声，后伴声影（箭头）；B.CDFI显示左肾结石后方见"快闪"伪像。

图 3-1-1　左肾结石的超声表现

二、肾外伤

（一）临床与病理

1.疾病定义

肾外伤是指外部力量作用于肾脏，使其组织结构被破坏，引起出血、尿液外渗及疼痛等相关症状，具体表现为血尿、疼痛、发烧、腰部肿块、休克等。

2.病因

肾损伤可分为开放性和闭合性损伤两大类，以闭合性损伤最为常见。开放性损伤多为贯通伤，如枪伤及刺刀伤等，常合并有其他脏器损伤。闭合性损伤是指未与体外交通的肾损伤，常见病因及特点如下。

（1）直接暴力：肾区受到直接打击，如伤员跌倒时腰部垫在硬物上或车辆的撞击等。

（2）间接暴力：自高处跌落，臀部或双足着地时，因腰背肌肉强烈收缩，肾脏受到剧烈震动而受伤。

（3）器械伤：进行肾囊封闭、肾穿刺活检或逆行插管时，可能造成肾损伤。

（4）自发性：这类肾损伤常是肾脏已有病变，如肾积水、肿瘤、结石和慢性炎症等引起。

3.肾损伤的Nunn分型及病理改变

Ⅰ型：肾挫伤，有外伤史，肾实质内有挫裂伤，但被膜和集合系统完整，被膜下可有小血肿。Ⅱ型：肾实质裂伤，肾实质和被膜破裂，肾内及肾外血肿形成。Ⅲ型：肾盏撕裂伤，肾盏、肾盂撕裂，内有血凝块，往往肾实质也有损伤，但被膜完整。Ⅳ型：肾广泛性撕裂或断裂伤，肾被膜、实质和集合系统均有广泛的损伤，严重者甚至肾蒂完全断裂。

4.临床表现

肾损伤的临床表现为患侧腰部的疼痛及肿胀，当肾周围血肿和尿外渗的量较大时，可形成腹部包块。血尿是主要的症状之一，重度损伤可出现肉眼血尿，轻度损伤则表现为显微镜下血尿，但需注意输尿管断裂、肾盂断裂或肾蒂血管断裂时可无血尿。当出现开放性损伤时，伤口可流出鲜血及尿液。受伤严重者因出血量大，可出现休克，甚至危及生命。

（二）超声表现

根据肾损伤的Nunn分型，超声表现可分为以下4种类型。

Ⅰ型：肾挫伤。此型超声图像改变轻微，肾脏无明显肿大或轻度肿大，包膜完整，肾实质内出现局限性小片状无回声或低回声区，肾被膜下可见新月形或梭形的无回声或低回声血肿。

Ⅱ型：肾实质裂伤。超声表现为肾弥漫性或局限性肿大，肾实质和被膜破裂，肾内及肾外血肿形成。破裂处包膜连续性中断，实质内可见低回声至无回声区，肾包膜外为低回声至无回声的血肿包绕。

Ⅲ型：肾盏撕裂伤。超声表现为肾脏体积明显增大，肾包膜连续，肾实质内可见低回声至无回声区，肾窦扩大，回声不均匀，与肾实质分界不清。肾内积血时，引起集合系统分离，扩张的肾盂、肾盏内呈透声欠佳的无回声区。当血块阻塞集合系统时，扩张的肾盂内可见回声较高的血凝块，随体位的改变可浮动。

Ⅳ型：肾广泛性撕裂或断裂伤。肾被膜、实质和集合系统均有广泛的损伤，甚至肾蒂完全断裂。声像图上除有Ⅱ、Ⅲ型的表现外，严重者肾脏可断裂成数块，肾脏结构模糊不清，肾周大量积液。当肾周血液机化后，呈不均混合回声，与受损的肾实质回声难以鉴别。

（三）鉴别诊断

根据受伤史、症状表现、尿液及影像学检查，肾损伤的诊断并不难。血尿为诊断肾损伤的重要依据之一，对不能自行排尿的患者，应导尿进行检查。轻度肾挫伤者，由于受伤轻微，初次超声检查较难发现异常，因此，若患者出现镜下血尿，应该在短时间内复查，以免漏诊轻度肾挫伤。对于Ⅱ、Ⅲ型肾损伤者，应注意观察肾包膜的连续性是否中断，肾实质撕裂的程度，肾内及肾周血肿的大小、位置及范围，尤其注意破裂口的位置、大小、是否持续渗血。对于严重肾损伤者，还需检查其他内脏器官，如肝、脾及胰腺是否受损，腹腔内的积液及血凝块是否持续增加，进而得到受伤范围及程度的综合评估，有利于临床开展下一步的诊治。此外，对于自发性肾损伤者，应注意原有的肾脏疾病的超声诊断及评估，为临床治疗提供依据。

（四）典型病例

患者女性，51岁，因"摔伤后腰部疼痛2小时，可见肉眼血尿"入院。体格检查：右肾区压痛叩击痛，输尿管路径无压痛。临床诊断：肾损伤（？）。超声检查：右肾大小、形态尚正常，右肾上极实质回声边界不清，集合系统不扩张；右肾周探及一圈低无回声、混合回声团块包绕，内可见大量细密光点（图3-1-2A）；CDFI显示其内未见明显血流信号（图3-1-2B）。

超声诊断思路：①患者女性，51岁，摔伤后腰部疼痛2小时，可见肉眼血尿；②右肾区压痛叩击痛；③超声显示右肾大小、形态尚正常，右肾上极实质回声边界不清，集合系统不扩张，右肾周探及一圈低无回声、混合回声团块包绕，内可见大量细密光点；④CDFI显示其内未见明显血流信号。结合病史、临床表现及典型的超声表现诊断为肾破裂伤。肾破裂伤应注意观察以下几点：①探查肝、脾及胰腺是否受损；②观察腹腔内是否有积液及血凝块；③观察血尿是否持续加重，膀胱内是否形成血凝块。

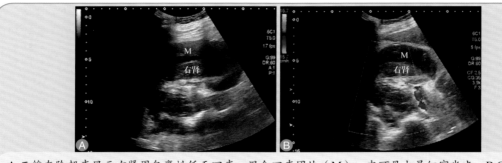

A.二维灰阶超声显示右肾周包裹性低无回声、混合回声团块（M），内可见大量细密光点；B.CDFI显示肾周的低无回声及混合回声团块（M）内未探及明显血流信号。

图 3-1-2　右肾的超声表现

三、肾脓肿

（一）临床与病理

1.疾病定义

肾脓肿（renal abscess）是指肾脏实质感染进入慢性期，病变组织坏死、液化，脓性物质局限于肾实质内积聚形成的囊性病变。

2.病因与发病机制

肾脓肿继发于血行感染或并发于泌尿系统感染，致病菌较多，既往大部分肾脓肿是由金黄色葡萄球菌经血行播散至肾脏而引起的。但自抗生素广泛使用以来，革兰阳性菌引起的肾脓肿减少，革兰阴性菌逐步成为主要的病原菌。尿路中革兰阴性菌感染、结石堵塞肾小管引起的上行性感染是现阶段肾脓肿形成的最主要原因。妊娠后期、神经源性膀胱、前列腺增生或肿瘤等其他原因引发的尿路梗阻也会导致肾脓肿的发生。此外，糖尿病或免疫系统功能紊乱患者的发生率要明显高于正常人。

3.临床表现

本病好发于20～40岁的中青年患者，男女比例为3：1。患者除腰背疼痛外，多伴有不同程度的全身感染症状，如寒战、高热、食欲不振和菌血症，患侧腰腹部肌肉紧张，叩击痛，可触及肿大肾，尤以多发性小脓肿合并大脓肿时最为剧烈，此因化脓性病灶局限于肾皮质，使肾薄膜张力骤增而引起剧痛，随后出现尿频、尿急、尿痛等"膀胱刺激征"。

患者初期因感染在皮质未侵入肾盂，无泌尿系刺激症状，尿常规可无异常，在发病2～3天后，尿内可发现脓细胞，尿培养有球菌生长，尿沉渣涂片染色后可找到细菌。血液中白细胞增高，血培养可呈阳性。

（二）超声表现

肾脓肿分期不同，超声表现也不同。

（1）早期肾脓肿，即急性局限性细菌性肾炎，表现为肾轮廓增大，外形饱满，肾实质回声不均匀，局部实质明显增厚，可见边缘不规则的高、低回声区域，CDFI显示肾实质的低回声区内彩色血流信号明显增多。

（2）形成化脓性感染时，肾内结构紊乱，实质内表现为单个或多个透声较差的无回声区，边界模糊不清，其后方回声增强；多个脓肿相互融合可形成较大的无回声区，或呈多房该病，脓肿壁稍厚、内缘不光滑、毛糙，仔细观察无回声区内有点状回声漂浮或有"沉积样"回声，CDFI显示脓肿内部无彩色血流信号。

（3）脓肿破入肾盏、肾盂或突破肾包膜时，表现为脓肿内侧壁或外侧壁不连续，其周围可见透声较差的无回声区，并与脓肿无回声区相连续。本病常与肾结石或肾积水并存，呈现相应的结石或积水超声表现。

（三）典型病例

病例1：患者男性，53岁，因"右侧腰腹部疼痛伴发热1周"入院，有糖尿病病史。体格检查：右侧腰腹部肌肉紧张、触痛、叩击痛。临床诊断：右肾结石（？）。超声检查：右肾上极实质内见一无回声区，壁稍厚，内缘稍毛糙（图3-1-3）；CDFI显示其内未探及明显血流信号。超声诊断：右肾脓肿可能。

病例2：患者男性，73岁，因"发热半月余，右侧腰腹部疼痛1月，加重3天"入院。体格检查：右侧腰腹部肌肉紧张，可扪及一大小约10 cm的肿块，叩击痛明显。临床诊断：右肾占位（？），右肾感染性病变（？）。超声检查：右肾实质内探及一多方囊性灶，壁厚，内透声欠佳，CDFI显示其内未探及明显血流信号（图3-1-4）。超声诊断：左肾脓肿可能。

超声诊断思路：①患者腰痛伴发热；②右肾实质内探及无回声区，形态欠规则，壁稍毛糙或壁厚，患侧肾区有明显疼痛、肌肉紧张；③CDFI于其内未探及明显血流信号。

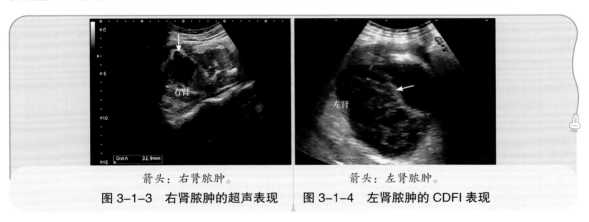

箭头：右肾脓肿。　　　　　　　　　箭头：左肾脓肿。

图 3-1-3　右肾脓肿的超声表现　　　图 3-1-4　左肾脓肿的 CDFI 表现

（四）鉴别诊断

（1）肾囊肿：单纯性肾囊肿呈类圆形，内透声好，CDFI不能探及血流信号。典型的肾脓肿的超声表现特征性，患侧肾脏轮廓增大、肾内结构紊乱、局部显示单个或多个边缘不清楚的透声较差无回声区，结合患者有相应临床表现与体征，不难诊断。

（2）结核性肾积脓：结核性肾积脓由结核杆菌引起，积脓位于肾脏集合系统内，而肾脓肿是位于肾脏实质内的。

（3）肾肿瘤：肾脓肿早期多表现为边界不清的低回声区，随病情进展其内可见无回声区，而肾肿瘤一般质地较均匀，其内少见坏死液化，多表现为边界清楚的实性团块，超声引导下穿刺抽液有助于鉴别诊断。

四、肾周围脓肿

（一）临床与病理

1.疾病定义

肾周围脓肿（perirenal abscess）常继发于肾周围炎，即真包膜与肾周围筋膜空隙内脂肪组织的炎症，若感染未能及时控制，则继续发展成为脓肿，称为肾周围脓肿。

2.病因与发病机制

肾周脓肿的致病菌以大肠埃希菌及变形杆菌为主，血运感染多由金黄色葡萄球菌所致，克雷伯杆菌、铜绿假单胞菌等，革兰阴性杆菌也是较常见的致病菌。肾周围脓肿大多为继发感染，感染途径包括：①肾内感染蔓延至肾周间隙，这是最主要感染途径，常见的致病因素包括肾皮质脓肿、慢性或复发性肾盂肾炎、黄色肉芽肿性肾盂肾炎、肾积脓、上尿路结石等；②血源性感染，皮肤或上呼吸道感染等其他系统、部位的感染病灶，可经血运侵入肾周间隙，随着广谱抗生素的应用及卫生状况的改善，由此途径导致的肾周围炎、肾周脓肿日趋减少；③经淋巴途径侵入，见于来自膀胱、精囊、前列腺、直肠周围、输卵管或其他盆腔组织的感染，可经腹膜后淋巴管上升到肾脏周围可引起感染，临床中较为少见，且原发病灶较为隐蔽；④来自肾脏邻近组织器官的感染包括肝、胆囊、胰腺、高位盲肠后阑尾炎和邻近肋骨或椎骨骨髓炎等，由此途径导致的肾周围感染通常病情较为复杂，患者一般情况更差，疗程更长。⑤其他如肾外伤、肾或肾上腺手术后，体外震波碎石术后也可引起感染，此类肾周围感染通常病情较轻，以肾周围炎为主，但如若得不到有效治疗可形成肾周围脓肿。

3.临床表现

本病以单侧多见，双侧甚为少见，男性多于女性，发病年龄为30~40岁。肾周围脓肿表现为患者突然出现寒战、发热等全身症状，患侧腰部和上腹部疼痛加剧，肋脊角叩痛阳性，患侧腰部肌肉紧张和皮肤水肿、潮红，肋脊角饱满，可触及肿块并明显触痛。患侧下肢屈伸及躯干向健侧弯曲均可引起剧痛。

（二）超声表现

肾周围脓肿形成后，肾周围脂肪囊内出现紧邻肾脏的低回声或无回声区。脓肿呈椭圆形或带状，外壁较厚，内侧壁较粗糙。张力较高的脓肿呈椭圆形或蝌蚪形，其内的点状回声漂浮可在改变体位或缓慢加压检查显示。患侧的肾脏实质回声多为正常，若肾脏受脓肿压迫，可出现肾移位或局部轮廓改变，脓肿内气体显示为强回声后伴声影；但当脓肿位于肾脏前方时，可能会与小肠内气体相混淆，超声可能低估病灶大小，甚至难以探查到。

（三）典型病例

患者男性，59岁，因"左上腹胀痛不适半年，自觉左侧腰部扪及一肿块5天"就诊。体格检查：左侧腰部及腹部皮肤潮红，腰部可触及一大小约为6 cm×6 cm的肿块，按压疼痛明显，肋脊角叩痛强阳性，血白细胞显著升高。临床诊断：左肾周围脓肿（？）超声检查：左肾实质受压，其外缘可见一低回声团块，边缘呈带状，壁厚（图3-1-5A）。CDFI显示其内可探及少许血流信号（图3-1-5B）。超声诊断：左肾周围脓肿可能。

超声诊断思路：①患者男性，59岁，左上腹胀痛不适、皮肤潮红、有按压痛，左侧腰部

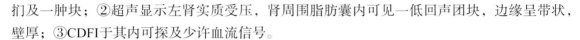

扪及一肿块；②超声显示左肾实质受压，肾周围脂肪囊内可见一低回声团块，边缘呈带状，壁厚；③CDFI于其内可探及少许血流信号。

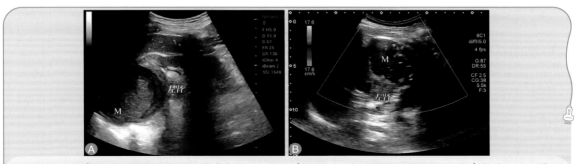

A.二维灰阶超声显示左肾实质受压，其外缘可见一低回声团块（M）；B.CDFI显示团块内有少许血流信号。

图 3-1-5　左肾周围脓肿的超声表现

（四）鉴别诊断

超声显示肾周围脂肪囊局限性增厚或膨胀、内部回声减低或呈无回声区，肾脏随呼吸的动度减低或消失，结合感染症状、肾区肿胀和触压痛等，可诊断为本病。但是，肾周围炎较轻，尚未形成肾周围炎性肿块时，超声诊断较为不易。对此，需仔细检查并与对侧肾周围脂肪囊回声对比观察，并寻找与患肾及肾周围组织回声的异同点，才可避免漏诊和误诊。超声诊断过程中需与以下疾病相鉴别。

（1）腰大肌脓肿：肾周围脓肿与腰大肌脓肿的超声表现相似，前者无回声区虽与腰大肌回声界限不清，是腰大肌纵切面可见肌纤维连续性好，回声较均匀；后者则可见腰大肌肌束回声的连续性被破坏，内见低回声或无回声，鉴别诊断多无困难。

（2）肾周围囊肿：肾周围囊肿又称为肾周围假性囊肿，如肾周尿囊肿等，多为创伤后导致尿液向肾周外渗形成的包裹性积液，囊壁为脂肪纤维组织，内透声较好，无回声区以围绕肾周围分布为主，肾周围脓肿则与其相反。鉴别诊断存在困难时，可结合患者曾有外伤或肾手术史，再进行复查，可明确诊断。

（3）肾周围血肿：肾周围血肿常有明确的创伤史，血肿早期呈透声较差的无回声，其内可见云絮状回声漂浮或沉淀物，改变体位检查可发现云雾状回声有向重力方向移动的征象，并伴患侧肾包膜不同程度的裂伤。若在超声引导下穿刺抽吸液体，可迅速做出明确的诊断。

五、肾积脓

（一）临床与病理

1.疾病定义

积脓是肾积水合并泌尿系感染的后期阶段，会引起肾实质破坏，肾盂内充满脓液，最终导致肾功能丧失。

2.病因与发病机制

肾积脓最常见的原因为上尿路结石引起梗阻而继发感染，积水的肾脏发生感染和化脓，梗阻的尿路使脓液聚集在集合系统时，可发生肾积脓。其次是肾脏和输尿管畸形引起肾积水并感染。此外，结核杆菌经血行播散，感染肾乳头，引起肾盂黏膜炎，进一步破坏可形成

"干酪样"溃疡、髓质空洞和肾盏积脓，病情较重者，整个肾可形成有无数个空洞的囊状结构。肾盂和输尿管受累时，可引起结核性肾积脓。肾积脓一般均合并肾周围炎，肾积脓若不能及时处理，破坏肾实质严重影响肾脏功能外，还可破溃至肾周，会引起肾周脓肿，由于肾周脂肪组织丰富且疏松，感染易沿腰大肌蔓延扩散，甚至形成腰大肌脓肿。糖尿病患者占此类患者的1/3左右。

3.临床表现

患者往往有泌尿系结石和（或）泌尿系感染的病史，以输尿管结石引起的梗阻症状为首发表现，如腰痛、腹痛，且伴有尿频尿急尿痛等泌尿系感染的表现。严重的患者可同时合并全身感染症状及体征，如高热、寒战、腰部疼痛、肋脊角叩痛等，输尿管结石引起梗阻导致慢性肾积脓，患者则会出现消瘦、贫血等慢性消耗性疾病表现，追问病史此类患者通常会有泌尿系结石、反复发作的泌尿系感染史或手术史，甚至有泌尿系畸形。

临床表现可分为两类：①急性发作型，以寒战、高热、全身无力、呕吐和腰部疼痛为主；②慢性病程型，有长期肾感染病史或有上尿路结石病史，反复腰痛，腰部可扪及肿块。

（二）超声表现

患侧肾脏轮廓明显增大，肾盂、肾盏均明显扩张，肾皮质变薄或呈囊状，肾内无回声区透声差，改变体位观察较差，可见"云雾样"回声漂浮或有"沉积样"点状回声向重力方向移动，此外患侧输尿管上段可见梗阻（结石或其他）。

（三）典型病例

病例1：患者男性，50岁，因"左侧腰痛不适5年"就诊，既往有肾结石及输尿管结石病史，多次行体外碎石术。临床诊断：左输尿管结石并左肾积水（？）。超声检查：左肾体积增大，肾盂、肾盏均明显扩张，下盏内无回声区透声差，可见"云雾样"回声漂浮；输尿管上段可见强回声的结石（图3-1-6）。超声诊断：左输尿管上段结石，右肾重度积水。

病例2：患者女性，61岁，因"左侧腰背部疼痛不适伴发热10余天"就诊，2个月前因"左侧输尿管结石"行微创手术，后自觉左肾区胀痛不适。临床诊断：左肾积水（？）。超声检查：左肾脏体积增大，肾盂、肾盏均明显扩张，集分带宽约为70 mm，肾上盏内可见"云雾样"回声漂浮（图3-1-7）。超声诊断：左肾中重度积水（脓）。

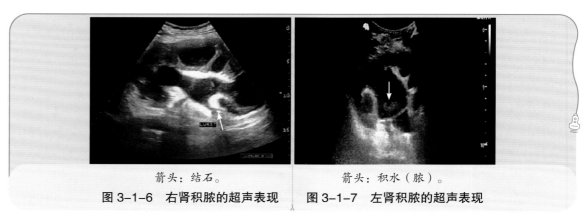

箭头：结石。　　　　　　　　　　箭头：积水（脓）。

图3-1-6　右肾积脓的超声表现　　图3-1-7　左肾积脓的超声表现

超声诊断思路：①患者腰背部不适，有肾结石或输尿管结石的病史；②肾脏体积明显增大，肾盂、肾盏明显增宽，有上尿路明显梗阻的征象；③扩张的肾盏透声差，见"云雾样"回声漂浮，改变体位，"云雾样"回声向重力方向移动；④探查肾盏、输尿管有无结石并结合相关手术史。

（四）鉴别诊断

声像图显示肾盂肾盏明显扩张分离，肾高回声区内出现透声较差的低无回声区，肾窦分离扩张，并可与扩张的输尿管连续。有时需与下列疾病进行鉴别诊断。

（1）肾积水合并感染：肾积水合并感染与肾积脓鉴别较为困难，虽然前者肾内无回声区透声较差，但其他回声与肾积水相同，而后者无回声区内有较多沉积，改变体位可显示向重力方向移动。

（2）多发性肾囊肿合并感染：囊肿并感染也会出现无回声去内透声差，但多发性囊肿无回声区大小不同、排列散乱、互不相通，并可以见到被挤压变形的窦回声，较容易鉴别。

第二节 输尿管

（一）临床与病理

1.疾病定义

输尿管结石一般是由于肾结石在排出过程中，暂时受阻在输尿管的狭窄处导致的。

2.病因

输尿管结石大部分是来自肾内的结石，经尿液的冲刷嵌顿在输尿管狭窄处所致，原发输尿管结石很少见。输尿管全程有3处生理性狭窄，分别是肾盂输尿管移行处、跨越髂血管处和输尿管膀胱壁段。

3.病理生理

结石在输尿管移动的过程中，会引起输尿管黏膜的损伤，造成水肿和出血，进而引起腰部的剧烈疼痛。若结石长期卡嵌在输尿管里，会引起黏膜增厚、水肿和炎性细胞浸润。输尿管梗阻严重者，会引起重度肾积水，进而肾实质受压、变薄，影响肾功能。

4.临床表现

症状：输尿管典型临床表现为患侧肾绞痛，多伴有恶心、呕吐，吐后疼痛无明显缓解。常伴有镜下或肉眼血尿。当结石位于输尿管下段时，会产生"膀胱刺激征"的表现，疼痛向下腹部及腹股沟区延伸。合并尿路感染时，会伴有寒战、发热的症状。症状不典型的患者仅有腰部隐痛、胀痛。少部分患者无明显症状，只是在体检时偶然发现。

体征：肾区叩击痛，轻症者不明显。

（二）超声表现

1.二维灰阶超声表现

（1）直接征象：输尿管内可见团状或不规则状强回声，后伴声影。输尿管结石一般为单侧单发，也有单侧多发结石和双侧输尿管结石的情况。

（2）间接征象：结石以上的输尿管及肾盂扩张。当结石位于下段且未完全梗阻时，往往不会引起肾积水和输尿管扩张。完全梗阻时患侧输尿管开口处无喷尿现象。

2.彩色多普勒超声表现

CDFI显示部分结石周边及后方可见五彩镶嵌的"快闪"伪像。

3.操作手法要点与难点

熟悉和掌握输尿管解剖、临床及超声表现。注重询问病史，采用合适的体位、切面，如平卧位显示困难时，可采用俯卧位。多运用彩色多普勒血流成像的"快闪"伪像原理，有助于医师快速发现结石，并与周围的肠气相鉴别。肠气较多时，则将肠管推开，此时可不受肠道气体干扰，从而可以清晰地显示出患者结石的位置。适度充盈膀胱，适当加压探查，便于发现输尿管下段及末端的结石。由于输尿管位置的特殊性及肥胖、腹腔肠管气体等因素的干扰，自上而下逐段扫查输尿管，耗时费力。建议扫查顺序：肾积水侧→输尿管第一狭窄处→输尿管第三狭窄处→输尿管上段→输尿管中段→输尿管下段。

警惕少见情形：同侧输尿管可见2枚以上结石；双侧输尿管同时可见结石；无肾积水的输尿管结石；输尿管结石的逆向移动；先天性输尿管囊肿合并结石。

（三）鉴别诊断

超声显示肾和输尿管扩张积水时，应注意与以下伪像和疾病相鉴别。

（1）肠道内容物：实时观察可发现肠道内容物随肠管蠕动而时隐时现，有时可见内有气体高回声移动，后伴"彗星尾征"；再次移行扫查时，强回声的位置可发生变化，而结石的强回声位置不变。

（2）输尿管肿瘤：乳头状肿瘤在输尿管无回声区的衬托下，可呈现高回声。仔细观察可发现输尿管腔呈不规则中断，肿瘤表面不光滑，且与管壁分界不清楚，有僵硬感。部分肿瘤上方扩张的输尿管内可见低回声的癌栓充填。

（3）输尿管纤维化：局灶性输尿管纤维化并输尿管狭窄者，管壁回声较高，不仔细观察易误诊为结石。前者近端管腔明显扩张，远端逐渐变细，呈"等号样"改变，且无明显声影，结合患者的临床症状，一般不难诊断。

（4）膀胱结石：输尿管末端结石与位于输尿管膀胱开口处的结石位置接近，有时难以鉴别，这时嘱患者呈侧卧位，若结石的位置发生改变，则为膀胱结石，反之则为输尿管结石。

（四）典型病例

病例1：患者男性，25岁，因"尿频、尿急、尿不尽3天"就诊。体格检查：无尿痛、尿血、无畏寒、发热等不适。临床诊断：慢性前列腺炎（？）。超声检查：左侧输尿管末端可见一个团状强回声，后伴声影，约为7 mm×4 mm（图3-2-1A）；CDFI显示结石后方见"快闪"伪像（图3-2-1B）。

院就诊，接受体外碎石治疗，近日疼痛加剧。体格检查：左肾区轻微叩击痛。临床诊断：输尿管结石（？）。超声检查：左侧输尿管上段扩张，内径约为6 mm，于输尿管上段可见一个团状强回声，后伴声影，约为7 mm×5 mm；CDFI显示结石后方见"快闪"伪像。左肾大小、形态、实质回声正常，包膜光滑，集合系统分离约11 mm（图3-2-2）。

超声诊断思路：①患者男性，26岁，左侧腰部不适3天；②左侧腰部有明显叩击痛；③超声显示左侧输尿管上段扩张，内径约为9 mm，于输尿管上段可见一个团状强回声，后伴声影，约为18 mm×10 mm，右侧输尿管上段扩张，内径约为8 mm，于输尿管上段可见一个团状强回声，后伴声影，约为15 mm×8 mm；④CDFI显示结石后方见"快闪"伪像。左肾大小、形态、实质回声正常，包膜光滑，集分带宽约为20 mm。右肾大小、形态尚可，实质回声稍变薄，肾盂、肾盏扩张，呈"调色盘样"改变，集分带宽约为62 mm。结合病史、临床表现及典型的超声表现诊断为：右侧输尿管上段结石并右肾重度积水；左侧输尿管上段结石并左肾轻度积水。双侧输尿管结石并应注意观察以下几点：①观察双肾内有无结石；②写明结石大小、位置，指导临床治疗；③注意与肠内容物、输尿管肿瘤相鉴别。

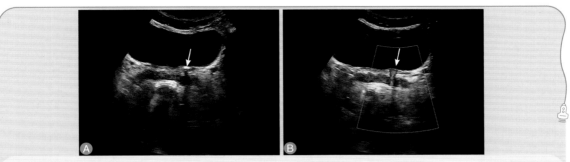

A.二维灰阶超声显示输尿管末端见团状强回声（箭头）；B.CDFI显示结石后方见"快闪"伪像（箭头）。

图 3-2-1　输尿管末端结石的超声表现

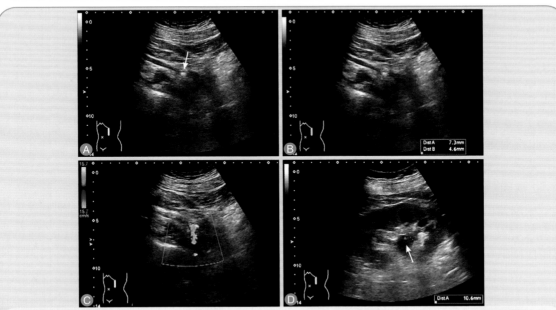

A.二维灰阶超声显示输尿管上段靠近第二狭窄处见一团状强回声（箭头）；B.二维灰阶超声显示强回声团大小约为7 mm×5 mm；C.CDFI显示结石后方见"快闪"伪像；D.二维灰阶超声显示左肾轻度积水，集合系统分离约11 mm（箭头）。

图 3-2-2　输尿管上段结石的超声表现

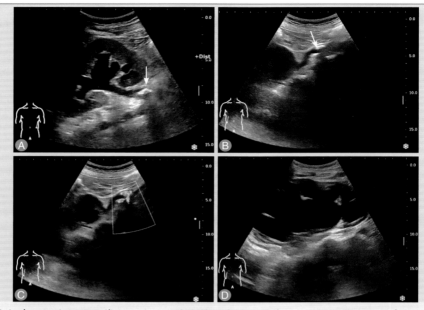

A.二维灰阶超声显示左侧输尿管上段结石，伴左肾轻度积水（箭头）；B.二维灰阶超声显示右侧输尿管上段结石（箭头）；C.CDFI显示结石后方见"快闪"伪像；D.二维灰阶超声显示右肾重度积水，呈"调色盘样"改变。

图 3-2-3　输尿管上段结石的超声表现

第三节　膀　胱

一、尿潴留

（一）临床与病理

1.疾病定义

膀胱尿潴留指膀胱充满尿液而不能排出。

2.病因

尿潴留的病因很多，可分为机械性梗阻和动力性梗阻，其中机械性梗阻病因最多见，如前列腺增大、前列腺肿瘤。动力性梗阻是指中枢和周围神经系统病变，而膀胱出口、尿道无器质性梗阻病变（表3-3-1）。

表 3-3-1　膀胱尿潴留常见病因

分类及病因	举例
机械性梗阻	
·前列腺病变	前列腺肿瘤、良性前列腺增生
·膀胱病变	膀胱结石、膀胱异物、膀胱颈肿瘤等
·尿道病变	先天性尿道畸形、尿道损伤、狭窄和尿道结石
·盆腔病变	盆腔肿瘤

分类及病因	举例
·其他	妊娠期子宫、处女膜闭锁的阴道积血
动力性梗阻	
·中枢神经病变	脊髓或马尾损伤、肿瘤
·周围神经病变	糖尿病周围神经病变、直肠或妇科手术损伤副交感神经、蛛网膜下腔麻醉和脊椎麻醉术后
·各种松弛平滑肌的药物	阿托品、普鲁苯辛等

3.病理生理

根据其病史、特点尿潴留可分为急性尿潴留和慢性尿潴留。前者发病突然，膀胱内胀满尿液不能排出，非常痛苦，临床上常需急诊处理，后者起病缓慢，病程较长，下腹可触及充满尿液的膀胱，但患者却无明显痛苦。慢性尿潴留患者为了克服排尿阻力，逼尿肌增强其收缩力，逐渐代偿性肥大，肌束形成粗糙的网状结构，加上长期膀胱内高压，膀胱壁出现小梁小室或假性憩室。如果膀胱容量较小，逼尿肌退变，顺应性差，出现逼尿肌不稳定收缩，患者有明显尿频、尿急和急迫性尿失禁，可造成输尿管尿液排出阻力增大，引起上尿路扩张积水。如果梗阻长期未能解除，逼尿肌萎缩、收缩力减弱而出现残余尿。随着残余尿增加，膀胱无张力扩大，可出现充盈性尿失禁，尿液反流引起上尿路积水及肾功能损害。梗阻引起尿潴留，还可继发感染和结石。

4.临床表现

症状：急性尿潴留发病突然，患者通常有下腹胀痛，迫切想小便等感觉，但无法排出，有时可有部分尿液从尿道溢出，但不能减轻下腹部疼痛。慢性尿潴留多表现为排尿不畅、尿频，常有尿不尽感，有时有尿失禁。少数患者虽无明显慢性尿潴留梗阻症状，但往往已有明显上尿路扩张、肾积水，甚至出现尿毒症，如身体虚弱、呼吸有尿臭味、食欲缺乏、恶心呕吐、贫血、血清肌酐和尿素氮升高等。

体征：耻骨上膀胱区隆起，压之有尿意或疼痛，叩诊呈浊音。

（二）超声表现

急性尿潴留通常可见膀胱过度充盈，纵切面声像图显示膀胱呈边缘圆钝的三角形，横切面声像图显示膀胱呈圆形或椭圆形。膀胱内的尿液为透声良好的无回声区。慢性尿潴留声像图可表现为膀胱黏膜回声带增厚，表面欠光滑，有时显示增厚的膀胱肌小梁，呈与肌壁相连的网状条索回声，紧贴膀胱壁。若膀胱内有结石或沉积物，改变体位，尿液无回声区内出现团状强回声或点、片状回声。

（三）鉴别诊断

尿潴留应与无尿相鉴别。有些患者出现无尿的症状，并不是尿潴留，往往是肾衰竭所致。对诊断不明确的患者，可做彩色多普勒超声检查。如果膀胱内没有尿液，可能因为肾功能受损造成的，应对其积极治疗，尽快恢复肾脏的功能。

（四）典型病例

病例1：患者男性，63岁，因"排尿不畅3年余"入院。体格检查：患者双肾无叩击痛，双侧输尿管移行区无压痛，耻骨上膀胱区微隆起，叩诊呈浊音。直肠指检示前列腺体积增大，表面光滑、质韧，边缘清楚，中间沟变浅，未扪及明显硬结。临床诊断：前列腺增生伴尿潴留（？）。超声检查：膀胱壁毛糙，不规则增厚，部分呈"塔形"，形成小房"小梁样"结构回声。前列腺上下径为35 mm，前后径为46 mm，左右径为37 mm。前列腺形态饱满，部分突向膀胱，前列腺回声不均匀，可见散在分布的团状强回声（图3-3-1）。排尿后，膀胱残余尿量约为389 mL。超声诊断：膀胱壁增厚并假小梁形成；前列腺增生并钙化。

超声诊断思路：①患者男性，63岁，排尿不畅3年余；②耻骨上膀胱区微隆起，叩诊呈浊音；直肠指检示前列腺体积增大；③超声显示膀胱壁毛糙，不规则增厚，部分呈"塔形"，形成小房"小梁样"结构回声，膀胱残余尿量约为389 mL；前列腺体积增大，前列腺形态饱满，部分突向膀胱，前列腺回声不均匀，可见散在分布的团状强回声。结合病史、临床表现及典型的超声表现诊断为慢性尿潴留。应注意观察以下几点：①观察膀胱内有无结石；②注意与膀胱肿瘤、前列腺肿瘤等相鉴别；③注意双肾有无积水。

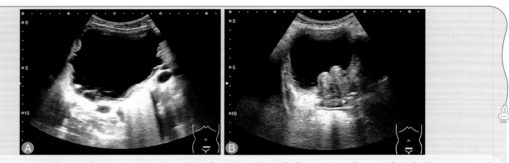

A.膀胱横切面显示排尿后膀胱腔内见残余尿量较多，膀胱壁增厚并假小梁形成；B.前列腺横切面显示前列腺体积增大，部分突向膀胱。

图 3-3-1 膀胱尿储留和前列腺增生的超声表现

病例2：患者男性，39岁，因"发现血糖升高8年，下腹胀痛伴排尿不畅2天"入院。体格检查：患者双肾无叩击痛，双侧输尿管移行区无压痛，耻骨上膀胱区隆起，叩诊呈浊音。直肠指检显示前列腺大小正常，表面光滑、质韧，边缘清楚，未扪及明显硬结。临床诊断：糖尿病（？），急性尿潴留（？）。超声检查：膀胱充盈良好，壁光滑，腔内未见明显异常回声。排尿后检查，膀胱残余尿量约为498 mL（图3-3-2）。超声诊断：尿潴留。

超声诊断思路：①患者男性，39岁，发现血糖升高8年，下腹胀痛伴排尿不畅2天；②耻骨上膀胱区隆起，叩诊呈浊音；③超声显示排尿后检查，膀胱残余尿约为498 mL。结合病史、临床表现及典型的超声表现诊断急性尿潴留。应注意观察以下几点：①观察尿道有无结石引起急性尿潴留；②注意有无前列腺肿瘤或盆腔包块等压迫所致尿潴留。

二、膀胱填塞

（一）临床与病理

1.疾病定义

膀胱填塞是泌尿外科临床上较为常见的一种急症，是指短时间内泌尿系统发生较大量出血，血液未能及时经尿道、导尿管或其他引流管道排出体外而凝集成血凝块聚集在膀胱内。

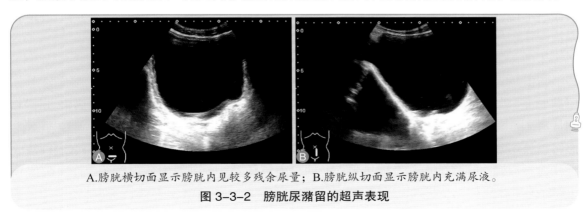

A.膀胱横切面显示膀胱内见较多残余尿量；B.膀胱纵切面显示膀胱内充满尿液。

图3-3-2 膀胱尿潴留的超声表现

2.病因

膀胱填塞的主要原因有前列腺增生、泌尿系肿瘤、闭合性腹部外伤、前列腺切除或膀胱手术后、经皮肾镜碎石术后肾脏出血等。

3.病理生理

前列腺切除或膀胱手术后、泌尿系肿瘤等原因，大量血液排入膀胱，当正常尿内混入血液达10%或以上，就可出现凝血或形成血凝块。血凝块堵塞尿道出口，使膀胱内充填大量血凝块。

4.临床表现

临床主要表现为肉眼血尿，进行性加重，尿液呈鲜红色，常伴有血凝块，后因尿道堵塞，患者常有明显下腹憋胀感与疼痛，伴精神紧张及痛苦面容，同时伴有失血表现。严重者可出现出血性休克，因此需紧急处理。

（二）超声表现

1.二维灰阶超声表现

本病主要超声表现为膀胱内可见大范围的低回声或不均回声团块，与膀胱壁分界清晰，形态多不规则，团块周边可见部分液性暗区。出血量大的患者，团块充满膀胱，未见明显液性暗区。

2.彩色多普勒超声表现

CDFI于团块内未探及明显血流信号。

3.操作手法要点与难点

在检查过程中，需结合病史、临床症状和超声表现，综合分析做出膀胱填塞的诊断。结合CDFI检查，与膀胱肿瘤相鉴别。同时需扫查肾内及输尿管内有无肿瘤的存在。若有膀胱手术史，要考虑膀胱是否破裂，扫查膀胱周围有无积液或血凝块。当膀胱填塞是由膀胱肿瘤出血引起时，血凝块与肿瘤两者回声相近，超声检查难以分辨，需治疗后复查，以免漏诊。

（三）鉴别诊断

根据临床表现、实验室检查及超声表现，不难做出膀胱填塞的诊断。以下几种情况需警惕：①膀胱肿瘤：也会出现血尿，但膀胱填塞短期内出血量大，颜色深，最后尿道堵塞后无法排尿，而且膀胱肿瘤内有血流信号，与膀胱壁分界不清；②盆腔肿瘤：部分盆腔肿物较大且回声不均匀，与膀胱填塞的回声相似，让患者憋尿便容易鉴别，并且盆腔肿物内一般都有血流信号。

（四）典型病例

病例1：患者男性，66岁，因"前列腺增生术后4年余，血尿2天"入院。临床诊断：尿路感染（？）。二维灰阶超声：膀胱腔内可见不均匀回声团块，大小约为88 mm×78 mm×43 mm，前列腺大小为48 mm×49 mm×50 mm，前列腺体积增大，包膜完整，内部回声欠均匀。双肾大小、形态、实质回声正常，包膜光整，集合系统不扩张；CDFI显示膀胱内不均回声团块的内部及周边未探及明显血流信号。前列腺实质内探及少许血流信号（图3-3-3）。

超声诊断思路：①本例患者为66岁的男性，前列腺增生术后4年余，血尿2天；②超声显示膀胱腔内可见不均回声团块，大小约为88 mm×78 mm×43 mm，前列腺大小为48 mm×49 mm×50 mm，体积增大，包膜完整，内部回声欠均匀；③CDFI显示膀胱内不均匀回声团块，其内及周边未探及明显血流信号，前列腺内探及少许血流信号。结合该患者病史、临床表现及典型的超声表现诊断为膀胱填塞。膀胱填塞应注意观察以下几点：①需要与膀胱肿瘤相鉴别，建议治疗后复查；②需要与下腹及盆腔内的肿物相鉴别，女性患者还需要与附件区的肿物相鉴别，观察肿物内是否有血流信号；③该患者前列腺增大，回声欠均匀，膀胱内血凝块回声相似，需加以鉴别。

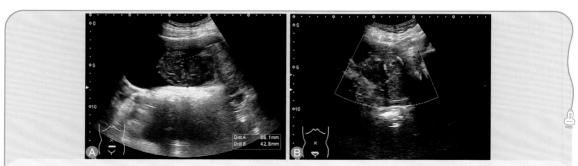

A.二维灰阶超声显示膀胱腔内不均匀回声团块；B.CDFI显示膀胱内不均匀回声团块的内部及周边未探及明显血流信号。

图 3-3-3　膀胱填塞的超声表现

三、膀胱破裂

（一）临床与病理

1.疾病定义

膀胱壁发生裂伤，尿液和血液流入腹腔所引起的以排尿障碍、腹膜炎、尿毒症和休克为特征的一种膀胱疾病。

2.病因

膀胱破裂的病因分为非医源性损伤（钝性和穿透性）和医源性损伤，见表3-3-2。

表 3-3-2　膀胱破裂的常见病因

病因	举例
非医源性损伤	
·外伤	机动车事故、跌倒、钝器所致穿通伤
·自发性损伤	病理性膀胱（膀胱本身病变、机械性梗阻、神经源性膀胱）
医源性损伤	
·妇产科手术	腹腔镜或机器人根治性子宫切除术、开腹根治性子宫切除术（恶性）等
·普通外科手术	开腹肿瘤切除手术、直肠手术、小肠或大肠手术等
·泌尿外科手术	经尿道膀胱电切术、男性耻骨后悬吊术、尿道中段悬吊术等

3.病理生理

膀胱破裂为膀胱全层损伤，有明显的血、尿外渗。根据破裂的部位可分为腹膜内型、腹膜外型和混合型破裂。腹膜内型破裂多发生于膀胱充盈胀满时（膀胱内尿液＞300 mL），位置上升，下腹部在直接承受外力如击伤、踢伤和跌伤时，破裂部位多在薄弱的顶部，大量尿液流入腹膜腔。腹膜外型破裂多为盆腔受到创伤，尤其发生于骨盆骨折时，破裂的部位多在膀胱壁的下方，常见于颈部及前侧壁下方，血、尿外渗至腹膜外盆腔内，耻骨后间隙及膀胱周围，并可沿筋膜面或解剖间隙向上达肾周、前腹壁，或经腹股沟至阴囊。混合型同时兼有腹膜内外膀胱破裂。

4.临床表现

根据腹膜外型或腹膜内型破裂不同而有其特殊的表现。

（1）腹痛：腹膜外破裂时，尿外渗及血肿可引起耻骨上区疼痛，压痛及肌紧张，直肠指检可触及直肠前壁饱满并有触痛，合并骨盆骨折时，因剧痛、大出血可发生休克。腹膜内破裂时，尿液流入腹腔常引起全腹急性腹膜炎症状；如果腹腔内尿液较多，可有移动性浊音。

（2）排尿困难和血尿：膀胱破裂后，尿液流入腹腔和膀胱周围组织间隙时，患者有尿意，但不能排出尿液或仅能排出少量血尿。

（3）尿瘘：开放性损伤可有体表伤口漏尿，如与直肠、阴道相通，则经肛门、阴道漏尿。闭合性损伤在尿外渗感染后破溃，可形成尿瘘。闭合性损伤时，体表常有皮肤肿胀、血肿和淤斑。

（二）超声表现

膀胱破裂偶尔可探及膀胱壁连续性中断。中断处探及液性暗区，与膀胱内液体相通。膀胱充盈差。腹膜外型破裂可在耻骨后间隙及膀胱周围探及无回声区，也可在肾周、前腹壁及阴囊内探及无回声区。腹膜内型膀胱破裂可在腹膜腔内探及无回声区。

（三）鉴别诊断

（1）与尿道损伤相鉴别：尿道损伤常发生在骨盆骨折或骑跨伤。患者可有休克，排尿困难，尿道出血。导尿不成功时两者鉴别有时困难。骨盆骨折常致前列腺部或尿道膜部损伤。骑跨伤常致尿道球部损伤。尿道口溢血，阴道或直肠双合诊检查，可触及前列腺向上移位，可与单纯膀胱损伤相鉴别。但尿道损伤同时合并膀胱损伤，有时需手术探查方能确诊。

（2）与急性腹膜炎相鉴别：急性腹膜炎有腹痛、腹肌紧张、压痛、反跳痛。两者有相同之处。但急性腹膜炎多无外伤史，多为继发，常由胃和十二指肠溃疡穿孔、急性阑尾炎、胆囊炎穿孔所引起。一般先有原发病的临床表现，以后再发展成腹膜炎，恶心、呕吐等胃肠道症状明显，体温及白细胞增高，没有排尿困难及尿外渗临床表现，导尿或膀胱造影可鉴别。

（四）典型病例

患者男性，42岁，因"酒后腹痛伴尿血6小时"入院。体格检查：患者双肾无叩击痛，双侧输尿管移行区无压痛，脐下压痛明显，耻骨上膀胱区无明显隆起。临床诊断：膀胱破裂（？）。经腹超声检查：膀胱半充盈，膀胱壁回声中断，于其周边探及少许腹腔积液（图3-3-4）。超声诊断：膀胱破裂。

超声诊断思路：①患者男性，42岁，酒后腹痛伴尿血6小时；②脐下压痛明显，耻骨上膀胱区无明显隆起；③经腹超声显示膀胱壁回声中断，于其周边探及少许腹腔积液。结合病史、临床表现及典型的超声表现诊断为膀胱破裂。应注意观察以下几点：①观察盆腹腔有无积液；②观察膀胱周边有无血肿。

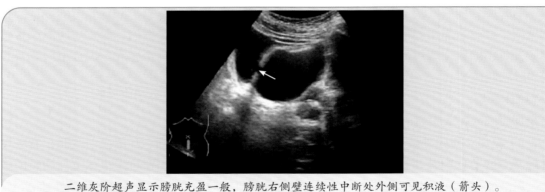

二维灰阶超声显示膀胱充盈一般，膀胱右侧壁连续性中断处外侧可见积液（箭头）。

图 3-3-4　膀胱破裂的超声表现

参考文献

[1] 郭万学. 超声医学[M]. 6版. 北京：人民军医出版社，2011.
[2] 吴阶平. 吴阶平泌尿外科学[M]. 北京：人民卫生出版社，2020.
[3] 钱海鑫. 外科临床鉴别诊断[M]. 南京：江苏科学技术出版社，2021.
[4] 肖静，刘鲲，董洋，等. "彩色喷尿征"对输尿管结石的诊断价值[J]. 中国中西医结合影像学杂志，2015，13（2）：177-179.
[5] KABALLO M A，ELSAYED M E，STACK A G. Linking acute kidney injury to chronic kidney disease：the missing links[J]. J Nephrol，2017，30（4）：461-475.
[6] 林家豪，宋鲁杰，傅强. 2020 EAU膀胱损伤诊断治疗指南（附解读）[J]. 现代泌尿外科杂志，2020，25（12）：4-5.

（于万钧　　张奎一　　谢爽）

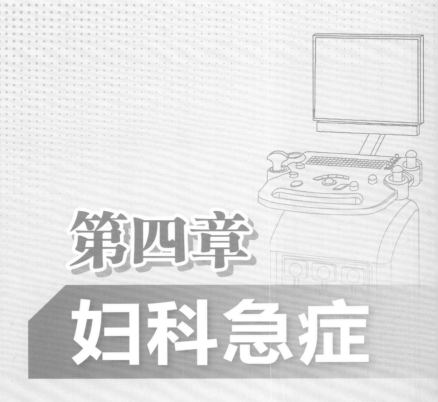

第四章
妇科急症

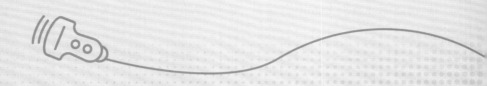

妇科急腹症是指因妇科疾病引起的急性腹痛，多以突发剧痛或持续剧痛为主，具有起病急、病情进展快、病情重的特点，需要及时做出病因诊断及治疗。妇科急腹症所包含的疾病类型较多，常见的妇科急症包括急性盆腔炎、黄体破裂、卵巢囊肿蒂扭转等。超声检查能较快地做出病因诊断，目前已经成为诊断妇科急腹症的首选方法，具有安全无创、简便易行、省时的特点。超声可通过直接观察妇科急腹症患者子宫形态大小及宫腔情况，双侧附件区有无异常包块，包块大小、形态、边界、内部回声特点，腹腔或盆腔有无液性暗区，对引起急性腹痛的病因、病变部位、病变性质提出可能的诊断，为临床医师提供有价值的诊断信息。

第一节　急性盆腔炎

（一）临床与病理

1.疾病定义

盆腔炎性疾病（pelvic inflammatory disease，PID）是指女性上生殖道的一组感染性疾病，主要包括子宫内膜炎、输卵管炎、盆腔腹膜炎及盆腔结缔组织炎。分为急性盆腔炎和慢性盆腔炎。急性盆腔炎可因炎性浸润、肿胀、渗出、粘连形成坏死积脓，当脓液聚集超过自身吸收能力，最终形成脓肿。盆腔脓肿是育龄期女性常见急腹症之一，主要包括输卵管积脓、卵巢积脓、输卵管卵巢脓肿及盆腔腹膜炎与急性盆腔结缔组织炎所致的脓肿。

2.病因与病理生理

（1）病因

1）下生殖道感染：外阴、阴道及子宫颈炎症，常见病原体包括淋病奈瑟菌、沙眼衣原体等，可沿生殖道黏膜向上蔓延。

2）宫腔内手术操作后感染：如刮宫、取出或放置宫内节育环等，导致下生殖道内源性菌群的病原体上行感染。由于有些患者术后不注意个人卫生，或者术后不遵医嘱，也会引起细菌感染和盆腔炎。

3）性卫生不良：经期性交、使用不洁月经垫等均可使病原体侵入而引起炎症。

4）分娩或流产后感染：产后母体虚弱、因恶露不绝而宫颈口未及时闭合、宫腔内有胎盘剥离面，或因分娩产道受损、有胎盘胎膜残留或产后性生活过早，病原体侵入宫腔，易引起感染。

5）邻近器官炎症直接蔓延：如阑尾炎、腹膜炎等蔓延至盆腔，病原体以大肠埃希菌为主。

（2）病理生理：炎症累及输卵管，输卵管黏膜肿胀，间质充血、水肿，腔内渗出物增多，严重者输卵管上皮细胞坏死，成片脱落，大量纤维素性渗出，引起输卵管黏膜粘连，导致输卵管管腔及伞端闭锁，若有脓液积聚于管腔内则形成输卵管积脓。炎症累及卵巢时可形成卵巢脓肿，当与输卵管内脓肿穿通，则形成输卵管卵巢脓肿。当炎症蔓延至盆腔腹膜时，盆腔高度充血，组织水肿，纤维渗出，导致大量盆腔脓性渗出物沉积在直肠子宫陷凹而形成脓肿，坏死组织聚集在渗出物周围，形成一层厚纤维壁，进而形成较大的盆腔脓肿，位置较低，一旦脓肿破溃流入腹腔，可引起弥漫性腹膜炎。

3.临床表现

本病临床主要表现为发热、急性下腹痛、阴道分泌物增多。下腹痛多较为持续，尤其在活动或性交后加重，可伴发热，严重时有寒战、高热，如果盆腔炎症形成脓肿，有下腹包块及出现局部压迫症状，如压迫膀胱或直肠时出现尿潴留或里急后重。脓肿破裂可引发急性腹膜炎、败血症，出现恶心、呕吐、腹泻、腹胀等。

检查患者有无宫颈举痛或子宫压痛或附件压痛、宫颈或阴道异常黏液脓性分泌物，若形成输卵管积脓，则可触及不活动包块且压痛明显，当形成盆腔脓肿且位置较低时，直肠指检可触及后穹窿肿块且有波动感，严重时引起腹膜炎患者下腹肌紧张、压痛、反跳痛及肠鸣音减弱甚至消失。

4.盆腔炎性疾病诊断标准

根据2015年美国疾病预防和控制中心推荐的盆腔炎性疾病的诊断标准，提出最低诊断标准：子宫颈举痛或子宫压痛或附件区压痛。

附加标准：①体温（口表）≥38.3 ℃；②宫颈异常黏液脓性分泌物或宫颈脆性增加；③阴道分泌物生理盐水湿片见大量白细胞；④红细胞沉降率升高；⑤C-反应蛋白水平升高；⑥实验室检查证实有子宫颈淋病奈瑟菌或沙眼衣原体感染。

特异性标准：①子宫内膜活检组织学证实子宫内膜炎；②阴道超声或磁共振检查显示输卵管增厚，输卵管积液，伴或不伴有盆腔积液、输卵管卵巢肿块，腹腔镜检测出发现盆腔炎性疾病征象。

（二）超声表现

（1）急性输卵管炎：一侧或双侧输卵管增粗，增粗的输卵管表现为卵巢旁不规则肠管状低回声区，边界模糊（图4-1-1A），当合并盆腔积液时，增粗的输卵管在液体的衬托下容易显示，CDFI显示管壁上血流信号丰富（图4-1-1B）。

（2）输卵管脓肿：输卵管扩张、扭曲，呈长形、腊肠状或管道状肿块，扭曲的输卵管形成不完全分隔，囊壁增厚（图4-1-2A），输卵管内的脓液可呈不均质低回声或云雾状回声，也可出现分层，CDFI显示管壁及分隔上血流信号丰富（图4-1-2B）。

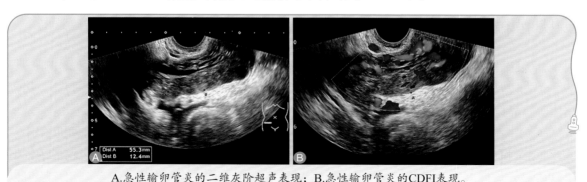

A.急性输卵管炎的二维灰阶超声表现；B.急性输卵管炎的CDFI表现。

图4-1-1　急性输卵管炎的超声表现

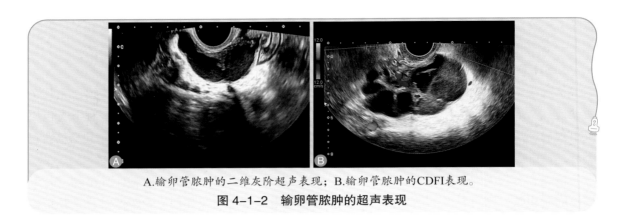

A.输卵管脓肿的二维灰阶超声表现；B.输卵管脓肿的CDFI表现。

图4-1-2 输卵管脓肿的超声表现

（3）卵巢积脓、输卵管卵巢脓肿：卵巢内脓肿显示为圆形或椭圆形，囊壁较厚，内为云雾状回声。当输卵管合并卵巢积脓时，表现为附件区回声杂乱的混合回声包块，形态不规则，边界不清，无法识别卵巢及输卵管结构，多为囊实性包块，内有分隔，可见液性暗区，暗区内见密集点状等回声（图4-1-3A），CDFI显示混合性肿块间隔上少许条状血流信号（图4-1-3B）。

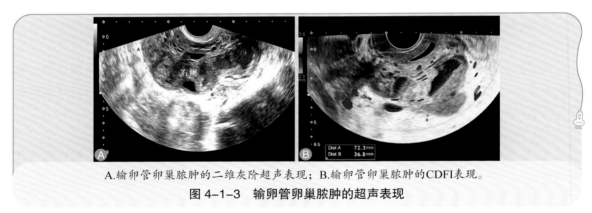

A.输卵管卵巢脓肿的二维灰阶超声表现；B.输卵管卵巢脓肿的CDFI表现。

图4-1-3 输卵管卵巢脓肿的超声表现

（4）急性盆腔结缔组织炎或盆腔腹膜炎脓肿形成时：脓性渗出物流入盆腔，在子宫旁或直肠窝出现形态不规则、密度不均的云雾状低回声区，内透声差，见较多细点状中等回声，探头震荡时可有漂浮感。当脓液积聚在子宫直肠窝，与周围组织粘连形成包裹性积脓，称子宫直肠窝脓肿，较为多见。

（三）鉴别诊断

盆腔脓肿需与以下疾病进行鉴别。

（1）与异位妊娠流产或破裂相鉴别：异位妊娠流产或破裂多有停经史，突发腹痛，阴道出血等，异位妊娠破裂时，后穹窿穿刺有不凝血，血、尿HCG检查呈阳性。

（2）与阑尾炎相鉴别：阑尾炎多有恶心、呕吐症状，转移性右下腹痛，CT可辅助鉴别。

（3）与子宫内膜异位症相鉴别：卵巢内出血形成出血性囊肿，容易与炎性包块混淆，但子宫内膜异位症多有月经期规律性痛经，无感染炎症症状及实验室指标，抗感染治疗后可以辅助确诊。

（4）与卵巢肿物蒂扭转相鉴别：突发一侧下腹剧烈疼痛，与体位有关，常伴恶心、呕吐甚至休克，多见于囊性包块或重心偏于一侧的肿瘤（如畸胎瘤等）。

（5）与附件区恶性肿瘤相鉴别：恶性妇科肿瘤通常起病较慢，常有腹水，肿瘤标志物升高。

（四）典型病例

患者女性，47岁，已婚，2-0-0-2（足月产2次，无早产，流产0次，现存子女2人），因"宫腔镜下子宫内膜息肉切除术后15天，下腹痛9天，加重4天"入院。15天前患者因"子宫内膜息肉"于外院行"宫腔镜下子宫内膜息肉切除术"，术后予预防感染等对症处理。9天前患者出现不规则下腹隐痛，可忍受，未予重视。4天前患者下腹痛加重，呈阵发性绞痛，蔓延至会阴部，伴发热、头痛、头晕，余无不适，遂来就诊。既往体健，无盆腔炎疾病史，平素月经规律。妇科检查：外阴已婚已产式；阴道畅，软；宫颈光，未见明显赘生物，无接触性出血，举痛明显；子宫前位，饱满，压痛明显；双附件区压痛明显，拒按，触诊不满意。血常规检查：白细胞计数9.2×10^9/L，中性粒细胞百分比71.6%；超敏C-反应蛋白180 mg/L。超声检查：子宫大小正常，内膜厚为9 mm；左侧卵巢旁见一大小为69 mm×45 mm×26 mm的长条形无回声团块，形态不规则，壁厚，可见液性暗区，内透声差，可见密集点状回声；右侧卵巢旁见一大小为62 mm×41 mm×35 mm的长条形无回声团块，形态不规则，壁厚，可见液性暗区，内透声差，可见密集点状回声；盆腔少量积液（图4-1-4）。超声诊断：双侧附件区无回声团块，考虑输卵管积脓可能。

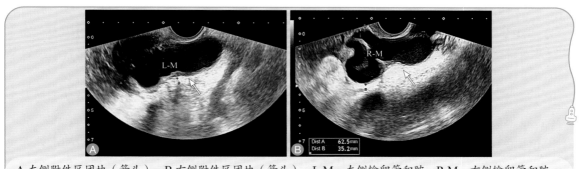

A.左侧附件区团块（箭头）；B.右侧附件区团块（箭头）。L-M：左侧输卵管积脓；R-M：右侧输卵管积脓。

图4-1-4 双侧输卵管积脓的超声表现

治疗经过：入院后抗感染治疗，保守治疗不理想，结合复查血常规、C-反应蛋白等指标，考虑感染病灶持续存在，全身应用抗生素局部消炎作用有限，予腹腔镜下行"双侧输卵管切除术，盆腔粘连松解术"。术中见子宫后壁与大网膜及肠管粘连，左右输卵管均呈"腊肠样"增粗，伞端闭锁分别形成7 cm×4 cm×2 cm、6 cm×4 cm×2 cm的包块，双侧卵巢大小正常、充血，双侧输卵管均与子宫侧壁及后腹膜致密粘连。分离粘连后，分别钳夹双侧输卵管远端，沿输卵管系膜分次双极电凝并剪断至输卵管间质部，查无出血。取出切除之双侧输卵管，见脓液渗出，取脓液行细菌及支原体、衣原体培养。患者过目后送术中冰冻，病理结果为输卵管黏膜慢性炎。

超声诊断要点：①患者宫腔镜下子宫内膜息肉切除术后腹痛，并伴有发热；②血常规显示白细胞增高，中性粒细胞比例升高，C-反应蛋白升高，提示感染存在；③妇科检查显示宫颈举痛，双侧附件压痛；④超声显示双侧附件区无回声团块，考虑输卵管积脓可能。结合该患者病史、临床表现及典型的超声表现诊断为双侧输卵管积脓明确。

（汪红瑶）

第二节　黄体破裂

（一）临床与病理

1.疾病定义

黄体是维持育龄期女性正常月经周期和早期妊娠正常进展的重要临时性内分泌腺体，为排卵后卵泡形成的生理性结构，可分泌雌、孕激素，属人体每克组织血液灌注量最大的器官，是排卵后卵泡壁塌陷、泡膜内血管破裂、血液流入腔内凝成血块而形成的血体。黄体囊肿是黄体囊状形态的存在形式，本质上仍是黄体，功能期限为14天左右，为黄体形成过程中黄体血肿液化所致，其直径一般可达30～80 mm或更大，较大的黄体囊肿可能自发破裂。黄体破裂即卵巢黄体破裂，是指黄体发育过程中，破坏了卵巢表面的小血管，黄体内部出血，导致内压增加，引起破裂，严重者可造成大量腹腔内出血，是一种常见的妇科急腹症。

2.病因和病理生理

（1）病因

1）自发破裂：正常黄体内有少量出血，如果出血太多，可能增加黄体内的压力，发生自发性黄体破裂。有学者认为，血管黄体化期间功能不全，易发生黄体内毛细血管出血，从而导致黄体破裂。

2）外因作用：由于黄体囊肿位于卵巢表面，且张力较大，在某种因素刺激下容易发生破裂。常见引发破裂的因素有：①外力影响：下腹受撞击，一般在月经后半周期，性生活时女性生殖器官扩张充血，黄体内张力升高，加上粗暴性交，女方下腹部受到强烈冲击，卵巢受直接或间接外力碰撞时，可导致黄体囊肿破裂；②腹内压力突然增高：剧烈跳跃、奔跑、用力咳嗽或解大便等；③盆腔炎症：炎症导致卵巢充血肿胀，黄体囊内压升高，继而出现破裂；④凝血机制异常导致黄体出血。

（2）病理生理：女性在青春期以后，卵巢内卵泡随月经周期发生周期性变化，黄体的形成是在成熟卵泡排卵后，卵泡液流出、卵泡腔内压力下降、卵泡壁塌陷、泡膜内血管破裂、血液流入腔内凝成血块、卵泡壁破口很快被纤维蛋白封闭修复而形成。塌陷卵泡壁致卵泡壁颗粒细胞和卵泡内膜细胞向内侵入，卵泡外膜由周围结缔组织包围共同构成黄体。黄体是临时性内分泌腺体，分泌雌激素、孕激素，使子宫内膜保持分泌变化，为孕卵着床和胚胎发育所必需。排卵后黄体发育增大为成熟黄体，7～8天黄体体积和功能达到高峰，直径为20～30 mm。若卵巢成熟卵泡排出的卵子未受精，黄体（月经黄体）在排卵后9～10天开始退化，于14天后自然消亡，黄体生存期或称功能期限14天左右。萎缩的黄体于8～10周后细胞变性，组织纤维化而成瘢痕状，称为白体。若排出的卵子受精，黄体在胚胎滋养细胞分泌的HCG作用下体积增大，转变为妊娠黄体，至妊娠3个月末退化，黄体分泌甾体激素（雌激素、孕激素等）维持妊娠的内分泌腺体功能由胎盘所取代。在黄体形成过程中，垂体持续释放黄体生成素，使黄体发育过盛，黄体内压增高，从而使黄体容易破裂，若黄体血肿液化成黄体囊肿，其直径一般约为30 mm，有时可达80 mm或更大，囊肿张力大、质脆、内含丰富血管，倘若合并回流障碍、凝血功能异常，常使黄体囊肿易在外力作用下破裂出血，严重的会导致大出血、休克甚至危及生命。另外，也有部分较大的黄体囊肿可能自发破裂，发生急腹症。

3.临床表现

本病起病急骤，一侧下腹突发剧痛，短时间转为持续性坠痛，可逐渐减轻或加剧，患者均有多少不等的腹盆腔积液，部分伴恶心、呕吐、发热等，一般无阴道流血，出血严重者可有脸色苍白、四肢湿冷等休克症状。

查体及实验室检查：①患者无停经史，发病常在两次月经期中间或月经期前、性交后发病；②腹部检查有明显压痛、反跳痛，出血多者，叩诊有移动性浊音；③妇科检查，子宫正常大小，后穹窿触痛，附件可触及边界不清的包块，有压痛；④血常规检查：白细胞正常或稍高，红细胞及血红蛋白下降；⑤血、尿HCG为阴性；⑥阴道后穹窿穿刺可抽出不凝血液；⑦出血严重者，可出现血压下降等生命体征变化。

（二）超声表现

1.二维灰阶超声表现

（1）子宫大小形态正常，内膜呈分泌期改变，宫腔内多无明显异常。

（2）典型黄体囊肿为锯齿状厚壁边界，中央可见低回声、等回声或混合回声（图4-2-1）。

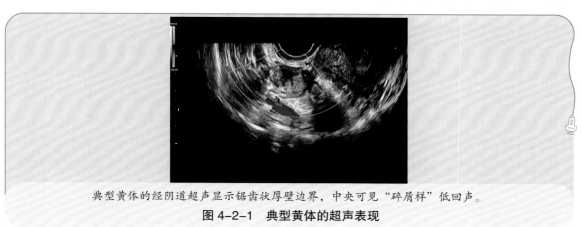

典型黄体的经阴道超声显示锯齿状厚壁边界，中央可见"碎屑样"低回声。

图 4-2-1　典型黄体的超声表现

（3）黄体囊肿超声表现呈多样性：因黄体出血、机化过程及检查时机不同，黄体囊肿声像表现各异，但仍有一定的规律可循。黄体囊肿出血分为3个阶段：早期新鲜出血期、中期血凝块形成期及晚期血凝块溶解期。早期黄体血肿出血量较少，表现为一侧附件区囊实性包块；中期出血量较多，可先表现囊肿增大，内部呈粗网结构（图4-2-2A）或血液凝固成血块（图4-2-2B）；晚期黄体血液被吸收后囊肿变小，通常直径为25～30 mm，此时与卵巢囊肿不易区分（图4-2-2C）。部分由于黄体生成素减退，黄体萎缩转变为腔内纤维组织增多的白体，黄体血肿声像图变为边界欠清、内部回声呈实性稍高回声，可在下次月经干净后复查消失。

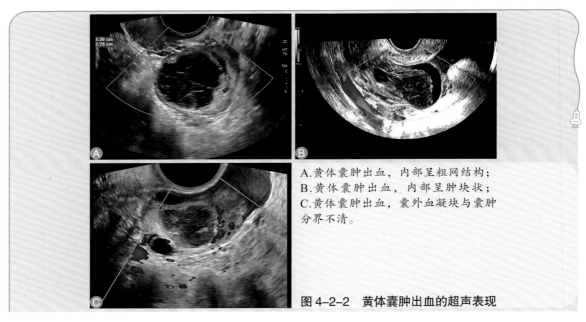

A.黄体囊肿出血，内部呈粗网结构；
B.黄体囊肿出血，内部呈肿块状；
C.黄体囊肿出血，囊外血凝块与囊肿分界不清。

图4-2-2 黄体囊肿出血的超声表现

（4）黄体破裂超声表现复杂且多变：黄体破裂时，附件区可有混合回声团块，团块与囊肿延续，且呈同步运动，其内可见卵巢回声，腹盆腔见液性暗区、内透声差，出血量多者盆腔见大量积血及血块。如果囊肿破裂，压力完全消失，可能探查不到囊肿及附件区肿块，仅直肠子宫陷凹、盆腔等部位见多少不等液性暗区，出血多时在肝周、脾周等腹腔内可见液性暗区，部分患者可见输卵管积液。

黄体破裂的超声表现可归纳为四种类型：①单纯卵巢囊肿型：多见破裂时间较短者，囊内液体未流出，呈"囊肿样"，边界尚清，未见壁连续性中断，囊外未见血凝块（图4-2-3A）；②卵巢囊肿并附件包块型：多见破裂时间稍长者，囊肿内液体未完全流出，边界欠清，可见壁连续性中断，囊外见血凝块与囊肿延续，且呈同步运动，其内可见卵巢（图4-2-3B）；③附件区包块型：多见破裂时间较长者，杂乱回声包块为血凝块，其内可见卵巢（图4-2-3C）；④腹盆腔大量积液型：囊肿破裂，压力完全消失，看不到囊肿及附件区肿块，仅盆腹腔液性暗区（图4-2-3D）。

2.彩色及频谱多普勒超声表现

黄体的颗粒黄体细胞层和卵泡膜黄体细胞层间形成广泛的毛细血管网，CDFI可显示典型黄体壁内"火环样"血流信号（图4-2-4A，图4-2-5）。黄体早中期血流速度较高，舒张期血流丰富，血流阻力较低，RI为0.40～0.58，黄体后期血流阻力逐渐升高，至经前达到最高（图4-2-4B）。

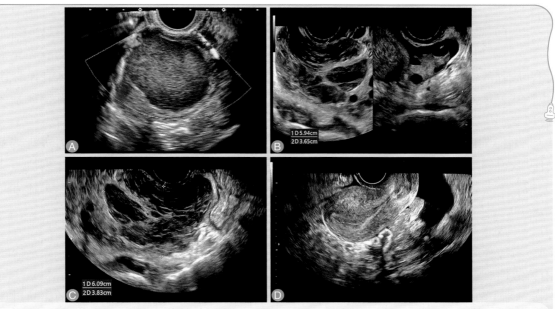

A.单纯卵巢囊肿型，经阴道超声显示囊内呈密集点状；B.附件囊肿并包块型，经阴道超声显示壁破裂、囊外血凝块与囊肿延续，其内见卵巢；C.附件包块型，经阴道超声显示杂乱回声包块，其内可见卵巢；D.腹盆腔大量积液型，经阴道超声显示仅盆腹腔液性暗区。

图 4-2-3　黄体破裂的 4 种超声表现

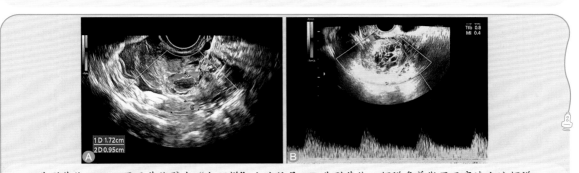

A.典型黄体，CDFI显示黄体壁内"火环样"血流信号；B.典型黄体，频谱多普勒显示高速血流频谱。

图 4-2-4　典型黄体的超声表现

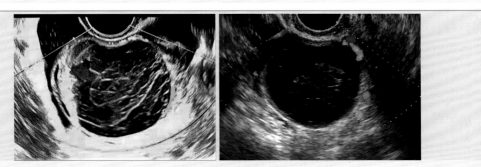

图 4-2-5　出血性黄体囊肿的 CDFI 表现

（三）技能要点与难点

（1）适度充盈膀胱，仰卧位，经腹超声检查，或者排空膀胱，截石位，经阴道超声检查。

（2）二维灰阶超声对盆腔进行全面观察，扫查子宫及附件区，观察宫腔内有无异常回声，腹盆腔有无积液，并估测积液量多少，双侧输卵管有无积液，观察附件区有无囊性肿块，并记录大小形态、内部回声特点等情况。同时扫查肾、输尿管及腹腔，排除泌尿系及腹腔病变。

（3）CDFI显示肿块内部及周边血流情况，并用脉冲多普勒对肿块血流信号进行多点采样，获得清晰的血流频谱，测量血流动力学指标，包括收缩期峰值流速、舒张末期流速、阻力指数等。对血流显示区进行频谱多普勒取样时，取样容积为1～2 mm，取样线与血流方向夹角<60°。

（四）鉴别诊断

黄体囊肿破裂声像表现与多种疾病相似，被称为"变色龙""模仿大师"，超声诊断富有挑战性。本病需与下列疾病相鉴别。

（1）与宫外孕相鉴别：部分黄体血凝块形成附壁环状强回声，与宫外孕的高回声环相似，两者又有相似的环状血流，容易误诊，可依据妊娠试验及包块与卵巢的关系相鉴别；妊娠试验阳性，宫内未见妊娠囊，卵巢内发现厚壁型高回声环时，需与卵巢妊娠时的妊娠黄体相鉴别，仔细观察双侧卵巢是否有黄体的特征，若在卵巢内找到2个环状血流团块，则要考虑卵巢异位妊娠。典型宫外孕破裂多有停经史，尿HCG阳性，后穹窿可抽出不凝血，超声表现为附件区混合回声包块或见孕囊，盆腔积液，不难做出诊断。月经史不详，尿HCG呈弱阳性或阴性，超声探查附件区无明显妊娠囊等不典型病例，依据黄体和宫外孕破裂超声表现特点（黄体破裂附件区囊性为主包块伴盆腔积液，宫外孕破裂附件杂乱混合回声包块伴盆腔积液），结合病史，多数可以鉴别。

（2）与囊腺瘤、巧克力囊肿、畸胎瘤相鉴别：黄体囊肿血凝块附着囊壁时与单房乳头状囊腺瘤较为相似，但后者的乳头状囊腺瘤常为多发，并可见血流信号或钙化小体，黄体的附壁血凝块可随体位移动；多房性囊腺瘤的鉴别要点在于血流特征，黄体有环状血流，囊腺瘤分隔带可见血流信号，轻推囊肿，黄体囊肿的分隔可见飘动、无血流信号；黄体早期新鲜出血与巧克力囊肿极为相似，超声鉴别困难，对于月经后半期来就诊的患者，巧克力囊肿的诊断需慎重，应动态观察囊肿声像图变化；畸胎瘤成分大多为脂肪、毛发和骨骼，其回声高于由血凝块组成的黄体内部回声，典型的黄体环状血流或短期内声像图变化大可排除畸胎瘤。

（3）与急性输卵管炎相鉴别：无停经史，两下腹持续性疼痛，无阴道流血，体温升高，阴道后穹窿穿刺可抽出渗出液或脓液。尿HCG阴性。超声表现两附件低回声区，边界模糊，与子宫粘连，血流信号较丰富。

（4）与卵巢囊肿蒂扭转相鉴别：卵巢囊肿蒂扭转无停经史，无阴道出血，阴道后穹窿穿刺阴性，尿HCG阴性。超声表现蒂部回声较杂乱，肿块包膜增厚、囊性包块显示"双边征"，肿块蒂上血流延伸至包块内，血流阻力增高。

（5）与卵巢肿瘤破裂出血、阑尾脓肿等相鉴别：与卵巢实性肿瘤破裂出血鉴别，其鉴别点在于实性部分的内部回声、血流及短期内的声像变化。

（五）超声诊断思路

根据黄体囊肿破裂超声表现的多样性、多变性特点，掌握黄体破裂超声表现各类型特征及黄体血肿演变过程（早期新鲜出血期→中期血凝块形成期→晚期血凝块溶解期）的声像变化规律、CDFI典型的环状或半环状血流信号，掌握相似病变的鉴别诊断要点。检查时不忘询问患者的病史，了解有无诱发破裂因素存在，观察患者有无痛苦、贫血面貌等症状，结合实验室检查做出超声诊断。

（六）典型病例

病例1：患者女性，30岁，自述无明显诱因左下腹痛4小时，疼痛剧烈，伴头晕、冷汗、腰酸等症状，休息后无明显缓解。妇科检查：已婚已产式，阴道畅，宫颈光滑，未见脓性分泌物，后穹窿触痛，行后穹窿穿刺抽出5 mL不凝血，检验结果：HCG（-），白细胞计数9.4×10^9/L，红细胞计数3.1×10^{12}/L，血红蛋白81.8 g/L。临床诊断：腹痛待查，中度贫血，黄体破裂（？）。急诊经阴道超声检查：子宫大小形态、回声未见异常，内膜厚为6 mm（图4-2-6A）；右侧卵巢和回声正常；左侧附件区可见一不规则囊性混合回声团块（图4-2-6B），内部呈粗网结构（图4-2-6C），约为40 mm×38 mm×26 mm；腹盆腔见液性暗区，内透声差，盆腔液暗区较深处约为42 mm，肝周、脾周见少量液性暗区（图4-2-6D）。超声提示左侧附件区囊实混合回声伴腹盆腔积液、积血，考虑左侧卵巢黄体囊肿破裂可能，建议结合临床。

超声诊断要点：①病史：年龄在20~40岁好发期，起病急骤，下腹突然剧痛，无阴道出血及停经史；②好发时间：出现在月经前1周；③实验室检查：HCG（-），白细胞计数9.4×10^9/L，红细胞计数3.1×10^{12}/L，血红蛋白81.8 g/L；④妇科检查：未见明显异常；⑤超声表现：子宫大小、形态、回声未见异常，左侧附件区囊性混合回声团块，内部呈粗网结构，周边可见半环状或环状血流信号，腹盆腔液暗透声差。本病例中，超声表现结合患者临床表现及实验室检查，诊断为黄体破裂。黄体破裂多发生在性生活、排便之后，本患者无明显诱因，增加了诊断难度。

病例2：患者女性，21岁，自述同房后右下腹痛4小时，疼痛剧烈，伴手脚冰冷，休息后无明显缓解。妇科检查：未婚未产式，阴道畅，宫颈光滑，无举痛，未见脓性分泌物，后穹窿穿刺抽出5 mL不凝血。检验结果：HCG（-），白细胞计数9.6×10^9/L，红细胞计数3.3×10^{12}/L，血红蛋白85.8 g/L，临床诊断：腹痛待查，黄体破裂（？）。经阴道超声检查：子宫大小、形态、回声未见异常，内膜厚为12 mm，左侧卵巢回声正常，右侧附件区可见一形态不规则囊肿，大小约为51 mm×36 mm×17 mm，壁塌陷并见破口，与右侧卵巢分界不清；腹盆腔见大量游离液性暗区（图4-2-7）。超声显示右侧附件区囊肿伴腹盆腔大量积液，考虑右侧卵巢黄体囊肿破裂可能，请结合临床。

超声诊断要点：①诱因：发生在性生活之后；②病史：21岁是该病好发期，起病急骤，下腹突然剧痛，无阴道出血及停经史；③好发时间：多出现在月经前1周；④实验室检查：HCG（-）；⑤妇科检查：右侧附件区压痛，后穹窿穿刺抽出5 mL不凝血；⑥超声表现：子宫内膜呈分泌期改变，右侧附件区形态不规则囊肿，壁塌陷并见破口，与右侧卵巢分界不清，囊肿周边可见环状血流信号，腹盆腔见大量游离液性暗区。本病例超声表现为右侧附件区形态不规则囊肿，结合患者腹痛诱因及病史，其临床表现及声像图特征均较典型，诊断黄体破裂并不困难。

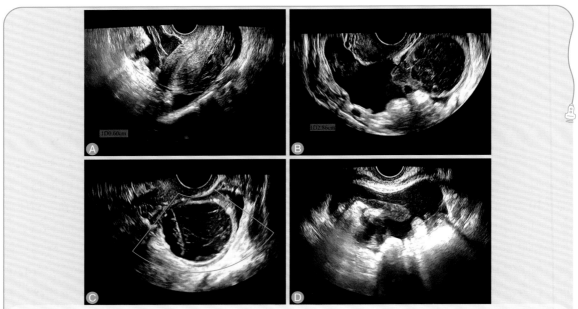

A.经阴道超声显示正常子宫及其周围积液、积血；B.经阴道超声显示左侧附件区囊性混合回声团块伴盆腔积液；C.CDFI显示囊肿内部呈粗网结构、周边环状血流信号；D.二维灰阶超声显示腹盆腔积液。

图4-2-6 左侧卵巢黄体破裂的超声表现

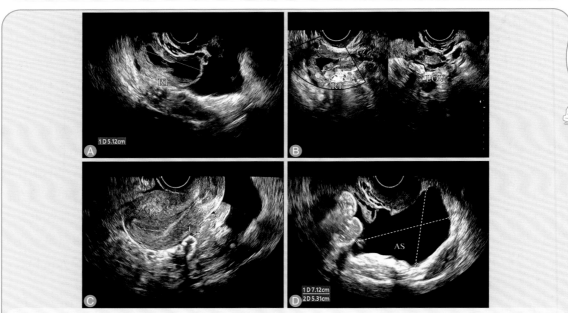

A.经阴道超声显示右侧附件可见一形态不规则囊肿，壁塌陷并见破口，盆腔积液；B.经阴道超声显示塌陷囊壁见环状血流信号，左侧卵巢正常；C.经阴道超声显示子宫正常，内膜较厚，盆腔积液；D.经阴道超声显示腹盆腔积液。RT：右侧附件；LOV：左侧卵巢；UT：子宫；AS：积液。

图4-2-7 右侧卵巢黄体破裂的超声表现

（蔡建华）

第三节　卵巢囊肿蒂扭转

（一）临床与病理

1.疾病定义与流行病学

卵巢囊肿蒂扭转是卵巢继发囊肿后，支撑卵巢的卵巢固有韧带和骨盆漏斗韧带发生扭转的疾病，也可以与输卵管、血管等扭转而成，是一种常见的妇科急腹症。该病的发病率为2.7%～3.0%，多发生于生育期妇女，属于继发性的卵巢扭转。

2.病因与病理生理

（1）病因：所有引起卵巢重心偏移的危险因素，如剧烈活动、突发性的体位改变、排空过度充盈的膀胱。卵巢肿块的疾病中，卵巢过度刺激征、成熟的畸胎瘤及浆液性囊腺瘤，较易发生蒂扭转，特殊时期如妊娠期女性因早期激素作用，易出现黄体囊肿，并且韧带松弛，加之子宫增大，推挤卵巢，使得卵巢囊肿蒂扭转的风险增高。新生儿及婴幼儿卵巢由腹部下降至盆腔不完全，位置较高，活动度大，易出现扭转。

（2）病理生理改变：早期扭转时，静脉回流受阻，导致充血或血管破裂出血，致使肿物或卵巢迅速增大，晚期动脉血流受阻，内部发生坏死变成紫黑色，可感染甚至破裂。

3.临床表现

（1）症状：缺乏特异性，生化指标不敏感。典型症状是突发性的单侧下腹剧烈疼痛，多发于右侧，因盲肠蠕动较剧烈致右侧卵巢的活动范围更大。同时可伴恶心、呕吐甚至休克，也可出现背部放射痛。

（2）体征：可触及患侧包块及局部压痛。

（二）超声表现

1.二维灰阶超声表现

（1）患侧附件区可见囊性包块，内部的回声随时间及血流受阻程度的不同出现出血或坏死。

（2）"滤泡环征"：早期的静脉回流受阻导致卵巢基质充血水肿，卵巢体积可增大，中央回声可增强，当动脉受阻时亦可出现坏死形成液性暗区，窦状卵泡被挤至外周皮质，环绕卵巢，称为"滤泡环征"。但当卵巢完全坏死或囊肿过大挤压时，亦无法探及窦状卵泡。

（3）"漩涡征"：是蒂扭转的典型直接征象，蒂呈"同心圆样"改变，患侧附件区可见条索状低回声，为扭转的蒂部。漩涡的位置可位于卵巢内侧，也可位于外侧。但囊肿过大或者扭转度数小时亦无法显示"漩涡征"。

（4）若血流受阻，可见囊性包块壁的增厚水肿，一般＞3 mm。

（5）盆腔可出现积液，蒂扭转后肿物充血导致的渗出。

2.彩色与频谱多普勒超声表现

早期压迫蒂中的卵巢静脉，所以探查不到或只能探查到很少的静脉血流频谱，以动脉频谱为主，但其内动脉血流阻力指数增高，舒张期动脉血流可消失，随着扭转程度和时间的推移，动脉血流受阻乃至消失，最终探查不到血流信号。中心静脉血流消失是判断卵巢是否坏死的指征，对于卵巢功能的判断至关重要。

（三）鉴别诊断

卵巢囊肿蒂扭转需要与一些盆腔的急腹症相鉴别。

（1）与宫外孕相鉴别：宫外孕患者必须有过性生活，有停经史，HCG阳性，附件区包块可为囊性，也可为囊实性，没有扭转的蒂。

（2）黄体破裂：患者有明显的剧烈运动史，一般处于黄体期，多是混合回声团块，盆腔积液一般不是透亮的无回声区，无扭转的蒂。

（3）与盆腔炎相鉴别：盆腔炎患者除盆腔的混合回声团块，边界不清晰外，急性发作一般会有发热及白细胞升高等，无扭转的蒂。而卵巢囊肿蒂扭转多见扭转的蒂结构，可出现"滤泡环征"及卵巢内血流消失。

（四）典型病例

患者女性，28岁，因"4天前搬重物后出现右下腹持续性隐痛，呕吐1次"就诊。无其他放射痛，目前无恶心、呕吐。体格检查：腹软，压痛（＋），以右下腹为甚，墨菲征阴性，移动性浊音（－）。婚育史：G0P0（孕0产0）有性生活史。月经史：每次持续4～5天，周期30天，末次月经为出现腹痛前15天。既往史：阑尾炎切除术。超声检查：左侧附件区无回声团块（图4-3-1A），约为100 mm×86 mm×65 mm，内见分隔，内部回声欠均匀，见少量点状等回声，后壁回声增强，壁薄约为2 mm，其旁探及一约为20 mm×14 mm的低回声团，内见血流信号（图4-3-1B）。超声诊断：考虑左侧附件区囊肿蒂扭转可能。术中所见：左侧卵巢囊肿蒂部扭转180°，与子宫后壁及部分肠系膜粘连，局部见1 cm左右破裂口，见暗红色浓稠液体流出，左侧输卵管外观无异常。左侧卵巢残余皮质较多，外观无异常。病理诊断：（左侧卵巢）巧克力囊肿。术后诊断：左侧卵巢巧克力囊肿蒂扭转并囊肿破裂。

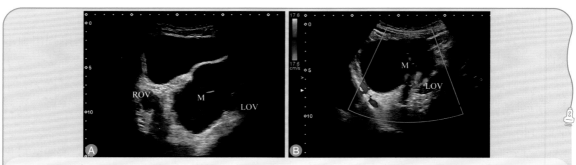

A.经阴道超声显示左侧附件区无回声团块，内见分隔，壁稍毛糙，内见少量点状等回声；B.CDFI显示左侧附件区囊肿蒂扭转。LOV：左侧卵巢。ROV：右侧卵巢。M：团块。

图4-3-1 左附件区囊肿蒂扭转的超声表现

（王梦萦）

参考文献

[1] 刘晓娟，范爱萍，薛凤霞.《2015年美国疾病控制和预防中心关于盆腔炎性疾病的诊治规范》解读

[J]. 国际妇产科学杂志，2015，42（6）：3.

[2] 中华医学会妇产科学分会感染性疾病协作组. 盆腔炎症性疾病诊治规范（2019修订版）[J]. 中华妇产科杂志，2019，54（7）：433-437.

[3] 沈铿，马丁. 妇产科学[M]. 3版. 北京：人民卫生出版社，2015.

[4] BARBARA L，HOFFMAN，JOHN O，et al. Williams gynecology[M]. 3th ed. New York：McGraw-Hill Education，2016.

[5] 许健. 彩色多普勒超声在附件扭转鉴别诊断中的价值研究[J]. 南通大学学报（医学版），2018，38（6）：478-479.

[6] 潘高升，刘干辉，程英，等. MR不同序列在诊断出血梗死性卵巢蒂扭转的价值[J]. 中国CT和MRI杂志，2019，17（6）：111-112，136.

[7] 曹泽毅. 中华妇产科学[M]. 北京：人民卫生出版社，2000.

[8] 张化诚，陈常佩. 妇产科超声诊断学图解[M]. 1版. 北京：人民军医出版社，2012.

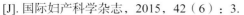

第四章
妇科急症

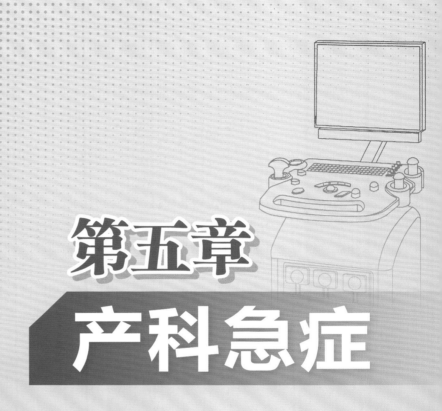

第五章
产科急症

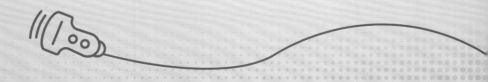

妊娠是指胚胎和胎儿在母体子宫内生长发育的过程，是精子卵子开始结合至胎儿及其附属物娩出的整个过程。整个孕期中产前超声检查是首选的、最重要的检查方法。要学习产前超声诊断的危急重症就必须要先了解正常妊娠的声像图。

在妊娠的6~7天受精卵开始在子宫内膜着床，发育到第8周会有80%的胚胎因各种原因而流产，无法形成正常的胎儿。妊娠整个过程为40周，孕13周之前为早期妊娠，孕14~27周为中期妊娠，孕28周后为晚期妊娠。每个时期观察的内容不同，危急重症的表现也根据各期正常妊娠表现不同而各不相同。

早孕期超声检查要确定妊娠囊的着床部位，着床于子宫内膜以外的都是异位妊娠，需核实孕周及了解胚胎发育情况。早孕期正常声像图表现（经阴道彩色多普勒超声）：约孕5周时，子宫中上部可见一圆形或椭圆形无回声区，有"双环征"；约孕5.5周时，囊内可见卵黄囊（圆形薄壁无回声）；孕6周时，可见胎芽，随时间推移，胚胎逐渐长大并清晰（图5-1）。

中晚孕期超声检查要确定胎儿数目、方位、胎儿是否存活及胎儿附属物（图5-2）及胎儿本身的发育情况。胎儿自身发育情况一般不会引起产科危急重症。但是胎儿附属物的一些异常会引起产科危急重症，如前置胎盘、胎盘早剥、胎盘植入、血管前置、脐带打结等均可引起胎儿的死亡。胎盘的问题最常引起产科重症，因此，医师须知道正常胎盘的超声表现。正常胎盘呈圆形，边缘薄，厚度为2~4 mm，内为均匀高回声，与子宫肌层分界清晰。超声检查是孕检中首要的检查方法，熟悉正常中晚孕的超声表现，有利于及时发现并处理以上危急重症情况，从而从根源上减少胎儿的死亡率。

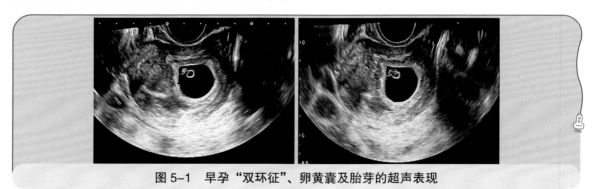

图 5-1 早孕"双环征"、卵黄囊及胎芽的超声表现

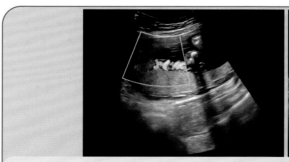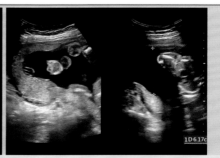

图 5-2 中晚孕胎盘、脐带插入点的超声表现

第一节　流　产

（一）临床与病理

1.疾病定义

妊娠不满28周，胎儿体重不足1000 g而终止妊娠者为流产。按时间分为孕12周之前的早期流产和孕12周之后的晚期流产，按人为因素分为人工流产和自然流产（生化妊娠也属于自然流产），按流产过程分为先兆流产、难免流产、不全流产、完全流产和稽留流产。

2.病因与病理生理

流产的原因主要包括受精卵异常及母体因素导致，孕8周前因受精卵异常导致的流产约占80%；母体因素包括生殖器畸形、全身性疾病、内分泌功能失调、HCG、孕激素等。早期流产由于胚胎先死亡后底蜕膜出血，造成绒毛与蜕膜层分离，已分离的胚胎组织引起子宫收缩而被排出。孕12周之后胎盘形成，流产时先有腹痛，然后撑出胎儿或胎死宫内。

3.临床表现

一般临床表现为孕龄期女性有停经史，妊娠试验阳性，主要症状为阴道流血和腹痛。不全流产时，严重者可致大出血甚至休克。

不同时期的流产因病理生理的不同，其症状有所差别：早期流产是临床上先有出血症状后才有腹痛；而晚期流产先腹痛再出血。此外，流产的过程不同，其表现也有所不同。

（二）超声诊断

按照流产过程的不同，其相对应的超声表现各不相同。

1.先兆流产

先兆流产指妊娠28周前出现少量阴道流血，无妊娠物排出，随后可出现阵发性下腹痛或腰背痛。妊娠试验阳性，此前可行保胎治疗。

（1）超声表现：超声检查常无异常表现，子宫大小与孕周相符，胚芽或胎儿存活，宫颈内口紧闭。少部分先兆流产患者可表现为妊娠囊一侧局限性新月形无回声区或"云雾样"低回声区。当剥离面积进行性增大时胚胎发育停止，转变为难免流产。

（2）鉴别诊断：有宫内积血的先兆早产需要与双胎妊娠相鉴别。双胎妊娠的无回声区内可见"双环征"、卵黄囊、胚芽；先兆流产内的液性无回声暗区是新月形的，其强回声壁不明显，无回声区内未见卵黄囊和胚芽。

2.难免流产

难免流产指流产不可避免。在先兆流产的基础上，阴道流血增多，阵发性下腹痛加剧，或出现阴道流液（胎膜破裂）。妇科检查宫口已扩张或胚胎组织堵塞宫颈口，子宫大小与孕周相符或略小。

（1）超声表现：宫颈内口已开，孕囊可部分下移至宫颈内口或宫颈管，孕囊变形呈葫芦状，胚胎死亡并可见宫腔积血（图5-1-1）。另外，胚胎停育的流产症状迟早会发生，也属于难免流产。

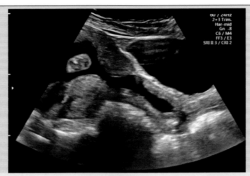

宫颈内口呈U型开放，胎儿下降至宫颈内口上方。

图5-1-1　难免流产示意

（2）鉴别诊断

1）与宫颈妊娠相鉴别：宫颈妊娠是宫颈膨大、内口闭合，CDFI可见丰富的滋养血管；难免流产时宫颈内口开放，CDFI未见明显血流信号。

2）与异位妊娠相鉴别：异位妊娠时宫腔积血可表现为假妊娠囊，需与胚胎停育的空妊娠囊相鉴别，特别是异位妊娠包块较小时，经腹超声易将假妊娠囊误诊为胚胎停育，鉴别点为假妊娠囊周边为子宫内膜，无"双环征"，其形态与宫腔一致。

3.不全流产

难免流产继续发展，部分妊娠物排出宫腔，还有部分残留于宫腔内或嵌顿于宫颈口处，或胎儿排出后胎盘滞留影响子宫收缩，导致大出血甚至发生休克。妇科检查发现宫颈口已扩张并有出血，子宫小于孕周。

（1）超声表现：部分妊娠物排出宫腔，宫腔内仍见混合回声团，CDFI检查无明显血流信号，但相邻子宫肌层内可见局灶性血流信号（图5-1-2）。

（2）鉴别诊断：与宫内占位性病变相鉴别：如息肉等病变，息肉时宫腔内高回声团与肌层分界清，CDFI于周围肌层显示血流信号不明显，患者没有停经史，HCG正常。不全流产者有停经史，HCG增高。

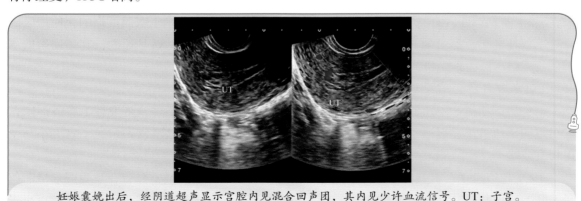

妊娠囊娩出后，经阴道超声显示宫腔内见混合回声团，其内见少许血流信号。UT：子宫。

图5-1-2　不全流产的超声表现

4.完全流产

完全流产指妊娠物完全排出，阴道流血逐渐停止，腹痛逐渐消失。妇科检查宫颈口关闭，子宫接近正常子宫大小。

（1）超声表现：妊娠物已全部排出，子宫接近正常，宫腔线清晰或见少量宫腔积液（图5-1-3）。

（2）鉴别诊断：与正常子宫相鉴别：正常例假期子宫也会有阴道流血；完全流产者会有月经延迟，HCG升高，还有腹痛的临床表现。

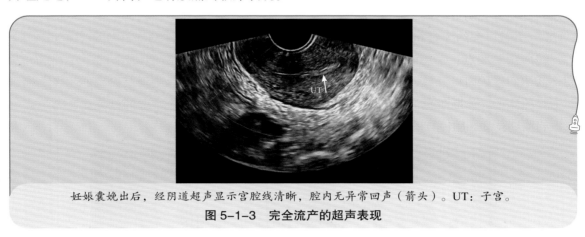

妊娠囊娩出后，经阴道超声显示宫腔线清晰，腔内无异常回声（箭头）。UT：子宫。

图 5-1-3 完全流产的超声表现

5.稽留流产

稽留流产又称为过期流产，指胚胎或胎儿在宫内死亡未及时排出体外，子宫不随孕周增大反而缩小。妇科检查宫颈口关闭，子宫小于孕周，未闻及胎心。

（1）超声表现：①胚胎或胎儿已死亡，无胎心搏动。宫颈内口未开，子宫较孕周小；②妊娠囊存在者，妊娠囊囊壁皱缩变形，囊壁回声减弱、变薄，内壁粗糙；③妊娠囊消失者，宫腔内回声杂乱，不能分辨妊娠囊和胚胎结构，呈团块状实质回声及低或无回声杂乱分布，CDFI显示实质性团块周边可见较丰富血流信号。

（2）鉴别诊断：与葡萄胎相鉴别：葡萄胎时，子宫大于孕周，内呈蜂窝状回声，CDFI显示血流信号不明显；稽留流产时，子宫小于孕周，内回声杂乱，CDFI显示血流信号丰富。

（三）诊断要点与难点

1.超声诊断要点

（1）患者有停经史及妊娠试验阳性，但伴随流产的进行可有HCG的不翻倍或进行性下降。

（2）不同程度的阴道流血及腹痛。

（3）典型的各类型流产的超声图像。

2.超声诊断难点

产的诊断难点主要是不同类型流产的鉴别，包括先兆流产时孕囊周围的无回声暗区与双孕囊的鉴别、难免流产时若孕囊下移至宫颈管与宫颈妊娠的鉴别等。

（四）超声诊断思路

（1）患者为孕龄期女性，有停经病史。

（2）实验室检查尿或血HCG阳性。

（3）有出血或腹痛的临床表现。

（4）根据不同的超声表现来判定患者流产类型。

（五）典型病例

患者女性，36岁，孕3产1，孕22^{+6}周。定期产检未见异常，自述2个月前偶感下腹部隐痛伴发紧发硬，无阴道流血、流液等。超声检查：常规四维彩色超声检查提示孕妇宫颈内口呈"U型"开放，深约为41 mm，宽度约为18 mm，残余宫颈长度为3~4 mm（图5-1-4）。

超声诊断要点：①患者36岁，孕3产1，孕22^{+6}周；②近2个月有下腹部隐痛伴发紧、发硬；③孕妇宫颈内口开放，残余宫颈变短，结合该患者病史、临床表现及典型的超声表现诊断为难免流产。诊断难免流产应注意避免误诊：①对于孕囊下移至宫颈的难免流产需与宫颈妊娠相鉴别；②胚胎停育的情况需与异位妊娠时宫内"假孕囊"相鉴别。

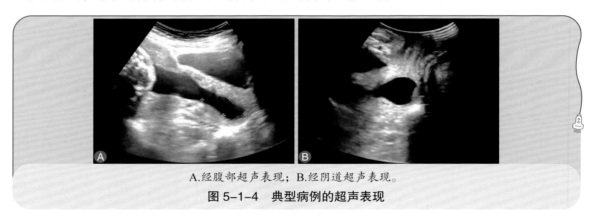

A.经腹部超声表现；B.经阴道超声表现。

图 5-1-4　典型病例的超声表现

（陈　丽　姚　彩）

第二节　异位妊娠

（一）临床与病理

1.疾病定义

异位妊娠（ectopic pregnancy）又称为宫外孕（extrauterine pregnancy），是指植入在子宫内膜腔以外部位的妊娠。其好发部位依次为输卵管壶腹部（78%）、输卵管峡部、输卵管伞部、间质部、子宫（包括宫颈、残角、子宫瘢痕）、卵巢、腹腔、腹膜后、纵隔等（图5-2-1）。其作为妇产科最常见的急腹症之一，发病率已呈逐年上升趋势，成为孕早期死亡的最主要原因。不同类型异位妊娠病因及危险因素稍有差别，大致包括既往宫腔器械操作，输卵管、宫颈或子宫手术，既往异位妊娠史或流产史、体外受精-胚胎移植术、子宫畸形、平滑肌瘤、宫腔粘连、剖宫产史、宫内节育器等。

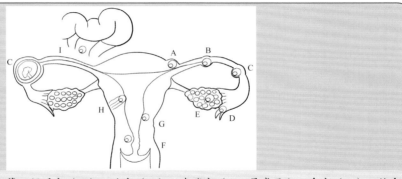

异位妊娠有95%发生于输卵管：间质部（A），峡部（B），壶腹部（C，最常见），伞部（D）；输卵管以外部位：卵巢（E），宫颈（F），剖宫产瘢痕（G），肌层瘢痕（H）及腹腔（I）。

图 5-2-1 异位妊娠发生部位示意

2.病理生理

输卵管由黏膜层、肌层及浆膜层构成，发生妊娠时，由于其孕囊种植处无内膜组织，合体滋养层及细胞滋养层侵入异位种植处的肌层，后生成滋养组织附着于肌层。随着滋养层组织的生长，种植处扩张并易于破裂，从而产生盆腔出血的急腹症表现；若一些滋养层组织与附着的肌层发生分离，妊娠组织可从植入处排出从而发生流产，此类多无明显临床症状，偶尔也可存活导致腹腔妊娠。

3.临床表现

有近1/3病例无临床症状，大部分病例有以下症状和体征。

（1）症状：停经史（多有6~8周停经史，但有20%~30%患者无明显停经史）、腹痛（主要症状）、不规则阴道出血，部分患者因腹腔出血可有晕厥与休克。

（2）体征：①一般情况：腹腔出血较多可有贫血貌。大量出血可出现面色苍白、脉搏快速而细弱、血压下降等休克表现；②腹部检查：下腹部可有压痛及反跳痛，随病情发展可遍及全腹，出血较多时，叩诊可有移动性浊音；③盆腔检查：子宫可略大，阴道内常见少量血液，宫颈可有抬举痛，出血多时子宫有漂浮感，盆腔可触到包块，后穹窿穿刺抽出不凝血提示有血腹症；④血β-HCG：异位妊娠时其水平较宫内妊娠低；⑤阴道后穹窿穿刺可抽出暗红色不凝血。

（二）超声诊断

宫腔内未见妊娠囊结构，10%~20%患者宫腔内可见液性暗区，形成所谓"假孕囊"征象，即积液周围环绕单层高回声蜕膜组织，类似孕囊的"双环征"。其他特征性超声表现根据妊娠囊植入部位及结局转归不同而有所不同。

1.输卵管妊娠

（1）根据发展进程，输卵管妊娠的超声表现可分为4种类型。

1）未破裂型：卵巢与子宫间可见一妊娠"囊样"类圆形高回声结构，壁厚回声高，中央呈无回声，停经6~7周可于无回声区内观察到卵黄囊、胎芽及原始心管搏动。CDFI于胚胎内见闪烁的血流信号，并于该高回声结构周围探测到类滋养层组织血流频谱（图5-2-2）。

2）破裂型：卵巢与子宫间肿块边界不清、形态不规则，表现为内部回声较杂乱的混合回声，孕囊结构难辨清，盆腹腔可见内有大量细密点状回声或云雾状回声的游离液性暗区。CDFI显示肿块内散在点状血流信号（图5-2-3）。

3）流产型：卵巢与子宫间肿块较破裂型小，孕囊结构有时可辨认，盆腔可见少量游离液性暗区，CDFI可于肿块周边探及类滋养层组织血流频谱。

4）陈旧型：卵巢与子宫间肿块边界清，回声以实性为主，呈中等至高等不均匀回声，可有少量盆腔积液，CDFI显示肿块内血流信号不明显，偶可探查到怪异型血流频谱。

（2）鉴别诊断

1）与外生型黄体相鉴别：外生型黄体可观察到部分黄体周围有新月形卵巢组织，即"爪抱征"，同时用探头推挤卵巢发现肿块附着于卵巢上并与其一起移动。

2）与输卵管血肿相鉴别：附件区肿物表现为管状或卵圆形，CDFI未见血流信号。

3）与变性的带蒂肌瘤相鉴别：CDFI可显示变性的带蒂肌瘤供血血管来自子宫。

4）与盆腔脓肿相鉴别：盆腔脓肿多表现为多房性结构，并可根据发热及妊娠试验阴性的临床特点进行诊断。

5）与肠管相鉴别：静态观察可发现"肠管蠕动征"，伴随其内容物或气体的形态变化。

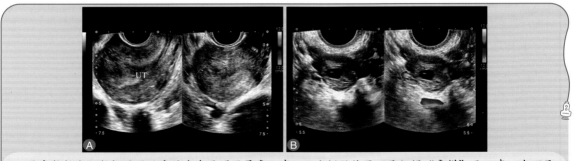

A.子宫长轴和短轴切面显示宫腔内未见明显孕囊回声；B.右侧附件区可见妊娠"囊样"无回声，内可见卵黄囊及点状胚芽，CDFI可显示原始心管搏动。

图 5-2-2　输卵管妊娠未破裂型的超声表现

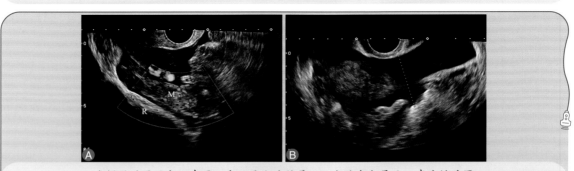

A.右侧附近区混合回声团，内可见血流信号；B.盆腔内大量无回声液性暗区。

图 5-2-3　输卵管妊娠破裂型的超声表现

2.间质部妊娠

间质部妊娠为输卵管妊娠的一种特殊类型，孕囊植入于子宫肌层内的输卵管间质部。

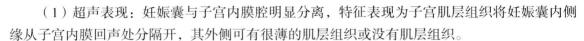

（1）超声表现：妊娠囊与子宫内膜腔明显分离，特征表现为子宫肌层组织将妊娠囊内侧缘从子宫内膜回声处分隔开，其外侧可有很薄的肌层组织或没有肌层组织。

（2）鉴别诊断

1）与宫角妊娠相鉴别：宫角妊娠的妊娠囊位于宫底部子宫内膜腔外侧角，属于宫内妊娠。

2）与外生型浆膜下子宫肌瘤中央囊性变相鉴别：CDFI可显示自子宫延伸至肌瘤的供血血管，而妊娠囊倾向于表现为外周血管环。

3.宫颈妊娠

受精卵种植于宫颈内口以下宫颈壁。

（1）超声表现：妊娠囊位于子宫颈壁内，与宫颈管分离。妊娠后期宫颈增大，与宫体构成葫芦或"沙漏样"改变，中间的"腰带"位于宫颈内口处。CDFI可显示妊娠囊壁的血管和从宫颈壁延伸出来的供血血管。

（2）鉴别诊断：主要与难免流产妊娠囊脱落至宫颈管内相鉴别。难免流产妊娠囊脱落至宫颈管内的妊娠囊位于宫颈中央，横切面扫查时周围的宫颈壁厚度对称，妊娠囊边缘可不规则、变频或皱褶，CDFI于其周边未探及供血血管。

4.子宫肌层或剖宫产瘢痕妊娠

（1）超声表现：于宫颈上方剖宫产瘢痕处探及一血供丰富的三角形混合回声团，或妊娠囊自宫腔延伸至子宫下段前壁肌层内（图5-2-4）。

（2）鉴别诊断：主要与宫颈妊娠相鉴别。两者区别在于妊娠囊与宫颈内口关系的辨认：瘢痕妊娠种植于宫颈内口上方，宫颈妊娠种植于宫颈内口下方的宫颈壁内。

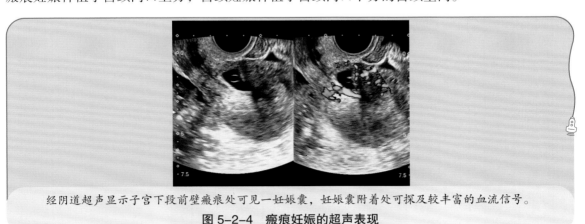

经阴道超声显示子宫下段前壁瘢痕处可见一妊娠囊，妊娠囊附着处可探及较丰富的血流信号。

图 5-2-4　瘢痕妊娠的超声表现

5.残角妊娠

残角妊娠指发生于残角子宫的异位妊娠，多发生于Ⅰ型及Ⅱ型残角子宫，于3～6个月发生残角子宫破裂多见。通常认为残角子宫妊娠的发生可能是精子或者受精卵从宫腔间的交通或从对侧输卵管经腹腔外游至残角子宫种植所致。

（1）超声对残角子宫妊娠的诊断敏感度随着妊娠进展至12周后进一步降低，早期妊娠表现为：一侧子宫仅探及单侧宫角内膜回声；一侧附件区探及与单角子宫相连、血供相通的中等回声包块，其至于其内可见妊娠囊或妊娠"囊样"结构。

（2）鉴别诊断：主要与间质妊娠、双角或纵隔子宫妊娠相鉴别。鉴别时主要观察宫颈管与妊娠附着处内膜有无连续性，难以判断时可借助三维超声或MRI检查来鉴别。

6.卵巢妊娠

卵巢妊娠罕见，不到所有类型的1%。

（1）超声表现：①未破裂型：一侧卵巢增大，形态不规则，其内可见一壁厚环状囊性回声，外周包绕血管环，部分于环状回声内可见卵黄囊甚至胎芽；②破裂型：与输卵管妊娠破裂型表现相似。

（2）鉴别诊断：卵巢妊娠的超声表现与黄体破裂或出血性黄体相似，但卵巢异位妊娠发病率极低，同时可依靠特征性的彩色多普勒超声特点及妊娠试验进行鉴别。

7.腹腔妊娠

腹腔妊娠约占所有异位妊娠的1.4%，分为原发性和继发性，后者更为常见。原发性是由卵细胞在腹腔受精并直接种植，继发性可由存活的输卵管妊娠或卵巢妊娠破裂后种植而来，常发生于腹膜、网膜或肠、脾脏等。胎儿位置异常及羊水过少是其常见的超声特点。

（1）超声表现：妊娠部位周围无肌组织包绕，并可见子宫移位于直肠子宫陷凹深处。

（2）诊断要点：避免误诊为宫内妊娠。因此检查时应注意位于妊娠囊及母体膀胱间并包绕妊娠囊的子宫肌组织的存在，同时应评估宫颈管与前后壁子宫肌层的连续性是否完好。

8.复合妊娠

复合妊娠指宫内宫外妊娠同时发生，多见于辅助生殖技术和促排卵受孕者。

（1）超声表现：宫内及宫外妊娠囊并存，有时可观察到胎芽及胎心的存在（图5-2-5）。

（2）诊断要点：易漏诊宫外妊娠，医师可能误以为发现宫内妊娠即不可能有宫外妊娠的存在。因此，在对于实施了辅助生殖技术的患者进行检查时必须提高警惕排除宫外妊娠的存在。对于有辅助生殖病史，发现宫内妊娠及附件肿块的患者需严密观察。

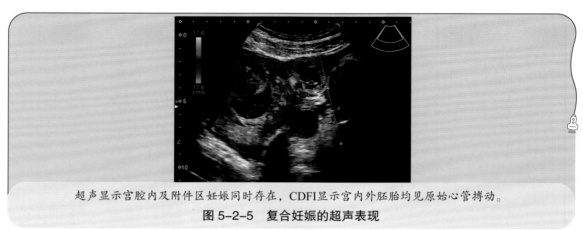

超声显示宫腔内及附件区妊娠同时存在，CDFI显示宫内外胚胎均见原始心管搏动。

图 5-2-5　复合妊娠的超声表现

（三）诊断要点与难点

1.超声诊断要点

（1）停经史及妊娠试验阳性：需注意部分患者可能将异位妊娠破裂或流产导致的阴道流

血认为是月经来潮而否认停经史。

（2）临床表现有或无腹痛、阴道流血，查体可于附件区等有按压痛，妊娠破裂出血量较多者腹部叩诊可有移动性浊音。

（3）各种不同部位异位妊娠的典型声像图表现。

2.超声诊断难点

（1）部分患者没有明确的停经史，首发症状不是典型的腹痛流血的异位妊娠易被忽略。

（2）异位妊娠包块不明显、诊断困难，注意寻找卵巢内的黄体。

（3）间质部妊娠与宫角妊娠的鉴别诊断，宫颈妊娠与难免流产至宫颈管的鉴别诊断。

（4）宫内和宫外同时发生的复合妊娠易忽略宫外的异位妊娠。

（四）超声诊断思路

（1）患者为孕龄期女性，有或无明显的停经史。

（2）实验室检查提示尿或血HCG阳性。

（3）患者可有出血或腹痛的症状，查体有附件区按压痛或提示腹腔出血的表现。

（4）患者典型的声像图表现。

（五）典型病例

病例1：患者女性，42岁，孕2产1，停经45天。辅助检查：HCG（＋）。超声检查：经阴道超声检查显示宫腔内未见明显孕囊样无回声；左侧卵巢旁探及一混合回声团，大小约为28 mm×26 mm，内可见一妊娠"囊样"无回声，形态欠规整，大小约为18 mm×5 mm，内可见卵黄"囊样"无回声环及一长约为3 mm的"胎芽样"组织，CDFI于该"胎芽样"组织内可见点状血流信号（图5-2-6）。

超声诊断要点：①患者女性，42岁，停经45天；②辅助检查：HCG（＋）；③经阴道超声显示宫腔内未见孕囊，左侧卵巢旁见一胚胎存活的妊娠囊组织，结合该患者病史、临床表现及典型的超声表现诊断为左侧输卵管妊娠明确。输卵管妊娠应仔细观察以下几点：①宫内有无妊娠囊；②卵巢旁有无异常回声团块，同时该团块内能否辨认出孕囊、卵黄囊及胎芽结构，一般仅于未破裂型及少部分流产型输卵管妊娠可清晰显示上述结构，同时应参考HCG数值可辅助诊断；③紧紧抓住停经病史及HCG（＋）的临床特征，以便与其他盆腔"包块"相鉴别。

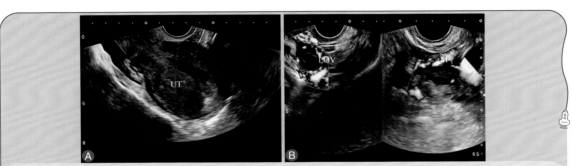

A.子宫长轴切面显示宫腔内未见孕囊组织；B.左侧卵巢（LOV）旁可见妊娠"囊样"回声，其内见卵黄囊（M）。UT：子宫。

图5-2-6　典型病例的超声表现（病例1）

病例2：患者女性，29岁，孕4产0，孕61天，因"胚胎移植术后36天，突发腹痛6小时余"入院。妇科检查：宫颈光滑，举痛阳性；宫体前位，鸭蛋大小，压痛；左侧附件区压痛。超声检查：经腹超声检查显示子宫前位，宫腔内见一妊娠囊，大小约为32 mm×18 mm，其内可见2个卵黄囊及2个胚芽，胚芽长度分别约为10.8 mm、10.1 mm，均可见原始心管搏动。另于左侧附件区探及一大小约为25 mm×18 mm的妊娠"囊样"混合回声团块，无回声内可见卵黄囊及长约11 mm的胚芽及原始心管搏动，该混合回声周边可见不规则无回声区，范围约为22 mm×8 mm；CDFI于宫内及宫外胚芽内均可探及点状血流信号（图5-2-7）。腹盆腔内可见无回声区，主要集中于肝肾隐窝、右侧髂窝及直肠子宫陷凹。

超声诊断要点：①患者女性，29岁，胚胎移植术后36天；②宫颈举痛，宫体及左侧附件区压痛；③经腹超声显示宫腔内双活胎，左侧附件区见一胚胎存活的妊娠囊组织，探及少量腹水。结合该患者病史、临床表现及典型的超声表现诊断为复合妊娠明确，同时该病例宫外妊娠有流产破裂征兆，故宫外妊娠囊周边有出血，同时合并少量腹水。综上，诊断复合妊娠应注意以下几点：①存在辅助生殖技术或促排卵病史；②对于有该病史的患者，除观察宫内妊娠情况外，应着重注意是否合并宫外妊娠的存在，主要是有无合并输卵管妊娠；③对于此类患者无法定性的附件区包块，应密切随访以避免漏该、误诊。

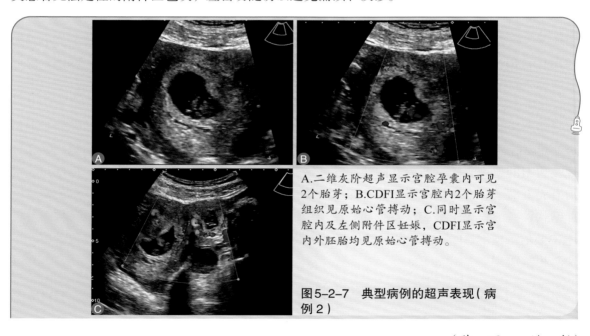

A.二维灰阶超声显示宫腔孕囊内可见2个胎芽；B.CDFI显示宫腔内2个胎芽组织见原始心管搏动；C.同时显示宫腔内及左侧附件区妊娠，CDFI显示宫内外胚胎均见原始心管搏动。

图5-2-7　典型病例的超声表现（病例2）

（陈　丽　姚　彩）

第三节　前置胎盘

（一）临床与病理

1.疾病定义

前置胎盘是指胎盘下缘毗邻或覆盖子宫颈内口。应强调在妊娠28周后诊断前置胎盘。

2.病因

病因主要为：①多产、多次清宫术或子宫内膜炎引起的子宫内膜损伤与病变；②胎盘面积过大；③副胎盘及分叶状胎盘等胎盘异常；④滋养层发育迟缓。

3.前置胎盘的分类

在2020版前置胎盘的诊断与处理指南中将前置胎盘分为两种类型。

（1）前置胎盘：胎盘完全或部分覆盖子宫颈内口，包括既往的完全性和部分性前置胎盘。

（2）低置胎盘：胎盘附着于子宫下段，胎盘边缘距子宫颈内口的距离<20 mm，包括既往的边缘性前置胎盘和低置胎盘。

4.临床表现

妊娠晚期或临产后无明显诱因、无痛性阴道流血是前置胎盘典型的临床表现。前置胎盘阴道流血多发生在妊娠32周以前，可一次就发生大量出血，也可反复发生，量逐渐增多。低置胎盘阴道流血多发生在妊娠36周以后，出血量较少。部分孕妇至足月仍无症状。对于无产前出血的前置胎盘孕妇，要考虑胎盘植入的可能性。

（二）超声表现

经阴道超声检查是诊断前置胎盘最主要及最佳的检查方法。经阴道超声检查的准确性明显高于腹部超声检查，尤其是其能更好地发现胎盘与子宫颈的关系，并具有安全性，推荐使用经阴道超声检查进行确诊。

超声检查必须要明确胎盘的位置、与子宫颈内口的关系、子宫颈管的长度等，称为超声检查"四要素"，即：①胎盘附着位置，如前壁、后壁或侧壁等；②胎盘边缘距子宫颈内口的距离或超出子宫颈内口的距离，精确到毫米；③覆盖子宫颈内口处胎盘的厚度；④子宫颈管的长度。

对于既往有剖宫产术史的前置胎盘患者，应特别注意是否合并胎盘植入。

（三）技能要点与难点

（1）在膀胱过度充盈的情况下，容易出现前置胎盘假阳性。因为子宫下段受膀胱压迫，前后壁贴近，造成了宫颈内口上移的假象，应在适度充盈膀胱的状态下检查。

（2）在观察胎盘与宫颈内口的位置关系时，需扫描宫颈内口的正中矢状切面。因为侧壁胎盘易产生前置胎盘的假阳性，如子宫旁矢状切面，易将侧壁胎盘误诊为中央性前置胎盘。

（3）子宫下段局限性收缩使该处肌壁明显增厚和向羊膜腔突出，易产生宫颈内口上移假象，或将收缩增厚肌壁误认为胎盘实质回声，从而产生前置胎盘假阳性诊断。

（四）鉴别诊断

（1）与胎盘边缘血窦破裂相鉴别：胎盘边缘血窦破裂临床上与前置胎盘表现相似，可有明显阴道出血，但超声检查宫颈内口上方无胎盘覆盖，胎盘位置可正常，胎膜下可见出血所致的不均质低回声。

（2）与子宫下段局限性收缩相鉴别：子宫下段收缩时，肌壁增厚隆起，回声增高，类似胎盘回声，容易误诊为低置胎盘或前置胎盘，待子宫收缩缓解后复查即可鉴别。

（五）典型病例

病例1：患者女性，26岁，孕1产0，现孕29^{+3}周，无明显不适。超声检查：胎儿右枕前位，双顶径为73 mm，股骨长为51 mm，可见胎心、胎动，胎儿心脏十字交叉结构可显示，胎盘位于前壁，厚度为31 mm，Ⅰ级，胎盘下缘完全覆盖宫颈内口（图5-3-1）。羊水指数：右上为38 mm，左上为45 mm，左下为41 mm，右下为23 mm。S/D：2.9。CDFI于胎儿颈部后方未探及异常回声。

超声诊断要点：晚孕，单活胎；前置胎盘；羊水量正常范围；胎盘Ⅰ级；胎儿脐血流值在正常范围。

病例2：患者女性，33岁，孕2产1，现孕31^{+1}周，无明显不适。超声检查：胎儿右枕前位，双顶径为81 mm，股骨长为59 mm，可见胎心、胎动，胎儿心脏十字交叉结构可显示，胎盘位于前壁，厚度为33 mm，Ⅱ级，胎盘下缘位于宫颈内口边缘（图5-3-2）。羊水指数：右上为28 mm，左上为37 mm，左下17 mm，右下为20 mm。S/D：2.3。CDFI于胎儿颈部后方未探及异常回声。

超声诊断要点：晚孕，单活胎；低置胎盘；羊水量正常范围；胎盘Ⅱ级；胎儿脐血流值在正常范围。

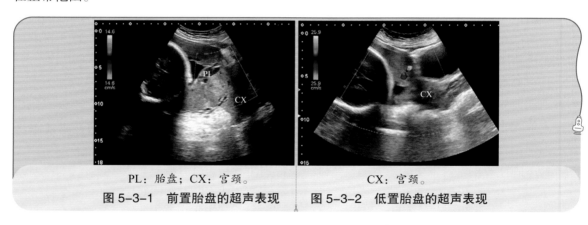

PL：胎盘；CX：宫颈。

图5-3-1　前置胎盘的超声表现

CX：宫颈。

图5-3-2　低置胎盘的超声表现

（皮小兰　胡雯　陈璐）

第四节　胎盘早剥

（一）临床与病理

1.疾病定义

胎盘早剥是在妊娠20周后，附着位置正常的胎盘在胎儿娩出前，胎盘部分或全部从子宫壁分离。

2.病因

病因主要为以下几个方面。

（1）血管病变：胎盘早剥并发重度妊娠高血压综合征、慢性高血压、慢性肾脏疾病、全身血管病变者居多。

（2）机械性因素：外伤、外转胎位术、脐带短或脐带绕颈，均可引起胎盘早剥。

（3）子宫体积骤然缩小：双胎妊娠第一胎娩出后，羊水过多、过快地流出，使子宫内压骤然降低，子宫突然收缩，胎盘与子宫错位而剥离。

（4）子宫静脉压突然升高：晚期妊娠或临产后，孕产妇长时间处于仰卧位，可发生仰卧位低血压综合征。此时巨大妊娠子宫压迫下腔静脉，回心血量减少，血压下降，而子宫静脉淤血，静脉压升高，导致蜕膜静脉床淤血或破裂，发生胎盘剥离。

（5）其他因素：母体滥用可卡因、吸烟、高龄孕妇及接受辅助生育助孕等。

3.胎盘早剥的分类

（1）显性剥离：胎盘剥离所出血液经宫颈阴道向外流出，称为显性剥离或外出血。

（2）隐性剥离：胎盘剥离后所出血液积聚在胎盘与子宫壁之间，即为隐性剥离。

（3）混合性出血：当出血到一定程度时，血液冲开胎盘边缘与胎膜而外流，形成混合性出血即混合性剥离。

4.临床表现

受胎盘位置、剥离面积大小、剥离位置的影响，临床表现多样。胎盘早剥早期的症状体征均不典型，晚期可出现突发持续性腹痛，伴或不伴阴道流血，严重时出现休克、弥散性血管内凝血，胎儿宫内窘迫或胎死宫内等典型的胎盘早剥症状。

5.胎盘早剥的临床分级

Ⅰ级：平均胎盘后方的出血量为150～500 mL，可无临床症状，分娩后检查胎盘后发现，后壁胎盘尤其如此。也可能出现不规律腹痛，临床表现易与先兆早产或临产相混淆，此级虽危害不大，但不除外向Ⅱ级发展的可能，临床处理时应时刻警惕。

Ⅱ级：有产前出血的临床症状，胎儿存活，平均胎盘后方的出血量为150～500 mL；25%患者出血量＞500 mL，此级患者92%有胎心率异常。此级随着剥离面积增大，可出现阴道出血伴不规律腹痛，伴子宫张力高。如临床问诊或查体不仔细，也易诊断为先兆早产或临产，观察过程中容易发生胎儿窘迫或胎死宫内。

Ⅲ级：存在胎儿窘迫，所有的母儿死亡发生在此级。进一步可分为2级：ⅢA级为胎儿窘迫伴母体凝血功能异常；ⅢB级仅表现为胎儿窘迫，症状日趋典型，诊断较为容易。

（二）超声表现

（1）显性剥离：胎盘后方无积血，胎盘形态无变化，超声难以诊断。

（2）隐性剥离：由于受剥离部位积聚血液的影响，剥离区胎盘增厚，向羊膜腔方向突出，胎盘厚度＞5 cm。胎盘外形明显增厚，增大，形态欠规整，内部回声不均匀，可见片状不规则高回声。胎盘与宫壁间距增宽，呈无回声区，CDFI未见血流信号，胎盘绒毛板向羊膜腔凸出。由于剥离面积的大小、出血多少、出血缓急及发病时间的不同，声像图表现各不相同。如出血缓慢少并形成血肿在胎盘后局部可扫及混合性衰减的血肿回声，胎盘局部被顶起，胎盘轮廓清楚（图5-4-1）；（Ⅰ级、Ⅱ级）若出血量大，又急剧胎盘后出血，造成大部分或全剥离，胎盘明显增厚，轮廓不清，胎盘实质回声不均，可见不规则高回声或无回声区，此时胎儿多数已死亡，胎心消失（Ⅱ级、Ⅲ级）。

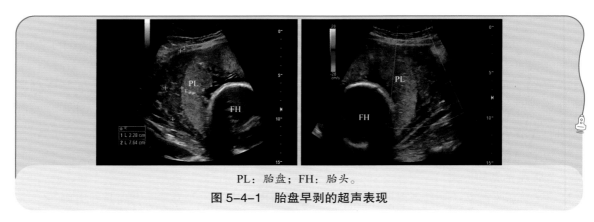

PL：胎盘；FH：胎头。

图5-4-1 胎盘早剥的超声表现

1）胎盘剥离早期：胎盘与子宫壁间见边缘粗糙、形态不规则的液性暗区，其内可见散在斑点状高回声、不均质低回声或杂乱回声，有时为条带状回声。有时胎盘后无明显血肿声像，仅有胎盘异常增厚（注意对比历史报告），呈不均增强回声。

2）胎盘剥离后期：胎盘剥离出血不多自行停止后，胎盘后血肿数天后逐渐液化，内回声变为无回声，与子宫壁界限分明；以后血肿机化，表现为不均质高回声团，产后检查胎盘局部有机化凝血块。

3）胎盘边缘血窦破裂：胎盘边缘胎膜与宫壁分离、隆起，胎膜下见不均质低回声。

（三）技能要点与难点

（1）CDFI显示以上各类出血性改变形成之血肿内均无血流信号。

（2）超声检查时注意胎儿心率变化，当剥离面大，出血多时，胎儿因缺氧而心跳停止。

（3）有血性羊水时，羊水区内可出现散在漂浮的强回声点。

（4）重视病史和体征，剥离面积小、临床症状轻时容易漏诊，扫查时应仔细。

（5）后壁胎盘分辨力差，不易诊断；仪器分辨率及操作者的经验也是影响诊断的重要因素。

（四）鉴别诊断

（1）胎盘内血池或血窦：位于胎盘实质内，在胎盘切面内呈不规则液性暗区，内有云雾状回声呈"沸水征"。

（2）子宫肌瘤：位于肌层内，边缘较清，形态规则，向宫腔内或宫外突出。

（3）胎盘囊肿：位于胎盘内的羊膜面或母面，边缘清楚，圆形，内为无回声。

（4）胎盘血管瘤：位于胎盘实质内或突向羊膜腔，回声较均匀，边界清。

（5）子宫局部收缩：若发生在胎盘附着处，可见一向胎盘突出的半圆形弱回声区，可根据子宫舒张后图像恢复正常与血肿鉴别。

（五）典型病例

病例1：患者女性，35岁，孕2产1，现孕32^{+3}周，血压165/105 mmHg。患者下肢水肿，无明显腹痛，无阴道出血、流液，胎心率135次/分。超声检查：胎儿臀位，双顶径为80 mm，股骨长为58 mm，可见胎心、胎动，胎儿心脏十字交叉结构可显示，胎盘位于右侧壁，厚度为35 mm，Ⅱ级，胎盘后方探及一范围约为61 mm×13 mm的无回声区，边界清（图5-4-2A，图5-4-2B），CDFI于其内未探及明显血流信号。胎盘中部探及一大小约为36 mm×24 mm的混合回声团块，边界尚清，内部回声不均匀，CDFI于其内未探及明显血流信号（图5-4-2C）。羊水指数：右上为17 mm，左上为25 mm，左下为33 mm，右下为20 mm。S/D：2.8。CDFI于胎儿颈部后方未探及异常回声。

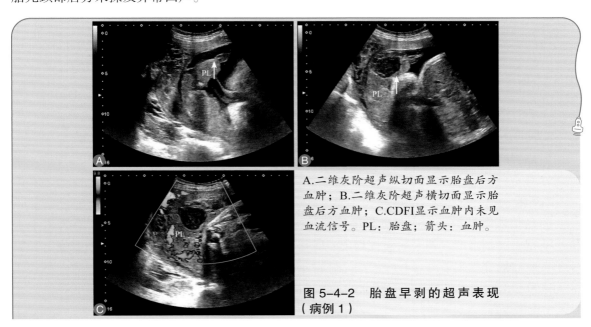

A.二维灰阶超声纵切面显示胎盘后方血肿；B.二维灰阶超声横切面显示胎盘后方血肿；C.CDFI显示血肿内未见血流信号。PL：胎盘；箭头：血肿。

图5-4-2 胎盘早剥的超声表现（病例1）

超声诊断要点：晚孕，单活胎；胎盘早剥（隐性剥离）；羊水量正常范围；胎盘Ⅱ级；胎儿脐血流值在正常范围。

病例2：患者女性，37岁，孕1产0，现孕33^{+1}周，血压181/132 mmHg。患者自觉头晕，下肢水肿，偶感腹痛，无阴道出血、流液，胎心率144次/分。超声检查：胎儿左枕前位，双顶径为84 mm，股骨长为62 mm，可见胎心、胎动，胎儿心脏十字交叉结构可显示。胎盘位于后壁，厚度36 mm，Ⅱ级，胎盘局限性增厚，范围约为64 mm×43 mm，内部回声不均匀，CDFI于其内未探及明显血流信号（图5-4-3）。羊水指数：右上为38 mm，左上为24 mm，左下为15 mm，右下为26 mm。S/D：2.2。胎儿颈后方探及一"U形"压迹，CDFI于胎儿颈部后方探及环状血流信号。

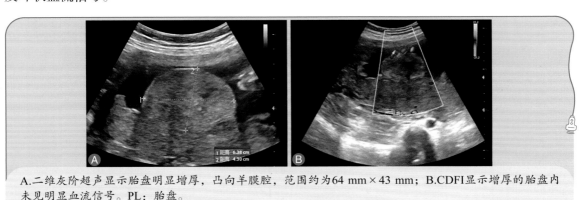

A.二维灰阶超声显示胎盘明显增厚，凸向羊膜腔，范围约为64 mm×43 mm；B.CDFI显示增厚的胎盘内未见明显血流信号。PL：胎盘。

图5-4-3 胎盘早剥的超声表现（病例2）

超声诊断要点：晚孕，单活胎；胎盘早剥（隐性剥离）；胎儿脐带绕颈1周；羊水量正常范围；胎盘Ⅱ级；胎儿脐血流值在正常范围。

（皮小兰　胡　雯　陈　璐）

第五节　胎盘植入

（一）临床与病理

1.疾病定义

胎盘植入是由子宫底蜕膜发育不良胎盘绒毛异常侵入子宫肌层所致的异常胎盘种植，蜕膜部分或完全缺失。

2.病因

胎盘植入常见于子宫内膜创伤性或炎性损伤或瘢痕形成之后，所以好发于有人流手术史、清宫史、剖宫产、徒手胎盘剥离史、既往胎盘植入或前置胎盘病史、子宫内膜炎、黏膜下子宫肌瘤局部黏膜萎缩者、经产妇，妊娠年龄≥35岁的初产妇，放疗后等的患者。目前认为人流术和剖宫产术是导致胎盘植入的重要原因。

3.病理生理

胎盘植入大多因为蜕膜基底层缺失，蜕膜部分或完全由疏松结缔组织替代，因此，子宫瘢痕、黏膜下肌瘤、子宫下段、残角子宫等部位容易发生胎盘植入。根据植入程度不同，胎盘植入分为3类：①粘连性胎盘：绒毛植入较浅，仅接触子宫肌层；②植入性胎盘：绒毛植入较深，绒毛深入子宫肌层或深肌层；③穿透性胎盘：绒毛穿过肌层达浆膜层，常侵及膀胱或直肠。

4.临床表现

胎盘植入在产前缺乏典型的临床表现、体征及实验室指标。胎儿娩出后的临床表现为胎盘娩出不完整或胎盘娩出后母体面不完整；胎儿娩出后超过30分钟胎盘仍不能自行剥离，伴或不伴阴道出血；手取胎盘时剥离困难或发现胎盘与子宫肌壁粘连紧密无缝隙。

（二）超声表现

1.二维灰阶超声表现

（1）胎盘后间隙消失：正常情况下，妊娠18周后胎盘与子宫肌壁间为一带状无回声分隔，为静脉丛。胎盘植入时由于蜕膜缺乏或发育不全，该无回声区部分或完全消失。

（2）胎盘后方子宫肌层中低回声带消失或明显变薄<1 mm。

（3）子宫与膀胱壁之间的高回声条带中断或消失。

（4）局部外生包块：胎盘穿透并超过子宫浆膜层，可显影于充盈的膀胱内。

2.彩色多普勒超声表现

（1）子宫–膀胱界面血管过度增生：子宫肌层和膀胱后壁之间明显血流信号，表明存在密布而迂曲的血管，可显示出多向血流信号和锯齿伪影（图5-5-1A）。

（2）胎盘下血管过度增生：胎盘床显示明显血流信号，表明存在密布而迂曲的血管，可显示出多向血流信号的锯齿伪影（图5-5-1B）。

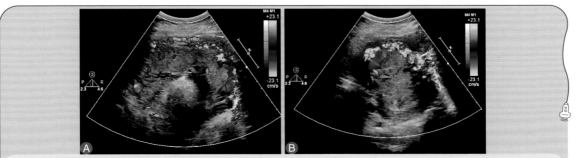

A.CDFI于纵切面显示植入处胎盘床血流丰富，呈"锯齿状"；B.CDFI于横切面显示植入处胎盘床血流丰富。

图 5-5-1 胎盘植入的 CDFI 表现

（3）桥血管形成：血管由胎盘穿过子宫肌壁延伸出子宫浆膜进入膀胱或其他邻近器官，血管走向常垂直于子宫肌层。

（4）胎盘腔隙供血血管：子宫肌层血管内高速血流进入胎盘腔隙，进入后产生湍流。

对于超声检查难以确定、需评估穿透性胎盘植入宫旁组织受累情况或子宫后壁胎盘植入的病例，MRI检查有其独特优势。

（三）鉴别诊断

胎盘植入应与胎盘内血池鉴别，胎盘内血池表现为胎盘内有一个或者数个低回声腔隙，内见缓慢流动血流，结合胎盘与子宫肌层关系综合分析可鉴别。

（四）典型病例

患者女性，27岁，孕3产2，现孕29^{+2}周，有2次剖宫产病史，无明显不适。超声检查：胎儿臀位，双顶径为74 mm，股骨长为53 mm，可见胎心、胎动，胎儿心脏十字交叉结构可显示。胎盘位于前壁，厚度为33 mm，Ⅱ级。胎盘与子宫肌壁间无回声区完全消失，子宫前壁下段肌层明显变薄（图5-5-2A），子宫与膀胱壁之间的高回声条带消失（图5-5-2B），CDFI于胎盘后方探及丰富的血流信号。胎盘下缘完全覆盖宫颈内口。羊水指数：右上为13 mm，左上为29 mm，左下为25 mm，右下为37 mm。S/D：2.4。CDFI于胎儿颈部后方未探及异常回声。

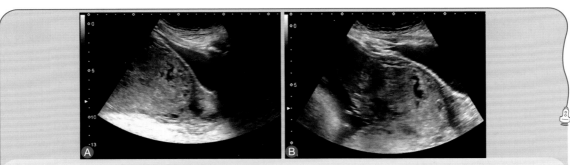

A.二维灰阶超声显示胎盘与子宫肌壁间无回声区完全消失，子宫前壁下段肌层明显变薄；B.二维灰阶超声显示子宫与膀胱壁之间的高回声条带消失。

图 5-5-2 该患者的超声表现

超声诊断要点：晚孕，单活胎；中央型前置胎盘，胎盘植入；羊水量正常范围；胎盘Ⅱ级。胎儿脐血流值在正常范围。

（皮小兰　胡　雯　陈　璐）

第六节　子宫破裂

（一）临床与病理

1.疾病定义

子宫破裂指子宫体部或子宫下段发生破裂，发生于妊娠各期，但是常发生于分娩期或妊娠末期。子宫破裂是妊娠期间少见且危及生命的急症。

2.子宫破裂的分类

根据发生时间可分为妊娠期、分娩期子宫破裂。根据发生的部位分为子宫体部破裂、子宫下段破裂。按破裂程度可分为完全破裂和不完全破裂。完全破裂指子宫肌层及浆膜层全层裂开，子宫腔直接与腹腔相通；不完全破裂是指子宫肌层全层或部分裂开，但浆膜层保持完整，子宫腔与腹腔不相通。

3.临床表现

子宫破裂的临床表现包括严重腹痛、阴道流血、产妇休克、胎心消失、分娩停止和胎位上升等。

（二）超声表现

（1）不完全子宫破裂声像图特点：胎儿及其附属物位于宫腔内，胎儿可见胎心搏动。子宫肌层尤其前壁下段肌层菲薄（＜2 mm），有时肌层完全中断仅浆膜层完整而呈线状回声，严重时可见羊膜囊凸向孕妇膀胱。孕妇盆腹腔未见积液。子宫不完全破裂出血很少，缺乏明显的症状及体征，容易忽略对子宫下段瘢痕处的观察，常常在剖宫产手术时才被发现。同时受孕妇膀胱充盈量的多少、胎头及前壁胎盘位置的影响，超声检查的敏感度降低，子宫不完全破裂容易被漏诊，可以结合线阵高频探头观察，降低漏诊的风险，给临床提供更多的帮助。

（2）完全子宫破裂声像图特点：①胎儿及其附属物位于子宫腔内，胎儿可有胎心搏动。子宫肌层回声不连续、中断，孕妇盆腹腔有积液；②胎儿部分或全部位于腹腔内，胎儿多无胎心搏动。胎儿周围有或无子宫壁肌层回声，胎儿全部移入腹腔时，胎儿旁可见缩小的子宫影像呈球形，并发现子宫破裂口处肌层回声完全中断。

（三）鉴别诊断

典型的子宫破裂超声诊断很容易，但需要与腹腔妊娠、胎盘早剥等疾病鉴别。

腹腔妊娠时没有腹痛、压痛，没有病理性缩复环，超声检查子宫形态完整，子宫壁肌层回声连续，子宫腔内无胎儿及胎盘等影像。

胎盘早剥发病急，腹部疼痛剧烈，子宫板状硬，常发生于妊娠高血压疾病或外伤的孕妇，阴道内有出血，检查子宫形态完整，子宫壁肌层回声连续，子宫腔内见胎儿及胎盘等影像，胎盘内及后多见血肿。

（四）典型病例

患者女性，28岁，孕3产2，现孕39^{+4}周，有一次剖宫产病史。现自觉腹痛，规律宫缩2小时，胎心率154次/分。超声检查：胎儿右枕横位，双顶径为94 mm，股骨长为71 mm，可见胎心、胎动，胎儿心脏十字交叉结构可显示。胎盘位于后壁，厚度为37 mm，Ⅱ+级。羊水指数：右上为18 mm，左上为25 mm，左下为21 mm，右下为13 mm。S/D：2.3。CDFI于胎儿颈部后方未探及异常回声。孕妇子宫前壁下段连续性中断，缺口约为13 mm。孕妇子宫下段前方探及一大小约为96 mm×25 mm的低回声区，边界清，内部回声不均匀，与孕妇子宫腔相通，CDFI于其内未探及明显血流信号（图5-6-1A）。

超声诊断要点：晚孕，单活胎；子宫破裂；子宫下段前方低回声区，考虑血肿可能；羊水量偏少；胎盘Ⅱ+级。胎儿脐血流值在正常范围。

孕妇急产后（阴道分娩）复查彩色多普勒超声：子宫前壁下段仍可见连续性中断，缺口约为2 mm（图5-6-1B）。

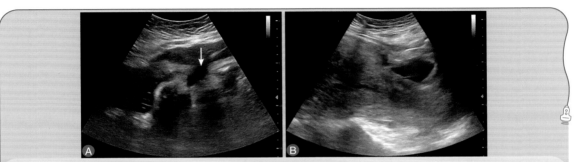

A.二维灰阶超声显示子宫前壁下段连续性中断，中断口约为13 mm（箭头）；B.孕妇急产后（阴道分娩）复查，CDFI显示子宫前壁下段仍可见连续性中断，中断口约为2 mm。

图5-6-1 子宫破裂的超声表现

（皮小兰 胡雯 陈璐）

第七节 血管前置

（一）临床与病理

1.疾病定义

血管前置也称为胎膜血管前置，是胎儿血管走行于胎先露下方胎膜间，跨越宫颈内口或接近宫颈内口而位于娩出的通道上，该血管缺乏华通胶及胎盘保护。

2.血管前置的分型

根据胎盘的形状，血管前置分为2型：Ⅰ型为胎盘形状正常伴发血管前置，如帆状胎盘合并血管前置，脐血管走行胎膜内与胎盘相连；Ⅱ型为胎盘形状异常伴发的血管前置，如副胎盘或双叶胎盘合并血管前置，脐血管连接两叶胎盘。

3.病因

血管前置形成原因尚不十分明确，多胎妊娠是公认的危险因素，在已发表的血管前置病例的文献中，双胎占比12%～25%，而辅助生殖助孕妊娠发生血管前置的风险似乎更高。多数研究认为是绒毛的异常发育所致，经病理证实，双叶胎盘、副胎盘及多叶胎盘并血管前置是由宫颈内口处血供较差导致胎盘绒毛萎缩形成。

4.临床表现与危险因素

临床表现：血管前置产前可无任何临床表现，或仅表现为无痛性阴道流血。

危险因素：如果在产前未能诊断出血管前置，则可能对胎儿造成致命性后果，因为胎儿血管在分娩过程中迅速受压，导致胎儿宫内窘迫；如果胎膜破裂，导致脐血管损伤，胎儿迅速失血和死亡。

（二）超声表现

目前对于脐血管与宫颈内口的距离需达到何种标准才可称为血管前置尚未统一。最近有学者提出以"脐血管距离宫颈内口2 cm"作为诊断界值。在文献报道中，所有因血管前置而剖宫产分娩的胎儿，其脐血管与宫颈内口的距离均在2 cm以内。目前经阴道超声是诊断血管前置的首选超声检查方式。产前超声检查时，需常规检查宫颈矢状面及胎盘脐带入口切面。如果中孕期超声检查提示血管前置，高达25%的患者分娩前血管前置消失。

1.宫颈矢状面的超声表现

（1）二维灰阶超声表现：宫颈内口上方可见管状无回声，沿宫颈内口或接近宫颈内口的胎膜下穿行，壁薄纤细，缺乏螺旋，位置较固定，单条或多条平行、交错走行，最终汇集于胎盘内。

（2）彩色多普勒超声表现：上述管状无回声内可见血流信号。

（3）频谱多普勒超声表现：血管搏动与胎儿心率一致。

2.胎盘脐带入口切面的超声表现

二维灰阶超声表现：脐带胎盘入口处不在胎盘，而在距胎盘有一定距离的胎膜，脐血管进入胎膜后在胎膜下行走一定距离后进入胎盘实质内。

在产前超声检查中发现低置胎盘、前置胎盘、帆状脐带入口、副胎盘或双叶胎盘时，都应考虑血管前置的可能性。彩色和频谱多普勒对诊断血管前置具有重要价值，两者均能够识别脐血管是否跨越宫颈内口，从而明确诊断。常规评估脐带入口位置有助于避免漏诊这种罕见但后果严重的疾病。然而即使行阴道超声和彩色多普勒超声检查，并非所有的血管前置都能够在产前诊断。

（三）鉴别诊断

（1）与胎膜下出血相鉴别：胎膜下出血表现为覆盖宫颈内口的不均质低回声或无回声，CDFI无血流信号。血管前置可合并胎膜下出血，需注意观察以免漏诊。

（2）与母体宫颈静脉曲张相鉴别：曲张血管位于子宫下段或宫颈，不在宫颈内口上方，PW为静脉频谱。

（3）与母体宫颈内口处子宫动脉分支相鉴别：子宫动脉分支血管位于宫颈两侧，其频率与母体心率一致；血管前置频谱心率与胎儿心率一致。

（4）与脐带先露、脐带脱垂相鉴别：脐带先露时，CDFI可显示由华通氏胶包裹的螺旋状脐带结构，有脐带在羊水中的漂浮感；脐带脱垂是指脐带脱入宫颈内口内，并非位于宫颈内口上方。血管前置无脐带包绕、无螺旋结构。

（四）典型病例

患者女性，23岁，孕1产0，现孕12^{+2}周，无明显不适。超声检查：胎儿头臀长为56 mm，可见胎心、胎动，胎盘位于前壁，厚度为13 mm，0级。脐带插入胎膜下，胎儿血管走行于胎先露下方胎膜间，跨越宫颈内口后进入胎盘（图5-7-1）。羊水最大暗区为37 mm。CDFI未探及异常血流信号。

超声诊断要点：早孕，单活胎；帆状胎盘，血管前置；羊水量正常范围；胎盘0级。

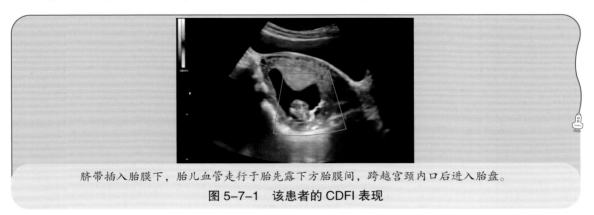

脐带插入胎膜下，胎儿血管走行于胎先露下方胎膜间，跨越宫颈内口后进入胎盘。

图 5-7-1　该患者的 CDFI 表现

（皮小兰　胡雯　陈璐）

参考文献

[1] 自然流产诊治中国专家共识编写组，赵爱民. 自然流产诊治中国专家共识（2020年版）[J]. 中国实用妇科与产科杂志，2020，36（11）：1082-1090.

[2] 姜玉新，张运. 超声医学高级教程[M]. 北京：人民卫生出版社，2016.

[3] NORTON M E，SCOUTT L M，FELDSTEIN V A. Callen 妇产科超声学[M]. 杨芳，栗河舟，宋文龄，译. 2版. 北京：人民卫生出版社，2021.

[4] 中华医学会妇产科学分会产科学组. 前置胎盘的诊断与处理指南（2020）[J]. 中华妇产科杂志，2020，55（1）：3-8.

[5] Jain V，Bos H，Bujold E. Guideline No. 402: diagnosis and manage-ment of placenta previa[J]. J Obstet Gynaecol Can，2020，42（7）：906-917.

[6] 中华医学会妇产科学分会产科学组. 胎盘早剥的临床诊断与处理规范（第1版）[J]. 中华妇产科杂志，2012，47（12）：957-958. DOI:10.3760/cma.j.issn.0529-567x.2012.12.022.

[7] 常才，严英榴，陈萍，等. 经阴道超声诊断学[M]. 3版. 北京：科学出版社，2016.

[8] 李胜利，罗国阳，等. 胎儿畸形产前超声诊断学[M]. 2版. 北京：科学出版社，2017.

[9] 花秋菊，关云萍. 子宫破裂的超声图像特征及临床价值[J]. 中国现代药物应用，2021，15（20）：56-58.

[10] 吴柄钢，姚强，崔陶. 胎盘植入诊断国内外指南解读[J]. 现代妇产科进展，2020，29（1）：71-73.

[11] 梁娜，吴青青，岳嵩，等. 经腹部超声联合经阴道超声诊断血管前置的临床价值[J]. 中华医学超声杂志（电子版），2020，17（6）：514-517.

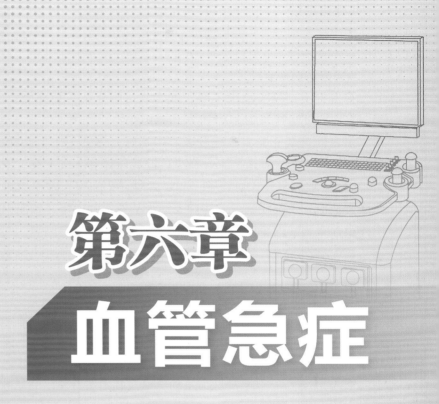

第六章
血管急症

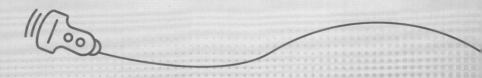

第一节 多发性大动脉炎

（一）临床与病理

1.疾病定义

多发性大动脉炎（Takayasu arteritis，TA）是累及主动脉及其分支的慢性进行性非特异性炎症，多发于青年女性。

2.病因与病理生理

多发性大动脉炎病因不明，其发病机制复杂，是环境、遗传和免疫异常共同作用的结果。有证据表明其与*HLA-B* 52*等位基因相关。

多发性大动脉炎主要累及大、中动脉，多发生于主动脉弓及其分支，其次为胸、腹主动脉及其分支等。环境因素、微生物及病原体和（或）其抗原成分引起免疫反应，致病性的T细胞和巨噬细胞侵入血管壁，与血管树突状细胞、内皮细胞、血管平滑肌细胞和成纤维细胞结合从而发生炎症病变。病理表现为从外膜和中层开始向内膜扩散的全层动脉壁病变，其中外膜纤维化、内膜增生占主导地位。病变动脉管壁僵硬、钙化、萎缩，引起管腔狭窄或闭塞。在少数情况下，病变动脉管壁破坏广泛，而结缔组织修复不足，导致动脉扩张，形成动脉瘤。

3.临床表现

多发性大动脉炎早期可有乏力、低热、多汗、食欲下降、关节和（或）肌肉酸痛等非特异性症状。后期发生动脉狭窄，引起相应的动脉供血不足。按受累血管部位不同可分为以下4型。

（1）头臂型：受累动脉为主动脉弓及其向头臂发出的动脉及分支。表现为上肢、眼及脑缺血症状，如上肢麻木无力、手指发凉、视力下降、短暂性脑缺血发作、眩晕、头痛等，在严重的情况下，可出现抽搐、瘫痪、昏迷等。体征：受累上肢动脉搏动减弱或消失，上肢血压测不出或双侧压差增大。

（2）胸、腹主动脉型：主要累及降主动脉和（或）腹主动脉，可导致胸、腹主动脉的狭窄或闭塞，引起上肢血压升高和下肢的血流量下降，主要症状有头晕、头痛、心悸、双下肢冰冷、双下肢麻木无力、间歇性跛行等。

（3）肾动脉型：病变主要累及肾动脉，引起肾动脉狭窄或闭塞，引起一系列肾性高血压的症状和体征。

（4）混合型：同时有两种类型以上者为混合型。此型血管受累范围较广，其中肾动脉同时受累最多见。多数患者先有局限性病变，后期再发展为混合型。患者多有明显的高血压，当肺动脉受累时可并有肺动脉高压。在我国以头臂型和混合型多见。

（二）超声表现

1.二维灰阶超声表现

（1）受累血管均在两支以上。

（2）病变血管壁广泛性或节段性不规则增厚，多为向心性增厚，回声不均匀，钙化极少见，管腔不同程度的狭窄或闭塞（图6-1-1）。

（3）血管狭窄可呈局限性或弥漫性。

（4）偶有动脉扩张，形成动脉瘤。

2.彩色多普勒超声表现

（1）病变轻者，彩色血流可呈单一色（图6-1-2A）。

（2）随着血管狭窄程度加重，血流充盈缺损，血流变细，并呈"五彩镶嵌样"。

（2）管腔闭塞时血流信号消失。

3.频谱多普勒超声表现

（1）病变弥漫广泛时，多普勒频谱呈低速单相波。

（2）局限性狭窄段内可探及高速血流频谱（图6-1-2B）。

（3）在闭塞病变段探测不到多普勒血流频谱。

（4）在狭窄严重或闭塞的远心端血管内血流频谱可呈小慢波改变。

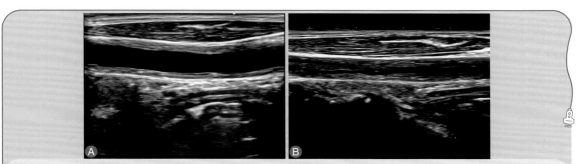

A.二维灰阶超声显示右侧颈总动脉管壁广泛性不规则增厚；B.二维灰阶超声显示左侧颈总动脉管壁广泛性不规则增厚，管腔弥漫性狭窄。

图 6-1-1 颈总动脉多发性大动脉炎的超声表现

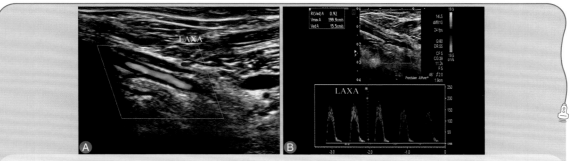

A.CDFI显示左侧腋动脉血流呈单一色，但血流变细；B.频谱多普勒超声显示左侧腋动脉血流速度增快，PSV为200 cm/s。LAXA：左侧腋动脉。

图 6-1-2 左侧腋动脉多发性大动脉炎的超声表现

（三）技能要点与难点

多发性大动脉炎多累及全身多支血管，因此在超声检查时，一定要有全面意识，不能只局限于已发现的病变血管。本病多有弥漫性或局限性的管腔狭窄，要选择合适的灰阶或CDFI直接测量和（或）PW来评估狭窄程度。此外，临床上大动脉炎多采用药物治疗，并选择超声随访，在超声检查时，应该具体表述病变所累及的血管、病变范围（长度）及程度（狭窄程度），以便随访对照，观察疗效。

（四）鉴别诊断

（1）与动脉粥样硬化相鉴别：动脉粥样硬化老年人多见，常有血脂增高。病变常累及大、中动脉，以动脉分叉及弯曲的凸面为好发部位，动脉内膜和中层增厚，形成斑块，可见管壁钙化，管腔狭窄多为偏心性狭窄。

（2）与血栓闭塞性脉管炎相鉴别：血栓闭塞性脉管炎主要累及下肢的中小动脉及其伴行静脉，病变呈节段性分布，以20~40岁年轻、吸烟的男性多见。

（3）与结节性多动脉炎相鉴别：结节性多动脉炎主要累及中、小动脉，常累及肾、心、肝等内脏动脉，皮下有沿动脉排列的结节。

（五）典型病例

患者女性，29岁，因"发现血压升高4个月"入院。4个月前无明显诱因出现头晕、头痛症状，为前额持续性中等程度疼痛，伴恶心、呕吐。体格检查：心率117次/分，血压191/83 mmHg，双上肢血压不对称，余未见异常。临床诊断：高血压，继发性（？）。行颈动脉及上肢动脉超声检查：左侧颈总动脉管壁弥漫性增厚，较厚处约为3.0 mm，管腔全程变细、狭窄，狭窄率约为57%，血流速度增快，约为245 cm/s（图6-1-3）。右侧颈总动脉管壁局部增厚，较厚处约为5.0 mm，管腔局部变细、狭窄，狭窄率约为65%，血流速度局部增快，约223 cm/s（图6-1-4）。左侧腋动脉管壁增厚，管腔变细，CDFI显示腔内见细束血流信号，PSV为200 cm/s（图6-1-2）。

超声诊断要点：①患者为年轻女性，发现血压升高4个月；②体格检查：血压191/83 mmHg，双上肢血压不对称；③超声显示左侧颈总动脉管壁弥漫性增厚并狭窄，右侧颈总动脉管壁局部增厚并狭窄，左侧腋动脉管壁增厚并狭窄。结合临床病史、超声表现，诊断为多发性大动脉炎。后患者又行CTA检查显示升主动脉至腹主动脉下段及其分支管壁广泛增厚，伴肠系膜上动脉、双肾动脉近段重度狭窄，诊断为多发性大动脉炎。此例多发性大动脉炎属于混合型。

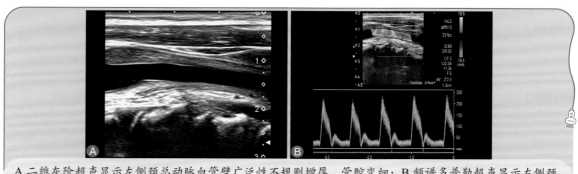

A.二维灰阶超声显示左侧颈总动脉血管壁广泛性不规则增厚，管腔变细；B.频谱多普勒超声显示左侧颈总动脉血流速度明显增快，PSV为245 cm/s。

图6-1-3 左侧颈总动脉的超声表现

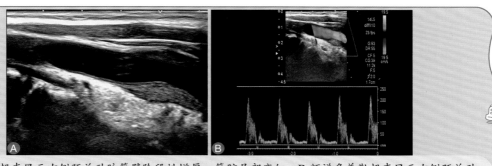

A.二维灰阶超声显示右侧颈总动脉管壁阶段性增厚，管腔局部变细；B.频谱多普勒超声显示右侧颈总动脉血流速度明显增快，PSV为223 cm/s。

图 6-1-4　右侧颈总动脉的超声表现

（许　燕）

第二节　血栓闭塞性脉管炎

（一）临床与病理

1.定义

血栓闭塞性脉管炎（thromboangiitis obliterans，TO），也称Buerger病，是一种血管的炎性、节段性和反复发作的慢性闭塞性疾病，多侵袭四肢中、小动静脉，以下肢多见。

2.病理特征

（1）病变始于中、小型动脉，然后累及静脉，由远端向近端发展，呈节段性分布，病变段管壁之间有正常管壁。

（2）活动期受累血管壁为全层非化脓性炎症，先是管壁增厚，继而管腔内血栓形成，以致血管完全闭塞。炎性浸润及纤维化可能是导致血栓闭塞性脉管炎患者血管壁较正常增厚的直接原因，而炎性损伤血管内膜则可导致内壁粗糙，促进了血管内血栓的形成。

（3）后期，炎症消退，血栓机化，新生毛细血管形成。动脉周围广泛纤维组织形成，常包埋静脉和神经。虽有侧支循环建立，但不足以代偿，因而神经、肌肉和骨骼等均可出现缺血性改变。

3.临床表现

血栓闭塞性脉管炎多见于20～40岁的吸烟男性患者。本病起病隐匿，进展缓慢，多次发作后症状逐渐明显和加重。早期以手指、脚趾红紫、麻木或冷痛为主要症状，后期则会出现溃烂、坏死的表现，甚至有患者会因此手脚残疾。这与其病理改变情况相符合，可从早期病肢供血不足发展为患肢营养障碍、持续性剧痛甚至坏疽。患肢发凉，剧烈疼痛，有典型的间歇性跛行，吸烟后病情加剧而戒烟后缓解。约50%的患者发病前或发病过程中出现游走性浅静脉炎。患者一般无高血压、高血脂、糖尿病等易致动脉硬化的因素。

（二）超声表现

1.血管改变期

病变血管壁增厚，以内膜为主，内膜增厚，出现连续性中断，部分血管内膜之上可见低回声附着，团块附着处血流信号充盈缺损，血管内流速无明显改变。

2.血栓形成期

受累血管病变处管壁增厚，常常无明显钙化斑块，增厚程度与病变程度有关。正常血管内平滑的血流束信号减弱、消失，代之边缘不光整呈现充盈缺损的"蚕蚀样"血流束。严重者整个管壁增厚，管腔内充满实性低回声，内无血流信号显示。病变与正常部分界线清晰，呈节段性发病（图6-2-1）。血栓闭塞性脉管炎的多普勒血流频谱表现多样，其频谱形态及血流指数变化与病变血管的炎症病变及纤维化损害程度有关，亦与血栓形成的部位、大小及多少有关。

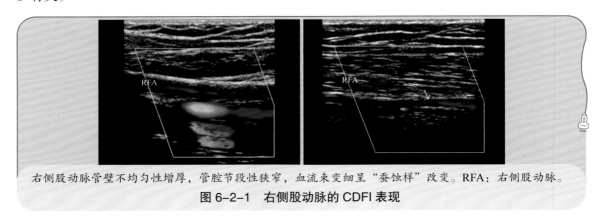

右侧股动脉管壁不均匀性增厚，管腔节段性狭窄，血流束变细呈"蚕蚀样"改变。RFA：右侧股动脉。

图6-2-1　右侧股动脉的CDFI表现

3.血栓机化期

随着病变的发展，病变血管腔实性低回声团内可探及部分血流信号显示，呈不规则充盈缺损改变，此时受累血管开始恢复正常或变细，血管周围可探及走行迂曲的细小动脉，受累段血管壁上可探及细小的侧支动脉进入，病变以远正常血管腔内血流速度明显减低。

（三）鉴别诊断

血栓闭塞性脉管炎主要与动脉硬化闭塞症相鉴别，后者多见于老年人，常有糖尿病、高脂血症、高血压等全身疾病。一般好发于大、中型动脉，管壁内中膜增厚，病变后期常有钙化斑块，管腔呈广泛不规则狭窄和节段性闭塞，硬化动脉常扩张、扭曲。

（四）超声诊断思路

好发于男性青壮年，一般无血脂异常等全身疾病，与吸烟有关，常与血栓性浅静脉炎并存，声像图显示为病变处动脉管壁增厚，常无明显钙化斑块，增厚程度与病变程度有关，严重者整个管壁增厚，管腔内合并血栓。病变与正常部分界限分明。受累动脉为节段性狭窄或闭塞，彩色多普勒超声表现如前所述。

（五）超声引导下治疗

目前临床上除药物治疗外、手术治疗因并发症较高，有损伤周围邻近脏器等弊端。腰交感神经阻滞与射频消融适用于治疗下肢血管功能不全引起的疼痛，阻断腰交感神经可促进下肢的侧支循环建立，有效解除血管痉挛增加血供，减轻疼痛。在阻滞前，行超声扫描以定位同侧肾脏包膜与腹主动脉，可以帮助确定进针的安全界限。

（郭西源）

第三节　急性下肢动脉栓塞

（一）临床与病理

1.疾病定义

急性动脉栓塞（acute arterial embolism）是指栓子自心脏或近心端动脉壁脱落，或自外界进入动脉，随血流嵌顿在口径相当的动脉内，骤然造成血流障碍，导致肢体或内脏器官急性缺血甚至坏死的一种病理过程，多见于下肢，严重者将最终导致截肢。

2.病因与病理生理

动脉栓塞的栓子90%以上来自心血管系统，特别是左心。非心脏病栓塞，可来源于血管、人工瓣膜、人工血管及各种介入疗法应用所产生的并发症。栓子的来源有下列几个方面（表6-3-1）。

表 6-3-1　急性动脉栓塞常见病因

分类	举例
心源性栓子	风湿性心脏病、二尖瓣狭窄、心房纤颤；心肌梗死、室壁瘤附壁血栓；亚急性细菌性或真菌性心内膜炎
血管源性栓子	动脉瘤、血管壁血栓；动脉壁炎症或创伤；动脉硬化斑块脱落
医源性栓子	心脏瓣膜置换术、股动脉穿刺插管术
外源性栓子	原发性或转移性肺恶性肿瘤、脂肪、空气、羊水
来源不明性栓子	特殊人群高凝状态

急性动脉栓塞的受累动脉呈部分或完全性阻塞，其远端动脉及侧支动脉发生痉挛，通过交感神经舒缩中枢反射性引起远端血管及邻近侧支动脉强烈痉挛，使组织缺血更加严重。动脉本身的滋养血管也可发生痉挛，造成动脉壁供血障碍，血管内皮细胞受损，内弹力层增厚或断裂，内膜下水肿，发生退行性变，血小板、纤维蛋白黏附于动脉内膜上，在病变部位及远侧动脉内可见继发性血栓形成。受累肢体的神经因缺血，功能很快丧失，因为周围神经对缺氧最敏感，继而肌肉出现变性坏死，坏死的迟早与发病时间、嵌塞部位，特别是侧支循环有密切关系，动脉完全性栓塞后，神经发生不可逆性损伤的时间为4～6小时，肌肉为6～8小时，皮肤为8～12小时。

3.临床表现

急性下肢动脉栓塞的典型症状为"5P征"，即疼痛（pain）、麻木（parasthesia）、运动障碍（paralysis）、无脉（pulselessness）、苍白（pallor），部分患者可有感觉丧失，有些患者会并发骨筋膜室综合征、急性肾衰竭等症状。

（二）超声表现

1.二维灰阶超声表现

受累动脉管腔内可见实性不均质低回声结构，若栓子为动脉斑块时内可见不规则强回声伴典型或不典型声影。

2.彩色多普勒超声表现

栓塞部位的血管血流突然中断，完全性栓塞时栓塞部位未见血流，不完全性栓塞可见细线状血流。

3.频谱多普勒超声表现

完全性栓塞时，栓塞部位无法探及血流频谱，不完全性栓塞时血管管腔远心端呈单向连续类似静脉血流频谱。

（三）技能要点与难点

典型的急性动脉栓塞诊断并不困难，根据其典型的病史、临床表现及典型的超声表现即可诊断。但当合并外周动脉狭窄性病变等复杂情况时，正确诊断会遇到困难。急性下肢动脉栓塞的另一诊断难点是与动脉血栓形成相鉴别。

（四）鉴别诊断

（1）与动脉血栓形成相鉴别：急性下肢动脉栓塞与动脉血栓形成的超声表现均为受累动脉管腔内的实性不均质低回声结构，因此鉴别诊断较为困难。急性下肢动脉栓塞有明确的栓子来源，通常为突然发病（数小时至数日），发病后缺血症状严重，但对侧肢体动脉搏动多正常，一般无慢性缺血的体征；而动脉血栓形成发病前多有间歇性跛行史，多无栓子来源，病程较长（数日至数周），发病后缺血症状较严重，对侧肢体动脉搏动消失，多有慢性缺血的阳性体征。

（2）与急性下肢深静脉血栓形成相鉴别：急性下肢深静脉血栓形成可引起动脉反射性痉挛，皮温降低，易与急性下肢动脉栓塞相混淆；但急性下肢深静脉血栓是深静脉有血栓，而动脉血流通畅。

（3）与血栓闭塞性脉管炎相鉴别：血栓闭塞性脉管炎是一种发展缓慢的节段性血管炎症病变，以青壮年吸烟男性多见，受累血管多为中小动静脉，内膜面粗糙不平，呈虫蚀状，管壁不均匀性增厚，病变呈节段性狭窄或闭塞。

（五）超声诊断思路

（1）急性下肢动脉栓塞的超声诊断首先要结合病史，患者急性起病，存在典型症状（"5P征"），要首先考虑急性下肢动脉栓塞的诊断，确定检查重点为下肢动脉超声检查。

（2）确定检查部位后，对检查部位进行仔细扫查，分析检查部位血流动力学改变，确定病变部位及累及范围。

（3）确定急性下肢动脉栓塞的超声诊断后，应努力寻找急性下肢动脉栓塞的病因，明确栓子的来源，重点扫查患者心脏。

（六）典型病例

病例1：患者男性，66岁，因"右下肢疼痛、麻木、冰凉6天"入院。体格检查：右下肢大腿中段以下皮肤花斑，皮肤发凉，右膝关节以下皮肤感觉麻木，足踝关节及足趾关节无法活动，右下肢未见皮肤溃疡，右侧股动脉、腘动脉、足背动脉搏动未触及，左侧股动脉搏动可。超声检查：右侧髂外、股、腘、胫前、胫后动脉内充满实性长条形低回声，CDFI于其内未探及血流信号；右侧髂外、股、腘、胫前、胫后静脉血流通畅（图6-3-1）。

超声诊断要点：①患者男性，66岁，右下肢疼痛、麻木、冰凉6天；②体格检查：右下肢麻木、冰凉，右侧股动脉、腘动脉、足背动脉搏动未触及；③超声检查：右侧髂外、股、腘、胫前、胫后动脉内充满实性长条形低回声，CDFI于其内未探及血流信号。结合该患者病史、临床表现及典型的超声表现诊断为右下肢动脉栓塞。

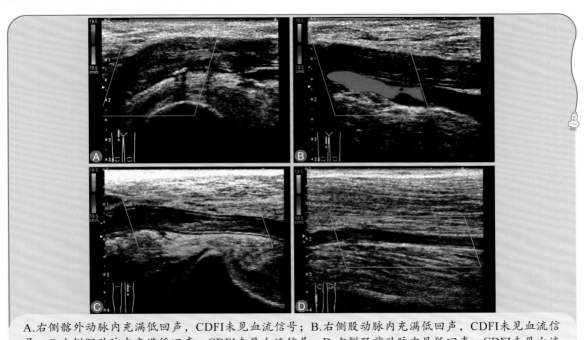

A.右侧髂外动脉内充满低回声，CDFI未见血流信号；B.右侧股动脉内充满低回声，CDFI未见血流信号；C.右侧腘动脉内充满低回声，CDFI未见血流信号；D.右侧胫前动脉内见低回声，CDFI未见血流信号。

图6-3-1　右侧髂外、股、腘、胫前动脉完全性栓塞的CDFI表现

病例2：患者男性，50岁，因"诊断多发性骨髓瘤半个月余"入院复诊，既往有高血压、脑梗死病史。患者入院后诉右下肢肌肉痛，语速慢，双足脚趾麻木，无行走障碍，无水肿。超声检查双侧髂、股、腘、胫前、胫后动脉内可见实性低回声，CDFI可见管腔内细束状血流，频谱多普勒探及低速低阻血流频谱（图6-3-2）。

超声诊断要点：①患者男性，50岁，既往有脑梗死病史，患者诉右下肢肌肉痛，双足脚趾麻木；②超声检查可见双侧髂、股、腘、胫前、胫后动脉内实性低回声团块，CDFI可见管腔内细束状血流，频谱多普勒探及低速低阻血流频谱。因患者下肢动脉栓塞为不完全性栓塞，患者临床表现并不典型。

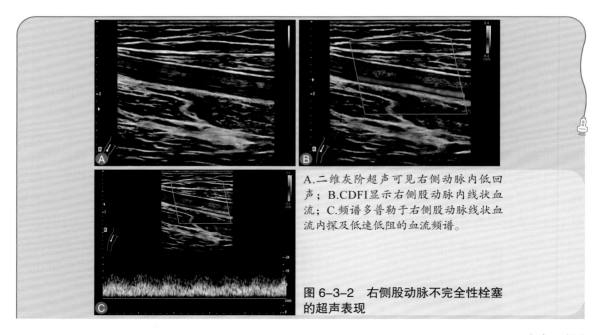

A.二维灰阶超声可见右侧动脉内低回声；B.CDFI显示右侧股动脉内线状血流；C.频谱多普勒于右侧股动脉线状血流内探及低速低阻的血流频谱。

图6-3-2　右侧股动脉不完全性栓塞的超声表现

（徐　娟）

第四节　主动脉夹层

（一）临床与病理

1.疾病定义与流行病学特征

（1）定义：主动脉夹层（aortic dissection，AD）是指各种原因导致的主动脉内膜、中膜撕裂，血液进入并引起内膜与中膜分离，主动脉管腔被分隔成真腔及假腔的病理改变。典型的主动脉夹层可见真、假腔之间的分隔或者内膜片，并有一个或数个破口相通。

（2）发病率：主动脉夹层的真实发病率难以确定，因为很多患者未能及时得到明确诊断。西方较早年间的大组尸检结果估计发病率在0.2%～0.8%，而其中男性发病率远较女性高，二者之比约为5：1。近年来，随着医务人员对主动脉疾病认识的提高，以及影像诊断技术的进步，主动脉夹层的诊出率不断提高。

（3）分型

1）DeBakey分型：1965年DeBakey首次根据主动脉夹层原发破口的位置、夹层累及范围提出DeBakey分型，将主动脉夹层分为Ⅰ、Ⅱ、Ⅲ型。Ⅰ型：原发破口位于升主动脉或主动脉弓，夹层累及大部或全部升主动脉、主动脉弓、降主动脉、腹主动脉。Ⅱ型：原发破口位于升主动脉，夹层累及升主动脉，少数可累及主动脉弓。Ⅲ型：原发破口位于左锁骨下动脉以远，夹层范围局限于降主动脉为Ⅲa型，向下同时累及腹主动脉为Ⅲb型。

2）Stanford分型：1970年Daily根据AD累及的范围提出了Stanford分型，将AD分为A、B两型。凡是夹层累及升主动脉者为Stanford A型，相当于DeBakey Ⅰ型和Ⅱ型；夹层仅累及胸降主动脉及其远端为Stanford B型，相当于DeBakey Ⅲ型。目前临床上较多使用Stanford分型。

（4）分期：主动脉夹层传统上根据发病时间分为急性期和慢性期。发病时间≤14天为急性期，发病时间＞14天为慢性期。但传统分期对主动脉夹层的病情评估不足，因此，业界提出了诸多新的分期方法，2010 AHA指南推荐的主动脉夹层分期方法为：发病时间≤2周为急性期，发病时间2～6周为亚急性期，发病时间＞6周为慢性期；2014 ESC指南推荐的主动脉夹层分期方法为：发病时间≤14天为急性期，发病时间15～90天为亚急性期，发病时间＞90天为慢性期。国内指南推荐采用2014 ESC指南的分期方法。

2.病因与病理

主动脉夹层的病因较多，包括遗传因素、先天性因素、高血压、主动脉中层退行性变、动脉硬化、主动脉炎症、损伤、妊娠等，其中以遗传因素、主动脉中层退行性变、高血压为常见致病因素。目前较为公认的病理基础是主动脉中层的主要支持部分（如弹性蛋白、胶原、平滑肌细胞等）变性、裂解、丢失，发生坏死和囊性变，在血流冲击下内膜破裂，血液进入中层形成假腔。

3.临床表现

（1）疼痛是主动脉夹层患者最为普遍的主诉，主要表现为"撕裂样"或"刀割样"持续性锐痛，疼痛部位与夹层发生的部位密切相关，并随夹层的发展沿主动脉走行进展。Stanford A型夹层常表现为前胸痛或背痛，Stanford B型夹层常表现为背痛或腹痛，但两者疼痛部位可存在交叉。

（2）心脏并发症主要为：①夹层导致主动脉根部扩张、主动脉瓣对合不良等可引起主动脉瓣关闭不全；②夹层累及冠状动脉开口可导致急性心肌梗死、心功能衰竭或恶性心律失常；③夹层假腔渗漏或夹层破入心包可引起心包积液或心包压塞。

（3）其他脏器灌注不足表现：夹层累及主动脉的其他重要分支血管可导致相应脏器缺血或灌注不良的临床表现：①夹层累及无名动脉或左颈总动脉可导致中枢神经系统症状；②夹层累及一侧或双侧肾动脉可有血尿、无尿、严重高血压甚至肾功能衰竭；③夹层累及腹腔血管时可引起胃肠道缺血表现，如急腹症和肠坏死；④夹层累及下肢动脉时可出现急性下肢缺血症状，如疼痛、无脉甚至缺血坏死等。

（二）超声表现

1.二维灰阶超声表现

灰阶声像图可见主动脉管腔常有不同程度的扩张，可于扩张的主动脉管腔内探及"线样"的隔膜回声，隔膜随心动周期摆动，并可见内膜破口，如主动脉瓣受累时，可见主动脉瓣形态改变，关闭不全甚至脱垂。若夹层假腔渗漏或破入心包时，可显示为心包腔内的无回声和心脏舒张受限。

2.彩色多普勒超声表现

CDFI于收缩期可见血流从真腔自破口流入假腔，舒张期则从假腔流入真腔，真腔内血流速度较快，色彩明亮，而假腔内血流速度慢，色彩暗淡，若假腔内血流速度过低或者血栓形成时，假腔内可不显示血流信号。在累及主动脉瓣时，可于舒张期左室流出道内探及明显的高速反流血流。

（三）诊断要点与难点

超声诊断主动脉夹层并不困难，主动脉管腔内的撕脱内膜回声及真、假腔为其主要特征，当发现夹层时，应尽可能全面地扫查各段主动脉管腔，描述主动脉夹层的累及范围并进行分型，当夹层累及主动脉瓣时，应准确地测量主动脉瓣环大小并评估主动脉瓣反流程度，这对于临床后续治疗方案的确定有重要意义。

相较于CTA、MRI等影像学检查，超声心动图对于主动脉夹层诊断的准确性相近，且因其便携性、经济性，可更加快速诊断主动脉夹层并同时评估左心功能、主动脉瓣及心包情况，及时地向临床医师提供有效信息，减少患者误诊、漏诊的概率。TEE相较于TTE更为清晰细致，能更精准地定位破口位置、夹层累及范围及血栓形成状况，但其为侵入性检查，有可能引发或加重高血压，诱发夹层破裂，对于重症患者来说风险过高，因此非全麻状态下不建议常规实施，故在临床上遇到疑似主动脉夹层的患者时，建议以TTE作为首选诊断方法。

（四）鉴别诊断

（1）与伪像相鉴别：由于旁瓣伪像及主动脉壁回声反射，偶于扩张的升主动脉腔内可见疑似撕裂内膜的"细线样"回声，但CDFI未见血流受影响，可通过调节图像参数，多切面探查来鉴别。

（2）与主动脉瘤相鉴别：夹层假腔内含血栓，血流不明显时，图像与动脉瘤附壁血栓类似，但前者血栓位于撕脱的内膜及中膜之间，而后者附着于内膜表面，前者常可见内膜破口，而后者内膜面完整但常伴有斑块。

（3）与主动脉壁内血肿及主动脉穿透性溃疡相鉴别：与主动脉夹层一并为急性主动脉综合征，具有相似的病理基础及临床表现，主动脉壁内血肿一般认为是主动脉壁滋养血管破裂导致的主动脉中层血肿，但内膜无明显破口，且血肿与主动脉管腔无明显交通，常表现为主动脉壁局限性增厚，其内可见低回声或无回声区；主动脉穿透性溃疡则是主动脉壁的粥样硬化斑块发生溃疡，穿透内膜进入到中膜或外膜层形成壁龛所致，超声诊断较为困难，常表现为内膜凹凸不平，破裂形成溃疡，CDFI可见血流进入溃疡处，但无明显撕脱内膜回声且范围局限。

（五）典型病例

患者男性，51岁，因"突发胸痛3小时"入院。痛苦面容，平车推入，血压182/92 mmHg。心电图检查：窦性心律，大致正常心电图。急诊行心脏彩色多普勒超声检查（图6-4-1）。

超声诊断思路：①患者胸痛入院，血压高，心电图暂时排外急性心肌梗死，应首先着重排外主动脉夹层、肺动脉栓塞等常引起胸痛的危急重症；②胸骨旁左室长轴切面可见升主动脉明显增宽，升主动脉管腔内见可疑"线样"回声漂浮，切换不同切面观察并调整机器参数仍可发现，此时应疑诊主动脉夹层；③CDFI于主动脉瓣口探及明显的反流信号，考虑主动脉瓣累及可能；④进一步于胸骨上窝切面观察主动脉弓，仍可发现可疑撕脱内膜回声；⑤继续向下探查降主动脉及腹主动脉，撕脱内膜持续延伸，将管腔分隔为真假腔，CDFI显示真假腔内血流差异，此时基本可以确诊为主动脉夹层，按照累及范围分为Stanford A型或Debakey Ⅰ型。

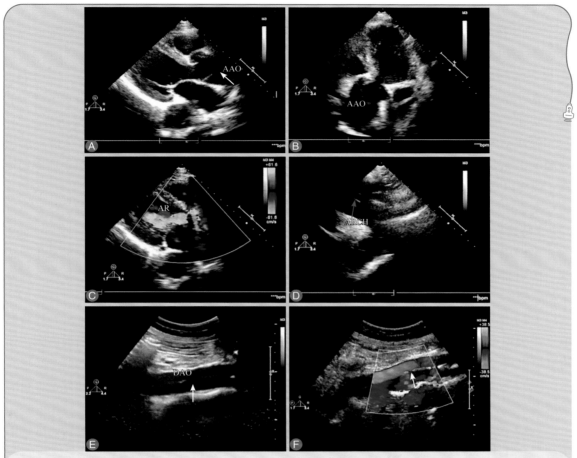

A.左室长轴切面显示升主动脉"内膜样"回声；B.心尖五腔心脏显示升主动脉"内膜样"回声；C.左室长轴切面显示主动脉瓣中度反流；D.主动脉弓切面显示主动脉弓"内膜样"回声；E.腹主动脉长轴切面显示腹主动脉"内膜样"回声（箭头）；F.CDFI显示"内膜样"回声将腹主动脉分隔成真假2腔（箭头）。AAO：升主动脉；AR：主动脉瓣反流；ARCH：主动脉弓；箭头：主动脉夹层；DAO：腹主动脉。

图 6-4-1　主动脉夹层的超声表现

（刘　晨　杨双嘉）

第五节　动脉瘤

（一）临床与病理

1.疾病定义

动脉管壁结构破损，管壁薄弱，在管腔内压的作用下，局部向外膨大扩张从而形成动脉瘤。

2.病因与病理

（1）病因：常见病因为高血压、动脉粥样硬化、马方综合征等，另有部分病例是先天发育不良、感染、外伤所致。

（2）分类

1）按部位分类：常见动脉瘤按发生的部位不同可分为胸主动脉瘤、腹主动脉瘤、股动脉瘤、颈动脉瘤等，主要以动脉瘤发生部位命名，可以多处动脉瘤合并发生。

2）按病理分类：主要分为真性动脉瘤、假性动脉瘤及夹层动脉瘤。

真性动脉瘤：临床上最为常见，常由动脉粥样硬化斑块引起，好发于肾动脉水平以下的腹主动脉，瘤壁为全层动脉结构，虽有动脉中层的破坏，但整体结构尚完整，仍可辨认。

假性动脉瘤：多由外伤和感染引起，伴有动脉管壁全层结构的破坏，血液从破口流出与周围组织形成瘤体，瘤壁无动脉壁全层结构，部分病例可有外膜与周围组织粘连形成的瘤壁，瘤体内常见血栓形成。

夹层动脉瘤：详见"主动脉夹层"章节。

3.临床表现

（1）疼痛：动脉瘤在病程早期多无症状，当瘤体增大到一定程度时可出现疼痛及压迫症状，按照瘤体发生位置不同疼痛也有不同表现，如升主动脉瘤疼痛部位多位于前胸部，而降主动脉瘤疼痛部位多在背部肩胛区之间。

（2）压迫症状：压迫症状也因瘤体部位而异，如弓部动脉瘤压迫气管或支气管，导致咳嗽、呼吸困难，压迫交感神经出现Horner综合征，降主动脉瘤可压迫喉返神经出现声嘶，压迫食道出现吞咽困难，升主动脉瘤可压迫上腔静脉引起颜面部及上肢水肿。

（3）动脉栓塞：动脉瘤伴有血栓时，血栓可脱落引起颅脑或远端肢体的动脉栓塞，可有脑缺血及远端肢体缺血表现。

（4）搏动性包块：常见于较为瘦小的腹主动脉瘤患者，于腹部扪及搏动性肿物，肿物的跳动与心脏搏动一致。

（二）超声表现

1.二维灰阶超声表现

真性动脉瘤常为局限性扩张，多呈梭形或者纺锤形，动脉壁各层结构仍可见，扩张瘤体内可见血栓形成，表现为附着于管壁内膜的低回声或不均回声区，内膜常粗糙、不光滑，可见粥样硬化斑块。

假性动脉瘤常表现为动脉旁的低回声或无回声包块，呈类圆形或不规则形，于动脉壁与瘤壁之间可见破口及管道相通，即为瘤颈，血液自该处进入瘤体，并在瘤体内呈"云雾状"影流动，瘤腔内可见低回声或不均匀回声的血栓形成。

2.彩色多普勒超声表现

真性动脉瘤常于瘤体扩张处探及环绕而行的涡流，血流速度较正常减慢，显示为混杂的血流信号，伴有附壁血栓形成时可见管腔局部充盈缺损。

假性动脉瘤于收缩期可见高速血流自瘤颈进入瘤体，舒张期时瘤体内血流再由瘤颈反流至动脉腔，在频谱多普勒表现为双向血流，合并血栓形成时瘤体内亦可见充盈缺损。

夹层动脉瘤的二维灰阶超声及CDFI表现详见"主动脉夹层"章节。

（三）诊断要点与难点

1.真性动脉瘤

在临床上常为X线或CT检查偶然发现，也有部分患者因腹部或体表包块经超声检查确诊，超声诊断并无难点，主要为发现局部明显扩张的动脉管腔，目前应用较为广泛的诊断标准为：①扩张动脉最宽处外径与正常管腔外径之比＞1.5；②升主动脉管腔最大外径＞50 mm，降主动脉管腔最大外径＞40 mm，腹主动脉管腔最大外径＞30 mm；以上两者符合其中一个即可诊断。

2.假性动脉瘤

假性动脉瘤的诊断为：①一般有外伤或医源性损伤病史，瘤体对应的体表部位常可见皮下淤血或皮肤破损；②常表现为与动脉管腔相连的局部凸起团块，管壁结构不清晰；③瘤颈处的双向血流频谱。

（四）鉴别诊断

（1）胸主动脉瘤应与纵隔来源囊肿相鉴别，腹主动脉瘤则应注意与腹膜后肿物如血肿、囊肿、淋巴瘤等相鉴别。

（2）真性动脉瘤、假性动脉瘤及夹层动脉瘤之间应相互鉴别（表6-5-1）。

表 6-5-1　真性动脉瘤、假性动脉瘤及夹层动脉瘤的鉴别诊断

	真性动脉瘤	假性动脉瘤	夹层动脉瘤
病因	动脉粥样硬化	外伤、感染	动脉粥样硬化、马方综合征等
形态	梭形、纺锤形	动脉旁的囊性包块	撕脱内膜分隔的真假腔
彩色多普勒超声	涡流	瘤颈处双向血流	真、假腔内血流差异

（五）典型病例

病例1：患者男性，55岁，否认高血压史及吸烟史。因发现腹部包块于门诊检查，超声检查：腹主动脉双肾动脉起始部以远管腔呈"瘤样"扩张，瘤壁可见低回声附着（图6-5-1）。

超声诊断思路：①患者男性，55岁，因腹部包块行检查；②腹主动脉远段呈"瘤样"扩张；③瘤体内膜面可见低回声附着，考虑附壁血栓形成，瘤壁结构尚清晰；④对瘤体进行测量，冠状面测量左右径为56 mm，前后径为59 mm，矢状面测量瘤体长度为101 mm；⑤瘤体外径＞50 mm，达到动脉瘤诊断标准。

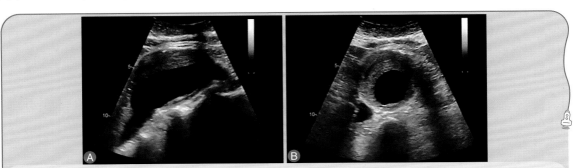

A.腹主动脉长轴切面显示腹主动脉成"瘤样"增宽，血管前壁可见血栓；B.腹主动脉横切面显示腹主动脉局部明显增宽，血管前壁血栓；

图 6-5-1　腹主动脉真性动脉瘤并血栓形成的超声表现

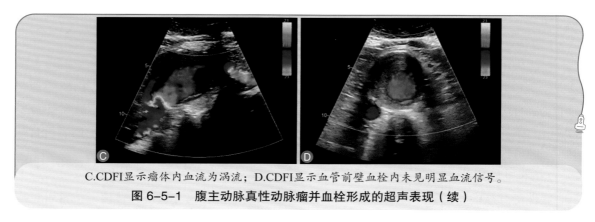

C.CDFI显示瘤体内血流为涡流；D.CDFI显示血管前壁血栓内未见明显血流信号。

图6-5-1 腹主动脉真性动脉瘤并血栓形成的超声表现（续）

病例2：患者女性，71岁，因阵发性房颤就诊，完善检查后行经血管房颤冷冻消除术，穿刺入路为右侧股静脉。术后2小时发现右侧腹股沟处包块，急诊行下肢血管彩色多普勒超声检查（图6-5-2）。

超声诊断思路：①患者有明确血管穿刺史；②于右侧腹股沟处皮下股动脉旁探及囊性包块，包块似有通道与股动脉相连；③CDFI于包块内探及血流信号，并可见血流来自股动脉；④频谱多普勒显示通道内血流为双向血流频谱，符合假性动脉瘤诊断；⑤继续测量包块大小及瘤颈宽度，以便后续检查对比。

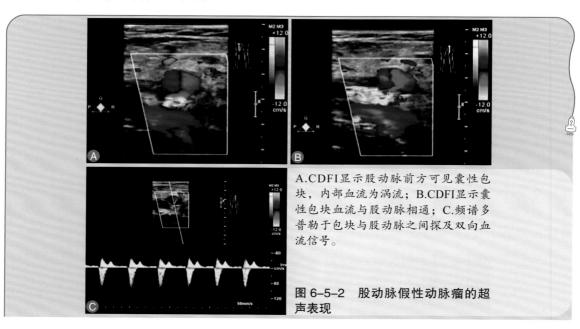

A.CDFI显示股动脉前方可见囊性包块，内部血流为涡流；B.CDFI显示囊性包块血流与股动脉相通；C.频谱多普勒于包块与股动脉之间探及双向血流信号。

图6-5-2 股动脉假性动脉瘤的超声表现

（刘 晨 杨双嘉）

第六节　深静脉血栓

（一）临床与病理

1.疾病定义

静脉血栓由于各种原因导致的静脉管腔内血液凝固，形成凝血块。病变主要累及四肢浅表静脉或下肢深静脉。

2.病因与病理生理

静脉血栓形成的主要病因是静脉壁损伤、血液淤滞、血液高凝状态等，好发于老年人、恶性肿瘤患者、偏瘫患者、产妇及妊娠晚期，可由各种制动状态、外科手术和创伤诱发。

血栓形成的3个基本要素：①静脉血流缓慢，长期肢体制动或偏瘫、全麻、感染引起静脉血流迟缓，容易形成静脉血栓，另外，先天解剖变异如左髂总静脉受压综合征、胸廓出口综合征也可因血流淤滞导致血栓形成；②静脉损伤，化学药物、机械性或感染性损伤导致静脉壁破坏。内膜损伤后释放凝血因子Ⅱ、组织凝血活素，启动外源性凝血途径，外源性凝血途径被激活后，凝血酶被激活，引起血管收缩及细胞损伤，继而血小板沉积及纤维蛋白形成，即血栓形成；③血液高凝状态，各种大型手术、严重脱水、严重感染、晚期肿瘤和先天性遗传性疾病引起血栓形成。

3.临床表现

临床表现：①血栓水平以下的肢体持续肿胀，站立时加重；②下肢疼痛和压痛，皮温升高；③浅静脉曲张；④下肢色素沉着或溃疡；⑤血栓脱落可引起肺动脉栓塞。

（二）超声表现

1.二维灰阶超声表现

（1）急性血栓：2周以内的血栓，血栓处静脉管径明显扩张，血栓形成数小时到数天内为无回声，1周后回声逐渐呈低回声，静脉管腔不能压闭，急性血栓的近心端未附着于静脉壁，可漂浮在管腔中或随肢体挤压而飘动。

（2）亚急性血栓：2周~6个月的血栓，血栓回声较急性期逐渐增强，血栓逐渐溶解、收缩，血栓变小且固定，静脉内径扩张程度减轻，静脉管腔不能完全压闭，血栓黏附于静脉壁，不再自由浮动。

（3）慢性期血栓：6个月以上的血栓，血栓未溶解，血栓逐渐纤维化，导致瓣膜功能受损，静脉管壁不规则增厚，静脉瓣膜增厚，回声增强。

2.彩色多普勒超声表现

（1）急性血栓：血栓段静脉内无血流信号或可见少许血流信号。

（2）亚急性血栓：血栓再通后静脉腔内血流信号增多，可见侧支循环形成。

（3）慢性期血栓：继发性静脉瓣反流，侧支静脉形成。

3.超声新技术表现

当常规超声可清晰地显示血管壁及管腔内情况时，深静脉血栓形成的诊断准确率达100%，当肢体肿胀、患者肥胖时，深静脉血栓的诊断准确率下降，此时，超声造影能清楚地显示出静脉管腔内情况，提高深静脉血栓形成的诊断准确率。

（三）技能要点与难点

下肢深静脉血栓形成是四肢血管病变中较为常见的疾病，典型的下肢深静脉血栓形成诊断并不困难，根据其典型的病史、临床表现及典型的超声表现即可诊断。当患者下肢重度肥胖、下肢严重肿胀时，可切换凸阵探头检查。在检查过程中容易忽略下肢深静脉血栓形成的病因，而延误治疗，因此对静脉血栓的早期诊断及潜在的病因诊断尤为重要，也是其难点。

检查注意事项：①当超声观察到血栓漂浮在管腔中或随肢体挤压而飘动时，应十分小心，避免挤压探头引起血栓脱落；②间断加压检查时不应在长轴切面下进行，以免静脉滑出探查切面而产生静脉被压瘪的假象；③左侧髂静脉血栓形成较右侧多，可能与左侧髂总静脉压迫综合征有关；④下肢深静脉多为两条同名静脉伴行，检查时应全程探查两条血管有无血栓形成，以防漏诊；⑤小腿肌肉静脉丛血栓形成是临床常见但超声易漏诊的血栓类型，当出现小腿明显肿胀，要留意探查肌肉静脉丛有无血栓形成。

（四）鉴别诊断

（1）与外压性静脉狭窄相鉴别：左髂总静脉受压综合征、胸廓出口综合征等因素导致的静脉受压狭窄回流障碍会引起肢体肿胀。临床上症状相似，但治疗方式不同，超声应观察梗阻处静脉血流是否通畅及静脉周边结构。

（2）与静脉血流缓慢相鉴别：静脉血流缓慢时静脉血管内可见云雾状类血栓回声，可采用压迫试验将静脉血流缓慢与静脉血栓进行鉴别。

（3）与正常四肢深静脉相鉴别：正常四肢深静脉误认为静脉血栓，由于仪器调节不当，图像质量差，静脉管腔被压瘪的效果不好等原因可将正常四肢深静脉误认为静脉血栓，因此应正确调节仪器，如降低探头频率、提高彩色血流敏感度等。

（五）超声诊断思路

（1）下肢肿胀和乏力是下肢深静脉血栓形成的早期症状，当临床怀疑下肢深静脉血栓形成时，应立即行下肢深静脉超声检查。

（2）在外周静脉的超声检查中，应掌握各部位静脉的正常的多普勒频谱特点，远心端静脉频谱为随呼吸运动、持续低速的单向波，呈间断性，近心端静脉频谱除随呼吸运动起伏外同时随心脏搏动呈脉动样。当检查部位静脉血流频谱的规律性波动的特点消失或减弱时应沿着线索向近心端追踪。

（3）确定深静脉血栓形成超声诊断后，应努力寻找深静脉血栓形成的病因，反复认真检查是否存在先天性血管畸形、肿瘤压迫、癌栓侵入、组织粘连等，这对临床确定治疗方案具有重要意义。

（六）典型病例

病例1：患者男性，32岁，因"左下肢肿胀疼痛20余天"入院。体格检查：左下肢未见明显肿胀，表皮无水疱形成，无皮肤溃烂及花斑，皮温较对侧稍高，皮肤张力明显升高，左侧股三角区无压痛，腓肠肌僵硬感，可触及压痛，左下肢活动未见明显受限。超声检查：左侧股、腘、胫前、胫后静脉管径增宽，其内充满实性低回声团块，阻塞部位管腔不能压闭，CDFI于其内未探及血流信号。超声检查提示左侧股、腘、胫前、胫后静脉血栓形成并完全性梗阻（图6-6-1）。

超声诊断要点：①患者男性，32岁，左下肢肿胀疼痛20余天；②体格检查：左下肢未见明显肿胀，皮温较对侧稍高，皮肤张力明显升高；③超声检查：左侧股、腘、胫前、胫后静脉管径增宽，其内充满实性低回声团块，阻塞部位管腔不能压闭，CDFI于其内未探及血流信号；结合该患者病史、临床表现及典型的超声表现诊断为左下肢静脉血栓形成并完全性梗阻。

病例2：患者女性，21岁，4个月前因药物流产出现左小腿肿胀，疼痛，有沉重感，下地行动困难。4个月前超声检查提示左侧髂、股静脉血栓形成并完全性梗阻。患者长期口服抗凝药物治疗，下肢肿胀疼痛症状改善，行走无明显异常。超声检查：左侧髂、股静脉管径正常，其内可见实性低回声团块，管腔不能完全压闭，CDFI于其内探及细线状血流信号。超声检查提示左侧髂、股静脉血栓形成并不完全性梗阻（图6-6-2）。

超声诊断要点：①患者女性，21岁，4个月前诊断下肢深静脉血栓形成并完全性梗阻；②药物治疗4个月后症状及体征消失；③超声显示左侧髂、股静脉管径正常，其内可见实性低回声团块，管腔不能完全压闭，CDFI于其内探及细线状血流信号，结合该患者病史及典型的超声表现诊断为左侧髂、股静脉血栓形成并不完全性梗阻。

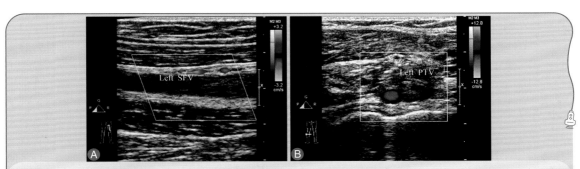

A.CDFI显示左侧股浅静脉未见血流信号；B.CDFI显示左侧胫后静脉内未见血流信号。Left SFV：左侧股浅静脉；Left PTV：左侧胫后静脉。

图6-6-1　左侧股浅静脉、胫后静脉血栓形成并完全性梗阻的CDFI表现

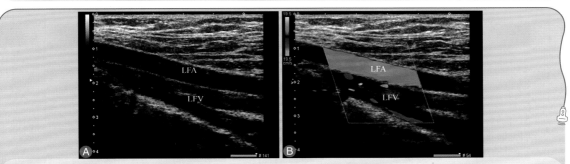

A.二维灰阶超声显示左侧股静脉内低回声团块；B.CDFI显示左侧股静脉内点状及线状血流信号。LFA：左侧股动脉；LFV：左侧股静脉。

图6-6-2　左侧股静脉血栓形成并不完全性梗阻的超声表现

（徐　娟）

第七节 超声引导下血管穿刺

传统的血管穿刺主要依靠可见的或可触及的解剖标志，穿刺的成功与否取决于操作者的技术、经验及患者自身的情况。当出现解剖定位不清、解剖变异、穿刺部位有感染或包块、血管内有血栓、极细血管穿刺等穿刺困难情况时，超声引导下血管穿刺便显示出其必要性及优势。超声引导下的血管穿刺，可清晰且迅速地定位血管，并清晰地显示血管周围的神经、肌肉等毗邻结构，提高穿刺成功率，同时减少医源性损伤、穿刺的次数及感染率。

1.设备与准备

（1）术前一般注意事项：了解患者的病史及进行充分的体格检查；确定血管穿刺术的部位；评估患者可能存在的并发症，特别是潜在的凝血功能异常；教会患者术中配合动作。

（2）设备与无菌物品

1）探头选用高频线阵探头（7～13 MHz）。

2）无菌探头套，无菌耦合剂。耦合剂涂抹于无菌探头薄膜的内部，然后将无菌探头套从探头的头端开始沿着整个探头的电缆线卷动包裹，最后将无菌耦合剂沿着探头接触面涂在探头套外面。

（3）患者体位：根据穿刺部位决定患者体位及入路选择（如颈内静脉置管时使用头低脚高位）。超声诊断仪放在方便操作者看到显示屏的位置。

（4）探头位置与方向：确定探头标记点与屏幕标记点一致，始终要有无菌观念，探头与皮肤垂直并充分接触（图6-7-1）。

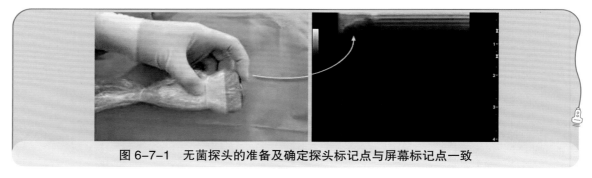

图 6-7-1　无菌探头的准备及确定探头标记点与屏幕标记点一致

（5）辨别动脉与静脉

1）动脉：管腔较小，圆形，壁厚，不易被压闭，有搏动，充盈状态与体位无关，呈高速、有明显期相性的多普勒形式。

2）静脉：管腔较大，椭圆形，壁薄，容易被压闭，没有搏动，压迫血管近心端可使静脉变粗，体位变化可改变充盈状态，呈低速、血流连续、随呼吸变化而变化的多普勒形式（图6-7-2，图6-7-3）。

（6）穿刺前扫查：在准备穿刺部位之前，应使用超声选择最佳穿刺部位，穿刺部位的选择应考虑血管大小、深度、走行、周围结构等因素。同时评估血管的通畅性、走行和其它解剖学问题，如是否有血栓、静脉瓣膜等。在静脉通路中，选择针入路的角度非常重要，应选择针穿透静脉后壁时，可避开穿刺到动脉的入路。同时也可通过调整患者的体位来选择最佳的穿刺针入路。最后获得血管短轴和长轴的图像，将血管图像调整至屏幕中央，从而保证探头正好在穿刺血管上方。

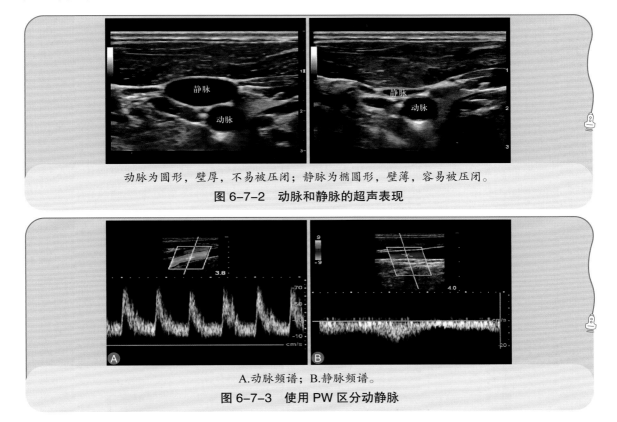

动脉为圆形，壁厚，不易被压闭；静脉为椭圆形，壁薄，容易被压闭。

图 6-7-2　动脉和静脉的超声表现

A.动脉频谱；B.静脉频谱。

图 6-7-3　使用 PW 区分动静脉

2.穿刺操作

（1）实时引导和预先定位：实时引导是指超声下定位并实时引导穿刺置管，其更加精确，是首选的方法；但是保持无菌比较困难，且需要手眼协调。预定定位是指超声定位与穿刺过程分步进行，超声预先定位确定穿刺点，穿刺置管时无超声引导，容易保持无菌，无需全程使用超声，技术要求低。

（2）穿刺方法：超声引导血管穿刺技术分为长轴平面法、短轴平面法和斜轴平面法，三者各有优缺点，相互补充。

长轴平面法（也称平面内穿刺），是指在超声引导下，穿刺针整体在探头发出的声束内进行穿刺的过程。将探头与血管走行平行采用长轴切面确定血管位置，并移动探头使其处于屏幕中间，穿刺针沿着探头两端的中心线，以一定角度破皮进入皮下组织，观察穿刺针进入血管停止进针即可。进针的关键是保证探头稳定在血管中央的正上方，如果针头偏移出该平面，即穿刺针从图像上消失，则需要重新调整针头方向或向回退针。不需要调整探头方向寻找针头，而是调整针头寻找探头。穿刺过程中同时显示穿刺针和血管走行，全面观察穿刺针。但是穿刺过程中不能清晰分辨穿刺血管与周围组织和毗邻血管之间的位置关系；对于血管细的婴幼儿患者图像难以获得（图6-7-4A）。

短轴平面法（也称平面外穿刺），是指在超声引导下，穿刺针整体或局部在探头发出的声束以外进行穿刺的过程。将探头与血管走行垂直采用短轴切面确定血管位置，并移动探头使其处于屏幕中间，穿刺针沿探头侧方中心线破皮进针，当穿刺针有回血或到达血管时停止进针。只有当穿刺针与超声术平面垂直时，才能在屏幕上显影。刚开始穿刺的时候，针头还无法到达声束平面，此时可以调整探头角度，使其稍朝向针头方向来检查穿刺路径是否正确；因为针头很细，通常不能直接看到穿刺针，在超声屏幕上可以观察到针头穿刺到组织的征象（如肌肉的移位、针头穿刺管壁时血管的受压变形），以此判断针头位置，而不必直接看到针头。短轴平面外法图像易获得；穿刺过程中可以看到穿刺血管周围的组织和毗邻血管，并可清晰分辨相邻的位置关系，且实时调整进针方向；在细小血管穿刺中优势明显，但不能直观看到穿刺针整条进针路径，初学者不易获得针尖位置（图6-7-4B）。

斜轴平面法是在短轴平面法的基础上将探头顺时针旋转45°，所得血管图像由圆形变为椭圆形的低回声结构，横截面积变大；这种方法结合了长轴平面法与短轴平面法的优点，进针时血管可视面积增大并且可以看清血管毗邻结构及部分进针路径，避免穿到其它血管；当动静脉为上下关系时，可采用斜轴平面法，避开动脉，且能增大静脉可视横截面积，穿刺更加安全（图6-7-4C）。

（3）进针要点：①充分的局部麻醉；②针尖斜面向上，在距离探头后1~2 cm进针；③穿刺针与皮肤成45°~60°；④需避开别的组织时，可以尝试使用更大的角度进针；⑤可进行试穿，通过伪影确定针的位置；⑥缓慢进针；⑦找到针尖位置；⑧使针尖斜面朝向探头，这样可以增加回声量，能够更容易看到针尖；⑨如果无法看到针尖，可调整探头或轻轻地抖动穿刺针，或者改变进针角度。

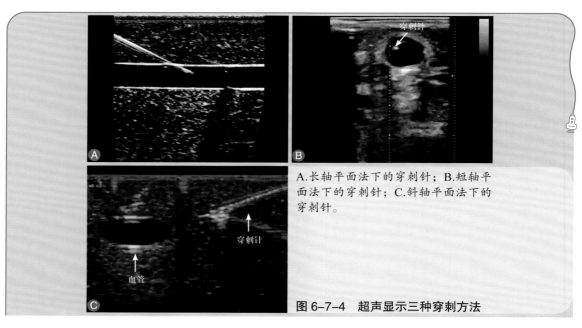

A.长轴平面法下的穿刺针；B.短轴平面法下的穿刺针；C.斜轴平面法下的穿刺针。

图6-7-4　超声显示三种穿刺方法

3.常用穿刺血管

（1）颈内静脉

患者平卧位进行预扫查，行穿刺置管时调整为头低脚高位。使用7～13 MHz线阵探头。探头的标记点指向患者左侧（这是为数不多的标记点指向患者左侧情况，因为操作者位于床的头侧）获得短轴图，指向患者头侧获得长轴图，使图像位于屏幕中央（图6-7-5）。置管方法采用标准的Seldinger技术（经皮穿刺并用导丝交换方式置入各种导管的技术）。

（2）锁骨下静脉：患者平卧位进行预扫查，行穿刺置管时调整为头低脚高位。用7～13 MHz线阵探头，将探头垂直皮肤置于锁骨下缘，探头的标记点指向头侧获得短轴图像，指向患者的右侧获得长轴图像。

扫描锁骨下静脉较为困难，应预先扫查确定血管位置，然后进行穿刺（无须超声实时引导）。确定血管位置后，采用标准的Seldinger技术（经皮穿刺并用导丝交换方式置入各种导管的技术）进行置管。

（3）股静脉：患者仰卧位。使用线阵探头，探头置于腹股沟韧带下方，股动脉搏动最明显处。探头标记点指向患者右侧获得短轴图像，指向头侧获得长轴图像。确定血管位置后，采用标准的Seldinger技术（经皮穿刺并用导丝交换方式置入各种导管的技术）进行置管。

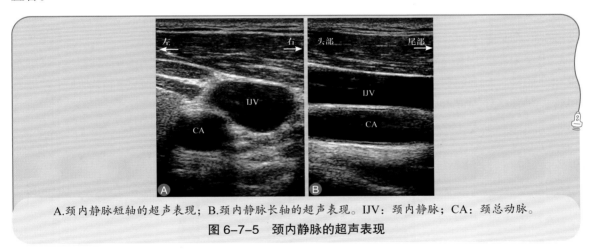

A.颈内静脉短轴的超声表现；B.颈内静脉长轴的超声表现。IJV：颈内静脉；CA：颈总动脉。

图 6-7-5　颈内静脉的超声表现

（郭西源　章春泉）

第八节　经外周静脉穿刺中心静脉置管术的超声应用

经外周静脉穿刺中心静脉置管（peripherally inserted central catheter，PICC）术，是利用导管从外周静脉进行穿刺，导管直达靠近心脏的大静脉，为患者提供中长期（7天～1年）的静脉输液治疗。PICC术可避免化疗药物与手臂直接接触，防止药物对血管刺激，并且大静脉血流速度快，可迅速稀释药物，从而有效保护外周静脉，减少静脉炎的发生，减轻患者疼痛，提高患者生命质量。早期PICC术采用盲穿技术，置管成功率低并发症多。超声引导下PICC术开始应用于临床后，显著提高了置管成功率，且并发症发生率明显下降。

1.适应证

主要为：①长期静脉输液者；②反复输入高渗性、刺激性、腐蚀性药物；③使用压力或加压泵快速输液者，如输液泵；④每日需多次静脉穿刺患者。

2.禁忌证

主要为：①患者身体条件不能耐受插管操作；②凝血机制障碍免疫抑制者慎用；③有导管所含成分过敏史；④既往在预定插管部位有放射治疗史；⑤既往在预定插管部位有静脉炎和静脉血栓形成史，外伤史，血管外科手术史；⑥局部组织影响导管稳定性或畅通。

3.穿刺血管

PICC术通常在患者肘窝部的贵要静脉、肘正中静脉、头静脉中选择，经腋静脉、锁骨下静脉插入上腔静脉。主要为：①贵要静脉：直、粗、移行为腋静脉，且静脉瓣少，是首选静脉；②肘正中静脉：浅、直、短、静脉瓣多，是次选静脉；③头静脉：前粗后细、与腋静脉呈锐角，且静脉瓣多，为末选静脉。

4.患者体位

患者取仰卧头低脚高位，上肢呈外展外旋姿势，掌心向上，外展角与躯干60°~90°，充分暴露上肢。

5.主要步骤

主要为：①穿刺部位常规消毒铺巾；②探头置入无菌套；③涂抹无菌耦合剂；④显示血管和穿刺针；⑤显示针尖压迫血管前壁造成的切迹；⑥确认针尖进入血管；⑦确认导丝进入血管；⑧确认导管进入血管（图6-8-1）。

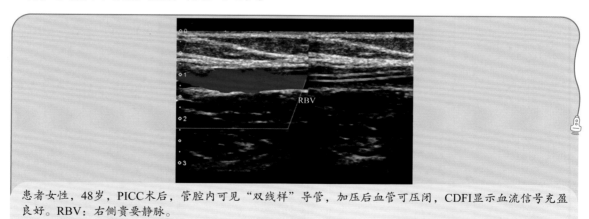

患者女性，48岁，PICC术后，管腔内可见"双线样"导管，加压后血管可压闭，CDFI显示血流信号充盈良好。RBV：右侧贵要静脉。

图6-8-1 右侧贵要静脉血管腔内显示穿刺进入的导管

6.常见并发症

PICC术后常见的并发症有血管感染、血管损伤、静脉血栓等。置管2周为血栓高发期，好发于置管的近心端，超声下表现为管腔内出现实性回声，血流信号消失或血流变细、充盈缺损，血管压缩性消失（图6-8-2，图6-8-3）。

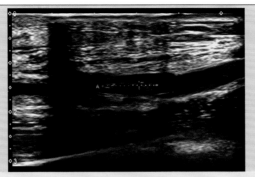

患者男性，62岁，PICC术后2周，右侧腋静脉显示导管外侧壁附壁血栓形成，导管侧壁上可见实性等回声附着。

图 6-8-2 PICC 术后右侧腋静脉内导管外侧附壁血栓形成

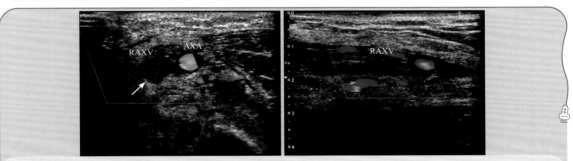

患者男性，55岁，PICC术后1周，CDFI显示右侧腋静脉血栓形成，右侧腋静脉管腔内出现实性回声，血流信号变细，充盈缺损。

图 6-8-3 PICC 术后右侧腋静脉内血栓形成

（郭西源 章春泉）

第九节 中心静脉穿刺置管术的超声应用

中心静脉置管（central venous catheterization，CVC）术指通过中心静脉放置导管，通常位于颈内静脉、锁骨下静脉和股静脉。通常导管尖端位于上腔静脉、下腔静脉、腔房交接处、右房或头臂静脉，其中上腔静脉或腔房交界处为最佳。其主要用于危重患者的救治，可为各种治疗提供有效的静脉通路，同时也可利用其监测各种生理学参数。常用的中心静脉置管操作有一定风险，超声引导下CVC术可实时直观显示和评估血管及相邻解剖，术前及时发现血栓、狭窄，术中确认静脉和导管尖端定位，明显提高置管成功率，减少穿刺时间与次数，减少相关并发症的发生。

1.适应证

主要为：①大量、快速扩容；②2周～1个月的长期输液治疗；③危重患者抢救、大手术行中心静脉压测定；④药物治疗：输入高渗或黏稠的液体，输入pH值与人体相差大的药物；⑤血液透析、血浆置换术；⑥介入治疗通路。

2.禁忌证

主要为：①穿刺部位存在静脉血栓；②同侧动静脉造瘘管；③上腔静脉压迫综合征；④严重凝血功能障碍。

3.穿刺血管

主要为：①颈内静脉：选择右侧颈内静脉优于左侧颈内静脉，因为右侧颈内静脉与上腔静脉几乎成一条直线，右侧胸膜顶低于左侧，右侧无胸导管；②锁骨下静脉：置管后位置固定，患者耐受性好；③股静脉：股静脉直径较粗大，位置相对较深；处于会阴部，易感染，不利护理。

4.体位选择

根据穿刺部位决定患者体位。

5.主要步骤

主要为：①穿刺部位常规消毒铺巾；②探头置入无菌套；③涂抹无菌耦合剂；④显示血管和穿刺针；⑤显示针尖压迫血管前壁造成的切迹；⑥确认针尖进入血管；⑦确认导丝进入血管；⑧确认导管进入血管。

6.常见并发症

常见并发症有误穿邻近血管神经、血肿、感染、导管相关静脉血栓（图6-9-1）、血气胸等。

导管相关静脉血栓分为纤维蛋白鞘、管内血管、挂管血栓和贴静脉壁血栓（图6-9-2）。纤维蛋白鞘为包裹于中心静脉导管表面，由细胞成分和非细胞成分组成的膜状物，其起始于导管与静脉壁的接触点，并与静脉壁紧密相联，即使导管拔出也不易被移除。

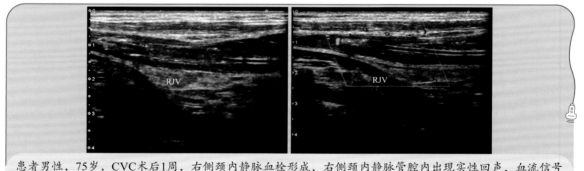

患者男性，75岁，CVC术后1周，右侧颈内静脉血栓形成，右侧颈内静脉管腔内出现实性回声，血流信号消失。RJV：右侧颈内静脉。

图 6-9-1　CVC 术后右侧颈内静脉内血栓形成

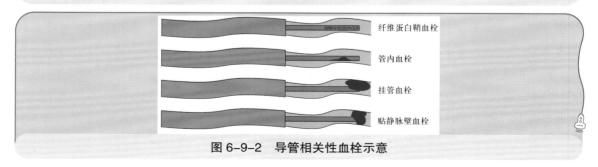

图 6-9-2　导管相关性血栓示意

（郭西源　章春泉）

第十节　体外膜肺氧合的超声应用

1.概述

体外膜肺氧合（extracorporeal membrane oxygenation，ECMO），主要用于对重症心肺功能衰竭患者提供持续的体外呼吸与循环功能支持，为重症患者原发病治疗争取时间。

目前临床常用的ECMO模式有2种（图6-10-1）。静-静脉体外膜肺氧合（VV-ECMO）：适合单纯肺功能受损，无心脏停跳危险的病例；静-动脉体外膜肺氧合（VA-ECMO）：适合心功能衰竭、肺功能严重衰竭并有心脏停跳可能的病例。VV-ECMO通过连接到膜氧合器的静

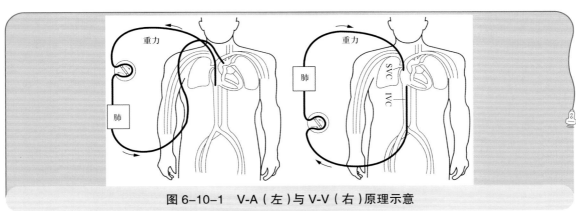

图 6-10-1　V-A（左）与 V-V（右）原理示意

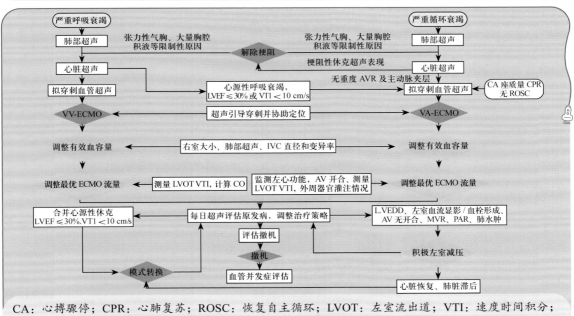

CA：心搏骤停；CPR：心肺复苏；ROSC：恢复自主循环；LVOT：左室流出道；VTI：速度时间积分；CO：心输出量；LVEDD：左室舒张末期内径；MVR：二尖瓣反流；PAR：肺动脉瓣反流。

图 6-10-2　ECMO 实施超声扫查流程

引自：张秋彬，孙峰，尹路，等.床旁超声在急诊体外膜肺氧合治疗中的应用推荐[J].中国急救医学，2020，40（12）：1117-1128.

脉插管将血引出，血液被氧合、CO_2被去除后血液通过静脉回流套管返回患者体内。因此，VV-ECMO的主要适应证是为严重呼吸衰竭的患者提供一个体外"肺"。由于血液通过静脉插管（至右房或腔静脉）返回右心，因此患者的心脏必须能够提供肺循环和体循环所需的心输出量。

　　本节分别从实施前、实施中、撤机时机评估和撤机后监测4个阶段介绍超声在ECMO中的应用（图6-10-2，表6-10-1）。本章的内容来源于床旁超声在急诊体外膜肺氧合治疗中的应用推荐。

表 6-10-1　ECMO 患者超声扫查项目推荐表

部位		目的	超声项目或证据	推荐程度
准备阶段				
血管		明确无穿刺禁忌（动脉瘤、夹层、狭窄、血栓）	管腔突然膨大、缩窄，管腔内见内膜分离或血栓影像	强推荐
		确定穿刺部位和路径，测量距离预估置管深度	血管深度、直径、走形方向、毗邻关系	强推荐
		引导穿刺	平面内法或平面外法	
心脏	上、下腔静脉	定位导管尖位置	TEE/TTE：B型超声	强推荐
	血管、肺	明确心脏功能状态	LVEF、LVOT VTI、TAPSE	强推荐
		评估容量状态	RVEDD、LVEDD、△VTI、IVC、B线	强推荐
		明确无房间隔缺损、卵圆孔未闭、心内分流、大量主动脉瓣反流等影响ECMO效果的情况	超声多普勒异常血流	强推荐
肺、血管、腹部		寻找ECPR患者呼吸骤停、心脏停搏病因	心脏压塞：心包腔积液；大范围肺栓塞：右心室增大、三尖瓣反流、肺动脉增宽；张力性气胸："胸膜滑动征"消失、肺脏塌陷、纵隔移位或摆动；心源性：心脏收缩或舒张功能减低；低血容量：心腔缩小、IVC塌陷、E-FAST阳性	推荐
运行阶段				
心脏		评估心功能，调节流量、容量和压力负荷	LVEF、VTI、TAPSE、TDI	强推荐
		评估左室后负荷，指导左室减压策略实施、抗凝方案	主动脉瓣开放程度、左室增大、二尖瓣反流、左室内血流显影、心室内血栓	强推荐
肺、膈肌		评估肺部病变范围、顺应性、呼吸支持策略及撤离呼吸机指导	肺部B超、M超，征象包括B线、"碎片征"、组织样变、胸腔积液、膈肌厚度变异率和隔肌活动度等	推荐

部位	目的	超声项目或证据	推荐程度
血管超声	确定管路移位、血栓、调整抗凝策略	IVC、SVC血管和管路B超	建议
主动脉	南北综合征时血流对流平面	血管超声多普勒、超声造影	建议
腘动脉或肱动脉	股动脉或腋动脉动脉置管肢体远端灌注、血栓形成	超声多普勒、血流速度	建议
脑血管	评估脑灌注	经颅多普勒	推荐
视神经鞘	监测颅内压	视神经鞘直径	建议
肝胆超声	识别肝淤血、梗阻性黄疸、胆囊炎	肝脏超声、肝静脉多普勒、胆囊超声	建议
泌尿系统超声	肾灌注、尿潴留	肾血流图、输尿管、膀胱超声	建议
腹部超声	发现腹腔积液、出血并发症、胃潴留、肠动力减弱、协助留置鼻胃肠导管等并发症	腹部超声	推荐
撤机评估			
肺部超声	评估肺部病变变化	B线、"碎片征"、组织样变、胸腔积液、膈肌厚度变异率和隔肌活动度	强推荐
心脏超声	评估心脏功能	VTI、LVEF	强推荐
撤机后			
置管血管	评估置管后血管并发症：血栓、动静脉瘘、出血血肿	血管超声	强推荐
穿刺点周围	穿刺点软组织感染	软组织超声	建议

注：ECMO：体外膜肺氧合；ECPR：体外心肺复苏；TTE：经胸超声心动图；TEE：经食管超声心动图；LVEF：左室射血分数；LVOTVTI：左室流出道速度时间积分；TAPSE：三尖瓣环收缩期位移；S'：三尖瓣环速度；E/A：二尖瓣E峰与A峰比值；DT：二尖瓣E峰下降时间；E/e'：早期二尖瓣血流速度（E）与二尖瓣环舒张早期运动速度（e'）的比值；RVEDD：右室舒张末期内径；LVEDD：左室舒张末期内径；△VTI：VTI变异率；IVC：下腔静脉；RA：右房；RVFAC：右室面积变化分数；E-FAST：扩展的创伤超声重点评估；TDI：组织多普勒成像；SVC：上腔静脉。

2.超声检查

（1）ECMO实施前：在ECMO准备阶段，超声扫查的主要内容为心脏、肺脏和血管。如时间充裕可对患者其他脏器进行基础状态床旁超声评估。

1）心脏超声（详见第十章）。

2）肺部超声（详见第九章）。

3）置管血管、穿刺路径和穿刺策略选择：①VV-ECMO，通常选择股静脉和颈内静脉（图6-10-3）；②VA-ECMO，通常选择股静脉-股动脉途径，其中，静脉超声探查同VV-ECMO。

对股动脉和股浅动脉超声探查包含以下内容：①最佳穿刺点定位：观察拟穿刺动脉与伴

行静脉之间的位置关系，寻找最佳穿刺点，若超声发现同侧股动静脉之间的距离较近或呈上下叠加关系，则需考虑引流管和回输管分别左、右双腿放置，避免穿刺置管造成局部血管损伤及其他并发症的发生（图6-10-4）；②动脉直径：测量拟置管动脉血管的内径，选择合适的动脉管路型号，并可根据血管内径与拟置入管路外径之间的大小关系预估肢体远端肢体缺血可能，评估远端灌注管放置必要性，并可根据血管具体情况预估置管困难程度制定置管策略，如经皮穿刺、半切开、切开等，做好置管预案（图6-10-5）；③下腔静脉的评估：下腔静脉虽然不是直接穿刺部位，但仍建议在ECMO实施前对下腔静脉进行超声扫查。ECMO静脉引流管末端通常置于下腔静脉汇入右房处，穿刺前对下腔静脉直径和变异率进行测算，有助于对患者容量状态进行评估和准备（图6-10-6）。

此外，下腔静脉直径易受体位（如俯卧位）、腹腔内压、自主呼吸等影响，导致引流不畅，影响ECMO实施效果。可测量超声制定的拟穿刺点与右房入口的距离预估静脉管路置管深度，避免穿刺时管路置入过深，避免心脏刺激和损伤风险及减少VV-ECMO再循环率；也避免置入深度不够，影响引流（图6-10-7），超声可实时直视下调整引流管位置（图6-10-8）。

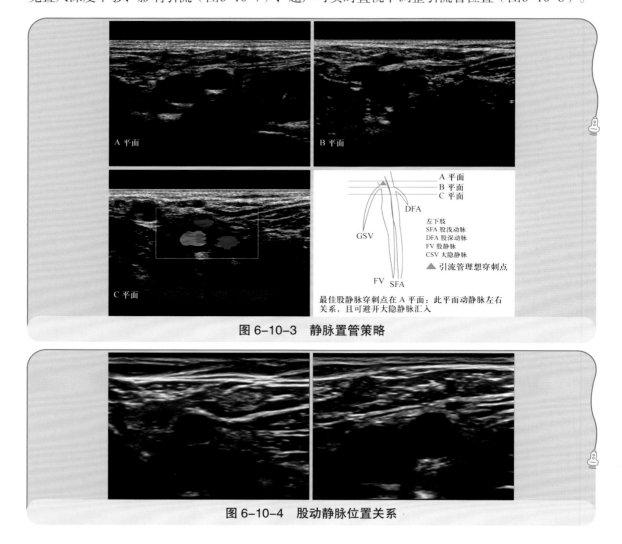

图 6-10-3 静脉置管策略

图 6-10-4 股动静脉位置关系

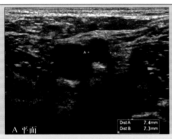
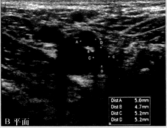
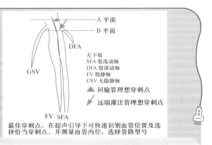

图 6-10-5　动脉置管策略

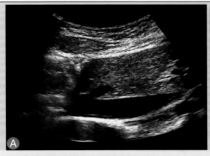
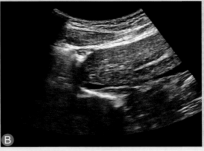

A.下腔静脉扩张期；B.下腔静脉塌陷期。

图 6-10-6　下腔静脉的二维灰阶超声表现

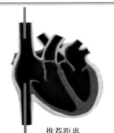
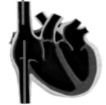
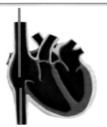
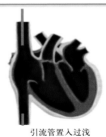

图 6-10-7　VV-ECMO 引流管（蓝色）和回输管（红色）的距离

引自：张秋彬，孙峰，尹路，等.床旁超声在急诊体外膜肺氧合治疗中的应用推荐 [J].中国急救医学，2020，40（12）：1117-1128.

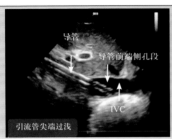
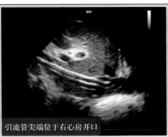
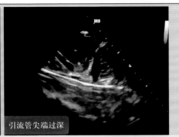

图 6-10-8　超声指导管路位置调整

引自：张秋彬，孙峰，尹路，等.床旁超声在急诊体外膜肺氧合治疗中的应用推荐 [J].中国急救医学，2020，40（12）：1117-1128.

（2）ECMO监测阶段的超声决策：在ECMO运行期间，推荐超声作为首选的影像学手段对患者进行评估并且至少每日超声对患者进行评估。将VV和VA不同模式日常运行超声监测侧重点总结如下（图6-10-9，图6-10-10）。

（3）ECMO撤机指导：当ECMO患者好转时，及时撤机可减少并发症，倘若提前撤机有可能导致撤机失败，因此，准确评估撤机时机对ECMO患者预后至关重要。超声可评估原发病恢复程度，为准确评估撤机时机提供更多的参考证据。

（4）ECMO撤机后监测：ECMO患者撤机后，仍需利用超声检查对穿刺血管和穿刺部位进行并发症筛查，包括置管血管的血栓，穿刺部位动脉瘤、动静脉瘘等。其余包括原发病的脏器功能监测和重症支持相关即时超声扫查内容则根据患者进行个体化选择，与其他重症患者无异。

3.总结

超声在ECMO准备、实施和监测过程中可对患者多个部位进行即时、连续的扫查和监测，快速解答临床问题，协助规避风险，减少并发症。同时超声作为辅助检查，结果需结合其他临床证据共同做出判断。另外，超声检查不能延缓更重要的治疗和检查实施的时间，超声检查的准确性依赖检查者的经验和技术、被检查者的条件等，临床应重视数据的变化趋势，结合病情综合判断超声测量结果的临床价值。

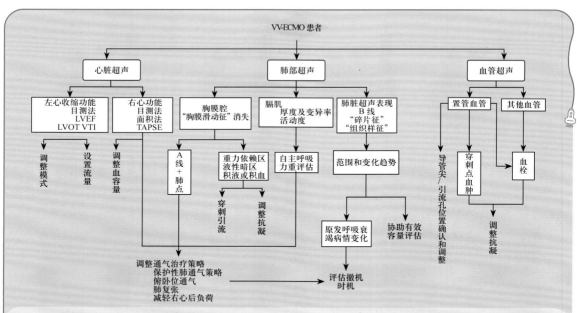

注：VV-ECMO：静-静脉体外膜肺氧合；LVEF：左室射血分数；LVO VTI：左室流出道速度-时间积分；TAPSE：三尖瓣环收缩期位移。

图6-10-9 VV-ECMO日常超声临测流程

引自：张秋彬，孙峰，尹路，等.床旁超声在急诊体外膜肺氧合治疗中的应用推荐[J].中国急救医学，2020，40（12）：1117-1128.

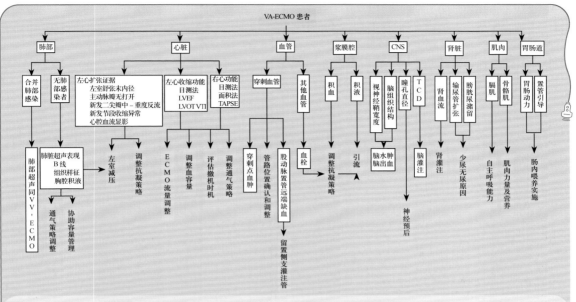

注：VA-ECMO：静-动脉体外膜肺氧合；VV-ECMO：静-静脉体外膜肺氧合；LVEF：左室射血分数；
LVOT VTI：左室流出道速度时间积分；TAPSE：三尖瓣环收缩期位移；CNS：中枢神经系统；TCD：经
颅多普勒。

图 6-10-10　VA-ECMO 日常超声检测流程

引自：张秋彬，孙峰，尹路，等.床旁超声在急诊体外膜肺氧合治疗中的应用推荐[J].中国急救医学，
2020，40（12）：1117-1128.

（刘凤珍　　章春泉）

参考文献

[1] ZALDIVAR VILLON M L F，DE LA ROCHA J A L，ESPINOZA L R. Takayasu Arteritis：Recent
Developments[J]. Curr Rheumatol Rep，2019，21（9）：45.

[2] 周永昌，郭万学，燕山，等.超声医学（上册）[M].6版.北京：人民军医出版社，2011.

[3] 姜玉新，冉海涛，田家玮，等.医学超声影像学[M].2版.北京：人民卫生出版社，2016.

[4] 李建荣.多发性大动脉炎超声诊断价值[J].世界最新医学信息文摘，2019，19（99）：259-262.

[5] 赵年欢，崔邦平，王桐，等.间充质干细胞治疗下肢缺血性疾病的研究进展[J].华中科技大学学报
（医学版），2019，48（2）：242-245.

[6] 方青波，慈红波，雍恒，等.血栓闭塞性脉管炎的治疗进展[J].血管与腔内血管外科杂志，2017，3
（6）：1083-1085.

[7] 赵宁，张晓曼，贺新建，等.实时超声检查在新生儿PICC尖端定位中的应用研究[J].医学影像学杂
志，2022，32（10）：1781-1785.

[8] 梁淑明，裴勇，曾莹，等.超声引导改良塞丁格PICC置管在肿瘤化疗患者的应用[J].影像研究与医
学应用，2020，4（12）：13-15.

[9] BIDGOOD C. Improving the patient experience with real-time PICC placement confirmation[J]. British
journal of nursing（Mark Allen Publishing），2016，25（10）：539-543.

[10] 刘艳芳，王凤云，刘义超，等.超声引导经腋静脉穿刺中心静脉置管的临床应用[J].中国医学影像

学杂志，2022，30（7）：738-742.

[11] 于晖，张莹，李俊峰，等.床旁超声诊断中心静脉导管置入术中导丝尖端异位的准确性[J].中华麻醉学杂志，2020，40（5）：614-617.

[12] 中心静脉血管通路装置安全管理专家组.中心静脉血管通路装置安全管理专家共识（2019版）[J].中华外科杂志，2020，58（4）：261-272.

[13] 周清河，肖旺频，严敏.超声引导中心静脉置管术的研究进展[J].中华急诊医学杂志，2012（7）：777-780.

[14] 张秋彬，孙峰，尹路，等.床旁超声在急诊体外膜肺氧合治疗中的应用推荐[J].中国急救医学，2020，40（12）：1117-1128.

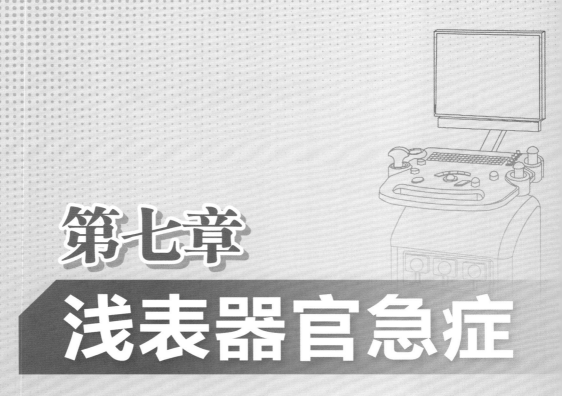

第七章
浅表器官急症

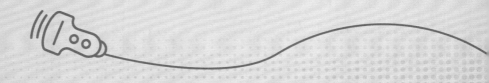

随着超声探头频率、分辨率的不断提高，超声已成为许多浅表器官疾病诊断的首选检查项目。在临床工作中，一些急性浅表器官疾病如果没有得到及时诊治，可能会发展成更为严重的病症，如急性乳腺炎引起的败血症、急性化脓性腮腺炎引起的颅内感染、睾丸扭转后坏死等。本章将重点介绍乳腺、腮腺、睾丸及其附件的急症，系统介绍其临床特征、超声表现、扫查要点与难点、超声诊断思路及典型病例分析等，旨在提升临床及超声医师对相关急症的诊断技能，以便患者能得到早期治疗。

第一节 乳 腺

一、概述

（一）正常乳腺的解剖

乳腺位于胸壁第2～6肋水平，内侧至胸骨旁线，外侧可达腋中线，腺体位于浅筋膜浅层与深层之间，内侧2/3位于胸大肌前方，外侧1/3位于前锯肌表面。每侧乳腺组织由15～20个乳腺腺叶组成，以乳头为中心呈轮辐状分布。每个腺叶包括若干小叶、小叶间导管、输乳管。输乳管为一个腺叶的排泄管，靠近乳头处膨大为输乳管窦，末端变细开口于乳头。每个腺叶含有20～40个小叶，每侧小叶由小叶内外末梢导管、腺泡和小叶间质构成，每个小叶含有10～100个腺泡，腺泡为乳腺的分泌部，具有泌乳功能。乳房悬韧带又称为库珀韧带（Cooper ligament），其将乳腺固定于胸壁，一端连于皮肤和浅筋膜浅层，一端连于浅筋膜深层（图7-1-1）。

乳腺的血液供应主要来自胸廓内动脉的穿支、胸外侧动脉的穿支、胸肩峰动脉的穿支及肋间动脉的穿支。胸廓内动脉、胸外侧动脉、肋间动脉的穿支在皮下浅层走向乳头、乳晕，并在乳晕周围形成吻合。另外，有一部分肋间动脉的穿支可垂直穿过乳腺供应乳头、乳晕。

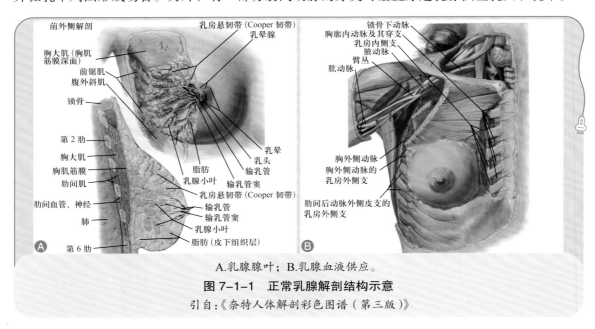

A.乳腺腺叶；B.乳腺血液供应。

图 7-1-1　正常乳腺解剖结构示意

引自：《奈特人体解剖彩色图谱（第三版）》

乳腺大部分淋巴液经胸大肌外侧缘淋巴管引流至腋窝淋巴结，再流向锁骨下淋巴结；上部的淋巴液可流向胸肌间淋巴结再注入锁骨下淋巴结，继而流向锁骨上淋巴结；一部分内部的淋巴液注入胸骨旁淋巴结，继而引流入锁骨上淋巴结；一部分乳房内侧的浅淋巴管可与对侧乳房淋巴管相交通；内下部的淋巴管通过腹壁和膈下淋巴管与肝的淋巴管相交通。

（二）正常乳腺的超声表现

高频超声探头可清晰地显示乳腺及其周围组织的解剖结构，由浅入深依次为乳头、皮肤、皮下组织、腺体层、腺体后组织、胸大肌（图7-1-2）。乳头为均匀中等回声，皮肤为2条细线状强回声，与夹在中间的真皮形成的中等回声带，正常厚度＜2 mm。皮下脂肪层脂肪小叶为低回声，有"细线样"强回声带分隔。乳房悬韧带在脂肪层显示最清晰，表现为中等回声的条索状结构与皮肤相连。腺体层位于皮下脂肪层深部，其内乳腺小叶和导管呈低回声，乳腺导管宽度一般≤2 mm，哺乳期增宽，腺体间脂肪、纤维组织回声高于乳腺的腺体组织回声。腺体后组织包括脂肪、血管、淋巴管和神经等，其内脂肪组织通常比皮下脂肪层薄，部分因太薄而显示不清。乳腺血管从乳腺深部走向皮下组织，乳头附近血供丰富，周围乳腺腺体内血流较稀少。

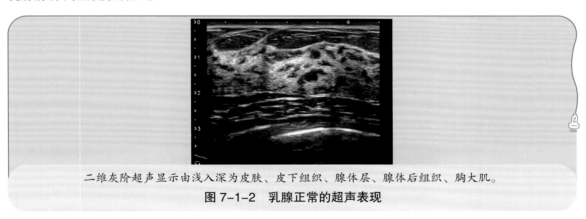

二维灰阶超声显示由浅入深为皮肤、皮下组织、腺体层、腺体后组织、胸大肌。

图 7-1-2　乳腺正常的超声表现

二、急性乳腺炎

（一）临床与病理

1.疾病定义与流行病学特征

急性乳腺炎是乳腺的急性化脓性炎症，多发生于哺乳期妇女，尤其是初产妇，哺乳期的任何时间均可发生，产后3～4周最为常见。

2.病因与病理生理

急性乳腺炎的发病原因主要有以下2个方面。

（1）乳汁淤积：初产妇往往在哺乳时未能让婴儿将乳汁吸尽，初产妇的乳汁中又含有较多的脱落上皮细胞，更容易引起乳管的阻塞。此外，部分产妇乳头内陷、乳头皲裂，这也有碍哺乳的进行，使乳汁淤积加重。乳汁的淤积又往往使乳腺组织的活力降低，为入侵细菌的生长繁殖创造有利的条件。

（2）细菌入侵：致病菌主要为金黄色葡萄球菌，少数为链球菌。乳头破损或皲裂，细菌从裂口侵入，再沿淋巴管蔓延至皮下和腺叶间的脂肪和结缔组织，引起蜂窝织炎；细菌也可直接侵入乳管，上行至腺小叶而致感染。

3.临床表现

根据临床表现和病程，将急性乳腺炎分为以下3种类型。

（1）乳汁淤积型：乳房局部肿胀、疼痛，可触及有压痛的肿块或增厚区，形状为楔形或不规则，皮肤无明显红肿，皮温可升高，一般无发热、畏寒等全身症状。血常规检查：白细胞计数和中性粒细胞计数、C-反应蛋白均不高。

（2）急性炎症型：乳房局部肿痛，存在硬结，乳房局部红斑形成，伴或不伴皮温升高，有全身炎性反应表现，如寒战、头痛等流感样症状及全身不适感，体温≥37.3 ℃，血常规显示白细胞计数或中性粒细胞计数升高，或C-反应蛋白升高。腋下可扪及肿大并有压痛的淋巴结。

（3）脓肿型：急性炎症型乳腺炎未及时治疗或治疗不恰当，会发展成为乳腺脓肿，病变部位皮肤红肿，可扪及肿块，可触及波动感，明显压痛。如果患者已使用抗生素治疗，可能局部红、肿、疼痛不明显，但病变部位可扪及肿块，可触及波动感，而且压痛多不明显。脓肿可以是单房性的，也可以是多房性的，脓腔之间有纤维间隔，脓肿的部位也有深浅，表浅的脓肿波动明显，可以向体表破溃，或穿破乳管从乳头排出脓液。深部的脓肿早期不易出现波动感，如未及早切开引流，则慢慢向体表破溃，可引起广泛地组织坏死，也可以向乳腺后的疏松结缔组织间隙破溃，在乳腺和胸肌之间形成乳腺后脓肿。感染严重者可并发脓毒血症或败血症。

（二）超声表现

1.二维灰阶超声表现

（1）乳汁淤积型：病变区域腺体层增厚、回声增强，导管明显增粗，有时可见圆形、椭圆形或细管状无回声区，其边界清晰。若积存为稀薄乳汁，表现为单纯无回声，若积存乳汁稠厚，则在无回声区内见到细小点状回声或脂-液平面，甚至后方可见回声衰减。

（2）急性炎症型：病变区域皮肤水肿增厚，皮下脂肪层回声增强；腺体层可增厚，一般腺体浅层回声增强、深部回声减低，其内无明显液性暗区。多伴有同侧腋窝淋巴结肿大，多表现为体积增大、皮质明显增厚。

（3）脓肿型：病变区域皮肤水肿增厚，皮下脂肪层回声增强，腺体层厚度明显增加，腺体回声不均匀增强或减低，其内可见不规则液性暗区（可呈无回声、低回声或混合回声），脓肿形成后早期液化不完全时，肿块呈囊实性，壁厚、不规则，内部回声不均匀，病变边界不清，完全液化后内部无回声，边界相对清晰，探头加压可见液性暗区内点状回声流动。脓肿破溃者可见液性暗区延伸至破溃口。腋窝可探及肿大淋巴结。

2.彩色及频谱多普勒超声表现

乳汁淤积型病变区域CDFI显示血流信号可正常。急性炎症型病变区域CDFI可探及丰富的血流信号，频谱多普勒多为高速低阻型。脓肿型CDFI显示脓肿周边、脓肿内未完全液化的部分有较丰富的血流信号，血流速度增快，频谱多普勒多为高速低阻型，液化区域无血流信号。腋窝肿大淋巴结内多可探及较丰富的血流信号。

3.超声新技术表现

近年来，超声弹性成像技术发展迅速，为判断乳腺病灶的硬度提供了一种新的定量方法，可用于辅助鉴别急性乳腺炎与乳腺癌。应变式弹性成像使用5分评分法来评价病变硬度，急性乳腺炎一般硬度较低，评分多在1~3分；乳腺癌一般硬度较高，评分多为4~5分。剪切波弹性成像应用弹性模量和声像图表现来对肿块硬度进行判断，乳腺癌弹性模量多明显高于周围正常组织，"硬环征""马蹄征""中央缺失征"是乳腺癌常见征象；而急性乳腺炎弹性模量与乳腺正常组织相比无明显增高，液化坏死区域低于正常组织，无"硬环征"等特殊征象。

（三）技能要点与难点

1.技能要点

全面扫查双侧乳腺内有无异常回声区，判断异常回声区与导管关系、其内部回声是否均匀、有无液性暗区、边缘是否光整、挤压病变部位是否有细密点状回声流动、有无浅层或深层的窦道、腋窝有无肿大淋巴结、CDFI是否可探及异常血流信号、频谱多普勒血流频谱类型是否为高速低阻型。

2.技能难点

早期乳腺炎局部未形成脓肿时，扫查容易漏诊；除患者疼痛处以外的多发病灶容易漏诊；疾病早期与乳腺癌病灶鉴别较为困难；脓肿形成期难以与一些特殊类型的慢性乳腺炎急性期相鉴别。

（四）鉴别诊断

（1）与乳腺血肿、囊肿相鉴别：乳腺血肿和囊肿无全身炎性症状，多边界清晰，CDFI于肿块内部不能探及血流信号。

（2）与乳腺导管扩张症相鉴别：乳腺导管扩张症多见于非哺乳期经产妇，病程较长，易反复发作，常可见乳晕附近局部红、肿、疼痛，超声多可见乳晕附近导管扩张，内透声较差。一般无发热，抗生素治疗无效。

（3）与乳腺结核相鉴别：乳腺结核早期表现为乳腺局限性硬结，抗生素治疗无效，病程迁延不愈可向皮肤穿出形成瘘管或窦道，可有发热、盗汗等全身症状，同侧腋窝淋巴结可肿大，部分可见液化，脓液结核杆菌涂片可确诊。

（4）与肉芽肿性乳腺炎相鉴别：肉芽肿性乳腺炎多见于年轻经产妇，多先发生于乳腺的周边区域，逐渐向中心发展，常为单发，部分可双侧发病，早期一般无发热症状，临床表现为乳腺红肿，早期无痛或轻微痛，短期内病灶可迅速增大，常反复发作，可有破溃甚至窦道，常伴有高泌乳素血症，部分有乳腺外症状如结节性红斑、关节痛。

（5）与乳腺癌相鉴别：除炎性乳腺癌外，其他乳腺癌多无皮肤红肿，疼痛少见，一般无发热，抗感染治疗无效，肿块内部血流多为高阻型，腋窝肿大淋巴结质硬、粘连、压痛不明显。

（6）与外伤、淋巴水肿、心力衰竭等所致的皮肤增厚水肿相鉴别：外伤、淋巴水肿、心力衰竭等所致的皮肤增厚水肿无全身炎性症状，仅见皮肤层增厚、皮下积液，无血流信号增多表现，病因解除后水肿可消退。

（五）超声诊断思路

超声探查患侧局部不规则低或不均回声区，部分内部有液性暗区，探头挤压可有波动感，实性部分及周边血流丰富，患侧淋巴结肿大，皮肤增厚水肿，再根据患者典型病史及临床表现，结合血液检查、脓液细菌培养及抗感染治疗后复查等多可确诊。

（六）典型病例

病例1：患者女性，29岁，哺乳期，因"发现左乳硬结并疼痛伴发热1天"入院，局部皮肤红肿，触及硬结，轻压痛，皮温稍增高，白细胞及中性粒细胞升高。超声检查：左侧乳腺局部皮下脂肪组织回声增高，腺体增厚，内探及片状不均质回声区，边界不清，CDFI于其内探及较丰富的血流信号（图7-1-3），频谱多普勒探及低阻血流频谱，考虑为急性乳腺炎。

超声诊断要点：皮肤增厚水肿，局部腺体增厚，回声不均匀，边界不清，丰富高速低阻型血流信号。哺乳期，起病时间短，发热，血常规示白细胞及中性粒细胞升高。

病例2：患者女性，31岁，哺乳期，因"发现左乳肿物并疼痛伴发热1周"入院，局部皮肤红肿，触及边界不清肿物，有波动感，压痛明显，皮温增高。血液学检查：白细胞及中性粒细胞升高。超声检查：左侧乳腺局部皮下脂肪组织回声增高，腺体增厚，内探及片状不均质回声区，边界不清，内部可见液性暗区，液性暗区内见细密点状等回声，探头挤压可见流动，CDFI于其内实性区探及较丰富血流信号，频谱多普勒探及高速低阻血流频谱（图7-1-4），考虑为急性化脓性乳腺炎。

超声诊断要点：皮肤增厚水肿，局部腺体增厚，见片状不均质回声区，边界不清，可见细密点状等回声，探头挤压有波动感，丰富高速低阻型血流。哺乳期，起病数天，发热，血常规血显示白细胞及中性粒细胞升高。

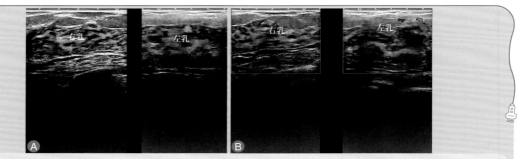

A.二维灰阶超声显示左侧乳腺局部皮肤增厚水肿，腺体较对侧明显增厚，回声不均匀，边界不清；B.CDFI显示内部血流信号较丰富。

图7-1-3　急性乳腺炎的超声表现

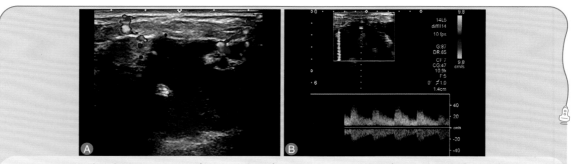

A.CDFI显示乳腺局部片状不均质回声区，边界不清，可见细密点状等回声；B.频谱多普勒超声显示内见较丰富血流信号，血流频谱为高速低阻型。

图7-1-4　急性化脓性乳腺炎的超声表现

（徐　佳　刘　丹　赵巧云）

第二节 腮　腺

一、概述

急性腮腺炎是指因细菌或病毒感染引起的急性腮腺炎症，临床比较常见的有流行性腮腺炎和急性化脓性腮腺炎。

（一）正常腮腺的解剖概述

腮腺位于两侧耳垂前下方和下颌后窝内，似倒立的楔形，底朝外，尖端伸向咽旁，浅部为皮肤和皮下脂肪覆盖，前邻咬肌、下颌支和翼内肌，后面紧贴胸锁乳突肌、二腹肌后腹肌茎突，上缘邻接颧弓，居外耳道及颞下颌关节之间，下缘平下颌角。颈深筋膜浅层向上形成腮腺咬肌筋膜，筋膜在腮腺后缘分为浅、深两层，包被腮腺，形成腮腺鞘，其中腮腺鞘浅层致密，深层较薄，在声像图上腮腺深层边界稍模糊。部分人有副腮腺，大小不一，常位于腮腺前缘与咬肌前缘之间、腮腺导管的上方，多数接近于导管的近侧端，有一蒂部与腮腺浅叶相连。副腮腺呈均质，类似腮腺实质回声，周围有致密的带状回声包绕（图7-2-1）。

腮腺内有颈外动脉及其终支颞浅动脉和上颌动脉、下颌后静脉及其属支颞浅静脉及上颌静脉等穿行。纵面观，在耳前可见一贯穿腮腺的无回声带，为下颌后静脉、其属支颞浅静脉及上颌静脉，在其深部可见穿过腮腺的颈外动脉及其分支颞浅动脉（图7-2-2）。

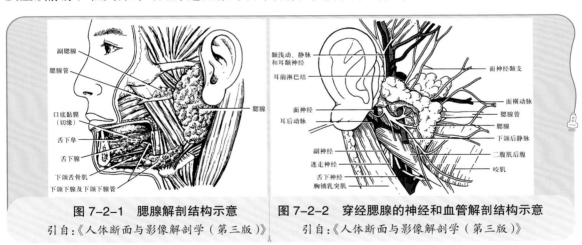

图 7-2-1　腮腺解剖结构示意	图 7-2-2　穿经腮腺的神经和血管解剖结构示意
引自：《人体断面与影像解剖学（第三版）》	引自：《人体断面与影像解剖学（第三版）》

（二）正常腮腺的超声表现

1.二维灰阶超声表现

（1）腮腺实质声像图上呈规则、均匀、细密的实质性低回声，其内可见较腺组织回声稍强的平行走行的"曲线样"短小带状回声，带状回声之间的低回声为腺体组织，腮腺回声水平较周围肌肉及脂肪组织回声强，后方回声衰减明显（图7-2-3A）。

（2）正常腮腺大小：纵切时测量长径为5～6 cm，厚径为1.5～2 cm，横切时测量宽径为4～5 cm。腮腺主导管长为5～6 cm，管腔直径约为2 mm。

2.彩色多普勒超声表现

CDFI显示腮腺实质内除见到的数条大血管及其分支外，其余为点状血流分布（图7-2-3B）。

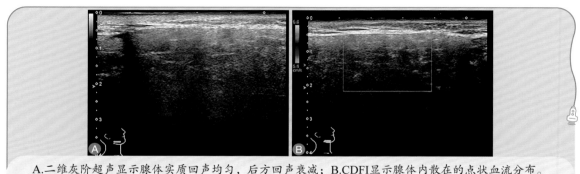

A.二维灰阶超声显示腺体实质回声均匀，后方回声衰减；B.CDFI显示腺体内散在的点状血流分布。

图7-2-3 正常腮腺的超声表现

二、流行性腮腺炎

（一）临床与病理

1.疾病定义与流行病学特征

流行性腮腺炎是由腮腺炎病毒引起的急性感染，主要经飞沫传播，多发生于冬春季节，是儿童和青少年常见的呼吸道传染性疾病。

2.病因与病理生理

流行性腮腺炎的主要病理改变是腮腺非化脓性炎症，表现为腮腺导管的卡他性炎、导管周围及腺体间质中有浆液纤维蛋白性渗出及淋巴细胞浸润、腮腺周围组织水肿等。

3.临床表现

流行性腮腺炎常表现为双侧腮腺同时发病，3/4的病例表现为双侧腮腺肿大，1/4表现为单侧肿大。以发热、腮腺肿大、疼痛、咀嚼和进食时疼痛加剧、导管口充血肿胀为主要临床特征，少数患者颌下腺及舌下腺可同时受累，多伴有淋巴细胞增高及血清淀粉酶轻中度增高。同时可并发脑膜脑炎、睾丸炎、胰腺炎等。

（二）超声表现

1.二维灰阶超声表现

（1）受累腺体弥漫性肿大，多同时累及双侧腮腺。肿大腮腺轮廓模糊，实质回声减低、粗糙、不均匀，一般无片状低回声区及脓肿形成。

（2）腮腺周围组织水肿，腮腺内及周边淋巴结增多并肿大。

（3）部分患者可出现睾丸炎、胰腺炎等并发症，并伴有相关超声表现。

2.彩色及频谱多普勒超声表现

（1）CDFI显示受累腺体内部丰富血流信号，呈"火海征"。

（2）频谱多普勒超声多表现为低速低阻型。

（三）技能要点与难点

超声检查时注意动态全面扫查双侧腮腺，观察双侧腮腺是否同时肿大，观察内部回声是否均匀、边界是否清晰、有无液性暗区，血流是否丰富，周围组织有无水肿，腮腺内及周边有无肿大淋巴结，同时扫查有无并发症等。

（四）鉴别诊断

（1）与慢性腮腺炎相鉴别：慢性腮腺炎表现为腮腺反复肿胀，腺体实质回声增粗、不均匀，呈弥漫性或局灶性，腺体内血流信号轻至中度增多。部分可见腮腺导管扩张，内或含有结石。

（2）与症状性腮腺肿大相鉴别：症状性腮腺肿大一般表现为无痛性腮腺肿大，超声表现为腮腺回声均匀细密。

（3）与急性化脓性腮腺炎相鉴别：急性化脓性腮腺炎多发生于免疫力低下的老年患者，一般单侧腮腺受累，超声表现为腺体弥漫性肿大，内部回声减低，发生脓肿时可见实质回声内点状回声漂浮的液性暗区，后方回声增强。

（五）超声诊断思路

根据患者发病年龄、发病季节等流行病学史及相关血液检查、临床表现等病史资料，结合超声声像图表现，即可确诊。

（六）典型病例

病例1：患者男性，3岁，因“发热并双侧腮腺肿痛1天”入院。超声检查：腮腺二维灰阶超声表现为双侧腮腺体积增大，实质回声不均匀、粗糙。CDFI于腺体内部探及丰富血流信号，呈“火海征”（图7-2-4）。结合患者病史及年龄，考虑为流行性腮腺炎（累及双侧腮腺）。

超声诊断要点：双侧腮腺体积增大，实质回声不均匀、粗糙，丰富血流信号。患者年龄小，有发热、疼痛。

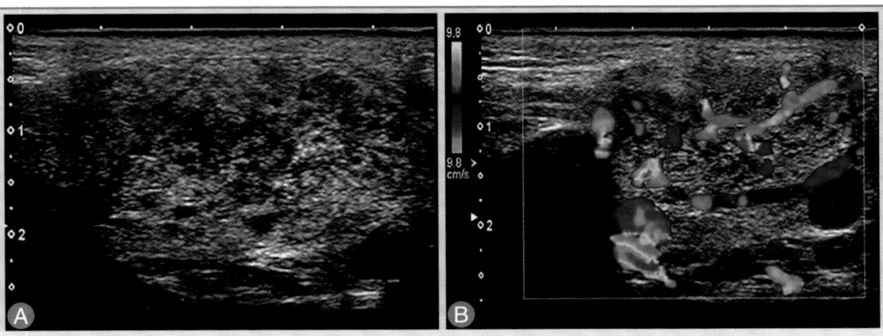

A.二维灰阶超声显示腮腺体积增大，实质回声不均匀、粗糙；B.CDFI于腺体内部探及丰富血流信号，呈“火海征”。

图7-2-4　流行性腮腺炎的超声表现

病例2：患者女性，4岁，因“发现右耳后肿痛1天”入院。超声检查：腮腺二维灰阶超声表现为右侧腮腺体积增大，实质回声不均匀，呈蜂窝状，CDFI于其内探及丰富的血流信号，呈“火海征”（图7-2-5A，图7-2-5B）；左侧腮腺大小、形态正常，实质回声均匀，CDFI于其内未探及明显异常血流信号（图7-2-5C，图7-2-5D）。右侧腮腺旁探及2个肿大淋巴结，CDFI于其内探及较丰富血流信号。结合患者病史及年龄，考虑为流行性腮腺炎（累及单侧腮腺）。

超声诊断要点：右侧腮腺体积增大，实质回声不均匀、呈蜂窝状，丰富血流信号。患者年龄小，有发热、疼痛。

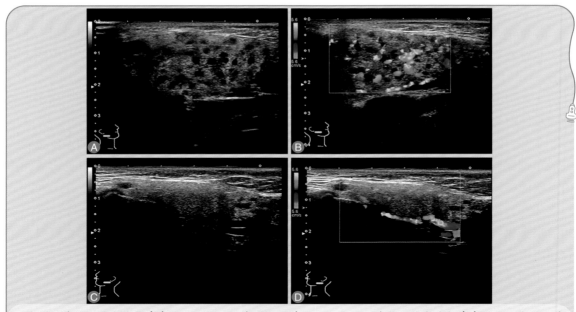

A.右侧腮腺的二维灰阶超声表现；B.右侧腮腺的CDFI表现；C.左侧腮腺的二维灰阶超声表现；D.左侧腮腺的CDFI表现。

图 7-2-5　流行性腮腺炎的超声表现

三、急性化脓性腮腺炎

（一）临床与病理

1.疾病定义与流行病学特征

急性化脓性腮腺炎由细菌性感染（如金黄色葡萄球菌、链球菌）引起，多发生于一些免疫力低下的患者，如严重消耗性疾病、大手术后或老年患者，致病菌经腮腺导管逆行进入腺体而发生急性化脓性腮腺炎。

2.病因与病理生理

急性化脓性腮腺炎的主要病理改变是腮腺化脓性炎症，表现为腺导管扩张及管腔内大量中性粒细胞聚集，导管周围及腺体实质内有密集的白细胞浸润，脓肿形成时可看到脓性病灶。

3.临床表现

急性化脓性腮腺炎常表现为单侧腮腺受累，双侧同时发生较少见，以病变区皮肤红肿、腺体急性肿大、胀痛，导管开口红肿，有脓性分泌物溢出为主要表现，多伴有发热、白细胞计数增高等全身症状。

（二）超声表现

1.二维灰阶超声表现

（1）早期常表现为腺体弥漫性肿大，内部回声减低、不均匀或呈混合性回声。

（2）严重感染时，腺体边界欠清，部分周边有低回声声晕包绕。

（3）脓肿形成时实质回声内可见点状回声漂浮的液性暗区，肿块后方回声增强。

（4）腺体周围可见炎性增大的淋巴结，部分患者可伴有腮腺导管结石。

2.彩色及频谱多普勒超声表现

（1）CDFI显示腮腺实质内血流信号较丰富，脓肿形成时脓肿内部无血流信号，周围腺体血流信号增多。

（2）频谱多普勒多探测到腺体内的动、静脉血流频谱，其中动脉血流频谱收缩期峰值血流速度明显加快，阻力指数减低，表现为高速低阻型。

（三）技能要点与难点

超声检查时注意对比观察双侧腮腺是否同时肿大，动态全面扫查腮腺，观察内部回声是否均匀、有无液性暗区、血流是否丰富、有无导管扩张及结石。

（四）鉴别诊断

（1）与慢性腮腺炎相鉴别：慢性腮腺炎表现为腮腺反复肿胀，腺体实质回声增粗、不均匀，呈弥漫性或局灶性，腺体内血流信号轻至中度增多。部分可见到腮腺导管扩张，内或含有结石。

（2）与症状性腮腺肿大相鉴别：症状性腮腺肿大一般表现为无痛性腮腺肿大，超声表现为腮腺回声均匀细密。

（3）与流行性腮腺炎相鉴别：流行性腮腺炎常发病于青少年，受累腺体弥漫性肿大，多同时累及双侧腮腺。肿大腮腺轮廓模糊，实质回声减低、粗糙、不均匀，一般无片状低回声区及脓肿形成。

（五）超声诊断思路

患者病史、临床表现、是否有脓肿形成、腮腺导管是否阻塞、实验室检查，以及超声声像图表现可帮助确诊。

（六）典型病例

病例1：患者女性，63岁，因"发热伴左侧耳前区肿胀1天"入院。超声检查：左侧腮腺体积增大，实质回声不均匀、减低，CDFI于腺体内部探及少许血流信号（图7-2-6A，图7-2-6B）；左侧腮腺内及周边探及多个低回声结节，考虑为肿大淋巴结（图7-2-6C）；右侧腮腺大小、形态正常，实质回声尚均匀（图7-2-6D）。血常规检查：白细胞计数12.43×10^9/L，中性粒细胞百分比83.7%，中性粒细胞绝对值10.40×10^9/L，嗜酸性细胞百分比0.20%，嗜酸性细胞绝对值0.03×10^9/L。结合患者病史、超声表现及实验室检查，考虑为急性化脓性腮腺炎。

超声诊断要点：左侧腮腺体积增大，实质回声不均匀、减低，CDFI可探及少许血流信号。患者为老年女性，起病急，白细胞及中性粒细胞增高。

病例2：患者女性，1岁，因"发现左颌下瘘管1年伴发热3天"入院。超声检查：左侧颌面部瘘口处至腮腺前缘探及一低回声带，范围约为31 mm×4 mm，边界尚清，实质回声尚均匀，CDFI于其内未探及明显血流信号，周边探及点状血流信号（图7-2-7A，图7-2-7B）。左侧腮腺内探及多个低回声结节及液性暗区，CDFI于结节内未探及明显血流信号，于结节周边腺体探及少许点状血流信号（图7-2-7C，图7-2-7D）。血常规检查：白细胞计数19.91×10^9/L，中性粒细胞百分比19.2%，淋巴细胞百分比74.2%。结合患者病史、临床表现、超声表现及实验室检查，考虑为先天性鳃裂瘘合并急性化脓性腮腺炎。

超声诊断要点：超声扫查于左侧腮腺内探及多个低回声结节及液性暗区，考虑有脓肿形成，CDFI于脓肿内未探及明显血流信号。

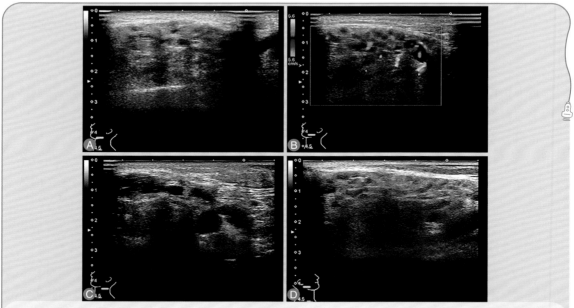

A.左侧腮腺二维灰阶超声表现；B.左侧腮腺CDFI表现；C.左侧颈部肿大淋巴结二维灰阶超声表现；D.右侧腮腺二维灰阶超声表现。

图 7-2-6　急性化脓性腮腺炎的超声表现

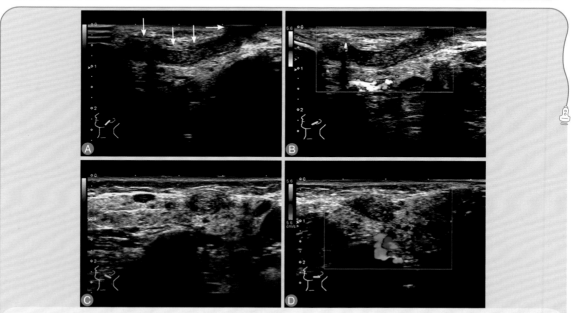

A.二维灰阶超声显示腮腺内瘘管（箭头）；B.CDFI显示腮腺内瘘管；C.二维灰阶超声显示左侧腮腺内多个低回声结节；D.CDFI显示左侧腮腺内低回声结节。

图 7-2-7　先天性鳃裂瘘合并急性化脓性腮腺炎的超声表现

（徐 佳 刘 丹 赵巧云）

第三节 阴 囊

一、急性睾丸和附睾炎

（一）正常超声表现

（1）阴囊壁、阴囊中隔呈中等回声。阴囊壁厚度为0.2～0.8 cm，部分正常人的睾丸鞘膜腔内可见少量液体。

（2）睾丸纵切面呈卵圆形，横切面近圆形，表面光滑，实质呈中等回声，分布均匀（图7-3-1A，图7-3-1B）。正常睾丸大小约为4 cm×3 cm×2 cm。

（3）附睾附着于睾丸后外侧缘，纵切面头部、尾部膨大，体部狭小，横切面呈扁圆形或圆形。头部回声与睾丸相似，体部尾部略低于睾丸。附睾丸内可见点状或短棒状血流信号。正常附睾头部厚为0.5～1.2 cm，体尾部厚为0.2～0.5 cm（图7-3-1C）。

（4）大多数的睾丸、附睾附件形态呈卵圆形，内部多呈中等回声（图7-3-1D）。

（5）精索形态纵切呈条索状，横切面呈圆形。精索内可见多条管状结构，呈高回声，分布不均匀（图7-3-1E）。

（二）急性睾丸和附睾炎的超声诊断

1.病因与发病机制

大多数急性睾丸和附睾炎主要由细菌感染引起，致病菌以大肠埃希菌和葡萄球菌多见，感染因子可以通过输精管、血管、淋巴管等到达睾丸和附睾，从而引起炎症。主要感染途径是局部的炎症扩散，常来源于精囊炎、前列腺炎和尿道炎，通过输精管逆行感染易引起附睾炎；单纯性急性睾丸炎罕见，多继发于流行性腮腺炎或并发于急性附睾炎。

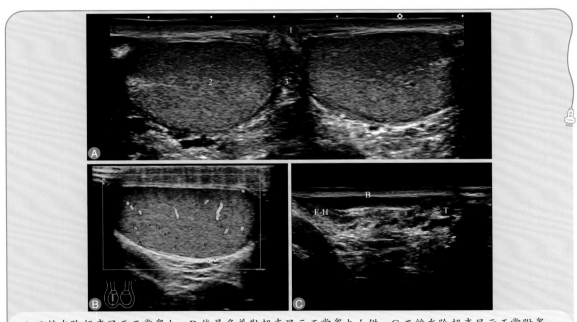

A.二维灰阶超声显示正常睾丸；B.能量多普勒超声显示正常睾丸血供；C.二维灰阶超声显示正常附睾；

图 7-3-1 正常睾丸、附睾及睾丸附件的超声表现

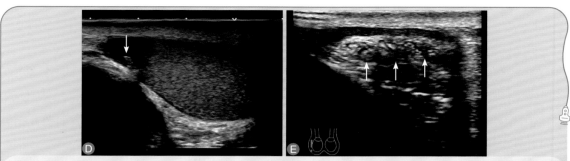

D.二维灰阶超声显示正常睾丸附件（箭头）；E.二维灰阶超声显示精索纵切面（箭头）。1：阴囊壁；2：睾丸；3：阴囊中隔；E-H：附睾头；B：附睾体；T：附睾尾。

图7-3-1　正常睾丸、附睾及睾丸附件的超声表现（续）

2.临床表现

急性附睾炎多发生于单侧，起病急，表现为一侧阴囊的迅速肿大伴疼痛，疼痛向同侧腹股沟、下腹部放射，可伴有寒战、高热及胃肠道症状等。体检可见患侧阴囊的红肿，可触及附睾肿大，有明显压痛，严重时可伴全身不适，部分伴发热、白细胞升高等。单纯的急性睾丸炎比较少见，症状与急性附睾炎类似。

3.超声诊断要点与表现

（1）多发生于附睾尾，少数可扩散至整个附睾，多呈不均匀性低回声，血供明显增多（图7-3-2A）。

（2）睾丸弥漫性肿大，血供明显增多（图7-3-2B）。

（3）精索增粗，回声不均匀、增强，血管扩张（图7-3-2C）。

（4）阴囊壁明显增厚，回声不均匀，血供增多。

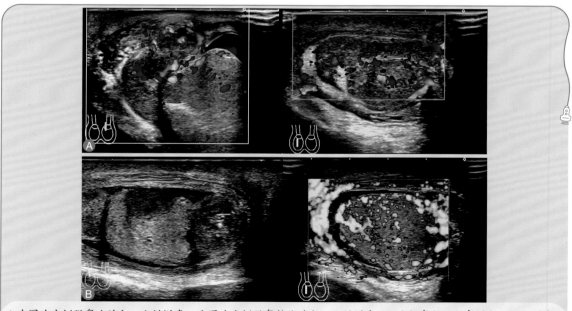

A.左图为左侧附睾头肿大，血供增多，右图为右侧附睾整体肿大，血供增多；B.右侧睾丸、附睾增大，血流增多；

图7-3-2　急性睾丸附睾炎的超声表现

192

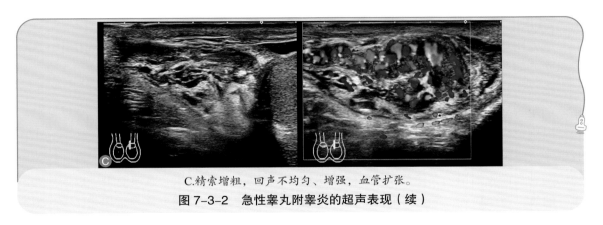

C.精索增粗，回声不均匀、增强，血管扩张。

图 7-3-2　急性睾丸附睾炎的超声表现（续）

（三）鉴别诊断

急性附睾炎应注意与睾丸扭转相鉴别，后者多发生于青少年，起病急，剧烈疼痛，CDFI 对二者鉴别具有重要意义。

（四）超声诊断思路

患者常因为患侧阴囊肿痛就诊，部分有发热症状，超声表现为附睾肿大，以尾部肿大多见，回声不均匀，可伴睾丸炎、精索炎，CDFI 可探及丰富的血流信号。

（五）典型病例

患者中年男性，因"左侧阴囊肿痛4天"就诊，无发热。超声检查：左侧附睾体、尾部肿大，CDFI 显示血流增多，并向精索延伸，精索增粗，回声不均匀、增强。诊断为左侧附睾炎、精索炎（图7-3-3）。抗感染治疗后1周症状好转。

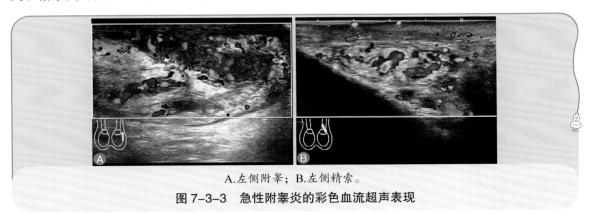

A.左侧附睾；B.左侧精索。

图 7-3-3　急性附睾炎的彩色血流超声表现

二、睾丸扭转

（一）概述

1.疾病定义

睾丸扭转又称为精索扭转，是由于睾丸和（或）精索解剖异常或活动度加大而引起的扭转，造成精索内血液循环障碍，引起睾丸缺血、坏死，从而带来一系列症状和体征的外科急症。

2.病因

睾丸扭转好发于2个年龄阶段，即新生儿期和围青春期。在新生儿睾丸扭转病例中，70%发生在产前，30%发生在产后，双侧扭转占围产儿病例总数的11%～21%。在儿童中，突发的睾丸疼痛约10%是因为睾丸扭转，<25岁男性的发病率约为1：4000。睾丸扭转是由于睾丸及精索的附着异常所致，正常睾丸的后侧缘无鞘膜覆盖而附着于阴囊壁上，当睾丸完全被鞘膜包绕时则形成钟摆式睾丸，在阴囊过度收缩或剧烈运动时容易发生扭转。睾丸扭转多发生在睡眠中或睡眠后刚起床时，约占睾丸扭转的40%，这是由于在睡眠中迷走神经兴奋，提睾肌随阴茎勃起而收缩增加，使其发生扭转。扭转时，精索内血管受压、血流受阻，以致睾丸淤血、缺氧，乃至缺血、坏死。扭转>360°、扭转时间>24小时，睾丸多发生坏死，少数患者扭转可自行松解。睾丸扭转发病急骤，首先是一侧阴囊突发剧痛随后阴囊出现红肿，触痛明显，扭转自行松解时，疼痛可明显减轻。

3.病理生理

正常情况下，睾丸在阴囊内有一定的活动度。在下述情况下睾丸的活动度增加，与睾丸扭转的发生有关：①睾丸发育不良及睾丸系膜过长，远端精索完全包绕在鞘膜之内，睾丸悬挂在其中，活动度过大；②睾丸下降不全或腹腔内睾丸，睾丸呈水平位；③附睾仅与睾丸上下极的某一极附着；④正常情况下睾丸鞘膜在睾丸、附睾附着处反折，其后方无鞘膜覆盖而直接附着于阴囊壁，限制了睾丸的过度活动。如果睾丸、附睾被鞘膜完全覆盖则睾丸在鞘膜腔内的活动度加大。

睾丸扭转按扭转程度不同可分为完全扭转和不完全扭转，按扭转方式不同可分为鞘膜内扭转、鞘膜外扭转，前者多见，占睾丸扭转的90%以上，高发年龄为12～18岁，发病与先天性解剖异常有关；后者几乎只见于胎儿期或出生后早期围产期睾丸扭转，即使尽快手术干预睾丸活力也很差。鞘膜外型较少见，多见于新生儿和1岁以内婴儿，为睾丸系带未能与阴囊壁完全附着，精索与鞘膜囊共同旋转，扭转常发生在外环口附近，病理妊娠和经阴道分娩脐带受压可能为其诱因。扭转程度大者可达720°，多数为180～360°，扭转程度越大，对睾丸血运循环损害程度就越大，切睾率也越高。睾丸扭转后首先发生静脉回流障碍，引起睾丸、附睾及周围组织静脉性淤血及水肿。如不能及时解除扭转，静脉血液回流受阻及组织肿胀不断加剧，引起睾丸动脉血供障碍，最终可导致睾丸坏死和萎缩。扭转6小时内睾丸的存活率可以达到90%以上，超过12小时存活率约50%，超过24小时坏死率高达90%。

4.临床表现

症状：青少年多见，睾丸扭转发病突然，既往可能有急性阴囊疼痛发作史，典型表现为突发性一侧阴囊内睾丸疼痛，常在睡眠中突然痛醒。起初为隐痛，继之加剧并变为持续性剧烈疼痛。疼痛有时向腹股沟及下腹部放射，伴有恶心、呕吐。

体征：发病早期患侧阴囊可无红肿，扭转时间超过12小时可见阴囊皮肤红肿。睾丸明显肿胀，触痛明显，由于提睾肌与精索扭转缩短，睾丸向上移位呈横位，有时睾丸可提升到腹股沟外环口处，睾丸与附睾的相对位置发生变化。扭转发生时间较长者，由于局部肿胀严重，触诊睾丸与附睾的界限常不能分清，阴囊托高试验阳性，即托高阴囊时、睾丸疼痛加剧。对阴囊内睾丸缺如的急腹症患者，要高度怀疑隐睾扭转的存在。

临床上睾丸扭转的治疗原则为尽早复位和对侧睾丸预防性固定。睾丸扭转常用治疗方法包括手法复位和手术治疗。手术治疗根据睾丸是否坏死采取睾丸复位固定术和睾丸切除术。因此，术前判断睾丸是否坏死至关重要。睾丸是否坏死取决于扭转程度及扭转时间。睾丸扭转90°持续7天才发生坏死；扭转180°持续3～4天即发生坏死；扭转360°持续12～24小时即发生坏死；扭转720°2小时即发生坏死。睾丸扭转<6小时者，复位后睾丸血供良好，可行睾丸固定术；睾丸扭转6～24小时者，根据术中情况决定睾丸是否保留；睾丸扭转≥24小时者，睾丸不宜保留。三级评分系统为切开睾丸深达髓质，观察创面渗血时间，Ⅰ级为立即出现，Ⅱ级为10分钟内出现，Ⅲ级为10分钟内不出现。Ⅰ级和Ⅱ级可保留睾丸，Ⅲ级必须切除睾丸。由于睾丸扭转的预后与扭转的程度、持续时间密切相关，必须准确地与其他阴囊急症进行鉴别，及时正确处理，因为任何就诊、诊断及治疗的延误都有可能导致患侧睾丸的丢失。

（二）超声表现

多普勒超声是评价急性阴囊疾病的一种有效的影像学工具，如果阴囊超声检查可以快捷执行且病程较短，在怀疑程度较低的情况下是首选检查。睾丸核素扫描、CT或MRI等检查在睾丸扭转的急诊处理中实际意义不大。超声检查重点是观察睾丸血供，睾丸实质内无血流信号或者较健侧血流明显减少，睾丸周围血流在急性期减少或者消失，但在后期可以增多，代表缺血坏死周围的组织反应，如果患侧睾丸动脉血流信号尚存，动脉血流频谱为低速低阻型，则为挽救睾丸的关键时刻。同时，超声探查精索走行也很重要，沿着外环口向下至睾丸上方检查精索走行，发现扭转，超声医师也可以据此报告。

1.二维灰阶超声表现

（1）睾丸扭转可分为完全扭转和不完全扭转，后者多见。

（2）睾丸完全扭转，睾丸实质回声低于健侧，分布不均匀，实质内可见片状或条状低回声区（图7-3-4A，图7-3-4B）。

（3）睾丸不完全扭转，扭转早期睾丸大小、形态、实质回声可无明显改变。扭转中期睾丸静脉血液回流受阻，睾丸淤血肿大，实质回声不均匀。扭转晚期睾丸缺血坏死，实质内出现小片状低回声区或条状低回声，呈放射状分布（图7-3-4C）。

（4）精索末段扭曲、增粗，呈"线团样"高回声，并可见到"线团"嵌入"睾丸门"而形成的"镶嵌征"（图7-3-4D）。

（5）附睾肿大，回声不均匀；阴囊壁增厚，回声不均匀；睾丸鞘膜腔少量积液。

2.彩色多普勒超声表现

（1）睾丸完全扭转：睾丸及扭曲的精索内无明显血流信号（图7-3-5）。

（2）睾丸不完全扭转：扭转早期睾丸实质内血流可稍减少或无明显改变。若睾丸附睾及其周围血流减少，如被松解后，睾丸内血流信号较正常侧增多，但不能误认为急性睾丸炎，短时间内丰富的睾丸血流很快恢复到正常是扭转被松解的超声特点。扭转中期，肿大的睾丸内血流信号明显减少，但仍能探及部分动脉血流信号，静脉血流基本消失，睾丸动脉及其分支的血流阻力指数明显增高，扭曲的精索内血管走行不连续。扭转晚期睾丸实质内血流信号消失。睾丸血流减少的程度和速度与睾丸扭转的程度有关，血流信号消失对诊断睾丸扭转具有重要价值，也是与急性睾丸炎或附睾炎鉴别的最简单且最可靠的影像学方法。

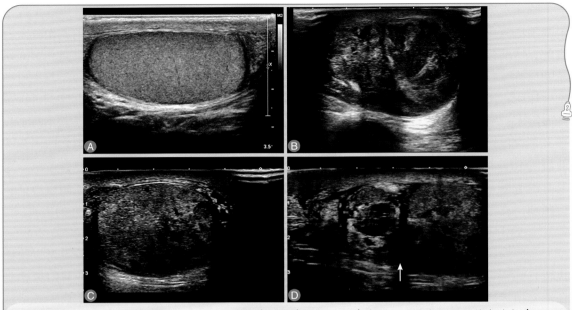

A.二维灰阶超声显示正常睾丸；B.二维灰阶超声显示睾丸实质回声减低、不均匀；C.二维灰阶超声显示睾丸实质内见片状、条状低回声；D.二维灰阶超声显示精索末段扭曲、增粗，呈"镶嵌征"（箭头）。

图 7-3-4 睾丸扭转的超声表现

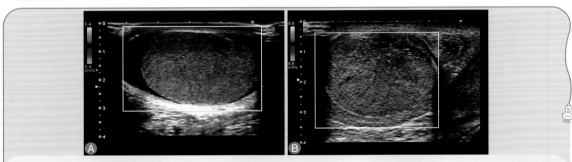

A.CDFI显示扭转的睾丸实质内未见明显血流信号；B.CDFI显示扭转的睾丸实质内未见明显血流信号。

图 7-3-5 睾丸扭转的 CDFI 表现

3.脉冲多普勒超声表现

睾丸扭转<360°或6小时以内时，首先短时间静脉回流受阻，动脉仍未受阻，淤血区毛细血管广泛扩张，导致睾丸动脉前阻力略下降，睾丸内动脉血流频谱呈低速低阻型，此阶段因仍可显示血流信号，容易造成假阴性，所以，多普勒频谱的检测有助于判别早期睾丸扭转，也是挽救睾丸的关键时期。若症状明显，扭转的诊断一时尚不能确立，应在数小时内进行动态观察，若血流继续减少或消失，建议立刻治疗。随着病程的进展，睾丸及精索的动脉血流频谱阻力逐渐升高，部分病例可出现舒张期反流，随后血流信号逐渐减少，直至消失。梗阻下段精索内动脉阻力指数逐渐高于对侧，随后逐渐降低。

（三）鉴别诊断

青少年患者如果没有外伤史而突发一侧阴囊疼痛，应考虑到本病的可能。依据典型的临床表现及超声检查不难做出明确诊断，本病主要与下列疾病相鉴别。

1.急性睾丸炎

临床表现：急性睾丸炎多继发于流行性腮腺炎或并发于急性附睾炎，以血性感染、淋巴管感染及输精管逆行感染为主，其中以附睾直接蔓延至睾丸者最常见；临床表现主要为急性阴囊红肿、疼痛，少数患者伴有高热、寒战、排尿困难等症状，睾丸弥漫性肿大，组织水肿、充血，严重者可形成脓肿。

超声表现：睾丸普遍性肿大，表面整齐光滑，内部回声均匀减低或呈中等亮度的细小密集点状，均匀分布。化脓性睾丸炎可有局部不规则低回声或无回声，睾丸实质回声不均匀。液化明显时可形成较大的脓腔。可伴有继发性少量鞘膜积液，表现为睾丸周围新月形无回声区。位于睾丸外周的化脓性病变突破鞘膜腔时，尚可引起大量积液和鞘膜积脓征象，CDFI显示睾丸白膜和实质内极其丰富且分布规则的血流信号，代表普遍扩张的动静脉及其分支。血流信号在化脓性睾丸炎的坏死灶和脓肿区内明显减少或没有，周边血流信号增加（图7-3-6）。

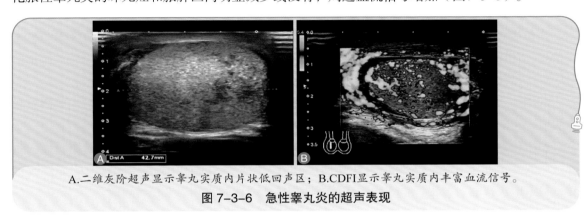

A.二维灰阶超声显示睾丸实质内片状低回声区；B.CDFI显示睾丸实质内丰富血流信号。

图7-3-6　急性睾丸炎的超声表现

睾丸炎主要表现为睾丸实质内血流丰富，而睾丸扭转主要表现为睾丸实质内血流减少或消失，睾丸实质内有无血流信号是鉴别睾丸炎和睾丸完全扭转的重要特点。另外，血清学检验结果对其鉴别诊断也有重要作用。

2.急性附睾炎

临床表现：睾丸扭转多发于青少年，而急性附睾炎多发生在成年人，睾丸扭转起病急，局部症状较重而全身症状较轻，而急性附睾炎起病较缓，常伴有发热、外周血白细胞增多。附睾炎时常能比较清楚的触及肿大和疼痛的附睾轮廓，而睾丸扭转时，附睾的轮廓往往触诊不清，睾丸扭转时睾丸往往上提呈横位，附睾炎时睾丸常呈下垂状。阴囊抬高试验在附睾炎患者抬高患侧阴囊时阴囊疼痛缓解，而睾丸扭转时疼痛加剧。

超声表现：急性附睾炎超声表现为附睾体积肿大，一般附睾尾部明显，附睾回声减低、不均匀；脓肿形成时可见含细小点状回声的液性区，边界不清晰，附睾内探及丰富血流信号；阴囊壁增厚；精索增粗；鞘膜腔少量积液。睾丸炎和附睾炎以炎性改变、血流丰富为特点，与睾丸扭转无血流信号相反，有无血流信号是鉴别诊断的最重要特点（图7-3-7）。

3.睾丸附睾附件扭转

临床表现：睾丸附睾附件一般是指苗勒管残余，包括旁睾、迷管、哈勒器官，这些都是中肾的残余，睾丸附睾附件扭转起病亦急，好发于青少年，儿童多见，但睾丸实质本身无变化，仅于睾丸或附睾的上方或侧方触及豌豆大的痛性肿块。

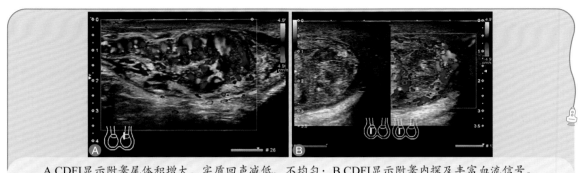

A.CDFI显示附睾尾体积增大，实质回声减低、不均匀；B.CDFI显示附睾内探及丰富血流信号。

图 7-3-7　急性附睾炎的 CDFI 表现

超声表现：睾丸上极或附睾头旁卵圆形或圆形实性结节，回声不均匀，结节内无明显血流信号，周围组织血流信号增多。附睾附件扭转时附睾头可轻度肿大，回声不均匀，血流信号增多，可伴有患侧睾丸鞘膜腔积液、阴囊壁增厚。

病例1：患者男性，18岁，无明显诱因出现左侧阴囊疼痛14小时就诊，触诊：左侧阴囊触痛明显，左侧睾丸体积大小尚正常，质硬，阴囊抬高试验阳性（图7-3-8）。

超声诊断思路：患者无明显诱因出现左侧阴囊疼痛14小时就诊，左侧睾丸触痛明显、质硬，阴囊抬高试验阳性。左侧睾丸实质回声减低、不均匀，CDFI于其内未探及明显血流信号，精索末段扭曲、增粗，呈"线团样"高回声，所以诊断左侧睾丸扭转可能。

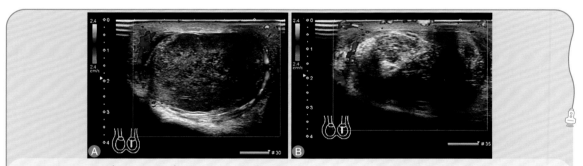

A.CDFI显示左侧睾丸实质回声减低、不均匀，CDFI于其内未见明显血流信号；B.左侧精索末段扭曲、增粗，呈"线团样"高回声。

图 7-3-8　左侧睾丸扭转的超声表现

病例2：患者男性，23岁，无明显诱因出现右侧阴囊疼痛8小时就诊，触诊：右侧阴囊触痛明显，右侧睾丸体积大小尚正常，质硬（图7-3-9）。

超声诊断思路：患者无明显诱因出现右侧阴囊疼痛8小时就诊，右侧睾丸触痛明显、质硬，右侧睾丸实质回声减低，CDFI于其内未探及明显血流信号，末段精索增粗、走行扭曲，故诊断右侧睾丸扭转可能。

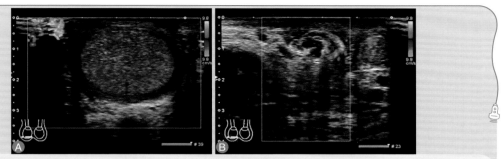

A.右侧睾丸实质回声减低，CDFI于其内未探及明显血流信号；B.右侧末段精索增粗、走行扭曲，CDFI于其内未探及明显血流信号。

图7-3-9 右侧睾丸扭转的超声表现

三、睾丸附件扭转

（一）临床与病理

1.疾病定义

睾丸附睾附件扭转是小儿及青少年阴囊常见急症之一，是指睾丸附件或附睾附件发生扭转，从而产生一系列症状及体征的阴囊急症。

2.病因

睾丸附睾附件扭转的病因及发病机制尚不十分明确，但发病因素可能与睾丸附睾附件多有蒂及活动有关，睾丸附睾附件的发病并无明显的规律性，但有相当一部分病例是在运动或外伤的情况下发生的，这可能与睾丸附睾附件带蒂且活动性大有关，特别是在外力作用或者运动的情况下，带蒂的附件活动更加剧烈和频繁，从而导致睾丸附睾附件扭转的发生。

3.病理生理

睾丸附件位于睾丸上极，为副中肾管的残留体。附睾附件位于附睾头，为中肾管的残留体。多数附件带蒂，为椭圆形，在外力的作用下容易发生扭转。睾丸附睾附件的蒂有长蒂或短蒂，可呈卵圆形、双头线形、梭形、线形及短棒形等，以前者最多见，蒂、头结构的存在可能是附件发生扭转的主要原因。

4.临床表现

睾丸附睾附件扭转常见于儿童及青少年，儿童多见，临床表现为一侧阴囊轻度红肿，局部触痛明显。皮肤白嫩的患儿附件扭转处的阴囊壁可呈紫蓝色，即"蓝点征"。扭转的附件淤血肿胀或缺血坏死，附件附着处组织充血、水肿。目前，虽然大多数临床观点认为睾丸附睾附件扭转为自限性疾病，以保守治疗为主，但睾丸附睾附件扭转多发生于婴幼儿及儿童，在临床检查时，由于患儿阴囊及其内容物肿胀并伴有触痛，导致诊断较为困难，因此准确地判断对于临床治疗的选择有重要的指导作用。

（二）超声表现

1.二维灰阶超声表现

（1）部位：睾丸上极或附睾头旁的肿大圆形或者卵圆形实性结节。

（2）回声改变：回声改变取决于病程的发展，可表现为低回声、高回声及混合回声

（图7-3-10A）。

（3）附睾附件扭转，附睾头可轻度肿大，回声不均匀。

（4）睾丸大小形态正常，伴有患侧睾丸鞘膜腔积液、阴囊壁增厚。

2.彩色多普勒超声表现

（1）肿大的附件内无血流信号，其周围组织血流信号增多（图7-3-10B）。

（2）附睾附件扭转，附睾头可轻度肿大，血流信号增多。

（3）睾丸实质内的血流信号一般无明显改变。

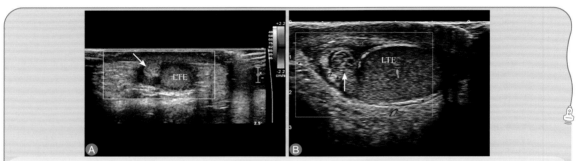

A.睾丸上极呈高回声卵圆形实性结节；B.CDFI显示肿大的睾丸附件内无明显血流信号。LTE：左侧睾丸；箭头：扭转的附件。

图7-3-10 睾丸附件扭转的超声表现

（三）鉴别诊断

睾丸附睾附件扭转主要与睾丸扭转、急性附睾炎相鉴别，关键在于寻找有无肿大的附件。急性附睾炎主要表现为急性阴囊红肿、疼痛，超声主要表现为患侧附睾体积增大，实质回声不均匀，患侧附睾内血流信号丰富。睾丸扭转典型表现为突发性一侧阴囊内睾丸疼痛，超声表现为睾丸实质回声不均匀，精索末段扭曲、增粗，呈"线团样"高回声，睾丸实质内血流信号消失。

（四）典型病例

患者男性，4岁，因"活动后突发左侧阴囊疼痛6小时"就诊。触诊：左侧阴囊触痛明显，左侧睾丸大小基本正常，左侧阴囊内未触及明显包块（图7-3-11）。

诊断思路：患者为幼儿，活动后出现左侧阴囊疼痛，超声检查提示左侧睾丸大小、形态、血流正常。左侧睾丸上极探及一类圆形实性结节，CDFI于其内未探及明显血流信号，故考虑左侧睾丸附件扭转可能。

四、阴囊坏死性筋膜炎

（一）临床与病理

阴囊坏死性筋膜炎又称为阴囊坏疽，是一种由细菌感染引起的发生于阴囊皮下软组织的急性坏死性筋膜炎。本病较为罕见，但是起病后发展迅速，易引起感染的全身性扩散，死亡率高。

人体生理功能正常时不易患此病，该病多见于合并各类基础疾病的中老年人。当机体免疫力低下、各类需氧菌及厌氧菌共同感染时可致此病。细菌可由阴囊皮肤的破损处进入皮下，尿道或肛门周围的感染也可蔓延至阴囊皮下。

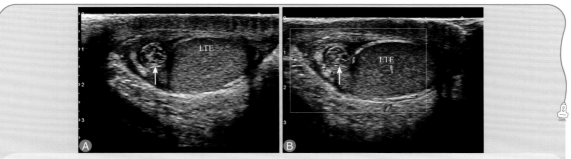

A.二维灰阶超声显示左侧睾丸上极高回声卵圆形实性结节；B.CDFI显示肿大的睾丸附件内未见明显血流信号。LTE：左侧睾丸；箭头：扭转的附件。

图 7-3-11　睾丸附件扭转的超声表现

细菌进入机体后，由于需氧菌及厌氧菌感染具有协同作用，可使细菌在皮下浅筋膜层迅速增殖，造成皮下组织闭塞性动脉内膜炎，引起组织缺氧坏死，并向周边皮下组织迅速扩散，但由于睾丸白膜的存在，睾丸一般不会被累及。感染若无法得到及时控制，大量坏死组织和细菌毒素生产，易引起败血症、菌血症、感染性休克等，进而可发展为多器官功能衰竭，此时患者死亡率极高。

本病常在夜间发病，疼痛为起病时最主要症状，痛感剧烈，同时伴有阴囊皮肤的红、肿。病情发展迅速，最快可于数小时内发展为皮下组织坏死，此时由于末梢神经坏死，疼痛感可得到缓解，同时阴囊明显肿大，呈黑色，可有液体渗出，甚至可有脓液形成。起病初期可伴有轻度发热，进展后可伴有高热、寒战、感染性休克等全身症状。

（二）超声表现

阴囊壁明显增厚，回声不均匀，组织间隙可见低无回声区，CDFI显示阴囊壁血流丰富，阴囊皮下有时可见气体回声；睾丸、附睾大小形态及回声无明显改变，睾丸鞘膜腔可见少量积液；腹股沟区可见皮质增厚的淋巴结回声，内可见较丰富血流信号。

（三）技能要点与难点

患者阴囊多肿大明显且疼痛明显，扫查时应尽量轻柔，应多切面扫查，避免出现遗漏，必要时可用低频探头进行大视野扫查。

（四）鉴别诊断

本病应与阴囊壁的其他炎性病变相鉴别。本病起病急，全身症状明显，若阴囊皮下出现气体回声，特异性更高，可据此鉴别。但应注意的是，有时腹腔的气体会下降到睾丸鞘膜腔内，此时不要误以为是阴囊坏死性筋膜炎，此种情况患者无阴囊红、肿、热、痛的临床表现，同时会有腹腔积气的相应病史及体征，可用作鉴别。

（五）超声诊断思路

本病较少见，但病情发展迅速，需予以重视并做到早期诊断。询问病史对本病的诊断很重要。若患者出现阴囊壁红、肿、热、痛，伴有病情进展迅速、全身症状明显、阴囊皮肤发黑等应考虑此病可能。

（六）典型病例

患者男性，45岁，有糖尿病病史，血糖控制欠佳。患者3天前出现左侧阴囊皮肤瘙痒，抓挠后出现阴囊区皮肤疼痛、红肿伴灼热感，后阴囊皮肤肿大及疼痛加剧，伴发热、寒战，于当地行抗感染治疗，效果不佳，现阴囊皮肤发黑来诊。超声显示双侧睾丸未见明显异常，左侧阴囊皮下软组织层增厚，回声不均匀，内见大量气体回声（图7-3-12）。

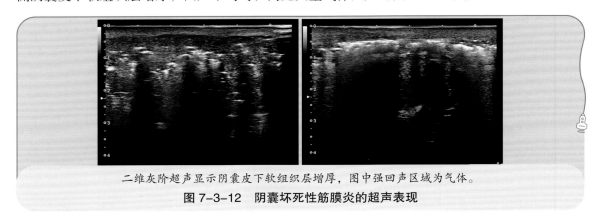

二维灰阶超声显示阴囊皮下软组织层增厚，图中强回声区域为气体。

图7-3-12　阴囊坏死性筋膜炎的超声表现

五、阴囊外伤

（一）临床与病理

阴囊外伤临床上较为常见，可分为闭合性损伤及开放性损伤。其中以闭合性损伤最常见，主要原因为运动过程中发生碰撞造成损伤。另外，暴力打击、骑跨伤也是常见的原因。开放性损伤则多见于刺伤、爆炸、车祸等。

阴囊闭合性外伤可表现为阴囊壁的挫伤、鞘膜腔积血、血肿及睾丸的损伤，常同时存在，也可单独发生。根据损伤程度不同，睾丸损伤又可分为睾丸挫伤、睾丸破裂。当阴囊受外力撞击较小时，睾丸实质无明显损伤，阴囊壁及睾丸组织间隙可有少量渗出，睾丸形态无改变或轻微增大。若受外力较大时，阴囊壁及睾丸内小血管可出现破裂，阴囊壁及睾丸内有血肿形成，睾丸组织间隙渗出明显，睾丸体积可明显增大。当受外力撞击使得睾丸内部压力增大到白膜无法承受时，白膜即出现破裂，裂口较大时睾丸内部压力会将部分睾丸实质通过裂口挤出白膜，睾丸形态失常。

阴囊外伤时，患者均有明显的疼痛感，损伤较轻时，疼痛可逐渐缓解，阴囊肿大不明显。损伤较重时，可出现明显的阴囊肿大，阴囊皮肤淤血、青紫，疼痛感更加强烈。当睾丸破裂时，有十分剧烈的疼痛感，患者坐立不安，无法忍受。

（二）超声表现

阴囊壁挫伤：损伤较轻时阴囊壁增厚，回声欠均匀，组织间隙可见"线样"低无回声区；损伤较重时，阴囊壁增厚明显，阴囊壁可见血肿形成，表现为阴囊壁内部回声紊乱、不均匀，局部可见欠规则的低无回声团，CDFI显示其内部无血流信号，周边可见少许血流信号。

鞘膜腔积血、血肿：积血表现为鞘膜腔内的无回声暗区，透声欠佳，暗区内可见细小点状等回声漂浮物，也可见絮状低回声；血肿表现为鞘膜腔内低回声或稍高回声团，CDFI显示其内无血流信号。

睾丸挫伤：损伤较轻时，睾丸形态正常或轻度增大，白膜连续性完好，二维灰阶超声显示睾丸结构可无明显改变。损伤较重时，睾丸明显增大，但白膜连续性依然完好，睾丸实质回声杂乱，强弱不一，可见高回声出血灶、低回声或者无回声血肿形成，CDFI显示其内无血流信号。

睾丸破裂：睾丸破裂时，白膜无法维持正常睾丸形态，睾丸内组织向白膜外溢出，二维灰阶超声显示睾丸形态失常、结构紊乱，睾丸白膜连续性中断。睾丸内可合并出血灶或血肿，同时可合并阴囊壁血肿及睾丸鞘膜腔血肿形成。

（三）技能要点与难点

阴囊外伤患者多有疼痛，扫查时动作应尽量轻柔。若阴囊肿大明显，应多切面仔细扫查，避免出现扫查遗漏，必要时可用低频探头进行大视野扫查，以便观察不同结构之间的关系。

（四）鉴别诊断

阴囊壁的挫伤可表现为阴囊皮肤的红肿、阴囊壁的增厚，阴囊壁炎性改变时也可呈此种表现，但阴囊壁的炎症常有较丰富的血流信号，且无明确外伤史，可据此进行鉴别。

睾丸破裂患者多数需要进行手术治疗，因此睾丸外伤患者需明确白膜有无破裂。裂口较大时，睾丸组织溢出明显，睾丸形态改变，诊断并不困难。裂口小及睾丸形态改变不明显时，不易被发现，需仔细扫查。当睾丸鞘膜腔内有大量高回声或等回声凝血块时，会挤压睾丸实质，此时睾丸形态也会发生改变，但睾丸白膜连续性有无中断可能无法明确，CDFI及超声造影有助于确定睾丸实质范围，进而与血肿进行鉴别。另外，睾丸外伤有可能同时造成睾丸扭转，若睾丸实质未探及血流信号，应警惕合并睾丸扭转可能。

（五）超声诊断思路

阴囊外伤者有明确的外伤史，外伤史加相应的超声改变诊断一般并不困难。超声扫查时应注意阴囊壁、鞘膜腔内及睾丸的改变，以明确损伤的部位及类型。睾丸白膜破裂往往要进行外科手术修补，因此尤其应注重白膜完整性的扫查。

（六）典型病例

病例1：患者男性，71岁，骑跨伤后5小时，阴囊处红肿明显。超声检查：阴囊壁增厚，内见不规则低回声区（图7-3-13），其边界可见少许血流信号。

病例2：患者男性，19岁，外伤至右侧睾丸疼痛2天，体格检查：阴囊无明显肿大。超声检查：右侧睾丸形态正常，回声欠均匀，睾丸内见一低回声区（图7-3-14），其内未见血流信号。

病例3：患者男性，17岁，因"打篮球时被膝盖顶到下体"致左侧阴囊疼痛，呈持续性胀痛，疼痛剧烈，放射至腹股沟，活动后加重。超声检查：左侧睾丸形态失常，睾丸下缘白膜连续性中断，睾丸组织溢出，睾丸鞘膜腔内见血肿形成（图7-3-15）。

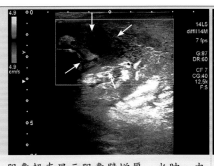

阴囊超声显示阴囊壁增厚、水肿，内见不规则低回声区（箭头）。	睾丸内可见实性低回声去，CDFI于其内未见明显血流信号（箭头）。
图7-3-13 阴囊壁血肿的超声表现	**图7-3-14 睾丸血肿的超声表现**

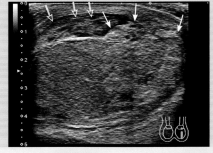

二维灰阶超声显示睾丸形态失常，包膜连续性中断，睾丸内组织溢入睾丸鞘膜腔。实心箭头：白膜连续性中断，睾丸组织溢出；空心箭头：睾丸鞘膜腔内血肿。

图7-3-15 睾丸破裂的超声表现

参考文献

[1] 周永昌，郭万学. 超声医学[M]. 6版. 北京：人民军医出版社，2011.

[2] 王振宇，徐文坚. 人体断面与影像解剖学[M]. 3版. 北京：人民卫生出版社，2010.

[3] 姜玉新，冉海涛. 医学超声影像学[M]. 2版. 北京：人民卫生出版社，2016.

[4] 中国妇幼保健协会乳腺保健专业委员会乳腺炎防治与促进母乳喂养学组. 中国哺乳期乳腺炎诊治指南[J]. 中华乳腺病杂志（电子版），2020，14（1）：10-14.

（左东升　程远　胡震）

第八章
肌肉骨骼急症

1.超声触诊

与胸痛和腹痛不同，由肌肉损伤引起的疼痛常定位明确，所以首先应寻找疼痛最明显的部位或外伤区域，这个技术被称为超声触诊。患者可以直接指出疼痛最明显的部位或提醒医师在皮肤上标记出疼痛区，然后用探头以一般的压力对标记区进行系统检查，检查时注意用力的程度应尽可能一致（图8-1-1）。

2.动态检查

肌和肌腱是动态结构，所以不能只进行静态显像检查。超声可以进行动态条件下的肌肉和肌腱检查，并可根据肌腱的起点、附着点和功能进行辨别，这在超声检查中很容易确定肌腱是根据肌肉与其相延续的肌肉来判断的，如与股四头肌相连续的肌腱是股四头肌腱、远端与腓肠肌相延续的为跟腱等。超声检查开始时，探头放置方向与肌肉长轴一致，确定异常区域后，在肌放松和等容收缩时分别成像，然后将探头转动90°，重复上述过程。

3.对比检查

对比检查包括双侧对比检查和上下对比检查。初学者在经验不足时，首先应观察患侧，然后冻结图像，然后观察同样部位、同样压力状态下的对侧图像（图8-1-2A）或对比同一图像（图8-1-2B），这种对比观察对无症状异常部位的检查更容易。有些检查部位位于躯体正中区域，无法区分左右时，尽可能采用上下对比检查（图8-1-2C）。

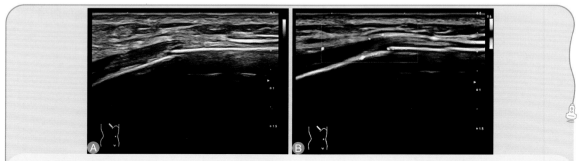

A.二维灰阶超声显示右侧第8肋骨骨皮质连续性中断,周边可见少许低回声区;B.CDFI显示周边可见少许血流信号。

图 8-1-1 患者不适处按压探头的超声表现

A.二维灰阶超声于双侧腘绳肌坐骨结节附着处显示右侧腘绳肌附着处肿胀,回声不均匀;B.同一患者,二维灰阶超声显示双侧骶角处筋膜,左侧骶角处筋膜较右侧明显增厚,局部回声减低;

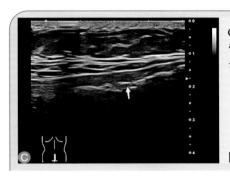

C.二维灰阶超声于腰骶部嵴上韧带纵切面显示L_5~S_1嵴上韧带局部稍增厚，回声不均匀，可见多发"条索样"强回声（箭头）。

图 8-1-2　同一患者双侧对比检查

<h2>第二节　肌肉撕裂</h2>

一、概述

1.正常组织学结构

骨骼肌是人体最大的器官，占女性体重的25%~35%，男性体重的40%~50%。由肌肉纤维及间质结缔组织两部分组成。肌纤维呈长柱形结构，是肌肉的细胞单位。肌纤维排列呈束状，成为肌束，若干肌束聚集在一起形成单块肌肉。肌内膜为细条状结缔组织，分隔单根肌纤维；肌束膜是包裹单根肌束的结缔组织鞘（也称为纤维脂肪隔），内有小血管和神经末梢；肌外膜是包绕整块肌肉的厚纤维层（图8-2-1）。

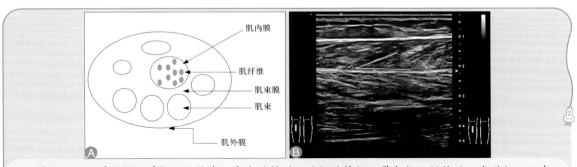

A.骨骼肌组织学结构：单根肌纤维在肌束内的排列，疏松结缔组织带包绕肌纤维（肌内膜）、肌束（肌束膜）和整块肌肉（肌外膜）；B.腓肠肌内侧头18 MHz超声纵切面显示肌纤维高回声线（小箭头），肌外膜（大箭头）划定了肌肉的外部边界，黄色夹角为羽状角。

图 8-2-1　骨骼肌解剖结构示意和超声表现

组织学将肌纤维分为Ⅰ型（红纤维）和Ⅱ型（白纤维），区分见表8-2-1。

表 8-2-1　Ⅰ型、Ⅱ型肌纤维鉴别表

	功能名称	内径	血管及肌球蛋白含量	功能	损伤
Ⅰ型	慢缩肌纤维	小	多	缓慢持续收缩	不易
Ⅱ型	快缩肌纤维	大	少	短时间内产生强大收缩力	容易

在肌肉收缩过程中，力量通过肌腱或腱膜传递至骨骼，可引起关节运动。肌肉收缩有3种类型：①等长收缩：肌肉收缩但没有长度改变（图8-2-2A），如直臂握物；②等张收缩：肌

肉收缩的同时肌肉缩短（图8-2-2B），许多活动都存在这类收缩，如肱二头肌屈曲提物、伸腿时股四头肌运动等；③离心收缩：肌肉收缩同时肌肉拉长（图8-2-2C），如徒步运动或跳跃落地时、物体推出时等。

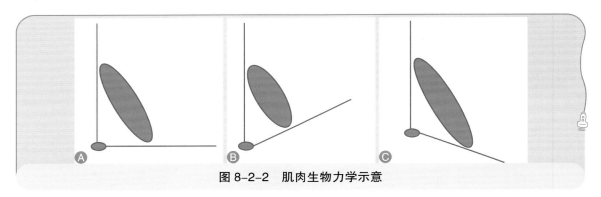

图 8-2-2　肌肉生物力学示意

2.肌肉检查技术

（1）探头选择：许多因素决定了探头的选择，超声图像必须清晰显示整个肌腹、浅表皮肤、皮下软组织、周围相关软组织、血管及神经等，浅表肌肉选择小型高频探头，即>10 MHz，必要时选择18 MHz以上的探头；深部肌肉选择低频探头检查，即3.5~10 MHz。为提升感兴趣区的分辨率，选择多点聚焦并调整至合适深度。

（2）超声检查：选择患者舒适体位，并分别在肌肉完全松弛、等长收缩、等张收缩过程中接受检查；对肌肉损伤患者应当收集其临床病史，特别是运动损伤史和那些容易对肌肉造成损伤的运动史。超声触诊检查可发现局部压痛和肿物，肌肉损伤时精准定位疼痛有助于检查的有的放矢、缩短检查时间；对于微小病变，双侧对比扫查容易发现（图8-2-3）；还可以对受累肌肉的静息和活动状态进行动态纵、横切面检查。

二、肌肉撕裂

（一）病理与临床

1.病因

直接损伤指外力直接挤压或撞击肌肉致肌纤维肌血管不同程度断裂。搬重物是常见诱因，好发部位有股四头肌、小腿三头肌。

肌间接损伤是由于肌肉收缩时产生过大张力导致肌纤维过度拉伸，从而引起肌肉拉伤或断裂。短跑、跳跃、举重、体操等运动项目是常见诱因，好发部位有肱二头肌、小腿三头肌、股直肌等。

这些容易受伤的肌肉往往含有大量Ⅱ型肌肉纤维，且跨越2个或多个关节，因而损伤的主要部位在腱腹连接处。

2.肌肉损伤分级

Ⅰ度（轻度）拉伤：指肌肉肌腱单元的微小损伤，典型者肌肉或肌纤维的撕裂<5%（图8-2-4A）。表现为受伤部位发硬或疼痛，用手触摸或收缩伸展时疼痛加剧。Ⅱ度（中度）拉伤：为肌肉肌腱连接处部分撕裂，损伤处可有部分肌肉或肌腱纤维保持其连

续性（图8-2-4B），受伤部位有"刀割样"疼痛感。Ⅲ度拉伤：是肌肉-肌腱连接处的完全断裂（图8-2-4C），除患处剧痛外，在受伤部位还可以摸到缺损空虚感。

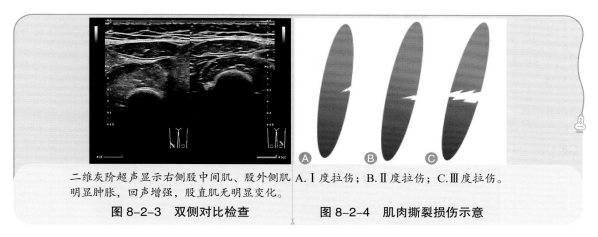

二维灰阶超声显示右侧股中间肌、股外侧肌明显肿胀，回声增强，股直肌无明显变化。

图 8-2-3　双侧对比检查

A.Ⅰ度拉伤；B.Ⅱ度拉伤；C.Ⅲ度拉伤。

图 8-2-4　肌肉撕裂损伤示意

3.临床表现

临床主要表现为肌肉疼痛、皮肤淤青或肿胀、受伤部位活动受限。轻度拉伤时，撕裂的肌肉可能会感觉僵硬，但仍有足够的弹性功能；严重的肌肉拉伤是指肌肉严重撕裂，会导致剧烈疼痛，甚至无法活动。

（二）超声表现

1.部分撕裂

二维灰阶超声表现：可见局部肌纤维缺损，伴有血肿时肌腹内可见无回声、边界清晰团块，有时伴有肌外膜高回声线连续性中断，周围可见低回声积血（图8-2-5A，图8-2-5B）。

CDFI表现：急性期于撕裂处可探及少许血流信号，慢性期则无明显血流信号（图8-2-5C）。

2.完全断裂

二维灰阶超声表现：长轴切面可见完全分离的2个回缩断端，断端间伴有较多积血低回声，裂口内有时可见脂肪充填的高回声。有时断端局部隆起形成类包块回声，此时需要上下连续扫查（图8-2-6）。

CDFI表现：急性期断端可见少许血流信号，于低回声及高回声内一般无明显血流信号。

3.特殊表现

部分患者二维灰阶超声表现为无明显肌纤维连续性中断，仅显示肌纤维结构紊乱不清，其内可见血凝块高回声或钙化性肌炎弧形强回声（图8-2-7）。

（三）典型病例

患者男性，78岁，右前胸皮肤淤青1周余，曾因摔伤后肌肉疼痛患者在家热敷，现疼痛加重来院就诊。体格检查：右侧前胸可见大片状皮肤淤青，局部疼痛并压痛明显，右侧肩关节活动受限，外展约80°，疼痛明显（图8-2-8）。

右侧喙肱肌肿胀，局部肌纤维不连续，内部回声减低，其内可见多发低回声区，CDFI显示其内可见少许血流信号，考虑右侧喙肱肌局部肌肉撕裂。

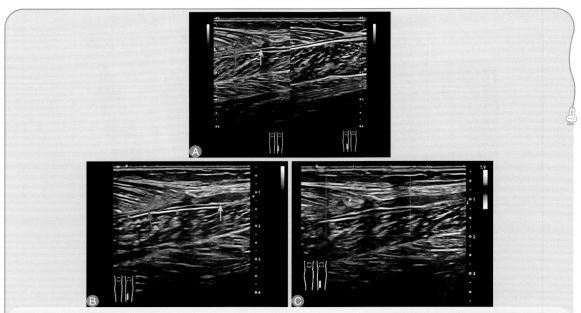

A. 二维灰阶超声于双侧小腿腓肠肌内侧头肌腱-肌腹交界处纵切面显示右侧腓肠肌内侧头明显增厚肿胀，羽状角增大，回声减低，肌纤维紊乱，局部肌纤维不连续，肌外膜连续性中断（红箭头），并可见少许低回声区（黄箭头）；B. 二维灰阶超声于右小腿腓肠肌内侧头肌腱-肌腹交界处纵切面显示，右侧腓肠肌内侧头肌外膜、局部肌纤维回声不连续（红箭头），腓肠肌与比目鱼肌之间可见7.8 mm×3.5 mm片状低回声（黄箭头）；C. CDFI于右小腿腓肠肌内侧头肌腱-肌腹交界处纵切面显示肌肉撕裂处可探及少许血流信号。

图 8-2-5　右侧腓肠肌局部撕裂的超声表现

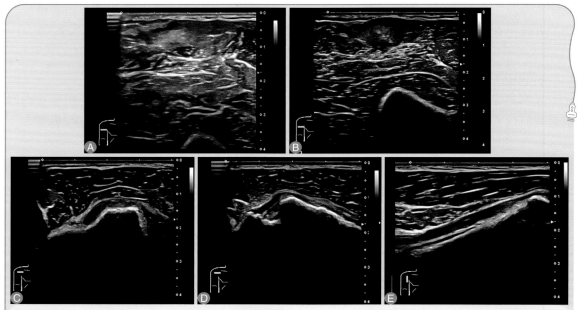

A. 右上臂包块处横切面扫查，于肱二头肌肌腹处探及一稍高回声团块，形态不规则，内部回声不均匀，边界不清；B. 探头往上横切面扫查，可见团块明显变小，边界不清；C. 探头继续往上横切面扫查，近结节间沟处未见明显团块回声，可见片状低回声区，未见肱二头肌长头腱回声；D. 结节间沟近关节盂处横切面扫查，长头腱鞘内无回声环绕，并可见肌腱回声；E. 肱二头肌长头纵切面扫查，未见明显肌腱回声，可见低回声充填，结节间沟处空虚。

图 8-2-6　右侧肱二头肌长头腱断裂的二维灰阶超声表现

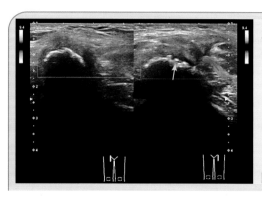

左侧内收肌纤维结构紊乱，纤维不连续（红箭头），附着处可见多发斑点状强回声（黄箭头）。

图 8-2-7　左侧内收肌陈旧性损伤的超声表现

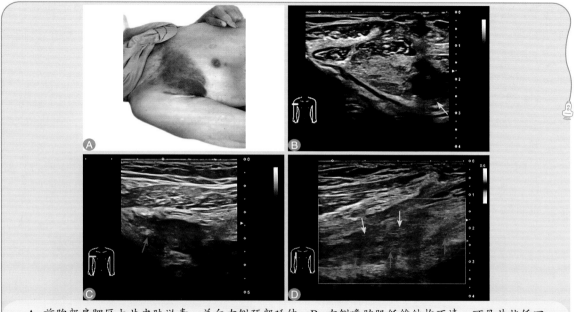

A. 前胸部肩胛区大片皮肤淤青，并向右侧颈部延伸；B. 右侧喙肱肌纤维结构不清，可见片状低回声区（黄箭头）；C. 探头往下横切面扫查，低回声区明显增大，其内可见点状强回声，不伴有声影；D. 纵切面扫查近端深方可见肌纤维逐渐消失，远端可见肌纤维（红箭头），浅层可见低回声充填（黄箭头），CDFI于肌纤维残端可见少许点状血流信号。

图 8-2-8　右侧喙肱肌大部分撕裂

超声诊断思路：右侧喙肱肌肿胀，局部肌纤维不连续，内部回声减低，其内可见多发低回声区，CDFI内可见少许血流信号。

超声诊断：右侧喙肱肌局部撕裂。

（四）临床价值

超声检查可精确判断肌肉撕裂的部位和程度，并可体表标记完全撕裂肌肉回缩范围，能够为临床治疗方式的选择提供重要的参考依据。动态随访可评估肌肉的愈合情况，包括血肿的吸收情况、肌纹理是否清晰、肌外膜的连续性及是否有钙化性肌炎形成等。

第三节 肌腱断裂

一、概述

1.正常组织学结构

肌腱位于肌肉的两端，附着于骨骼，由平行排列的纵行胶原纤维和致密的结缔组织构成，是骨骼与肌肉的主要连接结构，主要功能是将肌肉收缩产生的应力通过起止点传递至骨骼产生运动，同时可使运动对关节和骨骼的牵拉得以缓冲、减轻，甚至避免运动损伤。

肌腱是肌肉末端的结缔组织纤维索，肌肉借此附着于骨骼或其他结构，是骨骼系统的关键环节，起着连接肌肉与骨骼的作用。肌腱主要由Ⅰ型胶原纤维组成，以张力强为特征，有研究发现，1 cm²肌腱约能够承受1吨的负荷。肌腱内主要是平行胶原纤维，沿肌腱的长轴走行，部分纤维呈横向和螺旋形排列，或呈交叉状排列（图8-3-1），这种构造产生的强张力，加强了肌腱在附着点处的附着。

肌腱主要分为2类：Ⅰ型肌腱：直行走向，肌腱不需要跨过关节。肌腱由腱旁组织包绕，腱旁组织是疏松的网状组织和脂肪组织，血管沿肌腱长轴的间隔进入肌腱实质；常见的肌腱有跟腱、髌腱、冈上肌肌腱等。Ⅱ型肌腱：在到达附着点之前，跨过1个或多个关节，运动时肌腱走向会发生改变。肌腱由腱鞘包绕，内有滑液润滑肌腱，减小肌腱运动时的摩擦力；腱鞘分脏、壁2层，两层之间以腱系膜相连，提供正常血液供应（图8-3-2）。常见的肌腱有手指屈肌肌腱、足趾屈肌肌腱、腓骨长短肌肌腱等。

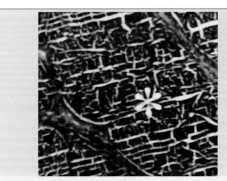

肌腱的细腻结构由平行的腱内膜（箭头）组成，内有交叉的胶原纤维（＊），TEM，×360。

图8-3-1 肌腱的组织学图谱

引自：《肌肉骨骼系统超声医学》

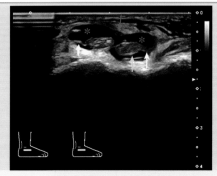

二维灰阶超声显示无回声的腱鞘积液（＊）衬托，可清晰显示腱鞘壁层（红箭头）、脏层（黄箭头）和长短肌肌腱系膜（白箭头）。

图8-3-2 右侧腓骨长短肌肌腱鞘炎的超声表现

二、肌腱断裂疾病

（一）病理与临床

1.定义

肌腱断裂指运动中肌腱因不能承受肌肉突然收缩的力量而形成的损伤，常见的有跟腱断裂、髌腱断裂、肱二头肌肌腱断裂等。

2.病因

青年人多因外伤或不良姿势的剧烈运动而引起肌腱不同程度的损伤，而老年人多由肌腱慢性炎症引起，常发生于肱二头肌长头腱、胫后肌腱、髌腱、肩胛下肌肌腱、冈上肌肌腱、冈下肌肌腱、跟腱及股四头肌肌腱等。常见病因：①外力引起的肌肉突然剧烈收缩，可造成肌腱起止点的完全或部分撕裂；②锐器切割伤造成开放性的肌腱部分或完全断裂；③肌腱长期反复经受轻微外伤，或肌腱本身的慢性磨损可导致腱纤维变性、变细，日后轻微扭伤即可造成肌腱断裂，多见于老年人。

3.临床表现

一般症状为局部疼痛、肿胀、压痛、收缩或屈展功能减弱或丧失，主要有肌腱部分撕裂和肌腱完全撕裂，应做到早诊断、早治疗、早康复。

（二）超声表现

1.正常肌腱超声表现

肌腱长轴切面呈"条索样"结构，内部纤维结构清晰，呈相互平行排列的高低回声，外层由两条光滑的高回声线包绕。有腱鞘的肌腱其腱鞘呈一薄层低回声，厚度<1 mm，指屈肌腱腱鞘外可见滑车系统（图8-3-3A）。在做相关运动时，可见肌腱在腱鞘内自由滑动。无腱鞘肌腱末端呈"鸟嘴样"附着于骨骼表面（图8-3-3B）。肌腱短轴切面内部呈网格状结构，不同肌腱形态各异。

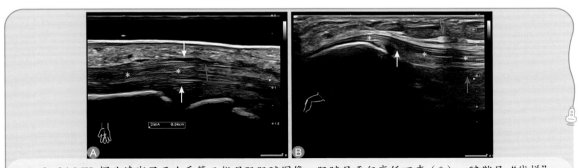

A. 8~24 MHz探头清晰显示右手第三指屈肌肌腱图像，肌腱呈平行高低回声（＊）、腱鞘呈"线样"高回声（白箭头）、腱周可见少许无回声滑液（红箭头）及低回声滑车（测量处）；B. 8~24 MHz探头清晰显示右侧髌腱图像，肌腱呈平行高低回声，肌腱末端呈"鸟嘴样"附着于髌骨下缘（＊）及腱周组织（红箭头），可见各向异性伪像（白箭头）。

图8-3-3 正常肌腱的二维灰阶超声表现

2.肌腱损伤超声表现

根据损伤程度不同，可以分为部分撕裂和完全撕裂。

（1）肌腱部分撕裂

1）二维灰阶超声表现：平行纤维束的部分中断，肌腱变细，肌腱内低回声区，边界不清（图8-3-4A），局部结构模糊，或呈梭形肿大（图8-3-5A），腱周或腱鞘内可见少量积液，横切扫查可见低回声延续至腱鞘线。

2）CDFI表现：急性损伤时示断端周边血流信号增多（图8-3-5B），慢性期则表现为少许血流或无血流信号（图8-3-4B）。

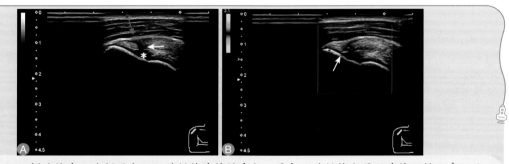

A. 5~14 MHz探头检查，右侧冈上肌肌腱纤维连续性中断，局部肌腱纤维全层不连续，低回声、无回声自骨面至滑膜面（白箭头），骨面处可见片状无回声区（*），肌腱局部变薄（红箭头），呈"鸟嘴样"改变；B. 右侧冈上肌肌腱呈"鸟嘴样"改变，部分纤维尚连续，可见条索状强回声（箭头），CDFI显示其内无明显血流信号。

图8-3-4　右侧冈上肌肌腱陈旧性部分全层撕裂的超声表现

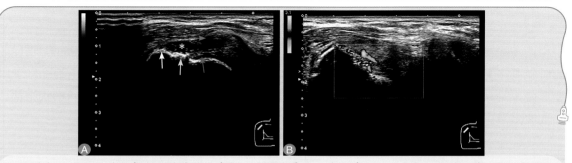

A. 右侧冈上肌肌腱大部分纤维连续性中断，远端肱骨大结节附着处可见残余肌腱（白箭头），远端可见肌腱回缩，呈梭形肿胀（蓝箭头），中间可见不规则无回声区（*），局部肌腱纤维尚连续（红箭头），局部肱骨大结节骨质不规则，可见点状强回声（黄箭头），肌腱远端明显变薄、凹陷；B. CDFI显示其内丰富的血流信号。

图8-3-5　右侧冈上肌肌腱大部分撕裂（急性期）的超声表现

（2）肌腱完全撕裂：平行纤维束完全中断、不连续，或因肌腱断端回缩，肌腱回声缺失，软组织局部塌陷、空虚，断端之间呈低回声区或无回声区（图8-3-6A），部分可见少量积液，断端局部膨大呈杵状，横切扫查可见局部膨大的断端，形态可不规则（图8-3-6B），附着处局部骨质不规则，部分可见不规则强回声（图8-3-6C）。动态试验显示断端活动异常。

（3）周围软组织肿胀（图8-3-7）。

（4）远端附着处骨质变化（图8-3-8）。

（三）临床价值

高频超声具有较高的软组织分辨率，可清晰地显示肌腱病变。首先二维灰阶超声可以准确观察撕裂部位、撕裂类型及撕裂程度，判断肌腱撕裂范围、肌腱起止点撕裂及附着点骨质损伤与否，从而指导临床选择治疗方式；其次彩色多普勒超声可以判断组织充血状况，为治疗提供参考依据，因此超声已成为肌腱病变诊断和评估的重要检查方法。超声还具有实时动态、无辐射地特性，可用于介入操作引导，对肌腱病变进行精准，可视化的治疗。另外，超声随访还可评估病情变化及治疗效果等。

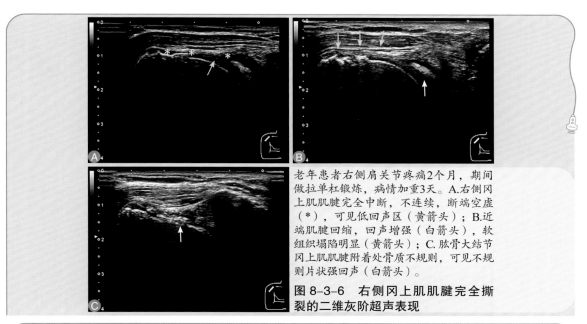

老年患者右侧肩关节疼痛2个月，期间做拉单杠锻炼，病情加重3天。A.右侧冈上肌肌腱完全中断，不连续，断端空虚（*），可见低回声区（黄箭头）；B.近端肌腱回缩，回声增强（白箭头），软组织塌陷明显（黄箭头）；C.肱骨大结节冈上肌肌腱附着处骨质不规则，可见不规则片状强回声（白箭头）。

图 8-3-6 右侧冈上肌肌腱完全撕裂的二维灰阶超声表现

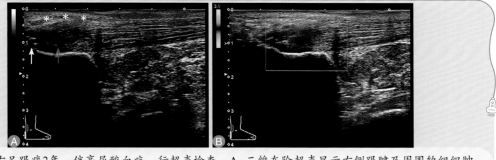

右侧患者右足跟痛2年，伴高尿酸血症，行超声检查。A. 二维灰阶超声显示右侧跟腱及周围软组织肿胀明显，回声减低，部分纤维不连续（红箭头），内可见斑点状强回声（白箭头），周围软组织明显肿胀（*）；B. CDFI未见明显血流信号。

图 8-3-7 跟腱部分损伤伴痛风石形成的超声表现

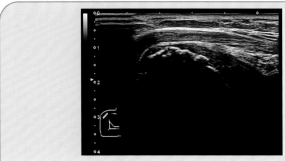

右侧冈上肌肌腱大部分撕裂患者，二维灰阶超声显示右侧肱骨大结节肌腱附着处局部骨皮质不规则，呈"隆起样"改变。

图 8-3-8 右侧冈上肌肌腱损伤合并远端骨质变化的超声表现

（四）典型病例

患者男性，32岁，左手第三指暴力伤3天，左手第三指远端指间关节处肿胀，远节指骨不能弯曲就诊。体格检查：左手第三指远端指间关节处肿胀、疼痛，压痛明显，远节指骨不能弯曲，近端指间关节及掌指关节活动不受影响（图8-3-9~图8-3-11）。

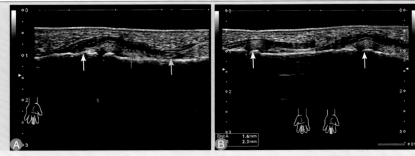

A.左侧第三指屈肌肌腱远端指骨底处肌腱深方可见条状低回声，隐约尚可见肌腱纤维束（白箭头），中节指骨远端处可见条索状低回声，无明显肌腱纤维束（红箭头），近端可见肌腱纤维回声，局部增大（黄箭头）；B.双侧对比扫查，左侧第三指屈肌肌腱肿胀增厚，厚度约为2.3 mm，右侧约为1.6 mm，回声减低，内可见断续"线样"高回声，第三指远端指间关节、掌板未见明显异常。

图 8-3-9　左侧第三指屈肌的腱损伤的二维灰阶超声表现

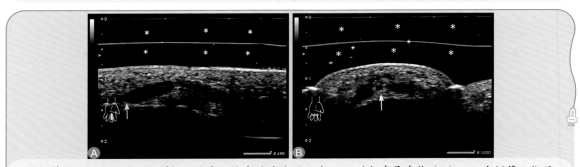

左侧第三指屈肌肌腱纵、横切面检查，检查时均使用两片8 mm的超声导声垫（*）。A.左侧第三指屈肌肌腱自近节指骨底至中节指骨中段处呈不均匀低回声，未见明显纤维束，呈条状高回声（箭头）；B. 肌腱近端横切面扫查，指深屈肌肌腱回声不均匀，中间可见类圆形低回声（白箭头），指浅屈肌回声未见明显异常（红箭头）。

图 8-3-10　左侧第三指屈肌肌腱纵、横切面的二维灰阶超声表现

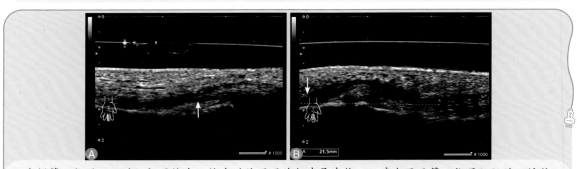

左侧第三指屈肌肌腱纵切面检查，检查时使用两片超声导声垫。A.清晰显示第三指屈肌肌腱回缩位置，断端形态不规则，局部呈梭形增大（箭头）；B. 同一切面显示远端指骨底止点处与断端回缩处，明确止点处未见明显肌腱回缩（箭头），其长度约为21.5 mm。

图 8-3-11　左侧第三指屈肌肌腱纵切面的二维灰阶超声表现

　　超声检查注意事项：肌骨超声检查指屈肌肌腱撕裂时，必须明确撕裂大小，撕裂程度、撕裂范围；远端止点处是否有残余、残余长度。明确有无肌腱残留对手术方式的选择有着重要的临床意义，有残余可行两断端直接相连固定，无残余需用克氏针固定远端再肌腱成形；测量断端长度利于手术时寻找回缩断端。

第四节　韧带损伤

1.解剖生理概要

韧带是关节的重要辅助结构，由致密结缔组织构成，可以维持关节的稳定性并协助运动。根据其位置，可分为两类：位于关节腔周围的称囊外韧带，位于关节腔内的称囊内韧带。有些囊内韧带位于关节的中心部分（如膝关节的交叉韧带），因为骨骼结构覆盖其上，所以超声显示不佳。临床上有代表性的重要韧带有肩关节喙肩韧带、膝关节侧副韧带、踝关节跟腓韧带、距腓前韧带、三角韧带等。

2.超声检查技术

韧带连接两个相对应的骨表面，超声检查韧带的关键是要熟悉韧带的两端附着点和走行方向，放置探头时，先显示两端骨骼，并尽可能地使探头和韧带走行平行，两者之间条带状回声即为韧带（图8-4-1）。通过活动关节动态检查可以提高韧带的结构回声显示程度，明确纤维连续性。

3.正常超声表现

二维灰阶超声长轴切面检查：多数韧带呈均匀的高回声"条索样"结构，两端紧紧附着在骨表面，附着处骨皮质光滑平整（图8-4-2）。人体韧带厚度一般为1~3 mm，而长度和宽度因部位而异，不同身高及体型间具有较大差异。

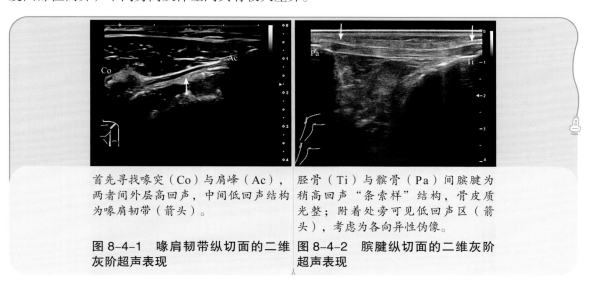

首先寻找喙突（Co）与肩峰（Ac），两者间外层高回声，中间低回声结构为喙肩韧带（箭头）。

胫骨（Ti）与髌骨（Pa）间腱腱为稍高回声"条索样"结构，骨皮质光整；附着处旁可见低回声区（箭头），考虑为各向异性伪像。

图8-4-1　喙肩韧带纵切面的二维灰阶超声表现

图8-4-2　髌腱纵切面的二维灰阶超声表现

4.韧带损伤超声表现

（1）韧带轻度损伤时，二维灰阶超声表现为患侧韧带增厚肿胀，回声减低（图8-4-3A）；CDFI显示病变处一般无明显血流信号，急性充血期则可探及较丰富血流（图8-4-3B）。

（2）韧带撕裂严重时，二维灰阶超声可见"裂隙样"无回声及局部韧带不连续（图8-4-4A），若完全断裂，则可见韧带连续性中断，实时动态检查有时可见2个活动的断端，部分病例可见附着处骨折（图8-4-5B）；CDFI于病变处可探及少许血流信号或无血流信号（图8-4-4B）。

（3）慢性退变或急性损伤后未愈时，二维灰阶超声可见韧带回声增强，纤维纹理紊乱，可有不同程度的肿胀或萎缩，部分病例韧带内可见钙化灶（图8-4-5A）；CDFI显示病变处一般无明显血流信号。

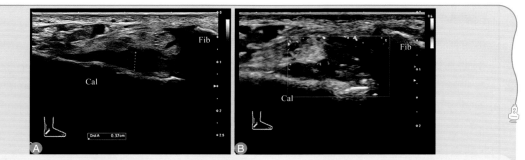

A. 二维灰阶超声显示右侧腓骨（Fib）与跟骨（Cal）间见跟腓韧带不均匀增厚肿胀，回声减低，最厚处达3.7 mm，韧带张力减低、松弛；B. CDFI显示较丰富的血流信号。

图 8-4-3　右侧跟腓韧带损伤的超声表现

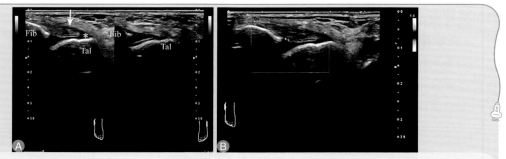

A. 双侧对比检查：右侧距腓前韧带肿胀，回声不均匀、减低，距骨附着处纤维不连续（箭头），近端可见纤维回缩高回声，可见"裂隙样"无回声，与关节腔相通（*）；B.CDFI于肌腱内探及少许血流信号。Fib：腓骨；Tal：距骨。

图 8-4-4　右侧距腓前韧带部分撕裂的二维灰阶超声表现

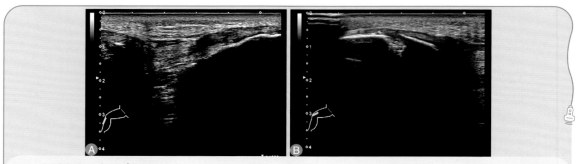

A. 右侧膑腱局部回声增强、肿胀，纤维纹理紊乱，髌骨附着处可见斑状强回声，后伴声影；B. 髌骨局部骨皮质不连续并可见裂隙。

图 8-4-5　右侧膑腱损伤纵切面的二维灰阶超声表现

5.临床价值

部分韧带位置表浅，高频超声可清晰显示其内部结构，确认病变位置、程度、范围。与MRI检查相比，超声具有动态检查，双侧对比扫查等优势。

第五节 骨 折

1.临床概述

骨折是指由于外伤或病理等原因致使骨质部分或完全断裂的一种疾病。其主要临床表现为骨折部有局限性疼痛和压痛、局部肿胀、出现淤斑、肢体功能部分或完全丧失，完全性骨质尚可出现肢体畸形及异常活动。

辅助检查：X线为首选检查方法，必要时行CT检查，超声检查不是骨折的首选方法，超声图像需与X线、查体及病史结合。

2.正常超声表现

（1）骨骼：成年人软组织与骨骼的界面具有强反射性，超声波无法穿透骨皮质，正常骨骼声像图显示为光滑的线状强回声，后方有声影（图8-5-1A）。

（2）关节软骨：正常关节软骨显示为关节面表层的一层低回声，表面光滑，回声均匀，与前方软组织深方骨表面形成良好界面（图8-5-1B）。

3.骨折超声表现

骨折的不同类型超声表现各异。一般骨折时，超声显示骨皮质"线样"强回声连续性中断，局部可伴周围软组织水肿低回声；撕脱骨折局部骨皮质连续性中断，并伴有局部骨皮质分离；在应力性骨折中，超声可显示局部软组织肿胀和水肿而不显示骨折线，由于骨膜反应及炎症反应，超声显示骨皮质被覆一薄层低回声带（图8-5-2，图8-5-3）。

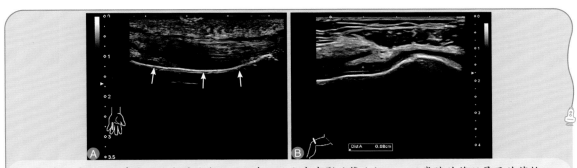

A.正常指骨纵切面声像图为光滑的线状强回声，后方有声影（箭头）；B.正常膝关节胫骨面关节软骨横切面声像图为条状低回声，与关节液分界清晰（测量处）。

图 8-5-1 骨、软骨正常的二维灰阶超声表现

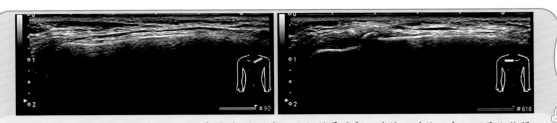

患者女性，57岁，摔伤后出现右侧颈部疼痛1个月余，右侧锁骨局部不连续，对位不良，可见斑状强回声，周围软组织局部肿胀。

图 8-5-2 右侧锁骨骨折双侧对比的二维灰阶超声表现

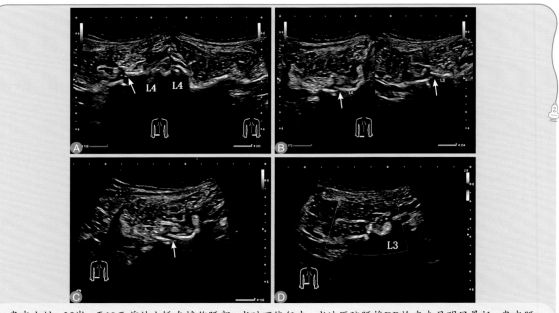

患者女性，35岁，于10天前被小轿车撞伤腰部，当时不能行走，当地医院腰椎DR检查未见明显骨折，患者腰痛一直存在。体格检查：左侧腰部压痛明显。A.双侧腰部对比扫查，左侧第4腰椎横突骨质不连续、成角（箭头），局部可见低回声区，附着处肌肉未见明显异常回声；B.左侧腰椎第3、第4横突骨质不连续、成角（箭头）；C.左侧腰椎第2横突骨质不连续、成角（箭头）；D.左侧腰椎第3横突处低回声区，CDFI显示少许血流信号。

图8-5-3　左侧腰椎横突骨折的超声表现

4.典型病例

患者男性，78岁，运动后出现胸骨前包块就诊。体格检查：胸骨前可触及大小约为2 cm×2 cm的包块，质硬、轻度压痛；患者做抬头、低头运动可见包块有形态改变，抬头时变小，低头时变大（图8-5-4，图8-5-5）。

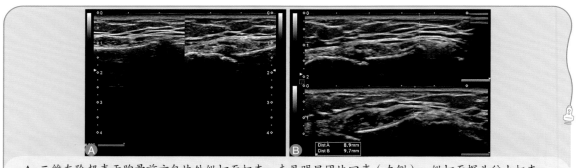

A.二维灰阶超声于胸骨前方包块处纵切面扫查，未见明显团块回声（左侧），纵切面探头往上扫查，胸骨体骨质不连续，中断处可见团状低回声；B.患者做抬头、低头运动对比图：上图为抬头时包块处纵切面，下图为低头时包块处纵切面，声像图显示低头时远端胸骨翘起，距离体表约为8.9 mm，胸骨断端间距增大，成角增大，抬头时相对下降，距离体表约为9.7 mm，断端间距、成角都相应减小。

图8-5-4　胸骨骨折上下对比检查和动态检查

分析：该患者以体表包块前来就诊，疼痛又不是很明显，最初超声检查未发现明显包块回声，这时容易漏诊。往上检查才发现胸骨骨折，同时发现"包块"并不在骨折处，而是

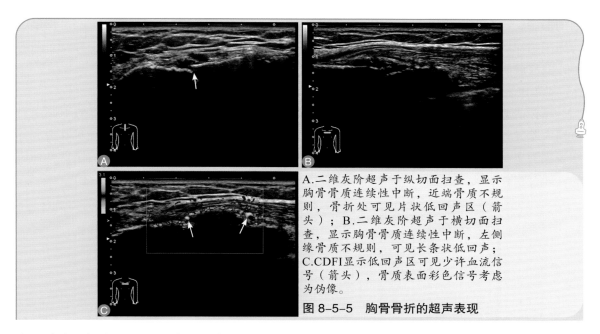

A.二维灰阶超声于纵切面扫查，显示胸骨骨质连续性中断，近端骨质不规则，骨折处可见片状低回声区（箭头）；B.二维灰阶超声于横切面扫查，显示胸骨骨质连续性中断，左侧缘骨质不规则，可见长条状低回声；C.CDFI显示低回声区可见少许血流信号（箭头），骨质表面彩色信号考虑为伪像。

图 8-5-5　胸骨骨折的超声表现

在远端胸骨翘起处，因此会出现低头增大、抬头减小的表现，分析原因可能是抬头时伴有挺胸，胸骨拉力增大，骨折远端拉直，所以骨折成角减小，远端下降；低头则刚好相反，骨折成角增大，远端翘起。

第六节　软组织异物

（一）概述

1.病理与临床

浅表软组织异物性包块在临床上较为常见，异物来源于开放伤或贯通伤。常见异物又可以分为金属类及非金属类，非金属类常见的有玻璃、竹签、木屑等。

软组织内异物是急诊外科常见疾病，异物大多较小、位置较深，临床医师仅凭触诊很难扪及异物或包块，因此直接诊断较为困难，漏诊而残留在体内的异物容易引起急慢性炎症反应，如肉芽肿形成、继发软组织感染伴脓肿形成、窦道、化脓性腱鞘炎和脓毒性关节炎，甚至骨骼破坏性改变和相邻神经的损伤也可发生。一旦异物转移到重要组织器官，可危及生命。因此早期明确诊断、彻底清除异物，有重要临床意义。

2.辅助检查

X线：以往X线是主要的检查方法，但对于微小异物，尤其是非金属类异物灵敏度较低、检出效果较差，容易发生漏诊。而X线容易漏诊的玻璃破碎引起的软组织损伤在急诊外科中最为常见。

超声：近年来，超声技术发展迅速，高频超声逐渐在临床推广使用，利用高频探头能有效显示异物的形态、回声等特点，对微小的异物也有较高的灵敏度，有效提升了诊断效果。

3.超声检查方法

将探头对准损伤软组织，使用纵切联合横切的方式进行检查，并扩大检查范围，观察创面的形态、走行、内部回声及软组织内有无血肿，并记录异物的数量、位置、大小、深度、与周围组织的关系、周围血流情况、回声情况等，了解异物是否毗邻重要血管、神经、肌腱等，截取最清晰时的图像信息。

4.超声表现

超声表现因异物成分不同（如木屑、竹签、玻璃、金属等）、形态和部位的不同而具有很大差异。异物后方伴声影或"彗星尾征"，一般金属异物伴后方声影，而玻璃和金属异物表现为多重反射和"彗星尾征"；木制、竹制异物后方多无明显变化；异物周围伴低回声晕；如有脓肿形成可见无回声液化坏死区，严重者伴窦道形成（图8-6-1~图8-6-3）。

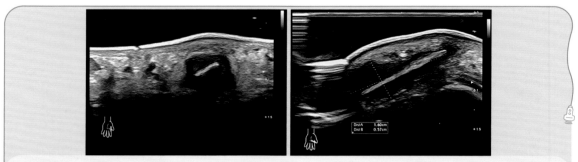

患者男性，87岁，左手掌可疑异物半年，局部肿胀。二维灰阶超声显示左手第二掌指掌侧皮下软组织层范围约16.0 mm×8 mm×5.7 mm的低回声区，边界不清晰，其内可见一14.3 mm×1.9 mm的条状强回声，浅层可见一大小约1.8 mm×0.6 mm的点状强回声。

图8-6-1　左手第二掌指掌侧异物合并肉芽肿形成的超声表现

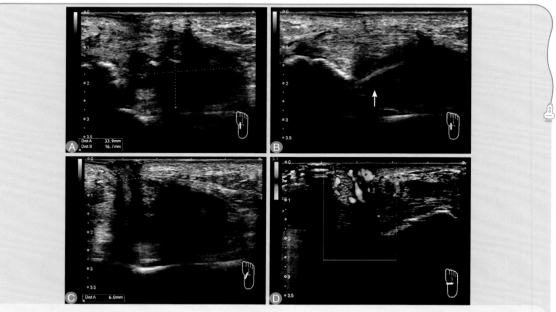

患者男性，51岁，左足出现红肿、包块，伴流脓半年，3年前有过外伤，触之疼痛，无其他特殊不适。A~C.二维灰阶超声显示左侧足底探及一个不规则形低回声区，范围约34 mm×17 mm，可见一宽约6 mm的窦道与体表相通，其内可见数个条状高回声，较大的约为16 mm×2 mm；D.CDFI于其内探及较丰富的血流信号。箭头：异物。

图8-6-2　左侧足底异物并脓肿及窦道形成的超声表现

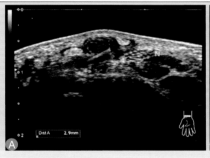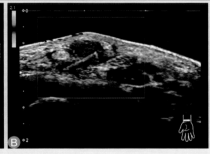

患者男性，3岁，1个月前无明显诱因出现右手腕部包块，右腕部可触及黄豆大小包块，无疼痛。A.二维灰阶超声显示右腕部腕横韧带前方探及一个长约6.2 mm的条状强回声，距离皮下约3 mm，其旁探及一个9.3 mm×5.2 mm的低回声团，边界清，内部回声欠均匀，紧靠右侧正中神经；B.CDFI于其内未见明显血流信号。

图 8-6-3　右腕部异物并肉芽肿形成

第七节　软组织蜂窝织炎

1.定义

蜂窝织炎是一种发生在皮下、筋膜下、肌间隙或深部疏松结缔组织的急性、弥漫性、化脓性感染性疾病。

2.病因

蜂窝织炎由皮肤、黏膜受损伤，或其他病变导致皮下疏松结缔组织受细菌感染而引发。好发生于下肢、足、肛周等处。

病变多侵及皮下疏松组织，扩散迅速，与正常组织无明显界线，病变中央部分因缺血常发生坏死；而头颈部蜂窝织炎由于头颈部皮下组织疏松、筋膜间隙众多，感染容易沿各个筋膜间隙广泛、迅速蔓延，为耳鼻咽喉头颈外科的急性、危重性、感染性疾病。

3.临床表现

与致病菌的种类、毒性、患者状况、感染原因和部位有关。

（1）一般性皮下蜂窝织炎：致病菌多为金黄色葡萄球菌和溶血性链球菌。皮肤损伤并局部化脓性感染，表现为局部肿痛、皮肤发红、红肿边缘界限不清、邻近淋巴结肿痛等。病变进一步加重，则皮肤部分变成褐色，常伴有水疱或溃破流脓。患者常有发热、畏寒、全身不适，严重者体温明显升高或降低，甚至引起意识改变等。

（2）产气性皮下蜂窝织炎：致病菌以厌氧菌为主，如肠球菌、变形杆菌、产气荚膜杆菌等，常见于皮肤受损伤且污染较重的情况。病变局限于皮下结缔组织，不侵犯肌层。开始表现同一般性皮下蜂窝织炎，但病情发展迅速，很快出现皮下捻发音，局部破溃并伴有氨臭味，症状急剧恶化。

（3）颈部急性蜂窝织炎：感染起源于头、面或口腔等部位，常迅速波及咽喉，引起呼吸困难，病情凶险危重。患者常高热、呼吸急迫伴吞咽困难、颈部肿胀明显并转动头部困难，全身反应严重但表皮可仅有轻微红热。

4.超声表现

（1）超声可见病变区软组织肿胀，为弥漫性低回声或不规则的不均匀中强回声及其间散在的不规则无回声，病变边界不清，追踪扫查可见病变组织与正常皮下组织逐渐相移行。

CDFI于病变区周边可见较丰富的血流信号（图8-7-1）。

（2）葡萄球菌引起的蜂窝织炎较易形成脓肿。脓肿的病变区与正常组织分界清楚，有波动感，声像图表现为软组织内圆形、椭圆形或不规则的无回声，边界清楚（图8-7-2）。脓肿形成的初期可不表现为无回声，因此超声所见取决于炎症的类型及病程的不同阶段，必要时行超声引导下穿刺活检。

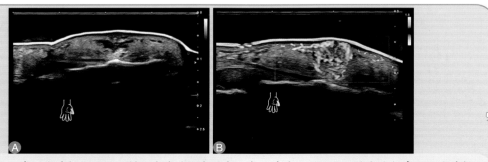

患者女性，49岁，左手拇指因竹子刺伤疼痛肿胀半月余，未经特殊处理。A.二维灰阶超声显示左手拇指远端指节皮下可见范围约8 mm×4 mm的低回声区，边界不清，内部回声不均匀，其内未见明显异物回声；B.CDFI可见丰富的血流信号。

图 8-7-1　左手拇指远端指节皮下蜂窝织炎的超声表现

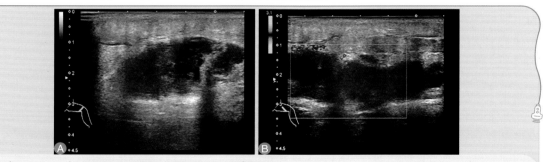

患者男性，11岁，左侧下肢红肿疼痛约3天，伴有发热，左侧膝部内上方见大片红肿区，约有15 cm，局部皮温增高，有触痛。A.二维灰阶超声可见左大腿皮下软组织层内约62 mm×47 mm×18 mm的实液混合回声包块，呈多房状，形态不规则，与肌肉组织分界尚清；B.CDFI显示其内可见少许血流信号。

图 8-7-2　左侧大腿蜂窝织炎合并局部液化的超声表现

5.临床价值

（1）超声检查对蜂窝织炎具有重要的诊断价值，特别是在蜂窝织炎、脓肿，以及软组织肿物鉴别诊断方面。

（2）超声能够很好显示炎症扩散的深度和扩散至组织结构层次，判断可能的病因，如异物等。

（3）超声引导下能精准对蜂窝织炎进行介入治疗。

参考文献

[1] BARBERIE J E，WONG A D，COOPERBERG P L，et al. Extended field-of-view sonography in musculoskeletal disorders[J]. AJR Am J Roentgenol，2012，171（3）：751-757.

[2] ERICKSON H P. Stretching single protein molecules: titin is a weird spring[J]. Science，1997，276（5315）：1090-1092.

（陈柏华　　熊祎玭　　邓艺雯）

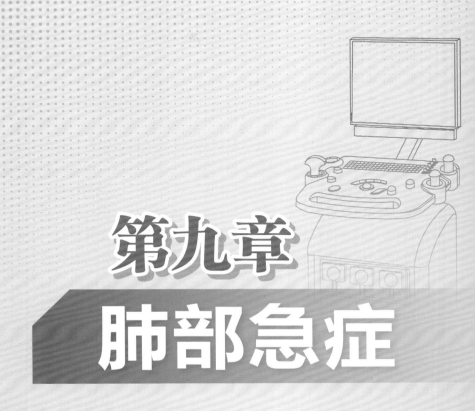

第九章
肺部急症

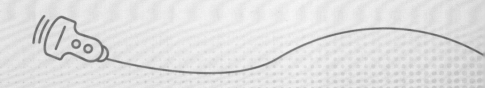

第一节　肺的解剖

　　肺是人体的呼吸器官，位于胸腔，左右各一，左肺比右肺略小，依据斜裂将左肺分为上下2叶，右肺依据斜裂及水平裂将右肺分为3叶。

　　肺是由肺实质和肺间质两部分组成，肺实质部分包括肺部的各级支气管及其分支和连接的肺泡。肺的间质部分是组成肺的框架结构，由肺部的结缔组织、血管、淋巴及神经组织组成。肺基础结构单位是肺小叶，肺小叶由直径为1 mm以下的细支气管连同其分支和肺泡组成。主要包括细支气管、终末细支气管、呼吸性细支气管、肺泡管、肺泡囊和肺泡。肺小叶是产生"B线征"的基础。

　　肺的表面覆盖脏层胸膜，脏层胸膜会随着肺的膨胀与收缩的过程产生相应的滑动。附于胸壁内侧面、纵隔两侧及膈上面的胸膜为壁层胸膜，两侧胸膜之间的腔隙为胸膜腔，左右各一，互不相通，胸膜腔内含少许液体（约50 mL）起润滑作用。

　　肺泡内含有大量的气体，超声波在遇到气体时会发生全反射，因此在很长一段时间内认为肺部是超声检查的禁区。随着超声的发展，超声在肺部的应用得到了突破，并且被证明具有较高的准确性，加上超声具备移动、实时、便捷、动态的优点，肺部超声在急危重症患者的评估中具有明显优势。

第二节　肺部超声基础及急诊床旁肺部超声检查方案

一、探测方法

　　（1）仪器：对于急危重症患者首选便携式的超声仪器，便于反复进行床边检查，同时需具备较高的仪器分辨率及图像储存功能。超声探头的选择以高分辨率的线阵及凸阵为首选，探头频率以5~7.5 MHz和5~10 MHz的宽频探头为宜。对于位于较深部位病灶的探查可选3.0~3.5 MHz的小凸阵探头扫查。

　　（2）扫查方法：扫查时患者一般采取仰卧位、坐位、俯卧位、侧卧位等体位成像；由于肺部超声大部分是伪像，为了获取较好的图像，扫查时务必保证探头与扫查者胸壁垂直。扫查一般以纵向和横向扫查相结合的方式对肺部的不同区域进行扫查。纵向扫查时探头与肋骨相垂直；横向扫查时探头置于两肋骨之间（肋间隙）进行扫查。

　　（3）肺部超声扫查分区：有8区扫查方案、12区扫查方案、急诊床旁肺部超声检查方案、此外还有28区扫查方案、俯卧位PUSH方案等。

　　8区检查方案：每侧4个扫描区域，上前胸、上侧胸、下前胸、下侧胸；根据腋前线、腋后线划分前胸与侧胸，上胸部的范围大概是锁骨至第2~3肋间的距离，下胸部的范围则为第3肋间至膈肌的距离。

　　12区扫查方案：根据腋前线、腋中线、腋后线将一侧肺部分为前、中、后3个区域，再经两乳头连线将上述3个区域分为前上、前下、中上、中下、后上、后下6个区域，左右各6个区域，共计12个区域。

急诊床旁肺部超声检查方案（bedside lung ultrasound in emergency，BLUE）：是急性呼吸衰竭的一套快速诊断方案，但是对处于重力依赖区的肺实变，肺不张的诊断敏感度较低，我国学者王小亭等在该方案的基础上增加了后蓝点的筛查，提高了诊断的准确度，称为改良的急诊床旁肺部超声检查方案（bedside lung ultrasound in emergency-plus，BLUE-plus）方案。BLUE-plus方案探测肺部总共包含以下5个点、上蓝点、下蓝点、膈肌点、PLAPS点、后蓝点，两侧肺共10个点。蓝点的确定是根据"BLUE手"的放置来确定的。"BLUE手"即双手并列放置（拇指叠加）于患者前胸部，左手小指位于锁骨下缘，手指尖达正中线位置，此时右手小指的位置为肺前下界，腕关节通常位于腋前线。上BLUE点位于上BLUE手第3与第4指之间，两者的指根处，对应肺上叶或肺尖部，下BLUE点位于下BLUE手掌中心，对应肺中叶或舌叶，PLAPS点为腋后线与下BLUE点横向向后延长线的交叉点，对应肺下叶（图9-2-1）。膈肌线与腋中线的交点为膈肌点；肩胛下线和脊柱旁线围成的区域为后蓝点。大致于上BLUE点检查气胸的存在，下BLUE点检测肺水肿及急性呼吸窘迫综合征，于PLAPS点及后BLUE点观察肺实变与胸腔积液，于膈肌线观察肺与膈肌的运动。

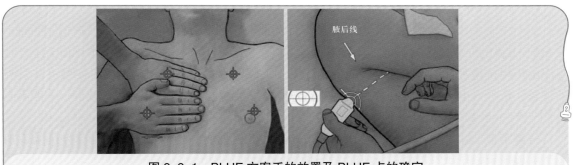

图 9-2-1　BLUE 方案手的放置及 BLUE 点的确定

引自：LICHTENSTEIN DA. BLUE-protocol and FALLS-protocol: two applications of lung ultrasound in the critically ill. Chest. 2015，147（6）：1659-1670. https://doi.org/10.1378/chest.14-1313.

BLUE方案扫查方法：先扫查右肺的上BLUE点，确认"蝙蝠征"和"肺滑动征"是否存在（耗时4秒），肋间隙观察是否有平行排列的A线（2秒）及是否存在B线（3秒）。之后依次分析下BLUE点和PLAPS点及后BLUE点。以同样方法检查左肺，所有检查过程耗时仅1分钟。

二、肺部超声的基本征象

A线：A线是平行于胸膜线的线性高回声，具有以下几个特点：①A线会随距离而衰减；②A线平行于胸膜线；③A线之间距离相等，并且相邻A线之间的距离等于皮肤到胸膜线之间的距离。A线的产生是超声束与胸膜线之间来回反射产生的混响伪像。A线的存在证明肺内含气较多，可排除在该切面下的胸腔积液。

"蝙蝠征"：是肺部纵向扫查的标准切面征象，由上下肋骨及肋骨后方的声影及两肋骨之间的胸膜组成，形似蝙蝠，所以称为"蝙蝠征"（图9-2-2A）。

"胸膜滑动征"：正常的胸膜线由脏层胸膜和壁层胸膜共同显示，在声像图上呈一条线性高回声，随着正常的呼吸运动，脏层胸膜与壁层胸膜会产生相应的滑动，动态观察时，可发现胸膜线产生水平的滑动感，这种征象称为"胸膜滑动征"。正常情况下脏、壁层胸膜紧贴，随着呼吸产生相应的滑动，当两层胸膜之间有粘连或者气体、液体等将两层胸膜分开时，"胸膜滑动征"消失。

"肺搏动征"：随着心脏的跳动，心脏的跳动节律传导到胸膜引起胸膜震动，M型超声可以记录到这种现象，连接心电图会发现这种震动和心脏搏动一致，多见于左侧胸壁。气胸与胸腔积液时"肺搏动征"消失。

"沙滩征"：又称为"海滩征"，M型超声下，胸膜线下的正常肺组织随着肺滑动产生类似"沙砾样"的点状回声，是正常肺的动态征象（图9-2-2B）。

"平流层征"：又称为"条形码征"，当正常的肺滑动消失，M型超声下，胸膜线下的肺组织呈现多条平行线。平流层征的出现意味着胸膜线以下的部位没有任何移动，多见于气胸。

肺点：肺点的实质是气胸与正常肺实质的一个交界点，在B型超声下该点表现为"胸膜滑动征"交替出现；而M型超声下则表现为"沙滩征"与"平流层征"的交界点。肺点的位置有利于诊断气胸的范围。

B线：是一种伪像，表现为从胸膜发出垂直胸膜线的清晰的"激光样"直线，具有以下特点：①会随着胸膜线的滑动而滑动；②呈线性高回声；③不随距离的衰减而衰减；④同时消除A线。B线的形成是因为肺内的液体含量增加，气体含量减少，即肺内的气水比值下降导致组织的声阻抗增加从而形成的振铃伪像。B线的出现提示肺水肿、肺炎等，但是B线并非特异的征象，正常人也可探及B线，一般在双侧胸壁最后一个肋间隙探及，且数目较少，一般不超过3个（图9-2-2C）。

"碎片征"：肺实变的部分深方与含气的肺组织的交界处边界不清时，肺实变的深方形成了不规则的碎片状回声区，这种征象称为"碎片征"（图9-2-2D）。

"组织样征"：是肺实变的一种征象，当含气的肺泡被液体充填后呈现类似实质脏器如肝脏、脾脏等实性组织样的回声，这种表现称为"组织样征"（图9-2-2E）。

"支气管充气征"：是指实变的肺组织内因含气体支气管的存在表现为在实变的肺组织内出现点状、条状高回声。"支气管充气征"有"动态支气管充气征"与"静态支气管充气征"两种，"动态支气管充气征"指实变肺组织内的气体高回声随呼吸运动而出现移动距离＞1mm的征象，而"静态支气管征"则指实变的肺组织内的气体高回声不随呼吸运动而移动。"静态支气管充气征"多见于肺不张，"动态支气管充气征"多见于炎症性的肺实变。另外，"动态支气管充气征"的出现，多可排除阻塞性肺不张（图9-2-2F）。

"窗帘征"：是确定肺下界的一种征象，将探头置于肺下界，腹部脏器随着呼吸运动出现和消失，这种现象称为"窗帘征"。

"四边形征"：少量胸腔积液静态征象表现为"四边形征"，其四边由脏、壁层胸膜线，上、下两根肋骨声影围成。

"正弦波征"：是少量胸腔积液的动态征象。在M型超声下表现为在呼吸过程中壁层胸膜与脏层胸膜的间距在呼气时增加、吸气时下降的循环往复的变化现象。

Z线：也是一种伪像，起自胸膜，垂直屏幕，但是会随着距离而衰减（此特征可与B线鉴

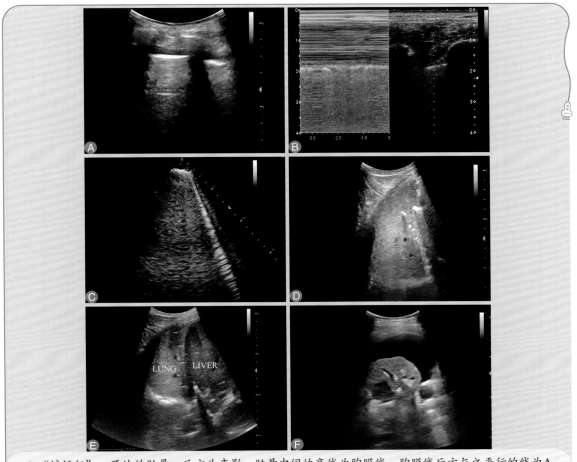

A."蝙蝠征"，两边的肋骨，后方为声影，肋骨中间的亮线为胸膜线，胸膜线后方与之平行的线为A线；B."沙滩征"；C.垂直胸膜的"激光样"直线为B线；D."碎片征"；E.右侧稍高回声的肺组织（LUNG），左侧等回声的肝脏组织（LIVER）；F.无回声为胸腔积液，实变的肺组织内可见"支气管充气征"。

图9-2-2　肺部的二维灰阶超声表现

别），Z线的出现无病理意义。

E线：类似于B线，呈"激光束样"，不随距离而衰减，也不与A线同时出现，但是其与B线的区别是，E线起自胸壁。E线的出现提示皮下气肿。

三、肺部超声气与水的比例

气水比例指的是肺泡内气体与肺间质水分的比值，正常肺部气水比例约为0.98，气水比例的增加或者减少都会破坏肺部的气水平衡，产生一些相应的疾病。当气水比例增大，胸腔内全部都是气体时（气水比例为1）气胸便产生了，此时气胸的位置会出现"平流层征"，出现无"胸膜滑动征"的A线，并可出现肺点。当气水比例减少到约为0.95时，即肺间质内的水分增加，此时肺部超声检查可出现B线，需注意正常人也会有B线的出现，只有在纵向切面上出现至少3条B线时才提示肺泡间质综合征的存在。当气水比例进一步下降为0.1~0.2时，即肺间质水分进一步增加，肺泡内气体进一步减少或消失，此时可出现肺实变，肺部超声的声像图上会出现"碎片征"及"组织样征"，当实变累及胸膜时会出现"胸膜滑动征"的减弱或者消失，同时在实变的肺组织内可见到点状或线状的"空气支气管征"。当气水比例降至最低为0时，此时胸腔积液便出现了，在肺部超声图像上可见到胸腔内有大量的游离的无回声暗区，并可见到实变的肺组织漂浮。气水比例的示意见图9-2-3。

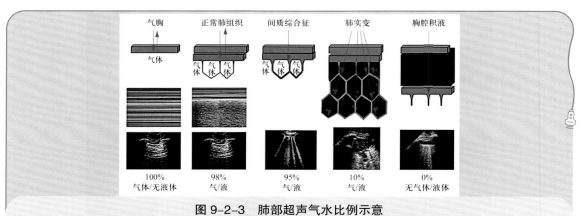

图 9-2-3　肺部超声气水比例示意

引　自：DANIEL A. L.Lung ultrasound in the critically Ill-The BLUE Protocol. Springer International Publishing Swizerland 2016.

四、肺部超声BULE方案流程

BLUE方案流程是将所看到的肺超声征象进行整合，将诊断变成流程化思路，以提高肺部超声诊断价值的一种方法，以下是对BLUE方案流程中一些诊断术语的介绍及诊断路线的说明，具体的诊断路线可见图9-2-4。

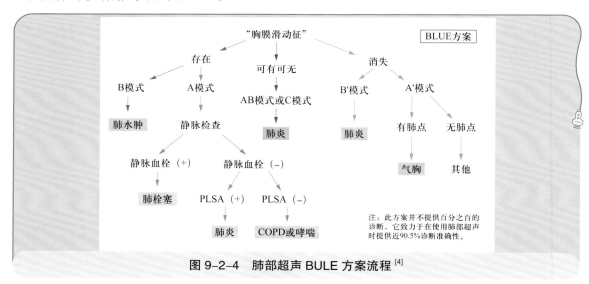

图 9-2-4　肺部超声 BULE 方案流程[4]

A profile：A 模式，双侧前胸壁"胸膜滑动征"存在+A 线，此特征的存在提示肺泡通气正常。

A′ profile：A′ 模式，胸膜滑动消失+A线，此特征的存在提示此处肺泡通气受限，但肺内仍以气体为主。

B profile：B模式，双侧前胸壁"胸膜滑动征"存在+B线，此特征的存在提示双肺弥漫性小叶间隔增厚，但胸膜未病变。

B′ profile：B'模式，即"胸膜滑动征"消失+B线，此特征的存在提示肺间质或肺泡浸润，胸膜受累，肺通气减弱或消失。

AB profile：AB模式，表示一侧胸腔A线阳性，一侧胸腔B线阳性，此特征的出现表明B线不均匀分布，提示肺炎。

C profile：C模式，C模式的出现提示肺实变。

A-no-V PLAPS profile：以A线为主且无下肢静脉血栓的PLAPS模式，即仅PLAPS点可见B线或肺实变，该模式的出现提示局灶性肺炎。

肺水肿的诊断：在"胸膜滑动征"存在的情况下，出现双肺以B模式为主，即可诊断肺水肿。

肺栓塞的诊断：肺部超声在胸膜滑动存在并且以A模式为主时，表明肺泡通气正常，此时当患者出现呼吸困难时，需要考虑是患者肺部"血供"出现问题，在下肢静脉血栓阳性的情况下，可诊断肺栓塞。

肺炎的诊断：有以下3种途径：①双肺上BLUE点、下BLUE点和膈肌点均为有"胸膜滑动征"的A线，但PLAPS点阳性出现即B线、实变等征象，此时可提示局灶性肺炎；②不论有无"胸膜滑动征"存在，单侧肺叶以A线为主，另一侧肺叶以B线为主（AB模式），即可诊断肺炎；或者出现肺实变（C模式），也可诊断肺炎；③当出现胸膜滑动消失同时有B线的存在时（B′模式），此时也可诊断肺炎。

COPD/哮喘诊断：当双肺以A模式为主且下肢静脉未见血栓，可诊断COPD或哮喘。

气胸的诊断：当出现无"胸膜滑动征"的A线时，并且出现肺点时（A′模式+肺点），即诊断气胸，需注意的是单纯的A′模式无法诊断气胸，因为胸膜粘连、肺大疱、肺顺应性明显减弱等因素也可出现A′模式，因此在单纯的A′模式且无肺点的情况下无法明确病因。

（陈丽丽）

第三节　肺部相关疾病

一、肺水肿

（一）概述

1.疾病定义

肺水肿（pulmonary edema）是指各种原因引起肺组织血管外液体含量增多和渗入肺泡，从而导致肺通气和肺换气功能严重障碍的病理状态。肺水肿是一种常见的临床急危重症，病情变化迅速，如不及时纠正，患者常因心力衰竭、心律失常而死亡，病死率极高。快速、有效的治疗可显著改善患者的预后从而降低患者的病死率，而快速、有效的治疗有赖于肺水肿的早期定量诊断。

2.病因与病理生理

肺水肿可显著影响患者的肺顺应性、弥散功能、通气/血流比值、呼吸类型、血流动力学，导致多器官功能衰竭。

（1）血流动力性肺水肿：因毛细血管静水压升高，流入肺间质液体增多所形成的肺水肿，但毛细血管的渗透性或液体的传递方面均无任何变化。

1）心源性肺水肿：右心排血量超过左室，增加的血流量滞留于肺血管内，如左心不能及时调整，则产生急性肺水肿，多见于急性左心衰竭和三尖瓣狭窄患者。

2）液体负荷过多：围术期补液过快或输液过量时，使右心负荷增加。

（2）通透性肺水肿：肺毛细血管内水和血浆蛋白通过肺毛细血管壁进入肺间质，尽管肺淋巴回流量代偿性增加，仍不能完全清理血管外的积液，同时淋巴液内蛋白含量明显增加，表明肺毛细血管内皮细胞已受损失常。主要为：①感染性肺水肿：指继发于全身感染或肺部感染的肺水肿，主要是通过增加肺毛细血管壁通透性所致；②毒素吸入性肺水肿：指吸入有害性气体或有毒物质所致的肺水肿；③淹溺性肺水肿：指淡水和海水淹溺所致的肺水肿；④尿毒症性肺水肿：肾衰竭患者常伴肺水肿和纤维蛋白性胸膜炎；⑤氧中毒性肺水肿：指长时间吸入高浓度（>60%）氧引起的肺组织损害所致的肺水肿；

（3）淋巴回流障碍：常见于肺移植术后、淋巴癌、纤维性淋巴炎等疾病。

（4）原因不明或尚未完全明确的肺水肿。

3.临床表现

症状：急性呼吸困难，劳力性呼吸困难，端坐呼吸，喘息、咳嗽，咳粉红色"泡沫样"痰。体征：皮肤黏膜发绀，两肺布满湿啰音。

（二）超声表现

由于肺间质和肺泡内液体量增加，使得肺组织气-液比例发生变化，在超声图像上形成了特征性的B线，当B线以2个小叶间隔之间的距离（7 mm）分隔开时称为间隔火箭，即B7线（图9-3-1A），相当于胸部X线的Keley B-lines，说明早期肺小叶间有渗出，为间质性肺水肿。当B线以3 mm的距离分隔开时称为"毛玻璃征"，即B3线（图9-3-1B），类似于CT下的毛玻璃区，说明肺小叶间隔增厚，提示肺泡性肺水肿。更严重的肺水肿则表现为弥漫性B线。

肺水肿时可以在相应病变部位的肺脏超声检查中发现B线。Picano等学者基于仰卧位前-侧胸部（从胸骨旁线至腋中线之间8分区法）共28个肋间隙B线的数量，对肺水肿进行半定量

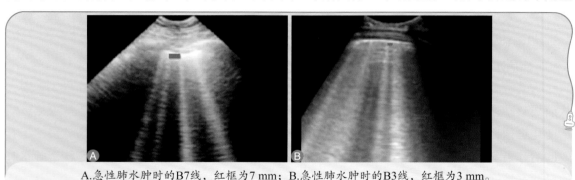

A.急性肺水肿时的B7线，红框为7 mm；B.急性肺水肿时的B3线，红框为3 mm。

图9-3-1 B线的二维灰阶超声表现

评价，分为轻、中、重度（表9-3-1）。正常B线数量≤5条，探及6~15条B线为轻度；B线为16~30条为中度；B线数量≥31条，或呈全肺弥漫性分布为重度。少量B线时清晰可数，随着数量增多，B线相互融合难以分辨。为了获取较为准确的数量，通常考虑计算B线所占的百分率（即胸膜线下白色区域所占比例），然后结果再乘以10（即30%对应B3线，70%对应B7线）。

表 9-3-1　肺水肿半定量评价 B 线记录表

右肺				肋间隙	左肺			
腋中线	腋前线	锁骨中线	胸骨旁线		腋中线	腋前线	锁骨中线	胸骨旁线
				2				
				3				
				4				
				5				

引自：PICANO E，PELLIKKA P A. Ultrasound of extravascular lung water: a new standard for pulmonary congestion[J]. European Heart Journal，2016，37（27）：2097-2104.

（三）鉴别诊断

急性肺水肿主要与肺炎相鉴别，鉴别要点归纳为以下几个方面。

1.胸膜形态与运动

正常状态下，胸膜为"线样"强回声，清晰、锐利，随呼吸可见"胸膜滑动征"。当肺炎累及胸膜可使胸膜受损导致滑动减弱或消失。而肺水肿是肺毛细血管静水压增高时的渗漏，对胸膜无损伤，所以"胸膜滑动征"存在。但严重肺水肿时，肺间质及肺泡内液体充盈导致呼吸受限，胸膜滑动也可减弱，但不会消失。

2.B线的形态、分布

正常肺部超声可见A线无B线。肺炎通常呈局灶性分布，因此，B线也仅见于局部。当发展为大叶性肺炎时，则表现为肺实变。肺水肿呈弥漫分布，表现为同侧肺叶连续性B线，双侧肺叶对称性B线的特点，以弥漫性、对称性和连续性为特征。

3.联合心脏超声

肺水肿的发生和心功能关系较密切，尤其是左心功能。急性左心衰竭时，左室收缩功能急剧减退，而右心运动正常，右心输出量高于左心输出量可导致肺循环内血液淤积，进而肺水肿产生。在射血分数保留的心力衰竭患者中，左室舒张功能和左房压对肺水肿的产生有较高的相关性。肺炎原发于肺，与心功能关系不大。因此，单纯的肺炎无心功能障碍。但当心力衰竭患者感染肺炎时，也可发现肺部超声B线与心功能减退共存。此外，严重、大范围肺炎破坏肺毛细血管时可合并肺源性心脏病，表现为右室增大及右心功能不全，这也是与肺水肿心脏超声鉴别的方面之一。

（四）典型病例

患者女性，83岁，因"胸闷呼吸困难2天"入院。体格检查：端坐呼吸，咳少量粉红色"泡沫样"痰，双肺布满湿啰音。体温36.5 ℃，心率109次/分，呼吸28次/分，血压87/55 mmHg，面罩吸氧血氧在75%~80%。临床诊断：急性左心衰竭（？）。超声检查：左房增大，左房前后径38 mm；左室增大，左室舒张末期内径58 mm，室壁运动减低，射血分数35%（图9-3-2A）；用8分区法对患者进行肺部超声检查，显示双肺弥漫性B线影，对B线条数进行计数，共计43条（图9-3-2B），提示存在重度肺水肿，考虑为心源性肺水肿。

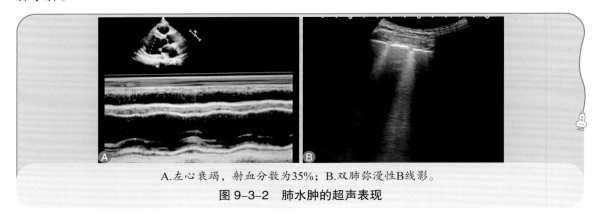

A.左心衰竭，射血分数为35%；B.双肺弥漫性B线影。

图9-3-2　肺水肿的超声表现

二、肺不张

（一）概述

1.疾病定义

肺不张（atelectasis）是指部分或全部肺组织含气量减少，可为持续性或暂时性、完全性或部分性、先天性或获得性。不张的肺组织有血流灌注，但无有效通气，因此导致机体血氧饱和度下降。

2.病因与病理生理

根据发病机制不同可以分为压迫性肺不张（compressive atelectasis）和阻塞性肺不张（obstructive atelectasis）。当胸腔内液体积聚产生的压力高于大气压时，即可发生压迫性肺不张，此时胸腔积液量常＞2000 mL。由于外部压迫或支气管内部闭塞导致支气管通气下降时，会发生阻塞性肺不张。阻塞性肺不张又可进一步分为中心型和周围型。中心型常由大气道腔内病变（如中央型肺癌或支气管异物）或外部压迫（如肺门肿大淋巴结）所致，周围型阻塞则以炎性黏液栓和小气道分支的挤压移位为特征。阻塞性肺不张早期的病理改变以肺泡腔内高蛋白积液为主，此后出现巨噬细胞迁移和淋巴细胞浸润。长期存在的压迫性或阻塞性肺不张均可导致肺组织的纤维化。

肺不张的患者常可并发分泌物潴留、支气管扩张、细菌感染、微脓肿或肉眼可见的肺脓肿形成，不张的肺组织中也可出现坏死或出血性改变。

3.临床表现

症状：呼吸困难，劳力性呼吸困难，咳嗽，胸闷，胸痛等。体征：叩诊呈浊音，皮肤黏膜发绀，呼吸频率增加、出现"三凹征"等。

（二）超声表现

1.压迫性肺不张

压迫性肺不张在超声图像上表现为肺组织呈均质性楔形或尖帽形低回声，周围被中-大量胸腔积液包绕（图9-2-3）。不张的肺组织与邻近的通气肺组织之间无明确分界，吸气过程中，病变区域内气体增加，可见支气管充气征形成。将胸腔积液穿刺引流后，肺组织可部分再通气。

2.阻塞性肺不张

阻塞性肺不张的超声图像特征为累及范围较大的均质性低回声区，回声与肝实质相似，呈类组织征。胸腔内无或仅有少量积液，吸气时无肺组织再通气发生。

肺实质有时能够见到由分泌物阻塞和支气管扩张导致的局灶性病变，可以表现为无回声、低回声，甚至是高回声（图9-2-4）。当患者有相应的临床症状时，局灶性病变的出现也应考虑到微脓肿形成的可能。长期存在的肺不张因支气管内充满分泌物可出现"支气管充液征"。

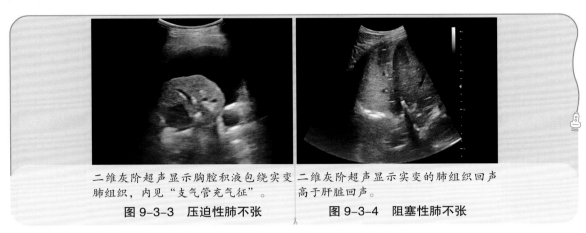

二维灰阶超声显示胸腔积液包绕实变肺组织，内见"支气管充气征"。

图9-3-3 压迫性肺不张

二维灰阶超声显示实变的肺组织回声高于肝脏回声。

图9-3-4 阻塞性肺不张

大叶性肺炎的不张肺组织呈尖端指向肺门的楔形（右肺中叶相反），与正常的通气肺组织之间边界较为清晰。此时，以不张的肺组织做声窗，可显示肺门处的占位性病变。

（三）鉴别诊断

肺不张是危重患者常见的一种病理状态，需要及时发现和早期干预。压迫性肺不张的典型超声表现为被压缩的肺叶漂浮于无回声区内，呈实性低回声，动态观察可见"支气管充气征"。阻塞性肺不张时病灶呈类组织征改变，随着肺泡腔内气体被吸收，支气管管腔内被分泌物填充，表现为"支气管充液征"。动态"支气管充气征"的存在可作为阻塞性肺不张的排除性诊。

中央型肺癌合并肺不张时，由于肺叶体积缩小，相邻肺叶代偿性肺气肿的建立，使不张肺叶正常时所占空间的周边部分被相邻肺叶含气肺组织取代，导致不张肺叶所占空间小于其正常时的体表投影，可作为其与炎症性肺实变的鉴别点。

不张的肺组织在彩色多普勒超声上的特点是血流增加（以同一患者的肝脏作对照），压迫性肺不张时表现更为显著。肺栓塞时血流信号减少或消失。

（刘云萍）

三、胸腔积液

（一）临床与病理

胸腔是位于肺和胸壁之间的一个潜在的腔隙，由胸壁和膈肌围成，中间为纵隔，侧边为左右胸膜腔及左右肺叶。胸膜分为脏层胸膜和壁层胸膜，覆盖于肺表面的胸膜称为脏层胸膜，可随肺的体积变化而收缩；而紧贴胸廓内壁的胸膜称为壁层胸膜，其位置相对固定。

两层胸膜相互移行，之间的潜在性间隙称为胸膜腔，正常情况下胸膜腔为呈负压的密闭性结构，存在少量浆液，可减少呼吸时的摩擦。肋胸膜与膈胸膜折返处称为肋膈隐窝，是胸膜腔的最低部位，胸膜腔出现游离积液时首先聚集于此。

1.疾病定义

胸腔积液俗称胸水，为胸膜腔液体产生增多而再吸收减少，出现胸膜腔积液的异常积累，是胸膜疾病的最常见表现。

2.病因与病理生理

正常胸膜腔有微量液体，单侧一般<50 mL，起润滑作用。在正常情况下，液体从壁层胸膜毛细血管渗出进入胸膜腔，通过壁层胸膜淋巴管回收。液体也可以从脏层胸膜或是通过横膈膜孔从腹腔进入胸膜腔。淋巴引流能吸收超过20倍正常情况下生成的液体。因此，当胸腔内液体生成增多（来自肺间质、壁层胸膜或腹腔）或是淋巴引流减少时，则产生胸腔积液。当胸膜腔内液体>100 mL，即会增加胸腔内压，从而影响肺的正常呼吸运动。胸腔积液的病因有多种，其中容量超负荷、充血性心力衰竭和胸膜肺感染是重症监护病房（intensive care unit，ICU）中最常见的原因。由于肺毛细血管的静水压和渗透压不平衡、胸膜毛细血管通透性增加和淋巴回流障碍，可能会发生液体积聚。此外，已知在临床环境中促进肺水肿形成的因素（液体负荷、心肌抑制、低白蛋白血症）通常并存，并可能超过肺和壁层胸膜淋巴管的正常吸收能力，导致胸腔积液。

3.临床表现

胸腔积液最常见的症状是呼吸困难，可伴有咳嗽和胸痛。呼吸困难的严重程度仅与积液量的多少相关。过去胸腔积液多采用前后位胸片诊断，如果评估胸腔积液的量，多采用侧卧位胸片，但是对于仰卧位的患者，如ICU患者，胸片对于积液的诊断不敏感，常常大量积液才可发现。超声对于胸腔积液的诊断成为不可替代的影像学方法，超声在端坐位及站立位检查胸腔积液时（敏感度100%，特异度99.7%），比传统X线（敏感度71%，特异度98.5%）更为可靠，少至5 mL的液体即可被超声在胸壁和膈肌之间检测，当积液量>100 mL超声评估的敏感度可达到100%。超声可以识别、定位积液，并在一定程度上，根据胸腔积液的回声提示积液性质，当积液为渗出液时，超声表现为无回声区；当积液为漏出液时内部回声可表现为多种形式，如弱回声、低回声等，也可伴有漂浮物、分隔带等。

（二）超声表现

胸膜腔内见低或者无回声区，将脏层与壁层胸膜分离开来。

1.超声仪器

常选用低频凸阵探头。胸壁较薄的患者也可选用高频线阵探头。

2.超声检查的方法与体位

将胸膜分成前、外、后三大区域。前区由胸骨、锁骨、腋前线围成；外侧区位于腋前线和腋后线之间；后区位于腋后线和脊柱之间。对于完整的肺部检查，应在上述区域所有肋间逐一扫查。患者采取坐位检查，患者背对操作者坐在床边，略低头弓背，探头置于背部及腋中线做纵切面观察，当见到积液无回声区后，再将探头从该处上缘起沿肋间逐一做斜向切面观察，以了解积液的范围及最宽深度。需要定位者，选择最佳穿刺点在皮肤上标出，测量胸腔的最大积液深度及标记处的最大积液深度。另外，对于仰卧位患者，因为重力的影响，少量积液在胸后外壁扫查较为明显。

3.胸腔积液类型（图9-3-5）

（1）游离性胸腔积液：在肺的强回声与膈肌及肝脏之间，呈小片长条状无回声区，其范围及形态可随呼吸运动改变，积液增多时，其范围也扩大。当积液较多时，纵切探测显示无回声区呈上窄下宽的三角形，横向沿肋膈角探测呈片状无回声区。大量胸腔积液时整个胸腔呈一大片无回声区，膈肌回声带向下移位，心脏回声向健侧移位。

（2）包裹性胸腔积液：多发生于胸腔侧壁或后壁，常在肺门强回声与胸壁之间显示半圆形或扁平状无回声区，近胸壁处基底较宽，肺底积液从肋间探查可以显示上下范围很窄的扁平状无回声区，液体无流动性表现，易被误诊为胸腔肿瘤。有时呈不规则形，合并感染时内部回声杂乱。

（3）血性或化脓性胸腔积液：脓胸可由气管胸腔瘘或胸壁外伤等原因引起，常可见液性暗区内有细点状或斑点状回声；脓胸稠厚时，呈密集的强回声斑点，改变体位移动不明显，易误诊为实性病变。典型者出现分层现象：坐位横切面上，上部呈无回声区或仅微弱回声，逐渐向下可探及中等回声区。纵切面上则可见界面以上多为无回声区或稀疏微弱回声区，界面以下则呈密集且不均匀的低回声区。血性胸腔积液内可见多量点状回声。

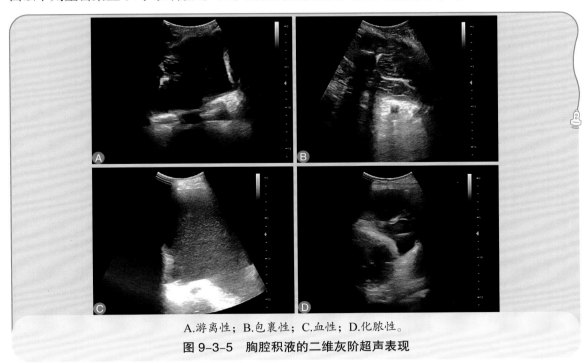

A.游离性；B.包裹性；C.血性；D.化脓性。

图 9-3-5　胸腔积液的二维灰阶超声表现

4.超声探查内容

首先进行定位，包括线（肩胛线、腋前线、腋中线、腋后线等），积液自第几肋间至第几肋间；其次测量液性暗区最大深度（前后径），距皮肤深度，安全垂直进针深度；最后，判定胸腔积液性质，是否有分隔、絮状回声等。主要为：①需要描述积液量从第几肋间开始，说明积液量的范围；②测量的距离是探头方向的深度；③如呈三角形液体时，不测量最深部，可纵切，测量膈肌到壁层胸膜的距离。

5.超声测量方法与积液定量

患者取仰卧位或坐位，肋缘下斜切面、肋间斜切面或纵切面扫查，观察肋膈角、肺与胸壁之间有无液性区。液性区有无回声取决于液体的性质，可以是无回声、弱回声或者细点状或粗点状漂浮的回声。超声诊断中胸腔积液一般分为三级，即少量、中量、大量。

（1）少量积液：积液量＜500 mL。仰卧位液体宽度＜20 mm，或者坐位时液体积聚在肺底与膈肌之间，局限于肋膈角，在腋后线或肩胛线低位肋间扫查可发现三角形无回声区（图9-3-6A）。

（2）中量积液：积液量在500~1000 mL。仰卧位液体宽度在20~40 mm，或者坐位液平面超过膈肌顶，但未超过第6后肋间隙，即肺门高度（图9-3-6B）。

（3）大量积液：积液量＞1000 mL。仰卧位液体宽度＞40 mm，或者坐位液平面第6后肋间隙，液体深度超过10 cm，肺被压部分或全部向肺门、纵隔方向萎缩，体积变小，膈肌下移，心脏向健侧移位，大部分胸腔呈现液性无回声区（图9-3-6C）。

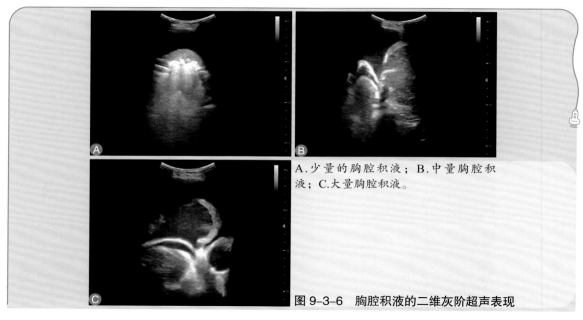

A.少量的胸腔积液；B.中量胸腔积液；C.大量胸腔积液。

图9-3-6 胸腔积液的二维灰阶超声表现

6.超声指导下胸腔积液液体量的估测

液体量的估算对于随诊观察非常有价值，可以用来评估患者的病情变化和治疗效果。对于是否需要抽液以缓解呼吸困难非常关键。患者采用坐位或站立位检查来估算胸腔积液量更为可靠，因液体主要积聚在胸腔的最低位。实际工作中以Goecke和Schwerk在1990年提出的方法最为简便、可靠、节约时间（表9-3-2）。

对于在ICU或其他不能坐起来的重症患者，只能采取平卧位估测。平卧位时超声估测液体量不是很准确，但也具有相当的参考价值。大部分的估测方法都采用平卧位时在腋后线处垂直和水平垂直，测量肺表面到胸膜后壁的厚度或到侧壁的厚度来估算。以下是文献中几个常用的估算方法及可靠性（表9-3-3）。

表 9-3-2　胸腔积液液体量的估计（坐位或站立位）

来源	公式
Lorenz，et al.，1998	LSF（cm^2）×U（cm）×0.89=E（mL）
Kelbel，et al.，1990	QSF（cm^2）×H（cm）×0.66=E（mL）
Goecke，et al.，1990	LH（cm）×90=E（mL） 相关系数 r=0.68
Goecke，et al.，1990	[LH（cm）+SH（cm）]×70=E（mL） 相关系数 r=0.87
Eibenberger，et al.，1994	D（mm）×47.6-837=E（mL）

注：LSF：液体的最大水平面的面积；QSF：6 个纵切面上面积的中位数；LH：侧壁最大液体高度；SH：肺下积液高度；D：脏层胸膜和壁层胸膜之间的最大垂直（胸膜间）距离。

表 9-3-3　胸腔积液液体量的估计（平卧位）

来源	方法	可靠性
Roch，et al.，2005	PLD＞5 cm提示积液量＞500 mL	灵敏度83%，特异度90%
Vignon，et al.，2005	肺后积液厚度： 右侧＞45 mm，左侧＞50 mm， 提示积液＞800 mL	灵敏度：右侧94%，左侧100% 特异度：右侧76%，左侧67%
Balik，et al.，2006	E（mL）=20×sep（mm）	相关系数 r=0.72
Remérand，et al.，2010	V（mL）=LUS×AUS	相关系数 r=0.84

注：PLD：呼吸末肺表面与胸膜后壁的距离；sep：肺表面与腋后线处胸壁的距离；LUS：椎旁长度；AUS：横截面积，在 LUS 的半点处，手动划定胸腔积液横截面面积。

引自：BROGI E，GARGANI L，BIGNAMI E，et al. Thoracic ultrasound for pleural effusion in the intensive care unit: a narrative review from diagnosis to treatment[J]. Crit Care 2017，21（1）：325.

（三）鉴别诊断

（1）与超声伪像相鉴别：腹部探头检查胸腔积液时容易出现少量积液的假象，其实是由于镜面伪像造成的。识别镜面伪象的基本方法是改变探头角度，改变声波投射方向，镜面伪象将随即发生变化或消失。

（2）与腹水相鉴别：积液位于膈肌以上为胸腔积液，位于膈肌以下为腹水。

（3）与膈膜增厚相鉴别：改变体位观察液体位置的变化有助于判断。

（4）胃与包裹性胸腔积液相鉴别：①胃壁典型者呈强弱相间的带状回声，不同于增厚胸膜的低回声；②胃腔内有液体时呈无回声区，内有散在微小气泡形成的易浮动的强回声点，胸腔包裹性积液可发生于胸膜腔的任意位置，在近胸壁处基底较宽，壁层胸膜增厚，内侧壁较薄，光滑整齐，中心液性暗区内可见强回声带及分隔，形态不变，挤压变形征不明显；③CDFI可显示胃壁稀疏的血流信号，胸腔包裹性积液外壁多检测不到血流信号。

（四）临床价值

超声对胸腔积液诊断有重要临床价值，超声有如下优点：①能够检测胸膜厚度和胸腔积液量的多少，有无胸膜占位病变；②部分周围型的肺癌合并胸腔积液，超声通过胸腔积液作为声窗，显示肿块形态、大小及内部回声；③超声能观察积液内有无混浊及分隔等；④对肋膈角和肺底的少量积液均能明确诊断；⑤对于少量包裹性积液，超声可以根据后壁增强效应做出诊断，对于难以确诊患者，可以在超声引导下穿刺活检；⑥对中等量以上积液，超声可定位以指导临床穿刺抽液，可反复多次操作，评估临床的治疗效果及疾病的转归。

（五）典型病例

患者男性，40岁，因"咳嗽、胸闷3天"入院。体格检查：体温36.5 ℃，心率98次/分，呼吸22次/分，血压102/62 mmHg，面罩吸氧血氧在85%。右胸第3肋以下叩诊为浊音，呼吸音降低，语音传导减弱。临床诊断：胸腔积液（？）。二维灰阶超声显示右侧胸腔内探及大量游离暗区，深约为98 mm，提示右侧大量胸腔积液（图9-3-7）。

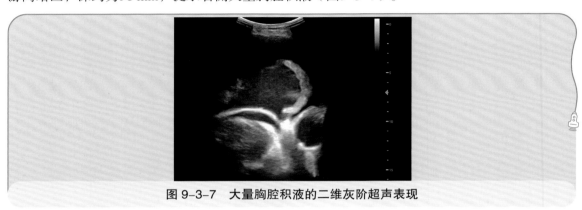

图 9-3-7 大量胸腔积液的二维灰阶超声表现

四、气胸

（一）临床与病理

1.疾病定义

正常情况下胸膜腔内没有气体，其内压力低于正常大气压，任何原因导致的胸膜腔内气体积聚都称为气胸。

2.病因与病理生理

气胸是临床常见的急症，多因肺部疾病或外力影响使肺泡及脏层胸膜破裂，或外伤导致气体由伤口进入胸膜腔所致。发生气胸后，胸腔内压力升高，胸内负压变为正压，压缩肺，致使静脉回心血流受阻，产生程度不同的心、肺功能障碍。游离气体位置影响因素较多，胸腔内负压改变会引起很多力的变化，主要是重力、肺和胸壁的回弹力及肺组织本身由于肺门和下肺韧带固定的机械力三者之间力平衡的重新分布，气体积聚不受重力作用，站立位由于重力牵拉回弹的肺组织，胸腔内气体位于肺尖上部和侧部。

3.临床表现

临床主要表现为小量气胸（肺萎陷在30%以下），多无明显临床症状，或仅表现为呼吸频率增快。大量气胸时，常表现为突发性呼吸困难及胸痛。气胸可分为自发性气胸、外伤性气胸和张力性气胸（图9-3-8）。

（二）超声表现

1.超声仪器

高频线阵探头（5.0~10.0 MHz）。

2.检查体位与方法

（1）体位：仰卧位，由于肺受肺门固定，向背侧下移，如果没有胸腔粘连，胸腔内气体应该是向前侧部积聚。患者一般采取平卧位，特殊情况下也可以采用坐位检查，但坐位检查可能会导致超声在检测少量气胸时灵敏度降低。

（2）方法：探头先置于乳头连线以下扫查，两侧肺分别扫查锁骨中线和腋前线2个部位。一般扫查上下2~3个肋间。扫查时采用矢状面，同时显示上下两根肋骨和后边的声影，以及肋骨之间的胸膜线强回声（"蝙蝠征"，图9-3-9）。

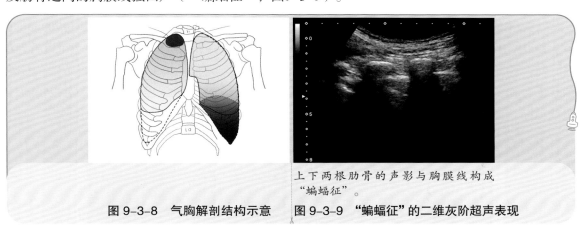

上下两根肋骨的声影与胸膜线构成"蝙蝠征"。

图9-3-8　气胸解剖结构示意　　图9-3-9　"蝙蝠征"的二维灰阶超声表现

3.超声特征

当气胸产生时，脏壁层胸膜分离，胸膜腔内充满气体，超声波无法进行有效的传播。肺部超声对于气胸的诊断优于普通X线，尤其对于排除诊断具有重要价值。目前认为，超声检查时缺乏"胸膜滑动征"及B线消失，则提示气胸可能。特别指出的是"肺点征"具有确诊意义并能够用来测量气胸的大小。"肺点"是指在气胸患者的胸壁上存在特定部位，此部位气胸声像与正常肺部声像动态交替出现，超声表现为特定部位"滑动征"。

诊断气胸循证医学证据等级为A级的超声特征为："胸膜滑动征"消失；B线消失；"肺点征"；"肺搏动"消失。

（1）"胸膜滑动征"消失：正常情况下，脏层胸膜和壁层胸膜之间在呼吸运动时会有明显的相对滑动，"胸膜滑动征"是一个非常重要的二维灰阶超声动态征象，超声难以区别脏壁层胸膜，"胸膜滑动征"是一间接征象指示脏层胸膜黏附于壁层胸膜，当"胸膜滑动征"存在可以排除探头所在位置不存在气胸。当气胸发生后，相对滑动会消失。M型超声检查能够更清晰地显示这种相对滑动的消失。M型超声，正常情况下由于这种胸膜滑动的存在，胸膜线深方的回声线呈现为颗粒状，与前面平行的肌层和皮下组织线表现为"平行线样"，共同构成"沙滩征"；气胸时由于"胸膜滑动征"的缺乏，导致M型超声上胸膜线深方的回声也呈现为"平行线样"表现，称为"条形码"征或"平流层征"（图9-3-10）。值得一提的是，"胸膜滑动征"消失未必是气胸的必要条件，如胸膜固定术、严重的肺实质疾病、ARDS

低潮气量通气、肺大泡、支气管闭塞等会出现"胸膜滑动征"消失。

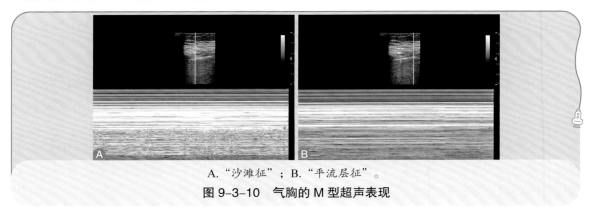

A."沙滩征"；B."平流层征"。

图9-3-10　气胸的M型超声表现

（2）B线消失：B线即是一种超声伪像，B线与增厚的叶间间隔有关，宽度不超过700 μm，称为Kerley B线，较多文献认为是彗星尾伪像（comet tail artifacts）。正常肺部超声也可以看到B线，每个肋间都会显示1~2条"彗星尾"，气胸时，"彗星尾征"消失（图9-3-11）。在气胸的诊断中B线消失其实不能成为气胸极有价值的诊断标准，但是如果B线存在常常可以排除气胸的诊断，证明脏层胸膜和壁层胸膜之间存在黏附，排除气胸的真阴性率可达到100%。

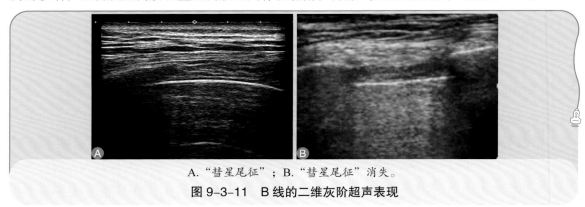

A."彗星尾征"；B."彗星尾征"消失。

图9-3-11　B线的二维灰阶超声表现

（3）"肺点征"："肺点"是指超声检查时在正常肺与游离气体交界处的征象，在这一点上可以显示正常的肺征象（"胸膜滑动征"和"彗星尾征"存在）和游离气体征象（"胸膜滑动征"和"彗星尾征"缺乏）交替出现，如果肺点越靠近侧胸壁，说明气胸的范围越大，越靠近前胸壁说明气胸的范围越小（图9-3-12）。"肺点征"是一种动态征象，需要在某一固定点连续观察数个呼吸周期。"肺点征"对气胸具有确诊价值，同时能够根据"肺点"的位置初步判定气胸的范围，是评估气胸范围的半定量方法。"胸膜滑动征"消失提示存在气胸的可能，存在肺点则可诊断气胸，肺点诊断气胸的特异度达到100%，但是敏感度只有60%。当气胸占满胸腔，肺回缩到肺门处，这时可能看不到肺点。

（4）"肺搏动征"消失：胸膜运动除"胸膜滑动征"这一横向的运动模式外，"肺搏动征"也是胸膜垂直运动的重要特征，这一运动的产生是由于心脏的节律运动引起胸膜线的共振运动（图9-3-13）。如果出现肺实变，"肺搏动征"可能显示的更加明显，因为心脏搏动可以通过实变肺组织进行有效传输。一项研究显示大面积肺不张、气管插管等患者可以出现

"肺搏动征"，其诊断敏感度高达93%。所以对于"胸膜滑动征"消失的鉴别诊断有重要价值。气胸时由于胸腔内存在气体，"胸膜滑动征"和"肺搏动征"均消失。

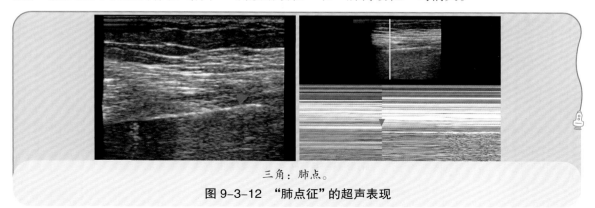

三角：肺点。

图9-3-12　"肺点征"的超声表现

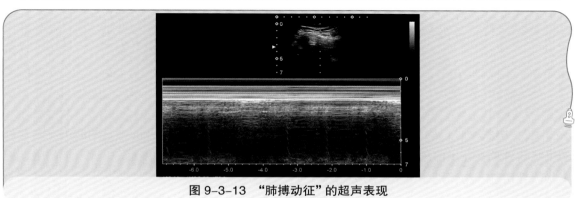

图9-3-13　"肺搏动征"的超声表现

（三）鉴别诊断

在某些正常情况及气胸时，也可见发自胸膜线的垂直高回声条，但与B线不同的是，这些回声条经过一段距离即衰减消失、不能掩盖A线、不随呼吸而运动，需要与"彗星尾征"相鉴别。

（四）诊断思路

患者出现突发的剧烈胸痛，呼吸困难及青紫突然加重，查体常见吸气性呼吸困难，三凹征（+），双侧胸部不对称，患侧胸廓膨隆饱满，呼吸运动减弱，叩诊呈鼓音，听诊呼吸音减弱或消失，心音低钝遥远。血压下降，甚至休克。动脉血气分析显示PaO_2降低。B超可表现为"胸膜滑动征""彗星尾征"（B线）消失，正常的"沙滩征"被"平流层征"代替及"肺点"出现。

（五）典型病例

患者男性，40岁，体型偏瘦。因"剧烈咳嗽伴胸闷1天"入院。体格检查：体温36.7 ℃，呼吸55次/分，心率128次/分，血压76/50 mmHg，血氧饱和度90%，听诊左肺呼吸音降低。临床诊断：气胸（？）。肺部检查：二维灰阶超声显示"胸膜滑动征"及B线消失，M型超声出现"平流层征"及"肺点征"，提示左侧气胸（图9-3-14）。

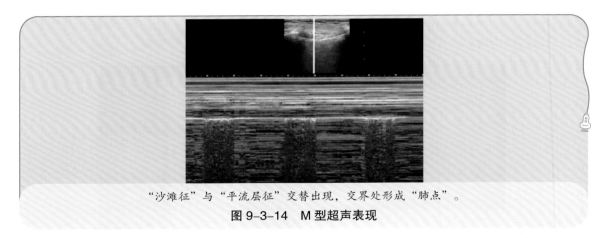

"沙滩征"与"平流层征"交替出现，交界处形成"肺点"。

图9-3-14　M型超声表现

（刘凤珍）

第四节　气道的超声检查

一、气道的解剖

（1）舌骨：位于下颌骨的下后方，呈马蹄铁形。

（2）甲状软骨：构成喉的前壁和侧壁，形状如同竖立的向后半开的书，两侧由左右对称的甲状软骨翼板在颈前正中线汇合形成一定的角度。甲状软骨上缘正中有一"V"形凹陷，称甲状软骨切迹，为识别颈正中线的标志。

（3）环状软骨：喉与气管环中唯一完整的环形软骨，位于甲状软骨之下，下接气管，前部较窄，称环状软骨弓。

（4）环甲膜：连接甲状软骨下缘与环状软骨上缘，其前面中央增厚部分称为环甲中韧带（图9-4-1）。

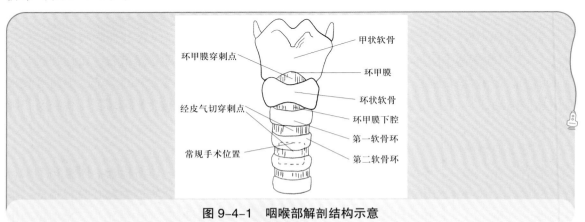

图9-4-1　咽喉部解剖结构示意

二、超声表现

（1）超声仪器：常用高频线阵探头（5.0~10.0 MHz），观察深部组织选用凸阵探头。

（2）检查体位与方法：仰卧位，头后仰，颈部伸直，于下颏至胸骨柄上缘，进行横切面、纵切面、斜切面等各种切面的连续扫查。

（3）正常超声图像：将超声探头置于下颌处扫查，可见舌体、舌前间隙，下颌舌骨肌；探头继续向下扫查，可见舌骨及2个扁桃体（图9-4-2A）；探头再向下，可见甲状软骨（图9-4-2B），甲状软骨和环状软骨之间为环甲膜（图9-4-2C），再往下，可见环状软骨（图9-4-2D），探头继续向下扫查可见气管环（图9-4-2E），在气管环的左下角，可见食管上端的入口（图9-4-2F）。

（4）几个重要标记点：①舌骨为局部唯一骨性结构，呈高回声拱桥状；②甲状软骨呈山峰状；③环状软骨是唯一闭合的气管软骨。

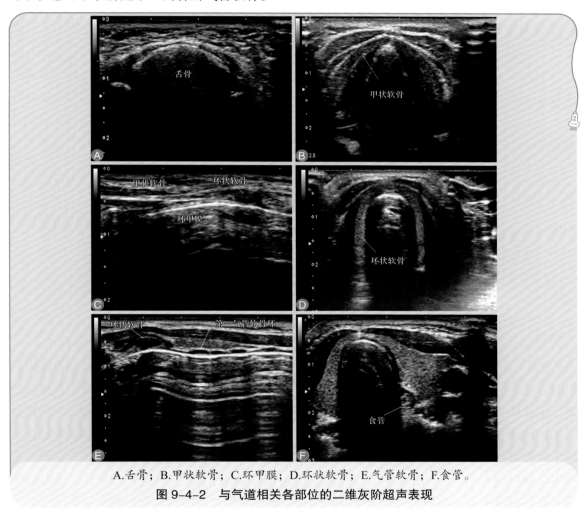

A.舌骨；B.甲状软骨；C.环甲膜；D.环状软骨；E.气管软骨；F.食管。

图 9-4-2　与气道相关各部位的二维灰阶超声表现

三、气道超声的临床应用

（1）选择气管导管型号：超声测量技术用于测量患者气管导管的横径和外径，是在实践过程中减少插管的方法，通过超声技术在环状软骨横切面声门下水平测量气管内径大小（图9-4-3A），也可同样应用于患者的气管内径评估之中，以此根据患者的情况来选择合适的气管插管，这样更说明了超声技术是一种新型的测量方法，其优势明显。

（2）确认气管导管的位置：气管在正常状态下，横切面可见气管软骨环，其后方可见较短"彗星尾征"（图9-4-3B）；纵切面可见气管走行。行气管插管术后，横切面可清楚地看到气管软骨环，其内气管导管后可见较长"彗星尾征"（图9-4-3C）；纵切面可清楚地见到气管导管走行于气管内（图9-4-3D）。若气管导管误入食管，可在食管走行区见到导管，在气管导管球囊充气时，可判断球囊位置，并可根据球囊与导管尖端的距离判断导管尖的位置，以免导管过深或过浅。将探头置于胸骨上，依据球囊充气时气管发生形变来判断气管位置。因此应用超声判断气管导管位置优于呼气末CO_2分压测定。另外，还可判断导管型号是否合适，通过测量气管内径选择气管导管的型号。

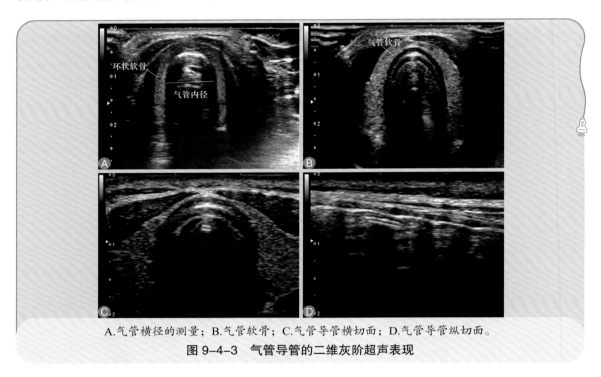

A.气管横径的测量；B.气管软骨；C.气管导管横切面；D.气管导管纵切面。

图9-4-3　气管导管的二维灰阶超声表现

（3）环甲膜穿刺：环甲膜穿刺是临床上对于呼吸道梗阻、严重呼吸困难的患者采用的急救方法之一，环甲膜位于甲状软骨和环状软骨之间，临床医师通过触摸方法确定环甲膜位置，患者低头位，沿喉结最突出处向下2~3 cm处摸到黄豆大小的凹陷即为穿刺位置。但是有时候这种触摸方法并不准确，尤其对于肥胖患者很难确定穿刺位置。超声确认环甲膜位置，即甲状软骨和环状软骨之间。将探头横置于甲状软骨，可见山峰状回声，探头向下移动至山峰出现缺口，再向下可见环状软骨，环状软骨为卵圆形混合回声结构，出现缺口处就是环甲膜，横切面环甲膜是高回声的"条带样"结构，在甲状软骨与环状软骨之间，三者形成"三明治样"结构。将探针在超声平面，避开血管，进入气管，或定位后直接进行穿刺。

（4）改良Sellik法：气管插管进行麻醉或行心肺复苏时，常用传统Sellick法：在环状软骨的前方施加压力，使环状软骨向后移动压迫后方的食管，组织胃内容物反流进入口咽部，以防止吸入性肺炎。临床实际情况是食管常位于气管左后方，向后方压迫环状软骨往往不能达到有效压迫食管的效果（图9-4-4A）。因此使用改良Sellik法，在环状软骨的前方向左后方施加压力，使环状软骨向左后移动压迫后方的食管（图9-4-4B）。

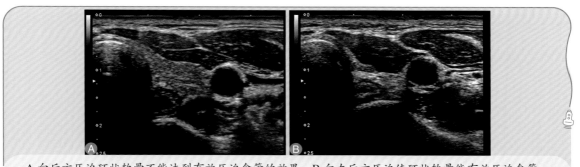

A.向后方压迫环状软骨不能达到有效压迫食管的效果；B.向左后方压迫使环状软骨能有效压迫食管。

图 9-4-4　改良 Sellik 法扫查时的二维灰阶超声表现

（5）指导气管切开：在超声协助下对患者开展气管切开手术，为减轻对患者气管组织造成的损伤，同时能避开一些重要的神经和血管，如静脉（可能异常包括甲状腺下静脉、头臂静脉、迷走的颈前交通静脉等），或动脉（如高位骑跨的无名动脉），从而减少出血并发症的发生，以此来选择最佳的位置对气管进行切开，同时还需要评估患者套管置入的深度、患者皮肤至气管管腔的距离，以及气管插管的管径等情况，这样能够有效避免患者再次进行插管和肺部通气。针对巨大甲状腺肿物、颈部粗短、病态肥胖等，可以使用超声技术来选择气管导管型号及气管定位，也更加利于开展手术，其优势明显。

（6）声带的评估：平静呼吸时超声可实时观察声带运动，可以发现声带麻痹。一些声带病理改变，如声带囊肿（图9-4-5）。

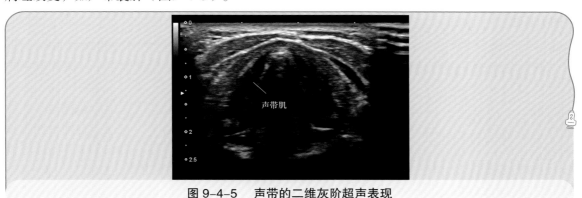

声带肌

图 9-4-5　声带的二维灰阶超声表现

第五节　膈肌的超声检查

一、解剖与病理

膈肌位于人体胸腹腔之间，呈"穹窿样"向上膨出，是分隔胸腔与腹腔之间的肌纤维（图9-5-1）。膈肌周围为肌纤维，中央为中心腱。膈肌作为重要的呼吸肌，承担了人体60%~80%的呼吸肌功能，连同肋间内肌、肋间外肌和其他辅助肌共同完成呼吸动作。在解剖或病理因素影响下（如中枢神经系统障碍、膈神经、神经肌肉接头、呼吸机诱导、膈肌本身、胸腔及上腹部等）均可导致膈肌功能发生障碍。

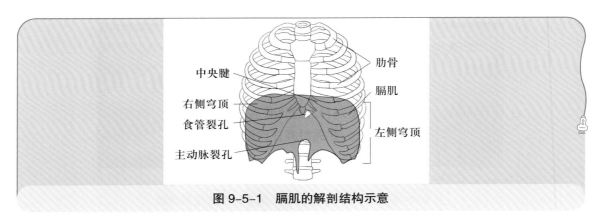

图 9-5-1　膈肌的解剖结构示意

既往膈肌功能评估包括2个方面：①膈肌功能学测量，如最大吸气压（maximal inspiratory pressure，MIP）、最大呼气压（maximal expiratory pressure，MEP）、跨膈压（transdiaphragmatic pressure，Pdi）和膈肌肌电图；②膈肌结构成像，包括胸部X线片或CT、MRI、超声检查等。超声以其无创、高效、可实时动态监测、反复操作等优点逐渐取代传统膈肌评估工具，在临床上应用越来越广泛。膈肌超声评估主要包括膈肌移动度（diaphragm excursion，DE）和膈肌厚度及膈肌增厚率（diaphragm thickening fraction，DTF）的测定。近年来经研究人员的开发，使膈肌超声评估的指标得以丰富，包括膈肌收缩速度、膈肌偏移–时间指数、膈肌浅快呼吸指数（diaphragmatic-rapid shallow breathing index，D-RSBI）、膈肌增厚浅快呼吸指数（diaphragmatic thickening-rapid shallow breathing index，DT-RSBI）和膈肌对合角度等（图9-5-2）。

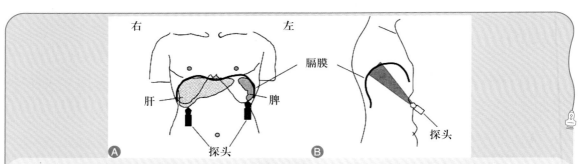

A.右侧膈肌探头位于右肋缘以下，锁骨中线和腋前线之间，左侧膈肌探头位于低肋间或肋下，腋中线和腋前线之间；B.探头角度（超声束垂直到达膈肌的后部）。

图 9-5-2　左膈肌的超声入径

引自：BOUSSUGES A，GOLE Y，BLANC P.Diaphragmatic motion studied by m-mode ultrasonography：methods，reproducibility，and normal values[J]. Chest，2009，135（2）：391-400.

二、膈肌的超声评估

（1）膈肌移动度的评估：膈肌移动度是膈肌在呼吸周期中的移动距离，也称为膈肌移动幅度、膈肌位移。选用凸阵探头（2~5 MHz）。嘱患者平卧位，探头放置于腋前线或锁骨中线与肋缘交界处（双侧），探头标志朝向外下方。

1）二维灰阶模式：以肝脏或脾脏作为声窗，朝头侧、背侧扫描，膈肌表现为覆盖在肝脏或脾脏表面的一条高回声亮线，吸气时朝探头移动（图9-5-3）。

2）M型模式：使超声束垂直于膈肌的后1/3，转换为M型模式，得到膈肌运动轨迹的正弦曲线，测量垂直轴上最高点（吸气末）至最低点（呼气末）的位移，即为DE（图9-5-4）。

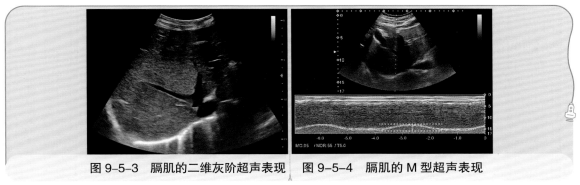

图 9-5-3　膈肌的二维灰阶超声表现　图 9-5-4　膈肌的 M 型超声表现

正常人平静呼吸时双侧膈肌移动度并无明显差异；在用力呼吸时，左侧的膈肌移动度大于右侧的膈肌移动度，这源于胃较肝脏更易变形且对膈肌的阻挡作用更弱（表9-5-1，表9-5-2）。超声对右侧膈肌评估相比左侧具有更高的重复性及可靠性。

表 9-5-1　成年人右侧膈肌的运动幅度正常值

膈肌移动度	平静呼吸（cm）	吸气试验——"嗅"（cm）	最大深呼吸（cm）
男	1.8 ± 0.3	2.9 ± 0.6	7.0 ± 0.6
女	1.6 ± 0.3	2.6 ± 0.5	5.7 ± 1.0

表 9-5-2　成年人左侧膈肌的运动幅度正常值

膈肌移动度	平静呼吸（cm）	吸气试验——"嗅"（cm）	最大深呼吸（cm）
男	1.8 ± 0.4	3.1 ± 0.6	7.5 ± 0.9
女	1.6 ± 0.4	2.7 ± 0.5	6.4 ± 1.0

引自：BOUSSUGES A，GOLE Y，BLANC P. Diaphragmatic motion studied by m-mode ultrasonography：methods，reproducibility，and normal values. Chest，2009，135（2）：391-400.

M型超声膈肌活动度代表膈肌自主活动和呼吸机驱动膈肌被动活动的总和，膈肌活动度容易受呼吸深度、功能残气量、腹腔内压力等多种因素影响，同时也受胸腹疾病（胸廓畸形、胸腹腔手术史、胸腹腔积液、胸腹腔恶性肿瘤等）及干扰肌肉收缩药物的影响。一般平静呼吸时膈肌活动度<1 cm被认为膈肌功能障碍。

（2）膈肌厚度及膈肌增厚率的评估：选用高频线阵探头（10~15 MHz）。嘱患者平卧位或半卧位，探头放置于腋前线与腋中线第7~9肋间处，探头标志朝向患者头侧。

1）二维灰阶模式：灰阶模式下找到膈肌位置，在距离皮肤2~4 cm深度处，获得二维矢状图像，可见位于两层高回声线（胸膜和腹膜）之间的低回声膈肌，即"胸膜-膈肌-腹膜"三层平行排列结构，测量胸膜和腹膜之间的距离，即膈肌厚度。膈肌很薄，正常膈肌厚度应>2 mm，<2 mm提示膈肌萎缩可能（图9-5-5）。

2）M型超声模式：将采样线垂直于膈肌，分别测量吸气时增厚的膈肌和呼气变薄的膈肌；计算：DTF=（吸气末膈肌厚度-呼气末膈肌厚度）/呼气末膈肌厚度。DTF能体现呼吸运动时膈肌厚度的变化情况及膈肌的收缩功能。正常人膈肌厚度变化为28%~96%，膈肌瘫痪的变化范围为-35%~5%。当DTF<20%时，可提示膈肌功能障碍。一般采用0.26当作脱机失败的预测（图9-5-6）。

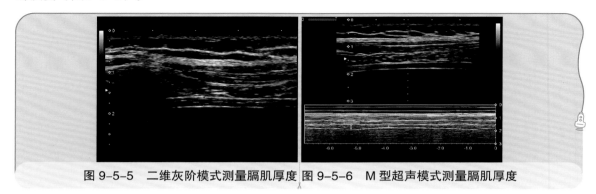

图9-5-5 二维灰阶模式测量膈肌厚度 图9-5-6 M型超声模式测量膈肌厚度

（3）膈肌浅快呼吸指数（diaphragmatic-rapid shallow breathing index，D-RSBI）：D-RSBI源于"快速浅呼吸指数（rapid shallow breathing index，RSBI）"，RSBI被认为是能预测机械通气患者撤机结局的指标之一。D-RSBI=呼吸频率/膈肌移动度。研究提示，D-RSBI≥1.3次/（min·mm）时预测脱机失败的敏感度为94.1%，特异度为64.7%，诊断准确性优于其他撤机指标。超声评估膈肌功能情况及M型超声评估患者右侧膈肌厚度，联合膈肌浅快呼吸指数能够提高成功撤机的准确性。

三、膈肌超声的临床应用

（1）识别膈肌功能障碍：中枢神经系统疾病、运动神经元疾病、膈神经损伤、大量胸腹腔积液、慢性阻塞性肺疾病等均会影响膈肌功能。膈肌功能障碍的严重程度从膈肌无力到膈肌麻痹不等，可累及单侧或双侧。跨膈压是诊断双侧膈肌麻痹的"金标准"，但其诊断单侧膈肌麻痹的灵敏度差，这是由于有效的单侧膈肌收缩在受检者平静呼吸时能产生足够的跨膈压。超声可直接对双侧膈肌进行观察。当膈肌无力的患者吸气时，可观察到膈肌向尾侧运动，方向正常，但移动度减小；而膈肌麻痹的患者吸气时，观察到膈肌不运动或被动向头侧移动，且膈肌厚度变薄。一般认为，平静呼吸时DE<10 mm、深呼吸时DE<25 mm、DTF<20%与膈肌功能障碍有关。

（2）预测机械通气患者撤机拔管时机：机械通气是重症患者呼吸支持的重要手段，但长期机械通气引发的呼吸机相关膈肌功能障碍可导致患者撤机困难、住院时间延长。超声能实时监测膈肌功能，是预测能否成功拔管的辅助方法。

（3）预测术后肺部并发症：健康受试者的膈肌活动度和厚度与呼吸肌强度和肺功能相关，膈肌超声有助于预测术后肺部并发症。

（4）评估人机同步性：人机不同步是指呼吸机运行和患者的自主呼吸不匹配，与患者不良预后相关。超声检查膈肌运动有望成为新的评估人机不同步方式的技术。但该技术无法做到连续记录，尚需进一步改进，评估效果需进一步临床研究证实。

（5）评估康复效果：卒中患者偏瘫侧DE下降，且DE下降与患者肺功能下降具有相关性，因此在康复治疗前后评估膈肌运动差异具有重要意义。

（刘凤珍）

参考文献

[1] ROUBY J J，ARBELOT C，GAO Y，et al. Training for Lung Ultrasound Score Measurement in Critically Ill Patients[J]. American journal of respiratory and critical care medicine，2018，198（3）：398–401.

[2] PICANO E，PELLIKKA P A. Ultrasound of extravascular lung water：a new standard for pulmonary congestion[J]. European Heart Journal，2016，37（27）：2097–2104.

[3] LICHTENSTEIN D. Novel approaches to ultrasonography of the lung and pleural space：where are we now?[J]. Breathe（Sheffield，England），2017，13（2）：100–111.

[4] HAAKSMA M E，SMIT J M，HELDEWEG M L A，et al. Extended lung ultrasound to differentiate between pneumonia and atelectasis in critically ill patients：a diagnostic accuracy study[J]. Crit Care Med，2022，50（5）：750–759.

[5] LONG L，ZHAO H T，ZHANG Z Y，et al. Lung ultrasound for the diagnosis of pneumonia in adults：a meta–analysis[J]. Medicine，2017，96（3）：e5713.

[6] MONASTESSE A，GIRARD F，MASSICOTTE N，et al. Lung ultrasonography for the assessment of perioperative atelectasis：a pilot feasibility study[J]. Anesthesia and analgesia，2017，124（2）：494–504.

[7] LEE J H，CHOI S，JI S H，et al.Effect of an ultrasound–guided lung recruitment manoeuvre on postoperative atelectasis in children： a randomised controlled trial[J]. European journal of anaesthesiology，2020，37（8）：719–727.

[8] 吕国荣，杨舒萍.肺部急重症超声[M].北京：北京大学医学出版社，2018.

[9] BROGI E，GARGANI L，BIGNAMI E，et al.Thoracic ultrasound for pleural effusion in the intensive care unit：a narrative review from diagnosis to treatment[J]. Crit Care，2017，21（1）：325.

[10] 师旭敏，张明霞.胸腔积液超声测值与积液量的相关性分析[J]. 世界最新医学信息文摘（连续型电子期刊），2018，18（21）：140–150.

[11] GADD K，KWOK T，SIDHU S，et al. Comparison of two transverse airway ultrasonography techniques for speed and accuracy to localise the cricothyroid membrane in obese female volunteers[J]. Br J Anaesth，2019，122（2）：e28–e31. https://doi.org/10.1016/j.bja.2018.11.008.

[12] 高昊茜，陈代宇，王娜，等. 超声评估膈肌功能的应用进展[J]. 中国临床医学，2021，28（6）：1074–1078.

[13] ROBBA C，WONG A，POOLE D，et al. Basic ultrasound head–to–toe skills for intensivists in the general and neuro intensive care unit population：consensus and expert recommendations of the European Society of Intensive Care Medicine[J]. Intensive Care Med 2021，47（12）：1347–1367.

[14] 黄嘉炜，王明军，韩佳欣，等. 膈肌功能测定与膈肌超声评估进展[J]. 临床医学研究与实践，2022，7（3）：186–190.

[15] SFERRAZZA PAPA G F，PELLEGRINO G M，DI MARCO F，et al. A review of the ultrasound assessment of diaphragmatic function in clinical practice[J]. Respiration，2016，91（5）：403–411.

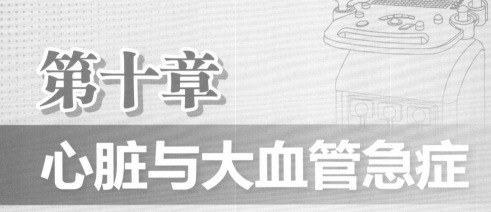

第十章
心脏与大血管急症

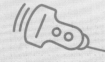

第一节 超声检查技术

一、二维灰阶超声心动图

二维灰阶超声心动图又称为切面超声心动图（cross-sectional echocardiography），将从人体反射回来的回波信号以光点形式组成切面图像，主要观测心脏各结构的形态、空间位置、连续关系及运动状态等，是基本的检查方法，也是广泛用于心脏病患者的无创伤性检查方法。

检查前，嘱受检查左侧卧位，充分暴露检查部位，同步连接心电图胸前导联，待其呼吸和心律平稳时行常规经胸超声心动图检查。根据受检者的条件不同而选用不同频率的探头，儿童由于胸壁薄可选用较高频率的探头（中心频率5 MHz），而成年人选用较低频率的探头（中心频率2.0～2.5 MHz）。

二维灰阶超声心动图检查心脏基本上是用3个相互垂直的平面，分别为长轴切面、短轴切面与四腔心切面。二维灰阶超声心动图基本切面分5个检查区：胸骨旁左缘区、心尖区、剑下区、胸骨上窝区、胸骨旁右缘区，其中胸骨旁左缘区、心尖区、剑下区、胸骨上窝区是常用检查部位，胸骨旁右缘区较少应用。

1.胸骨旁左缘区

（1）胸骨旁左室长轴切面：是标准二维超声切面中最重要也是最常用的切面之一（图10-1-1）。检查技巧与内容：嘱患者取左侧卧位，将探头置于胸骨左缘第3至第4肋间，扫查声束平面与右胸锁关节和左乳头的连线平行，使扫查平面中心线向后指向身体背部，主要观察心腔、室壁、血管和瓣膜的结构和活动情况。

在胸骨旁左室长轴切面的基础上将探头顺时针转动约90°，可获得胸骨旁短轴切面，如果将探头所指方向从心底部逐步变换到心尖部，又可获得不同水平的胸骨旁短轴切面，常见的标准切面有胸骨旁主动脉根部短轴切面、胸骨旁肺动脉长轴切面、胸骨旁左室短轴切面（二尖瓣口水平短轴切面、左室乳头肌短轴切面、左室心尖短轴切面）。

（2）胸骨旁主动脉根部短轴切面：患者取左侧卧位，将探头置于胸骨左缘第2至第3肋间，在左室长轴切面的基础上将探头顺时针旋转90°，探头声束与左肩和右肋弓的连线平行。主要观察左房、右房、右室、房间隔、主动脉根部、主动脉瓣、三尖瓣、肺动脉瓣、肺动脉、肺房沟、左右冠状动脉主干等结构及病变（图10-1-2）。

（3）胸骨旁肺动脉长轴切面：患者取左侧卧位，将探头置于第2至第3肋间，在胸骨旁主动脉根部短轴切面的基础上再向前和左上倾斜。主要观察主肺动脉和左右肺动脉、右室流出道、肺动脉瓣，对诊断肺动脉瓣病变、主肺动脉和左右肺动脉病变及动脉导管未闭有重要价值（图10-1-3）。

（4）胸骨旁左室短轴切面

1）二尖瓣口水平短轴切面：患者取左侧卧位，将探头置于左侧第3至第4肋间，距胸骨稍远处，探头方向向后，可以显示二尖瓣口呈鱼口状位于左室短轴圆环状结构内，主要观察二尖瓣口的形态、大小及病变，以及室间隔与左室后壁的厚度和活动等情况（图10-1-4）。

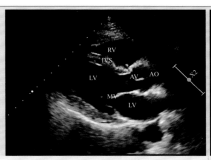
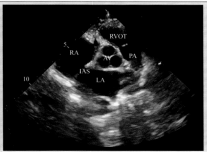

RV：右室；IVS：室间隔；LV：左室；
LA：左房；MV：二尖瓣；AV：主动脉
瓣；AO：升主动脉。

图 10-1-1 胸骨旁左室长轴切面

LA：左房；RA：右房；AV：主动
脉瓣；IAS：房间隔；PA：肺动脉；
RVOT：右室流出道。

图 10-1-2 胸骨旁主动脉根部短轴切面

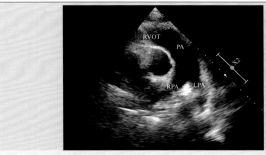
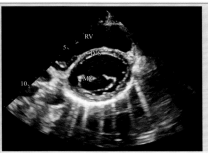

RVOT：右室流出道；PA：肺动脉；
LPA：左肺动脉；RPA：右肺动脉。

图 10-1-3 胸骨旁肺动脉长轴切面

RV：右室；MV：二尖瓣；IVS：室
间隔。

图 10-1-4 二尖瓣口水平短轴切面

2）左室乳头肌短轴切面：患者取左侧卧位，探头在二尖瓣口水平短轴切面的基础上向左下方滑行。此切面可显示两组强回声乳头肌位于左室短轴圆环状结构之内，可显示左室、乳头肌、部分右室的结构及病变。在正常情况下，于3点钟及8点钟处分别可见前外侧乳头肌和后内侧乳头肌，乳头肌呈强回声凸入左室腔内（图10-1-5）。

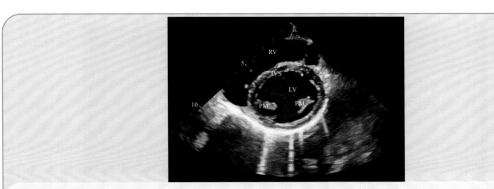

LV：左室；RV：右室；IVS：室间隔；PM：乳头肌。

图 10-1-5 左室乳头肌短轴切面

3）左室心尖短轴切面：患者取左侧卧位，将探头置于胸骨左缘第4至第5肋间，或探头在左室乳头肌短轴切面的基础上向左下方滑行至心尖冲动处，向上稍向内倾斜。此切面右室腔消失，左室为圆环状结构。主要观察左室近心尖部的结构及病变，如左室壁运动、心尖室壁瘤、血栓等（图10-1-6）。

（5）胸骨旁四腔心切面：患者取左侧卧位，将探头置于胸骨旁左缘第4至第5肋间，扫查方向与左室长轴切面近似垂直，声束指向右胸锁关节，主要观察4个心腔、房室瓣、房间隔、室间隔的结构及病变（图10-1-7）。

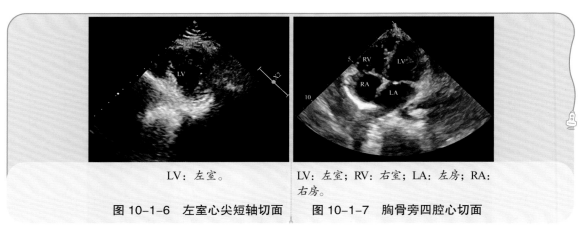

LV：左室。

图 10-1-6 左室心尖短轴切面

LV：左室；RV：右室；LA：左房；RA：右房。

图 10-1-7 胸骨旁四腔心切面

2.心尖区

（1）心尖四腔心切面：患者取左侧卧位，将探头置于左室心尖冲动点，超声扫查平面平行于胸廓的胸、背部，声束指向右胸锁关节。主要显示心脏的4个心腔、房间隔、室间隔、左右房室瓣、肺静脉等结构，以及运动状态和病变，也可评价心功能（图10-1-8）。

（2）心尖五腔心切面：患者取左侧卧位，在心尖四腔心切面的基础上将探头轻度向前指向胸前壁，则在四心腔之间可见主动脉腔，即心尖五腔心切面。主要显示左室流出道、主动脉根部及主动脉瓣、房室瓣、房室腔、室间隔等结构；用于评价左室流出道病变如主动脉瓣下膜性狭窄、瓣下通道形成、室间隔的病变（图10-1-9）。

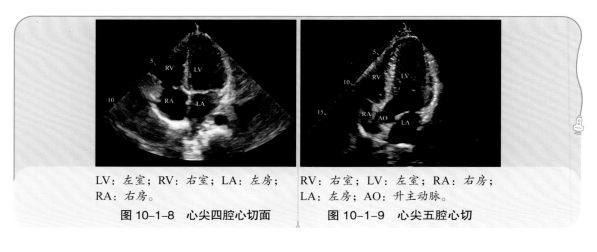

LV：左室；RV：右室；LA：左房；RA：右房。

图 10-1-8 心尖四腔心切面

RV：右室；LV：左室；RA：右房；LA：左房；AO：升主动脉。

图 10-1-9 心尖五腔心切

（3）心尖左室长轴切面：患者取左侧卧位，在心尖四腔心切面的基础上，将探头逆时针旋转约120°，此切面与胸骨旁左室长轴切面相似，可清晰显示心尖部结构。此切面可显示主动脉瓣、二尖瓣及心尖、左室壁结构及运动状况（图10-1-10）。

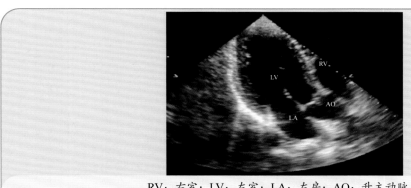

RV：右室；LV：左室；LA：左房；AO：升主动脉。

图10-1-10　心尖左室长轴切面

3.剑下区（肋下区）

剑下区是慢性阻塞性肺疾病患者和小儿心脏胸骨旁探查的有效补充，是房间隔检查不可缺少的部位。

（1）剑下四腔心切面：嘱患者取平卧位检查，将探头置于剑下，声束指向左肩与胸廓的胸、背面平行的扫查方向，使扫查平面X轴与左室长轴相平行。可观察房间隔、室间隔、4个心腔、2组房室瓣的结构及病变（图10-1-11）。

（2）剑下心房两腔长轴切面：患者取平卧位检查，将探头在剑下四腔心切面的基础上按顺时针方向转动，可显示心房和房间隔及上、下腔静脉，此时心室部分的图像消失。可观察房间隔、左右房及上、下腔静脉等结构及病变，该切面是观察房间隔病变及与腔静脉关系的重要切面（图10-1-12）。

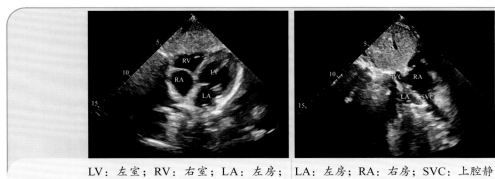

LV：左室；RV：右室；LA：左房；RA：右房。

LA：左房；RA：右房；SVC：上腔静脉；IVC：下腔静脉。

图10-1-11　剑下四腔心切面　　　　**图10-1-12　剑下心房两腔长轴切面**

4.胸骨上窝区

（1）胸骨上窝主动脉弓长轴切面：患者取平卧位，可在患者肩部垫个枕头，使其头部后仰，下颌偏左或偏右45°，将探头置于胸骨上窝或右锁骨上窝处，超声束向下指向心脏方向，扫查平面与主动脉弓的走向平行。可观察升主动脉、主动脉弓及降主动脉起始部的结构及病变（图10-1-13）。

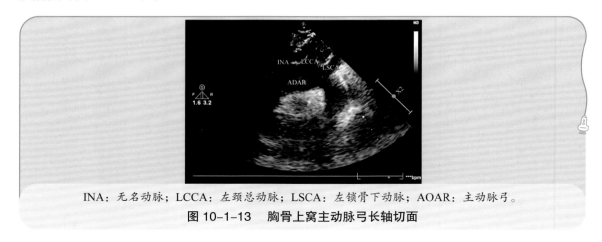

INA：无名动脉；LCCA：左颈总动脉；LSCA：左锁骨下动脉；AOAR：主动脉弓。

图 10-1-13　胸骨上窝主动脉弓长轴切面

（2）胸骨上窝主动脉弓短轴切面：患者体位同胸骨上窝主动脉弓长轴切面，由长轴切面旋转90°可得该切面。该切面对探查主动脉弓横切面、右肺动脉、肺动脉分叉处及上腔静脉和无名静脉等病变有一定意义。

二、M型超声心动图

M型超声心动图（M-mode echocar biography）是指采用一维声束探测心脏和大血管的各层结构，使用慢扫描技术将各层回声随时间展开，构成时间-运动曲线。用垂直方向表示探查的深度；用水平方向表示时间；用亮度表示回波的幅度。

1.体位与检查方法

患者取平卧位或左侧卧位，平静呼吸，将探头放置在胸骨左缘第2~5肋间，在二维切面上显示心脏图像后将取样线对准所需探查的部位，行M型转换即可获得相应的M型曲线。可用于分析心肌及瓣膜厚度、运动速度、幅度、斜率等。根据二维灰阶超声心动图取样部位的不同，将M型超声心动图分为7个区，其中胸骨旁长轴切面分为1区、2a区、2b区、3区、4区，短轴切面可分为5区、6区。胸骨旁长轴切面在二维灰阶超声心动图胸骨旁左室长轴观的引导下，由心尖向心底做弧形扫描可获得以下5个标准曲线（图10-1-14）。

（1）1区心室波群（乳头肌水平）：取样线通过左室乳头肌，可观察到的解剖结构由前向后依次为：胸壁、右室前壁、右室腔、室间隔、左室腔、乳头肌、左室后壁，此区通常不作为特殊测量的部位（图10-1-15）。

（2）2a区心室波群（腱索水平）：取样线通过二尖瓣前后瓣的腱索，可观察到的解剖结构从前到后依次为：胸壁、右室前壁、右室腔、室间隔、左室腔、二尖瓣腱索、左室后壁等，该区系测量左室腔大小及室壁厚度、左室收缩功能、心内膜运动幅度、室壁增厚率的标准区（图10-1-16）。

（3）2b区心室波群（二尖瓣前后叶水平）：取样线通过二尖瓣前后瓣的瓣尖，可观察到的解剖结构由前向后依次为：胸壁、右室前壁、右室腔、室间隔、二尖瓣前叶、二尖瓣后叶、左室后壁，此区通常用作测量右室的内径及观察二尖瓣前后叶运动状况（图10-1-17）。

（4）3区二尖瓣前叶波群：取样线通过二尖瓣前瓣，可观察到的解剖结构从前到后依次为：胸壁、右室前壁、右室腔、室间隔、左室流出道、二尖瓣前叶、左房腔和左房后壁。此区二尖瓣前叶曲线呈"M"形双峰，可用于观察二尖瓣启闭情况、左室流出道有无狭窄、左室舒张功能等（图10-1-18，图10-1-19）。

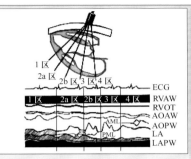

ECG：心电图；RVAW：右室前壁；RVOT：右室流出道；AOAW：主动脉前壁；AOPW：主动脉后壁；LA：左房；LAPW：左房后壁；AML：二尖瓣前瓣；PML：二尖瓣后瓣。

图 10-1-14　胸骨旁长轴切面 5 个标准曲线

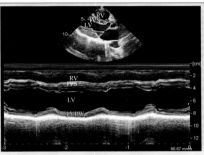

RV：右室；LV：左室；IVS：室间隔；LVPW：左室后壁。

图 10-1-15　1 区心室波群（乳头肌水平）

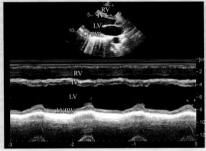

LV：左室；RV：右室；IVS：室间隔；LVPW：左室后壁。

图 10-1-16　2a 区心室波群（腱索水平）

LV：左室；RV：右室；IVS：室间隔；MV：二尖瓣。

图 10-1-17　2b 区心室波（二尖瓣前后叶水平）

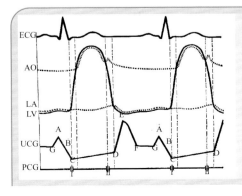

A峰为左房收缩，二尖瓣再次开放所致；B点为二尖瓣恢复原位，再次处于半关闭状态；C点为左室收缩，二尖瓣关闭所致；D点为二尖瓣开放点，等容舒张期的终点，CD段为二尖瓣收缩期的关闭期；E峰由心室舒张形成，为二尖瓣开放达到的最大幅度；F点为舒张中期二尖瓣前叶活动的最低点，EF段为左房血液迅速进入左室，进入左室的血液从心室侧反冲二尖瓣，且左房、左室之间的压力阶差迅速减小，使二尖瓣后移而处于半关闭状态。ECG：心电图；AO：主动脉；LA：左房；LV：左室；UCG：超声心动图；PCG：心音图。

图 10-1-18　正常人超声心动图、二尖瓣前叶曲线与心动图、心内压力曲线及心音图的关系

（5）4区心底波群：取样线通过主动脉瓣、左房，解剖结构自前至后可观察到：胸壁、右室前壁、右室流出道、主动脉前壁、主动脉右冠状瓣、无冠状瓣、主动脉后壁、左房、左房后壁。观察内容：此区主动脉呈二条同步运动光带，主动脉瓣曲线显示收缩期瓣叶上下分开，呈六边形，舒张期迅速关闭呈一条线。主要观察主动脉瓣形态、结构、运动状态及左房等各种测量数据（图10-1-20）。

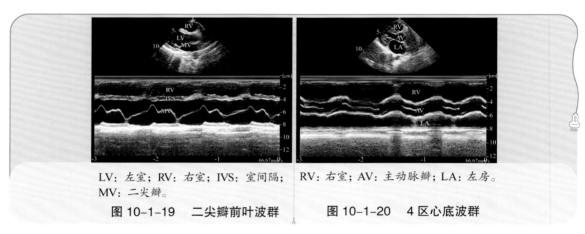

LV：左室；RV：右室；IVS：室间隔； MV：二尖瓣。	RV：右室；AV：主动脉瓣；LA：左房。
图 10-1-19　二尖瓣前叶波群	图 10-1-20　4区心底波群

（6）5区三尖瓣波群：以胸骨旁主动脉短轴、右室流入道长轴等切面为基础，取样线通过三尖瓣前瓣，可观察到的解剖结构由前向后依次为：胸壁、右室前壁、三尖瓣前叶、右房、右房后壁或房间隔、左房、左房后壁。在M型超声心动图上的图形及形成机制与二尖瓣相同，但运动幅度较二尖瓣大，曲线距离胸壁较近（图10-1-21）。

（7）6区肺动脉瓣波群：以胸骨旁肺动脉长轴或右室流出道长轴切面为基础，取样线通过肺动脉瓣，可观察到的解剖结构自前向后依次为：胸壁、右室流出道、肺动脉瓣和肺动脉。舒张期速度：e~f速度，收缩期速度：b~c速度，a波反映右房收缩对肺动脉瓣的影响，吸气时可加深（图10-1-22）。

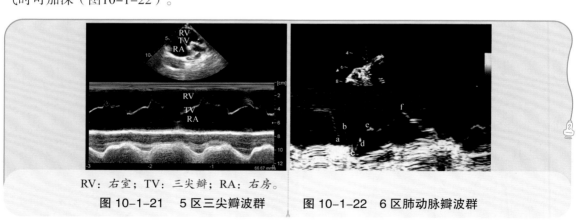

RV：右室；TV：三尖瓣；RA：右房。	
图 10-1-21　5区三尖瓣波群	图 10-1-22　6区肺动脉瓣波群

2.心血管各结构的测量方法及正常值

（1）测量方法

1）运动速度的测量：如测量曲线段的斜率。

2）运动幅度的测量：测量两点之间的垂直距离。

3）心腔或大血管内径的测量：①测量时相的确定：以心电图T波终点定义心室收缩末期，QRS波的R波峰定义心室舒张末期；②大血管、房室内径及室壁厚径的测量方法：取样线应与双侧解剖结构界面尽可能垂直。大血管的测量是从被测量一侧的前缘测至另一侧的前缘；房室内径及室壁厚径的测量采用从黑白界面测到黑白界面的方法，即心腔内膜与血液交界界面。

（2）正常值

1）二尖瓣：EF速度为80~200 mm/s，A/E峰比值为0.5~0.7，二尖瓣口面积为4~6 cm²。

2）三尖瓣：EF速度为60~125 mm/s，三尖瓣口峰值流速为60~130 cm/s。

3）主动脉及主动脉瓣：①主动脉：主动脉搏动幅度为8~12 mm，主动脉窦部内径<35 mm，窦上升主动脉内径为21~34 mm，主动脉弓内径为20~36 mm，降主动脉内径为18~28 mm；②主动脉瓣：瓣叶开放距离为16~26 mm，主动脉瓣口面积为2.5~3.5 cm²。

4）肺动脉及肺动脉瓣：主肺动脉内径为18~25 mm，左肺动脉内径为10~14 mm，右肺动脉内径为8~16 mm，a波深度为2~4 mm，bc幅度为12~15 mm。

5）室间隔：舒张末期厚径为7~11 mm，收缩运动幅度为5~11 mm。

6）左室内径及左室后壁：①左室内径：左室舒张末期前后径：男性为35~55 mm，女性为35~50 mm；②左室后壁：舒张末期厚径为7~11 mm。

7）右室内径及右室前壁：①右室内径：右室前后径舒张末期<25 mm；②右室前壁厚径为3~5 mm。

8）左房及右房：左房收缩末期前后径为23~35 mm，右房收缩末期左右径为30~40 mm。

三、多普勒超声心动图

多普勒超声心动图（Doppler echocardiography）是利用超声多普勒效应来实时、无创显示心脏血流动力学变化的主要超声检查技术之一。该技术可用于探测心脏及大血管内血流的方向、速度、性质、时相、途径、流量及压差等信息。根据对多普勒血流信号的提取、处理和显示方法的不同，多普勒超声心动图主要成像模式分为频谱多普勒超声和彩色多普勒血流成像2种。前者包括脉冲多普勒、连续多普勒及高脉冲重复频率多普勒（high pulse repetition frequency Doppler，HPRF Doppler）。不同多普勒技术各有优缺点，其中因高脉冲重复频率多普勒是属于介于脉冲和连续频谱多普勒之间的技术，技术本身没有明显的优越性，目前已基本被彩色多普勒血流成像所取代，脉冲波多普勒和连续波多普勒技术为血流动力学定量分析中的首选手段。

（一）多普勒效应概念及基本原理

多普勒效应：指振源与接收器之间出现相对运动时，接收器接收到的频率与发射频率之间出现差别的物理学效应，称为多普勒效应，这种相对运动所产生的频率之间的差别称为多普勒频移（Doppler frequency shift）。

多普勒效应是自然界普遍存在的一种物理效应，1842年奥地利数学家和天文学家Christian Johann Doppler首先描述了这一物理学效应。之后，Dr Bays Ballo的研究发现，这种现象也适用于声波，声波的多普勒效应是指声源与接收器发生相对运动时，当两者相互接近时接收到的频率将高于发射频率，而两者相互背离时接收到的频率减小。根据多普勒效应及频移规律，应用多普勒的著名数学公式可推算出频移值，利用血液中的红细胞作为超声波受体可用于超声探查血流速度。

$$\triangle f = 2v \cdot \cos\theta \cdot F_0 / c$$

$$v = \triangle f \cdot c / (2 F_0 \cdot \cos\theta)$$

式中$\triangle f$为多普勒频移，v为血流中细胞流动速度，F_0为超声探头发射频率，θ为声束与血流方向之间的夹角，c为血流中的声束，通过公式可发现：①多普勒效应发生的基本条件是声源与接收器之间产生相对运动；②在声速、发射频率、声束与血流之间的夹角一定的条件下，超声频移大小直接与血流中血细胞的流动速度成正比，从而可通过测定超声频移来测算血流速度；③在声束、血流细胞流动速度、发射频率不变或相同时，多普勒频移大小取决于声束与血流方向之间的夹角（θ），当$\theta=0$时，频移值大；当$\theta=90°$时，$\triangle f=0$，所以在实际工作中进行多普勒检查时，为了减少误差，应使声束与血流方向的夹角尽可能减小。

目前高中档的超声诊断仪都加了自动计算功能，可直接显示各测量部位的血流速度，并自动计算心输出量、跨瓣压差、压力减半时间及瓣口面积等。

（二）多普勒超声心动图的类型

1.脉冲波多普勒

脉冲波多普勒（pulsed wave Doppler，PW）是指采用同一个超声换能器间断式发射和接收超声脉冲，探头内的晶片既是超声波的发射装置又是接收装置。这些波群在每秒钟发射的超声脉冲个数称为脉冲重复频率。通常把脉冲重复频率的1/2称为奈奎斯特极限（Nyquist frequency limit）。当测出的多普勒频移值超过这一极限，就会出现频率的失真，此时多普勒所检出的频谱就会被折射为相反方向频移。

优点：脉冲式多普勒技术有距离选通功能，可对取样的深度和取样的大小进行调节。利用该优点可定点测定心血管内某一特定部位的血流，对心血管疾病进行定位诊断。

缺点：最大取样深度及显示频率受脉冲重复频率限制，脉冲重复频率与取样深度成反比，且发放的脉冲重复频率较低，难以用于高速血流的定量分析，这是此技术主要的局限性。

2.连续波多普勒

连续波多普勒（continuous wave Doppler，CW）是将发送和接受超声波的晶体片并列安装在一个探头内，一个晶体片用以连续地发射脉冲波，另一晶体片用以连续地接收反射回来的声波，其发射与接收的超声波均为连续性。

优点：可实时地反映及测量任何部位的高速血流，不会产生混叠伪像，可对心内分流、狭窄、心内压力的测定进行血流动力学的定量分析。

缺点：由于连续工作，没有时间间隔，不能进行深度检测，无距离选通能力，无法准确定位各信息来源的确切部位。必须结合心血管系统解剖结构对异常频谱的起源进行追踪检查。

3.彩色多普勒血流成像

彩色多普勒血流成像（color Doppler flow imaging，CDFI）是20世纪80年代中期发展起来的一种新型的多普勒超声检查技术。采用自相关及多点选通式技术，对多普勒频移信号进行提取分析，通过彩色编码技术实时分析和显示血流的分布状态、方向、速度等血流信息。

血流方向：以颜色表示，红色代表朝向探头方向的血流，蓝色代表远离探头方向的血流。

血流速度：以色彩的亮度反映血流的相对速度，流速越高色彩越鲜亮；反之则色彩越暗淡，不能进行定量分析。

血流性质：层流和湍流的判断。彩色信号均匀单一、色调纯净为层流；色彩杂乱混叠或呈红、黄、青、蓝、紫五彩镶嵌型血流为湍流。

优点：能宏观实时地显示血流的分布状态、方向、性质。操作简单方便，在诊断和鉴别诊断各种心内分流及反流性疾病中的异常起源血流的空间定位能力强。

缺点：由于CDFI发射仍为脉冲波，具有与脉冲多普勒同样的奈奎斯特界限，当超过最大频谱限制时，可出现频率失真，对血流动力学指标难以进行定量测定。

（三）心腔内正常多普勒超声心动图

1.二尖瓣口彩色及频谱多普勒检查

扫查方法：患者取左侧斜卧位，取心尖四腔心切面或左室两腔心切面，将取样容积置于二尖瓣口下方1~2 cm处，在被检者处于平稳呼吸的情况下，获取二尖瓣血流频谱图（图10-1-23）。

CDFI：舒张期二尖瓣开放时，以红色为主的血流信号通过二尖瓣进入左室，中央区最亮；收缩期二尖瓣关闭时，无血流通过。

PW：舒张期获得双峰曲线，第1峰为E峰，为舒张期早期左室快速充盈所致；第2峰为A峰，为舒张期晚期左房收缩所致。收缩期二尖瓣口没有血流波形显示。

测量参数：E峰及A峰的流速；E/A比值；E波减速时间等。

正常参考值：E峰峰值血流速度为60~130 cm/s，平均为90 cm/s；A峰峰值血流速度为40~60 cm/s；E峰减速时间（DT）为180~220 ms。

临床价值：可用于评估左室舒张功能；显示二尖瓣狭窄或关闭不全；估测二尖瓣狭窄面积。

2.三尖瓣口彩色及频谱多普勒检查

扫查方法：患者取左侧斜卧位，取心尖四腔心切面或胸骨旁四腔心切面或右室流入道切面，将取样容积置于三尖瓣口右室侧。发生机制同二尖瓣血流，速度低于二尖瓣口速度。三尖瓣血流速度受呼吸影响，吸气时流速增大，呼气时流速减低（图10-1-24）。

CDFI：舒张期三尖瓣开放时，可显示以红色为主的带状血流信号通过三尖瓣口进入右室，与二尖瓣血流类似；收缩期三尖瓣关闭时，无血流通过。

PW：三尖瓣舒张期血流频谱与二尖瓣相似，呈正向双峰，但幅度较二尖瓣低，第1峰E峰是心室被动充盈期；第2峰A峰是心房收缩所致。三尖瓣口血流频谱受呼吸影响显著，吸气时流速增大，呼气时流速减低。

正常参考值：E峰流速为30~70 cm/s，平均为50 cm/s。

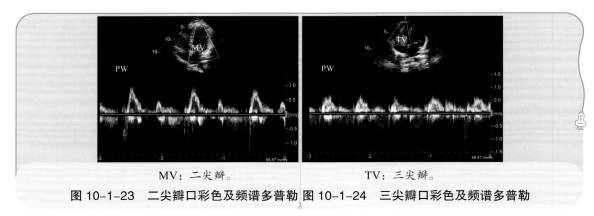

MV：二尖瓣。　　　　　　　　　　　　TV：三尖瓣。

图 10-1-23　二尖瓣口彩色及频谱多普勒　图 10-1-24　三尖瓣口彩色及频谱多普勒

临床价值：可用于评估右室舒张功能；显示三尖瓣狭窄或关闭不全；估测右房压。

3.主动脉瓣口彩色及频谱多普勒检查

扫查方法：患者取左侧斜卧位，取心尖五腔心切面或心尖位左室长轴切面，将取样容积置于主动脉瓣口上（图10-1-25）。

CDFI：在心尖五腔心切面，收缩期主动脉瓣开放时，以蓝色为主的高速血流信号通过主动脉瓣口，以后速度减慢，蓝色变弱以至消失；舒张期瓣膜关闭时，无血流通过。

PW：主动脉瓣口血流频谱为收缩期、负向、窄带、单峰状血流频谱，加速时间略短于减速时间。

测量参数：主动脉峰值血流速度；左室射血时间；血流速度积分。

正常参考值：收缩期最大峰值流速为90~170 cm/s，平均为135 cm/s。

临床价值：观察主动脉狭窄及关闭不全。当主动脉狭窄时，可显示收缩期主动脉瓣口的五彩镶嵌射流束，频谱增宽，频移加大；当主动脉关闭不全时，可显示舒张期由主动脉瓣口到左室流出道内的以红色为主的五彩镶嵌反流束血流。

4.左室流出道彩色及频谱多普勒检查

扫查方法：患者取左侧斜卧位，取心尖五腔心切面、左室长轴切面，将取样容积置于主动脉瓣下（图10-1-26）。

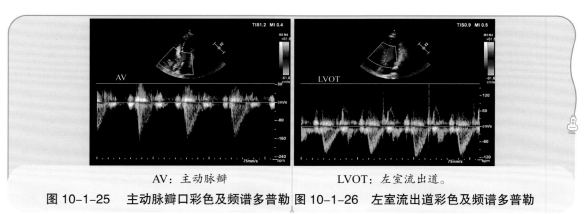

AV：主动脉瓣　　　　　　　　　　　　LVOT：左室流出道。

图 10-1-25　主动脉瓣口彩色及频谱多普勒　图 10-1-26　左室流出道彩色及频谱多普勒

CDFI：为蓝色负向血流。

PW：负向收缩期窄带单峰频谱。

正常参考值：70~110 cm/s，平均为90 cm/s。

临床价值：观察左室流出道狭窄、瓣下隔膜或异常通道。

5.肺动脉瓣口彩色及频谱多普勒检查

扫查方法：患者取左侧卧位，取胸骨旁大动脉短轴切面及右室流出道肺动脉长轴切面，将取样容积置于肺动脉瓣口上方肺动脉中央（图10-1-27）。

CDFI：在收缩早中期肺动脉瓣开放时，瓣口可显示粗大的、以蓝色为主的血流信号通过，中央部可显示较亮的花色血流信号，到收缩晚期以后血流速度减慢，蓝色信号减弱以至消失；在舒张期肺动脉瓣关闭时，无血流信号通过。

PW：肺动脉瓣口血流为收缩期负向的窄带单峰状，形态类似于主动脉瓣口血流频谱。

正常参考值：收缩期最大峰值流速为50~100 cm/s，平均为75 cm/s。

临床价值：显示肺动脉狭窄及关闭不全；估测肺动脉高压。

6.右室流出道彩色及频谱多普勒检查

扫查方法：取右室流出道切面，将取样容积置于肺动脉瓣环。速度可受呼吸影响（图10-1-28）。

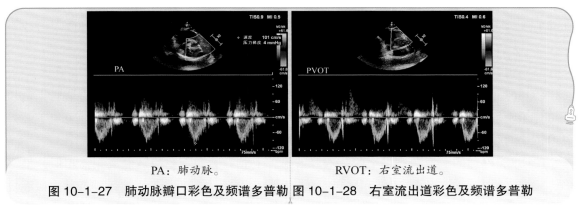

PA：肺动脉。 RVOT：右室流出道。

图10-1-27 肺动脉瓣口彩色及频谱多普勒 图10-1-28 右室流出道彩色及频谱多普勒

CDFI：收缩期为蓝色负向血流，舒张期通常没有血流信号显示。

PW：收缩期窄带、负向、单峰、基本对称、圆钝的频谱，速度可受呼吸影响。

正常参考值：收缩期最大峰值流速为60~90 cm/s，平均为75 cm/s。

临床价值：观察右室流出道狭窄、异常通道和肺动脉瓣疾病。

7.肺静脉彩色及频谱多普勒检查

扫查方法：取心尖四腔心切面或心尖两腔心切面，将取样容积置于左房肺静脉入口处（图10-1-29）。

CDFI：红色正向的肺静脉血流信号进入左房，为双期连续性。

PW：血流呈三相波，第1峰为收缩期S波，第2峰为舒张期D波，正常时S波>D波，S、D波均为正向波，基底较宽，在心电图P波后是一负向低振幅A波，为舒张晚期左房收缩时少量血液反流入肺静脉引起。肺静脉血流频谱不受呼吸影响。

正常肺静脉频谱：呈三相波，第1峰为正向收缩期S波，第2峰为正向舒张早期D波，第3峰为负向舒张晚期A波，正常情况下S波＞D波，A波幅度最低，为舒张晚期左房收缩时少量血液反流入肺静脉所致。

正常参考值：收缩期S波为35~60 cm/s。

临床价值：观察肺静脉异常通道，评估左房及肺内压。

8.腔静脉彩色及频谱多普勒检查

扫查方法：检测上腔静脉通常取胸骨上窝上腔静脉长轴切面、心尖四腔心切面或剑突下两房心切面，充分显示上腔静脉，将取样容积置于右房上腔静脉入口处；检测下腔静脉多采用胸骨旁大动脉短轴切面、剑突下下腔静脉长轴切面，将取样容积置于右房下腔静脉入口处（图10-1-30）。

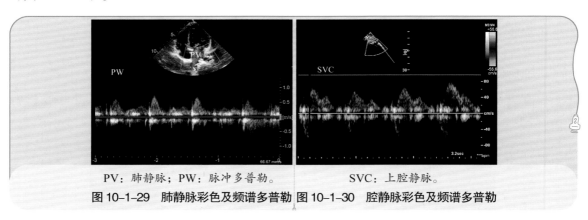

PV：肺静脉；PW：脉冲多普勒。　　　　　　SVC：上腔静脉。

图10-1-29　肺静脉彩色及频谱多普勒　图10-1-30　腔静脉彩色及频谱多普勒

CDFI：在心底短轴切面可见上腔静脉内红色、持续的血流信号进入右房，在胸骨上窝切面可显示上腔静脉内血流呈蓝色；在剑突下下腔静脉长轴切面或心尖四腔心切面可见下腔静脉内持续的红色血流信号进入右房。

PW：腔静脉的血流频谱呈窄带、双峰波形，上腔静脉和下腔静脉血流频谱相似，呈三峰，频谱主要由前向的S波、D波和反向的A波组成。S波系右房舒张期上、下腔静脉内血液快速进入右房所致。D波出现于右室舒张早期，是右房内血液快速进入右室所致。A波是右房收缩造成上、下腔静脉内血液短暂逆流所致。上、下腔静脉频谱幅度随呼吸变化。

正常参考值：上、下腔静脉血流频谱形态及速度均可随呼吸和心率出现明显变化。峰值流速参考值为28~80 cm/s，平均为51 cm/s。

临床价值：观察房间隔有无异常通道，评估右房压。

（盛旅德　江　豪）

第二节 心功能测定

一、左心功能测定

（一）左心功能测定——左室收缩功能

人体的正常新陈代谢依赖于心脏的正常泵功能，也就是正常的心输出量，心室的收缩就是泵出心输出量的过程。左室正常收缩才能完成心脏泵血的基本功能，以满足人体所需。因此，评价左室的收缩功能，对临床诊疗和预后具有重要的意义。左室收缩功能又包括整体收缩功能和局部收缩功能，超声心动图可对左室整体及局部收缩功能进行定性及定量评估，并成为临床无创性评价左室收缩功能的重要方法。

1.左室整体收缩功能评价

左室整体收缩功能测量通常是通过一维、二维、三维左室舒张末期、收缩末期参数除以舒张末期参数来评估。左室舒张末期定义为二尖瓣关闭后的第一帧时期或者在心脏周期中左室容积最大时，左室收缩末期定义为主动脉瓣关闭的第一帧时期或在心脏周期中左室容积最小时。在窦性心律时，M型超声、PW或CW比较能精确定义左室时间间隔，可用来评估瓣膜开放及关闭的时间。评估左室整体收缩功能的参数如下。

（1）左室缩短分数（fractional shortening，FS）：可以由M型超声或二维超声图像线性测量获得。FS=（LVDd–LVDs）/LVDd。LVDd为左室舒张末径，LVDs为左室收缩末径。注：当冠状动脉疾病或传导异常引起局部室壁运动异常时，不能应用线性测量评估左室整体收缩功能。

用二维超声或M型超声的测量方法：建议在胸骨旁左室长轴切面，取样线位置位于二尖瓣尖与腱索之间（二尖瓣腱索水平），垂直左室长轴，取样线尽可能与左室壁垂直，避免倾斜夸大测值（图10-2-1）。

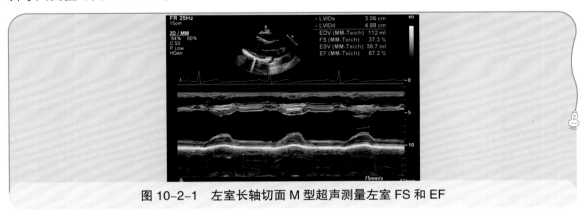

图 10-2-1 左室长轴切面 M 型超声测量左室 FS 和 EF

（2）射血分数（ejection fraction，EF）：测量EF临床常使用方法有M型超声、二维改良双平面Simpson法。三维超声测量EF更精确且重复性好，若患者三维图像较好时，更推荐应用三维超声。LVEF=（LVEDV–LVESV）/LVEDV×100%。LVEDV为左室舒张末期容积，LVESV为左室收缩末期容积。测量方法如下。

1）M型超声：同FS测量方法。注：如果左室壁出现节段性运动异常，不能应用线性测量来评估。

2）二维改良双平面Simpson法：采用二维灰阶超声心动图测量左室容积最常用的方法是改良双平面Simpson法，其将左室分成多个圆盘，将其相加计算出左室容积。推荐使用心尖四腔心切面（图10-2-2）、心尖两腔心切面（图10-2-3）、左室长轴最大切面进行测量。二维灰阶超声心动图的图像采集应在左室面积最大时进行，以避免左室长轴缩短垂直变形而低估容量。尽量减低整个图像的深度，聚焦左室腔，以减少垂直变形描记心内膜时的误差。注：如果连续2个及以上左室节段心内膜显示不清，推荐使用声学增强剂以辅助识别心内膜边界。

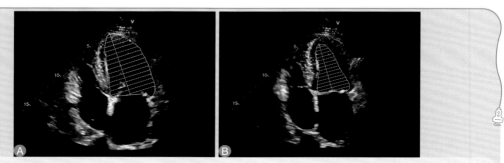

A.心尖四腔心切面改良双平面Simpson法测量左室舒张末期容积；B.心尖四腔心切面改良双平面Simpson法测量左室收缩末期容积。

图10-2-2　心尖四腔心切面超声表现

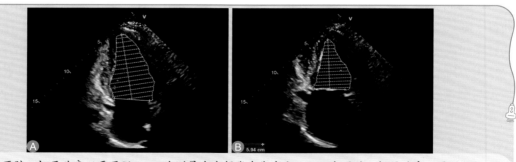

A.心尖两腔心切面改良双平面Simpson法测量左室舒张末期容积；B.心尖两腔心切面改良双平面Simpson法测量左室收缩末期容积。

图10-2-3　心尖两腔心切面超声表现

（3）每搏量（stroke volume，SV）：SV指每次心动周期左室排出的血流量，是定量左室泵血功能的重要指标。每搏量的正常值男性为每搏33~78 mL，女性为每搏29~63 mL。测量方法如下。

1）根据改良双平面Simpson法得出的LVEDV、LVESV，SV=LVEDV–LVESV。

2）根据多普勒超声心动图技术测量：推荐根据主动脉瓣环血流量测量，测量公式：SV=Π×（d/2）^{2}×VTI。d为通过二维胸骨旁左室长轴切面测量的主动脉瓣环直径，VTI为心尖五腔心切面根据脉冲多普勒获得的主动脉瓣口血流频谱计算的流速-时间积分。注：需注意该方法受瓣环内径、声束与血流方向成角等影响较大，实际上瓣环为椭圆形而非圆形，测量结果可能会有偏差。

（4）二尖瓣环收缩期峰值速度（s'）：将组织多普勒取样容积置于二尖瓣环室间隔或侧壁处测量s'（图10-2-4），可用于评价左室整体功能，s'的大小与LVEF具有较高的一致性。正常s'>5 cm/s。

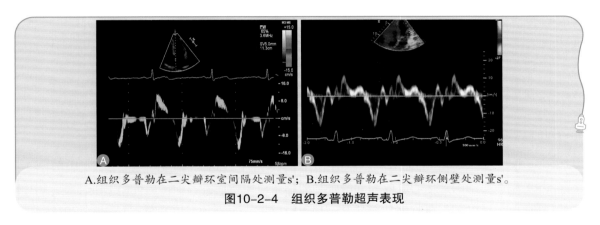

A.组织多普勒在二尖瓣环室间隔处测量s'；B.组织多普勒在二尖瓣环侧壁处测量s'。

图10-2-4　组织多普勒超声表现

（5）整体纵向应变（global longitudinal strain，GLS）：应变（strain）定义为在某一方向上相对于基线长度的长度改变。strain（%）=（L_t–L_o）/L_o。L_t为时间t时的长度，L_o为时间0时的长度。

GLS通常应用超声斑点追踪成像技术（speckle-tracking technology，STT）评估（图10-2-5），能够为左室射血分数的评估增加预测数据。峰值GLS（2DE）描述了左室心肌舒张末期至收缩期末期的相对长度变化。GLS（%）=（MLs–MLd）/MLd。MLs为左室收缩末期长度，MLd为左室舒张末期长度。MLs比MLd小，所以峰值GLS为一个负值，为了避免在描述增强或降低时引起混淆，推荐使用绝对值，正常绝对值>20%。

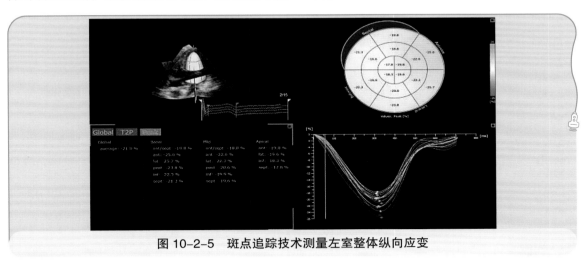

图10-2-5　斑点追踪技术测量左室整体纵向应变

测量方法：GLS应在3个心尖标准切面上测量。测量时要选取最佳的图像质量、最大帧频，并将左室短切的可能性降至最低。若单个切面上有2个心肌节段跟踪不理想，应取消GLS的测量。注：虽然GLS的临床应用远低于LVEF，但多项研究均表明GLS测值稳定，且重复性好，对患者亚临床心功能减退评价及预后方面优于LVEF。

（6）2015年美国超声心动图协会和欧洲心血管影像协会（European Association of Cardiovascular Imaging，EACVI）指南推荐LVEF正常值及其严重分级见表10-2-1。

表 10-2-1 LVEF 正常值及减低严重程度分级

	男性				女性			
	正常	轻度	中度	重度	正常	轻度	中度	重度
LVEF（%）	52~72	41~51	30~40	<30	54~74	41~53	30~40	<30

注：LVEF 为左室射血分数。

（7）中国成年人超声心动图检查测量指南推荐LVEDV、LVESV、LVEF测量参数见表10-2-2。

（8）超声心动图评估心脏收缩和舒张功能临床应用指南推荐中国男性LVEF<52%，中国女性LVEF<53%提示左室收缩功能异常；LVEF在40%~52%为轻度减低；LVEF在30%~40%为中度减低；LVEF<30%为重度减低。

表 10-2-2 根据性别及年龄分层的研究人群的 LVEDV、LVESV、LVEF 参数测量（95% 参考值范围）

男性							
参数	总数	18~29岁	30~39岁	40~49岁	50~59岁	60~69岁	70~79岁
	n=678	n=128	n=118	n=138	n=106	n=105	n=83
LVEDV（mL）	45.9~127.5	50.9~133.7	49.2~133.0	50.7~127.5	41.6~126.2	42.8~118.0	43.7~116.3
LVESV（mL）	12.4~50.0	16.2~52.6	15.6~50.8	14.8~49.2	7.8~54.0	12.1~43.5	11.0~42.8
LVEF（%）	52.6~76.2	51.2~74.4	52.1~74.5	53.0~75.8	52.8~77.4	54.6~76.2	53.0~79.2
女性							
参数	总数	18~29岁	30~39岁	40~49岁	50~59岁	60~69岁	70~79岁
	n=716	n=116	n=139	n=135	n=141	n=97	n=88
LVEDV（mL）	37.7~106.7	41.0~106.4	42.0~103.2	40.9~111.5	38.0~104.2	37.4~104.0	25.6~109.0
LVESV（mL）	8.4~43.6	7.6~45.6	9.7~43.1	10.2~45.0	9.9~40.9	8.6~41.6	3.1~45.9
LVEF（%）	52.8~77.2	52.5~77.1	52.3~76.9	53.1~75.9	52.2~77.6	54.5~78.1	53.5~77.1

注：LVEDV 为舒张末期左室容积；LVESV 为收缩末期左室容积；LVEF 为左室射血分数。

2.左室局部收缩功能评价

（1）左室节段分法：为了评估左室局部功能，需将左室分为若干节段，节段的细分方案应反映冠状动脉供血范围（图10-2-6）。在临床上有多种心室节段模型被使用，包括16节段模型、17节段模型、18节段模型（图10-2-7）。目前普遍使用17节段模型，在17节段模型中，心尖部被分为5个节段，包括间隔、下壁、侧壁、前壁及心尖帽。17节段模型可用于超声心动图或其他影像成像方式的心肌灌注研究。

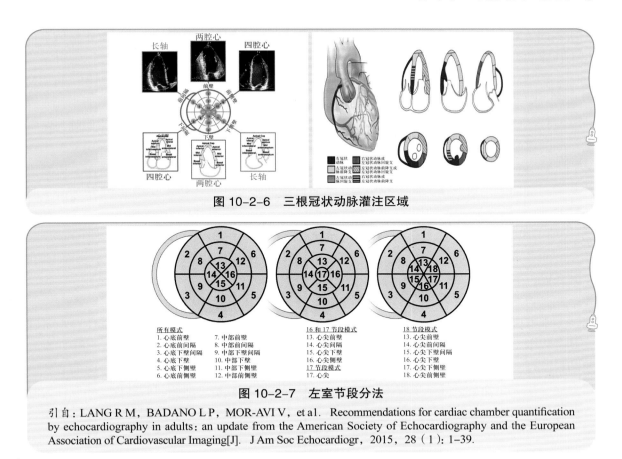

图 10-2-6 三根冠状动脉灌注区域

图 10-2-7 左室节段分法

引自: LANG R M, BADANO L P, MOR-AVI V, et al. Recommendations for cardiac chamber quantification by echocardiography in adults: an update from the American Society of Echocardiography and the European Association of Cardiovascular Imaging[J]. J Am Soc Echocardiogr, 2015, 28(1): 1-39.

　　2015年美国超声心动图协会和欧洲心血管影像协会指南推荐观察室壁运动使用16节段,心尖帽不能包括在内,因为心尖帽的增厚及心内膜运动是很细微的。

　　(2)定性分析方法:目测评估主要根据观察到的节段室壁增厚率及心内膜位移来评估局部心肌功能。推荐多切面分析每个阶段,半定量每个节段运动分数,室壁运动分数(wall motion score index, WMSI)为每个节段分数总和的平均值,即WMSI=各节段计分的总和/节段数,正常=1, >1为异常, >2为显著异常。节段室壁运动计分:室壁运动正常或运动亢进计1分;室壁运动减弱计2分;室壁运动消失计3分;室壁反向运动或出现室壁瘤计4分。

　　建议对每一节段的室壁运动采用定性分析方法描述:①运动正常或增强,即心内膜运动幅度≥5 mm,室壁增厚率≥50%;②运动减弱,即心内膜运动幅度为2~4 mm、室壁增厚率<50%;③运动消失,即心内膜运动幅度<2 mm,室壁增厚消失或可忽略室壁增厚;④反向运动,即收缩期心肌变薄或伸长,室壁朝向外运动,如室壁瘤。

　　(3)定量分析方法:组织多普勒(tissue doppler imaging, TDI)和斑点追踪超声心动图技术。目前超声心动图对局部心肌功能的定量评估是基于TDI或斑点跟踪超声心动图技术,尽管TDI被认为是与角度相关的,并且容易低估与超声束不平行的运动,两种技术都可提供量化的数据信息。常用的参数包括速度、运动、变形和变形速率。速度和运动由传感器测量,容易被心脏整体运动所影响。

　　最普遍使用的变形参数为左室收缩期的长轴峰值应变。因各节段心肌变形测量的振幅会有所不同（取决于所调查的心肌节段、测量方法、供应商和样本容量），所以对正常值至今仍未达成共识。

（4）心肌运动的同步性：主要通过测量左室不同节段收缩指标达峰时间差获取，可由M型超声、频谱多普勒、组织多普勒、斑点追踪技术及三维超声获取。

1）M型超声可测量室间隔与左室后壁运动峰值时差，但影响因素较多。室间隔与左室后壁间的收缩延迟时间≥130 ms定义为室内不同步。

2）频谱多普勒可通过测量心电图QRS波形起始到主动脉瓣或肺动脉瓣前向血流频谱起始的时间间隔（射血前时间）反应左、右室收缩同步性，两者之差>40 ms可认为心室间不同步。

3）组织同步化显像（tissue synchronization imaging，TSI）等通过测量心电图QRS波起始至心肌各节段S波达峰时间来观察同步性，通常认为在心尖四腔心切面与两腔心切面上的4个基底段，达峰时间之差>65 ms可反映收缩不同步。

（二）左室功能测定——左室舒张功能

左室舒张功能是左室心肌舒张和纳血的能力，即左房向左室充盈血液的功能。在左室舒张的过程中，由左室主动松弛性、左室顺应性及良好的弹性势能三部分来实现，其中左室心肌的松弛性和顺应性是决定左室血液充盈的两个主要因素。松弛性为舒张期单位时间心腔内压力的变化（dp/dt），发生于收缩期终止之后至舒张中期，是主动耗能的过程。顺应性为舒张期单位容积的变化引起的压力变化（dp/dv），发生于舒张中晚期，代表左室扩张的程度，是一个被动的过程。

左室舒张过程是一个复杂的生理过程，左室舒张功能障碍引起的主要生理变化是左室充盈压升高，左室充盈压是指平均肺毛细血管楔压、左房平均压、左室平均舒张压和左室舒张末压。左室只有正常舒张，才能正常充盈，才能满足机体需要的心排血量。因此，正确评价舒张功能是否受损及严重程度对临床诊疗和预后至关重要。在急危重症患者中，由于患者体位受限和时间紧迫等，更需要选择适用于临床、简便易行的超声评价指标和方法。

1.左室舒张功能的超声评价方法与指标

（1）二尖瓣口舒张期血流频谱：①E峰、A峰、E/A正常值：0.8~1.5；②E峰减速时间（deceleration time，DT）正常值：160~240 ms（图10-2-8）。

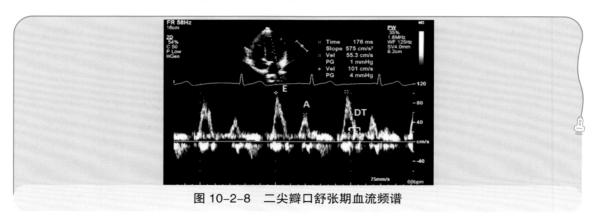

图10-2-8　二尖瓣口舒张期血流频谱

取心尖四腔心切面，将PW取样容积置于二尖瓣口前向血流处，测量E峰、A峰和舒张早期E峰减速时间。

（2）组织多普勒频谱：TDI用于评价心肌组织的运动，减少了容量负荷对心室舒张功能的影响。欧洲心脏病学会推荐使用心尖四腔心切面测量室间隔和左室侧壁的二尖瓣环运动速度（图10-2-9，图10-2-10）。

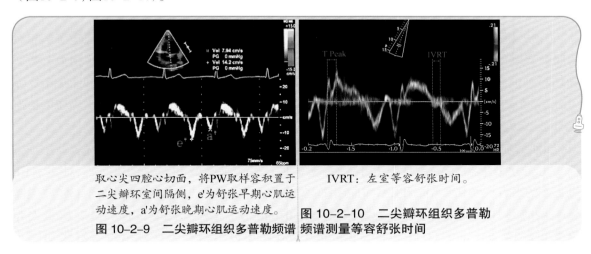

取心尖四腔心切面，将PW取样容积置于二尖瓣环室间隔侧，e'为舒张早期心肌运动速度，a'为舒张晚期心肌运动速度。

图 10-2-9　二尖瓣环组织多普勒频谱

IVRT：左室等容舒张时间。

图 10-2-10　二尖瓣环组织多普勒频谱测量等容舒张时间

1）e'、a'：e'/a'>1，室间隔侧e'>7 cm/s，侧壁侧e'>10 cm/s。

2）E/e'正常值<8，室间隔侧和侧壁侧平均E/e'>14，提示左室充盈压增高。

3）左室等容舒张时间（isovolumic relaxation time，IVRT）正常值为70~90 ms，IVRT>90 ms时提示左室主动松弛功能异常，IVRT<70 ms时提示限制性充盈障碍。

（3）肺静脉血流频谱：取心尖四腔心切面，将PW取样容积置于右上肺静脉内距开口约1.0 mm处，尽量使声束与血流方向平行。正常肺静脉血流频谱，由收缩期的正向S波、舒张早期的正向D波和心房收缩期负向的Ar波组成。心室收缩期二尖瓣关闭，心房松弛时肺静脉前向血流形成S波。有时S波呈双峰，第一个峰与心房松弛的压力降低有关，第二个峰与心室收缩导致心房压力降低有关。心室舒张早期二尖瓣开放，肺静脉、左房和左室形成一个连续管道，肺静脉前向血流形成D波。当左房收缩时，由于左房与肺静脉之间无瓣膜，因此在形成二尖瓣A波的同时，还形成肺静脉血流频谱的逆向Ar波（图10-2-11）。

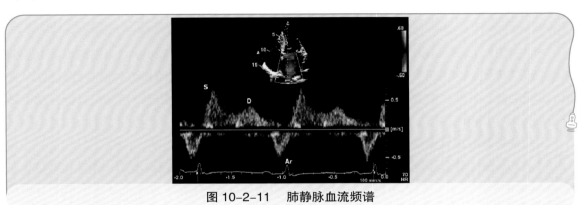

图 10-2-11　肺静脉血流频谱

1）Ar波正常值<35 cm/s。

2）TAr<TA（Ar波持续时间小于二尖瓣口A波持续时间），TA-TAr正常值>45 ms。

（4）彩色M型血流传播速度：取心尖四腔心切面，获得二尖瓣口彩色M型血流播散图，调节速度标尺，使高于混叠速度的血流呈黄色显示在红色充盈血流信号内，扫描速度设置为100 mm/s，测量二尖瓣口舒张早期黄色血流信号的上升斜率，即为二尖瓣口舒张期血流传播速度（velocity of propagation，Vp），Vp正常值>50 cm/s。

（5）超声心动图评估左室舒张功能：超声心动图评估左室舒张功能时，首先应了解患者的病史、血压和心率，常规采集各房室腔径大小、室壁厚度、多普勒参数、左室射血分数，2016年美国超声心动图协会和欧洲心血管影像协会推荐纳入左房最大容积指数和三尖瓣反流（tricuspid regurgitation，TR）峰值血流速度。左房最大容积指数正常值<32 mL/m^2，TR峰值血流速度<2.8 m/s。

2.评估左室舒张功能流程及舒张功能障碍分级

在充分采集和评估各心腔大小、室壁厚度、多普勒参数和左室EF值后，对左室EF值正常的患者，2016年ASE和EACVI指南推荐的评估左室舒张功能指标简化为4个：①二尖瓣瓣环的e'速度（室间隔e'<7 cm/s或侧壁e'<10 cm/s）；②平均E/e'>14；③左房最大容积指数>34 mL/m^2；④TR速度>2.8 m/s。有两项以上指标阴性提示左室舒张功能正常，两项以上阳性提示左室舒张功能不全，如果只有两项阳性，则不能确定舒张功能状态（图10-2-12）。

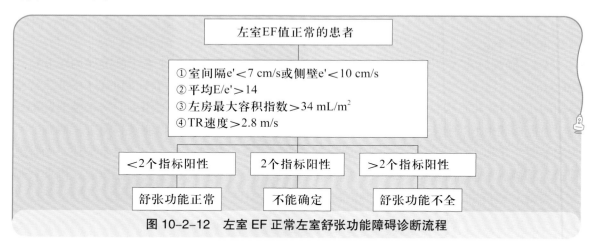

图 10-2-12　左室 EF 正常左室舒张功能障碍诊断流程

对左室EF值减低和EF值正常合并心肌疾病的患者，2016年ASE和EACVI指南推荐二尖瓣血流频谱参数评估左房平均压，必要时结合肺静脉频谱参数。二尖瓣血流频谱参数包括E/A比值、E峰流速。另外，结合平均E/e'值、左房最大容积指数和TR速度进一步对左室舒张功能障碍进行分级（图10-2-13）。

3.几种特殊心血管疾病左室充盈压评估

（1）房颤：对于房颤患者，TR峰值流速>2.8 m/s，则提示左房平均压增高。而对于左室EF减低的房颤患者，二尖瓣E峰减速时间≤160 ms可以准确地预测左室舒张压增高及不良临床事件的发生。对于无明显三尖瓣反流患者，测量其他多普勒参数，包括二尖瓣E峰加速度

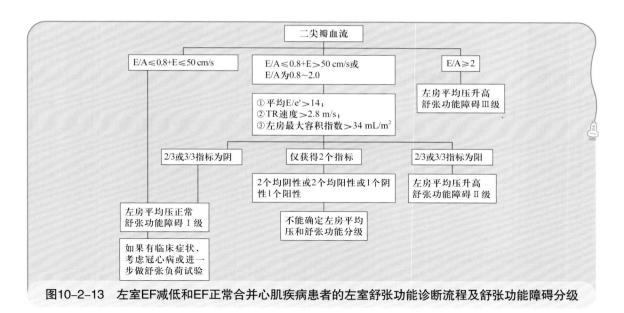

图10-2-13　左室EF减低和EF正常合并心肌疾病患者的左室舒张功能诊断流程及舒张功能障碍分级

≥1900 cm/s²、IVRT≤65 ms、肺静脉舒张期DT≤220 ms、E/Vp≥1.4及E/e'≥11。二尖瓣流入道血流随R-R间期变化的变异性对于房颤患者舒张功能的评估有一定价值，这是因为在左室充盈压增高时，二尖瓣流入道血流随R-R间期变化的变异性减小。

（2）窦性心动过速：对于左室EF<50%的患者，二尖瓣血流模式以早期左室充盈为主。在评估左室充盈压的指标中，IVRT≤70 ms为界值，诊断特异度是79%；肺静脉收缩期充盈分数≤40%，特异度是88%；以平均E/e'>14为界值，判断为特异度高但敏感度低。当E峰和A峰部分或完全融合时，期前收缩之后出现的代偿间隙往往导致E峰和A峰分离，此时可评估舒张功能。

（3）限制型心肌病：限制型心肌病患者早期左室舒张功能不全常是Ⅰ级，随着病情进展，升级为Ⅱ级。限制型心肌病晚期舒张功能转为Ⅲ级，其特征表现为E/A>2.5、二尖瓣DT<150 ms、IVRT<50 ms、二尖瓣环室间隔和侧壁e'降低至3~4 cm/s。其中，缩窄性心包炎患者的室间隔e'速度常常大于侧壁e'速度，因此对缩窄性心包炎患者不应采用E/e'评估左室充盈压。

（4）瓣膜性心脏病：二尖瓣狭窄使得左室充盈压的评估更具挑战性，但IVRT、TE-e'（二尖瓣E峰和瓣环e'速度的起始时间差值）及二尖瓣的E峰、A峰能半定量评估左房平均压。其中，A峰>1.5 m/s提示左房平均压显著增高。中重度二尖瓣反流且左室EF正常的患者，Ar-A时间差及IVRT/TE-e'可以评价左室充盈压，而E/e'仅适用于中重度二尖瓣反流且EF减低患者的舒张功能评估。2016年ASE和EACVI指南推荐的左室舒张功能评估的常规指标均适用于不同程度的主动脉瓣狭窄患者，但是重度二尖瓣环钙化者排除在外。对于急性或慢性主动脉瓣反流患者，二尖瓣提前关闭、舒张期二尖瓣反流、左房扩大、平均E/e'>14和TR峰值流速>2.8 m/s提示左室充盈压增高。

左室舒张功能障碍常伴随左房和右室功能改变，因此，对左室舒张功能的评估要基于一个多元体系，即包含临床资料、实验室指标及超声心动图指标。最后，在评估舒张功能时，综合考虑各个指标，选择操作性强、可重复性高、图像质量好的指标。

二、右室功能测定

右室是构成心脏"泵"功能的一部分，但由于右室是一个形态不规则、结构复杂的几何体及前期对右室在循环系统中的作用认识不足，使得既往对右室功能的评价总是被一带而过。然而右心既要维持充足的肺灌注压，使得低氧的静脉血进入呼吸膜进行氧合，还要保持低的全身静脉压以预防器官充血。随着对右心疾病研究的深入，越来越多的证据显示，右室功能的评估对制定疾病的诊疗方案及预后评估有着重要作用。近年来，超声心动图技术的发展使其评估右室功能的准确性不断提高，因此超声心动图应作为一项常规技术用于评价右室功能。

（一）右心功能测定——右室收缩功能

1.右室整体收缩功能评价

（1）三维超声心动图评价右室收缩功能：实时三维超声心动图检查可以更准确地评价右室的结构和功能，尤其对右室容积和射血分数的测量不受右室复杂的几何结构影响，与MRI测量结果高度一致。三维超声测量右室EF正常值：≥45%（图10-2-14）。

（2）二维灰阶超声心动图测量右室面积变化分数（fractional area change，FAC）：取心尖四腔心切面，测量时尽量使心内膜显示清晰，测量时包括右室肌小梁、腱索及三尖瓣叶。该方法的缺点是忽略了右室流出道对整体收缩功能的作用。FAC=（右室舒张末面积–右室收缩末面积）/右室舒张末面积×100%（图10-2-15）。右室FAC正常值：男性FAC≥30%，女性FAC≥35%；反之则提示右室收缩功能减退。

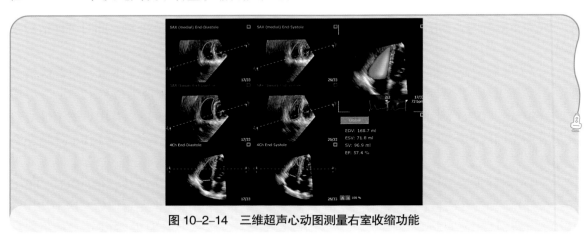

图10-2-14 三维超声心动图测量右室收缩功能

（3）右室Tei指数测量：取心尖四腔心切面，采用组织多普勒或脉冲多普勒测量。Tei指数=（右室等容收缩时间+右室等容舒张时间）/右室射血时间×100%。该指标反映右室整体功能，包含收缩和舒张功能，是评价右室功能的重要指标，并且与肺动脉平均压有较好的相关性，但是，该指标不适用于心律失常和右房压增高的患者。组织多普勒Tei指数＞0.54，脉冲多普勒Tei指数＞0.43，提示右室功能不全，Tei指数＞0.64提示肺动脉高压预后不良。测量方式见下图（图10-2-16）。

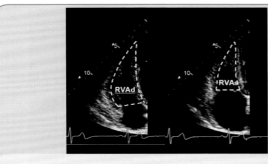

图 10-2-15 二维灰阶超声心动图测量右室面积变化分数

IVCT：等容收缩时间；IVRT：等容舒张时间；ET：射血时间。

图 10-2-16 右室 Tei 指数测量

2.右室局部收缩功能评价

（1）三尖瓣环收缩期位移（tricuspid annular plane systolic excursion，TAPSE）：取心尖四腔心切面，将M型取样线置于三尖瓣侧壁瓣环，测量三尖瓣环从舒张末期至收缩末期的位移。该方法是评价右室游离壁在长轴方向的收缩功能，TAPSE<17 mm，提示右室收缩功能减退。测量方法见下图（图10-2-17）。

（2）组织多普勒三尖瓣环收缩期峰值（s'峰）：取心尖四腔心切面，将组织多普勒取样容积置于右室游离壁瓣环测量收缩期s'（图10-2-18），该指标用于评价右室游离壁基底段的功能，间接反映右室功能。s'评价右室功能操作简单、重复性好，推荐应用于临床工作。s'<9 cm/s，提示右室收缩功能减退。

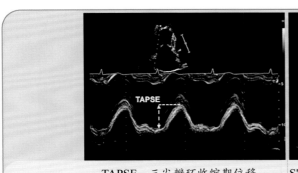

TAPSE：三尖瓣环收缩期位移。

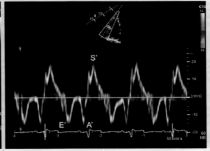

S'：收缩期心肌运动速度；E'：舒张早期心肌运动速度；A'：舒张晚期心肌运动速度。

图 10-2-17 M 型超声心动图测量 TAPSE　图 10-2-18 三尖瓣环侧壁组织多普勒频谱

（二）右心功能测定——右室舒张功能

1.右房大小

当右室舒张功能减退时，右房向右室充盈血液的能力下降，右房淤血，则右房增大。心尖四腔心切面：右房横径>44 mm、右房长径>53 mm，表明右房增大。正常情况下，男性右房面积≤22 cm²，女性右房面积≤19 cm²。

2.三尖瓣口舒张期血流频谱

1）E峰、A峰、E/A正常值：0.8~2.1。

2）E峰减速时间正常值为120~229 ms，EDT<120 ms则提示右室限制性充盈障碍（图10-2-19）。

3.三尖瓣环侧壁组织多普勒频谱

组织多普勒测量右室心肌运动速度e'、a'，联合三尖瓣口舒张期血流频谱舒张早期E峰形成E/ e'指标，该指标能可靠反映右室舒张功能（图10-2-18）。

1）正常情况：e'/a'>1，e'>8 cm/s，a'>7 cm/s。

2）E/e'≤6，E/e'>6则提示右房压增高。

4.肝静脉血流频谱

取剑突下肝静脉切面，脉冲多普勒测量肝静脉频谱，肝静脉血流频谱包括收缩早期S波、舒张早期D波和右房收缩A波。S/D<1可能提示右房压增高，肝静脉收缩充盈分数（hepatic vein systolic filling fraction，HVSFF）=S波速度/（S波速度+D波速度）×100%，HVSFF<55%是评估右房压增高的良好指标（图10-2-20）。

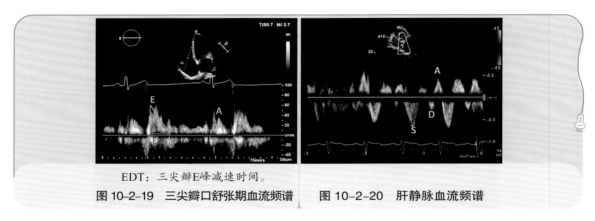

EDT：三尖瓣E峰减速时间。

图10-2-19　三尖瓣口舒张期血流频谱　　图10-2-20　肝静脉血流频谱

5.下腔静脉内径及塌陷率

取剑突下下腔静脉长轴切面，于距右房入口1~2 cm处，在呼气末测量下腔静脉内径。使用M型超声测量下腔静脉塌陷率，下腔静脉塌陷率=（呼气末下腔静脉内径-吸气末下腔静脉内径）/呼气末下腔静脉内径×100%。右房压增高时，下腔静脉回流受阻，内径增宽，且随呼吸运动无明显变化，这是评估右房压和右室功能的可靠指标。下腔静脉内径≤21 mm且吸气末塌陷率>50%，提示右房压正常（0~5 mmHg）；下腔静脉内径≤21 mm且吸气末塌陷率<50%，或下腔静脉内径>21 mm且吸气末塌陷率>50%，提示中度右房压增高（5~10 mmHg）；下腔静脉内径>21 mm且吸气末塌陷率<50%或平静呼吸塌陷率<20%，提示重度右房压增高（15 mmHg，图10-2-21）。

6.右室舒张功能分级评价

（1）E/A<0.8，提示右室松弛功能受损。

（2）E/A为0.8~2.1且E/e'>6，或肝静脉明显的舒张期血流，提示右室舒张功能中度受损。

（3）E/A>2.1且EDT<120 ms，提示右室限制性充盈障碍。

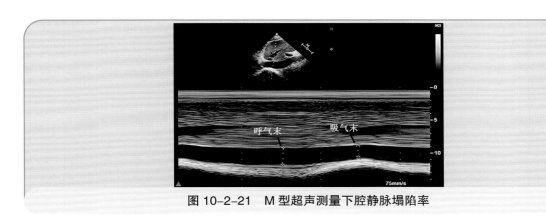

图 10-2-21　M 型超声测量下腔静脉塌陷率

（叶艳艳　李　西）

第三节　心脏瓣膜疾病

一、二尖瓣狭窄

（一）临床与病理

1.疾病定义

二尖瓣是由瓣叶、瓣环、腱索和乳头肌等结构组成的完整且协调的生理装置。二尖瓣位于左房和左室之间，由前瓣和后瓣两个瓣叶组成，前瓣较大，位于前内侧，靠近室间隔；后瓣相对较小，位于二尖瓣瓣环后外侧。正常二尖瓣口面积为 4~6 cm²，静息时瓣口血流量为 3.0~5.0 L/min。二尖瓣口开放幅度及面积缩小，引起左房内血液流出受阻，称为二尖瓣狭窄（mitral stenosis，MS）。

2.病因与病理生理

二尖瓣狭窄的病因包括风湿热、系统性红斑狼疮、类风湿性关节炎、退行性变等后天性疾病的继发改变和二尖瓣瓣上环、双孔二尖瓣、降落伞式二尖瓣及异常弓状二尖瓣等先天畸形，其中风湿性病变最为常见，根据形态可分为隔膜型、漏斗型和隔膜漏斗型。

二尖瓣狭窄时，舒张期左房内血液排出受阻，左房内血液容量增多，引起左房增大，压力增高，肺静脉和肺毛细血管压随之升高并出现淤血扩张及水肿。肺静脉淤血将导致肺循环阻力增加，肺动脉压力渐进性升高，右室压力负荷增加，继而引起右室代偿性肥厚及扩大，右房扩张，继发右心功能不全。另外，扩张的左房内血流缓慢，容易形成血栓。

3.临床表现

症状：二尖瓣狭窄患者的临床症状主要取决于瓣口的狭窄程度。瓣口面积＞2.0 cm²时可无明显的临床症状；当瓣口面积＜1.5 cm²时，左房排血明显受阻，患者先出现劳力性呼吸困难，如活动后气促、咳嗽、咯血及发绀等肺淤血症状，症状的轻重与活动量大小密切相关。剧烈体力运动、情绪激动、呼吸道感染、妊娠及心房颤动等诱发因素可以使病情加重，出现阵发性气促、端坐呼吸，甚至急性肺水肿，症状多在活动后和夜间入睡后等肺淤血加重时出现，咯血表现为痰中带血，肺水肿表现为咳粉红色泡沫痰。

 第十章　心脏与大血管急症

体征：患者双颧多呈绀红色，呈"二尖瓣面容"；心尖区闻及典型的低调、"隆隆样"舒张中晚期杂音，杂音表现为先递减后递增，多伴有舒张期震颤；叩诊心界呈梨形。合并房颤时，心律不规则，心音强弱不等，晚期可以出现肝脾大、腹水、颈静脉怒张及下肢水肿等右心衰竭体征。

（二）超声诊断要点

1.二维灰阶超声表现

（1）直接征象：二尖瓣瓣叶增厚毛糙、回声增强及钙化，瓣膜开放受限，瓣口变小（图10-3-1）；二尖瓣前叶舒张期呈"圆隆样"开放，后叶活动受限，前后叶呈同向运动，短轴切面显示二尖瓣呈"鱼口样"改变（图10-3-2A）。

（2）间接征象：左房增大，肺静脉及肺动脉增宽，晚期可引起右室增大；左房及左心耳内血流迁缓，呈云雾状回声，部分患者可见附壁血栓（图10-3-2B），多发于左心耳内或左房顶部。

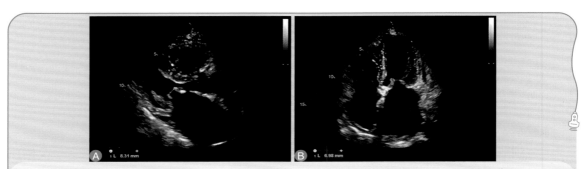

A.左室长轴切面显示左房增大，二尖瓣开放幅度减小（8.3 mm）；B.四腔心切面显示左房增大，二尖瓣开放幅度减小（6.9 mm）。

图 10-3-1　二尖瓣狭窄的二维灰阶超声表现

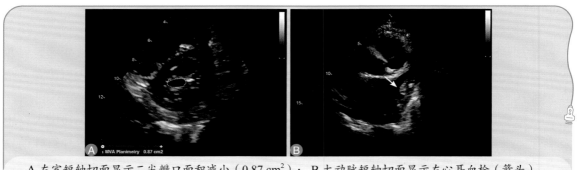

A.左室短轴切面显示二尖瓣口面积减小（0.87 cm²）；B.大动脉短轴切面显示左心耳血栓（箭头）。

图 10-3-2　二尖瓣狭窄的二维灰阶超声表现

2.M型超声表现

二尖瓣前叶M型曲线E-F斜率低平，前叶E、A峰之间凹陷的F点消失，呈"城墙样"改变（图10-3-3，图10-3-4）。

3.多普勒超声表现

CDFI显示舒张期二尖瓣口五彩镶嵌的前向射流束，血流信号明亮（图10-3-5A），部分患者可见二尖瓣反流信号。

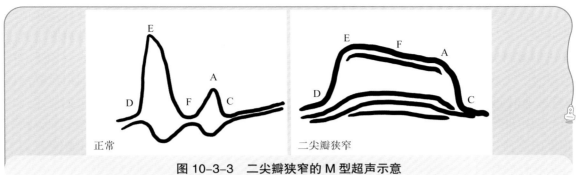

正常　　　　　　　　　　二尖瓣狭窄

图 10-3-3　二尖瓣狭窄的 M 型超声示意

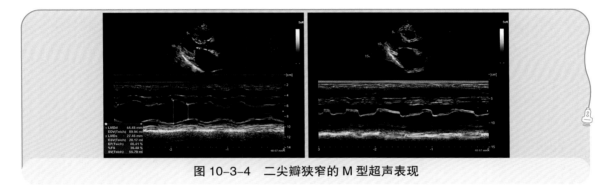

图 10-3-4　二尖瓣狭窄的 M 型超声表现

　　频谱多普勒显示E波上升速度增加，峰值高于正常，E波下降速度明显减慢，A波峰值高于正常，下降速度增加，E波多高于A波。合并房颤时，A波消失，频谱呈单峰状（图10-3-5B）。对右室流出道无狭窄的患者，可以通过测量三尖瓣反流频谱评估肺动脉收缩压。

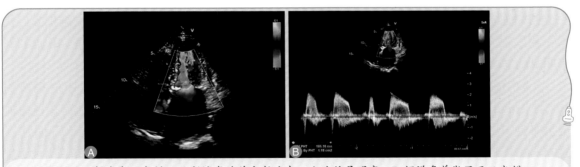

A.CDFI显示舒张期二尖瓣口五彩镶嵌的前向射流束，血流信号明亮；B.频谱多普勒显示二尖瓣口速度增快，E波下降速度明显减慢，PHT为186 ms，二尖瓣口面积为1.18 cm²。

图 10-3-5　二尖瓣狭窄的超声表现

4.测量与判定

（1）二尖瓣狭窄程度的定量评估

1）二维灰阶超声直接测量法：在二尖瓣口水平短轴切面上，直接勾画瓣口边缘以测量瓣口解剖面积。测量时相应选择舒张早期二尖瓣最大限度开放的时间点，测量切面应该选择真正瓣尖开口时的瓣口切面，胸骨旁左室长轴切面二尖瓣瓣尖开放幅度应相同于短轴切面二尖瓣口前后径。

2）压差减半时间测量方法（pressure half time，PHT）：为二尖瓣口血流频谱峰值压差降至一半压差所需的时间，计算公式为二尖瓣口面积（MVA）=220/PHT，超声测量时沿频谱下降斜坡进行描绘，超声仪器可以自动获得PHT和MVA（图10-3-6）。优点：不受心排血量及二尖瓣反流程度的影响。缺点：①PHT延长并不都提示二尖瓣狭窄，心肌迟缓异常者E峰减速时间延长；②合并主动脉瓣反流或左室顺应性减退时，舒张期左室舒张压快速升高可导致PHT缩短，高估狭窄程度；③合并心动过速的心房颤动患者，PHT明显缩短导致狭窄程度的高估；④对于二尖瓣球囊扩张术后即刻行面积测量的误差可能较大；⑤不能计算人工二尖瓣口面积。

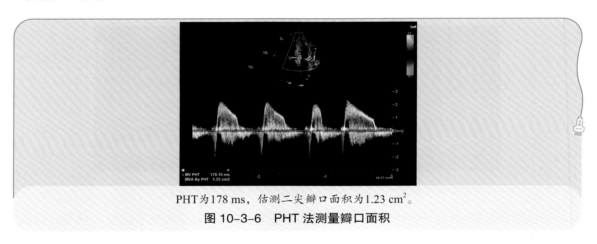

PHT为178 ms，估测二尖瓣口面积为1.23 cm^2。

图10-3-6　PHT法测量瓣口面积

3）连续方程法：流经二尖瓣口的血流量等于经主动脉瓣下左室流出道的血流量，MVA×VTI$_{MV}$=CSA×VTI$_{LVOT}$；MVA=CSA×VTI$_{LVOT}$/VTI$_{MV}$。MVA为二尖瓣口面积，VTI$_{MV}$为二尖瓣口血流流速积分，CSA为左室流出道面积，VTI$_{LVOT}$为左室流出道血流流速积分。优点：测量较为精确，适用于二尖瓣及主动脉瓣反流程度较轻患者的瓣口面积测量。缺点：对于明显的二尖瓣及主动脉瓣反流的测量误差较大。

4）PISA法：取心尖四腔心切面放大二尖瓣瓣口位置，彩色血流混叠速度调节为30~45 cm/s，观察心房侧二尖瓣口的彩色血流会聚区，测量左房侧近端血流等速面彩色血流会聚半径（r）和二尖瓣前后叶间的角度（α）；CW测量二尖瓣口血流峰值速度（Vmax）；MVA=2πr^2×V/Vmax×α/180。MVA为二尖瓣口面积，V为彩色血流混叠速度，Vmax为二尖瓣口血流峰值速度，α为二尖瓣前后叶间夹角。优点：受二尖瓣形态结构、血流动力学及仪器条件的影响较小，测量的准确性较高，适用于二尖瓣口狭窄的定量分析。缺点：对于严重瓣口畸形、瓣膜粘连、严重的心律失常及心功能异常时测量误差较大；容易受彩色血流混叠速度及瓣叶夹角的影响，彩色血流混叠速度较高时导致瓣口面积测值偏小，较低时导致瓣口面积测值偏大。

（2）注意事项：①检查时应注意多切面观察二尖瓣的形态结构，瓣膜增厚、钙化，曲线呈"城墙样"改变是风湿性二尖瓣狭窄的主要超声表现；②左室短轴切面可直接描记瓣口开放面积，需要多次测量取平均值，同时应观察主动脉瓣的受累情况；③先天性二尖瓣狭窄患者应细致排查有无合并其他心内畸形；④对右室流出道无狭窄的患者需要常规评估肺动脉收缩压；⑤仔细观察左心耳有无血栓形成，尤其是单纯性二尖瓣狭窄患者。

（3）二尖瓣狭窄的严重程度分级：可参照《中国成人心脏瓣膜病超声心动图规范化检查专家共识》，见表10-3-1。

表 10-3-1　二尖瓣狭窄的严重程度分级标准

项目	正常	轻度狭窄	中度狭窄	重度狭窄
二尖瓣口面积（cm^2）	4.0~6.0	1.5~2.0	1.0~1.5	<1.0
二尖瓣口开放幅度（mm）	>25	>15	10~15	<10
压差减半时间（ms）	<60	100~200	200~300	>300
平均跨瓣压差（mmHg）	0	<5	5~10	>10
肺动脉收缩压（mmHg）	<25	25~30	30~50	>50

5.操作手法要点与难点

在检查过程中需要多切面观察瓣膜结构，明确病因，瓣膜增厚、钙化时多考虑风湿性病变；瓣膜回声无改变时应考虑先天性发育异常，应注意观察瓣口、乳头肌数目，排除双孔二尖瓣及降落伞式二尖瓣等疾病，同时应仔细观察瓣上有无隔膜、左室流出道和主动脉弓有无狭窄，排外二尖瓣瓣上环及Shone综合征。当二尖瓣狭窄合并主动脉瓣狭窄时可能产生"低血流、低压差"效应，低估瓣口狭窄程度；合并主动脉瓣关闭不全时，因前负荷增加，左室压力升高，压差方法评估二尖瓣狭窄容易产生误差，此时应直接描记瓣口，测量其开放面积。

（三）鉴别诊断

二尖瓣狭窄具有特异性的超声表现，首先应与二尖瓣口血流量增加的疾病鉴别，室间隔缺损、动脉导管未闭、二尖瓣关闭不全、甲状腺功能亢进、贫血等左室容量负荷增加的疾病可导致二尖瓣口血流量增加、流速过快，CDFI显示二尖瓣口血流明亮。其次应与扩张性心肌病、冠心病、心肌致密化不全等左心功能减退的疾病鉴别，左心功能减退可导致二尖瓣开放幅度减小，但瓣口血流表现为层流，且血流速度明显减慢。再次应与主动脉瓣反流束导致的二尖瓣口舒张期开放受限鉴别，该疾病可导致二尖瓣血流速度增高，多普勒显示二尖瓣口E、A峰仅轻度升高，二尖瓣结构正常。以上疾病心尖区没有典型的舒张中晚期"隆隆样"杂音，二尖瓣瓣膜结构正常，瓣口面积正常，血流频谱多表现为层流，M型超声显示的二尖瓣前叶活动曲线也不会出现典型的"城墙样"改变。

（四）典型病例

病例1：患者男性，53岁，因"活动后胸闷15年"入院。体格检查：患者呈"二尖瓣面容"，心尖区闻及4/6级舒张中晚期"隆隆样"杂音及胸骨左缘第2肋间3/6级收缩期喷射性杂音。临床诊断为联合瓣膜病变：二尖瓣狭窄（？）；主动脉瓣狭窄（？）。超声检查：左房增大，左房前后径为56 mm，右室增大，右室前后径为28 mm，肺动脉增宽，肺动脉主干内径为28 mm，室壁运动可，EF为61%；二尖瓣增厚，回声增强，瓣膜粘连，二尖瓣前叶活动曲线呈"城墙样"改变，瓣口开放受限，开放幅度约为7.2 mm，开放面积约为1.24 cm^2；主动脉瓣增厚、回声增强，3个瓣均可见钙化，瓣膜开放受限，开放幅度约7.8 mm，开放面积约为1.35 cm^2；左心耳可见范围约20 mm×11 mm的实性等回声。多普勒超声：二尖瓣口血流峰值流速为153 cm/s，压力减半时间为180 ms，跨瓣压差9 mmHg，估测开放面积约为1.22 cm^2，二尖瓣未见明显反流信号；主动脉瓣口血流峰值流速为338 cm/s，跨瓣压差为46 mmHg；左室长轴切面及非标准的五腔心切面显示主瓣口可见中度反流信号，反流速度为290 cm/s，跨瓣压差为34 mmHg（图10-3-7）。

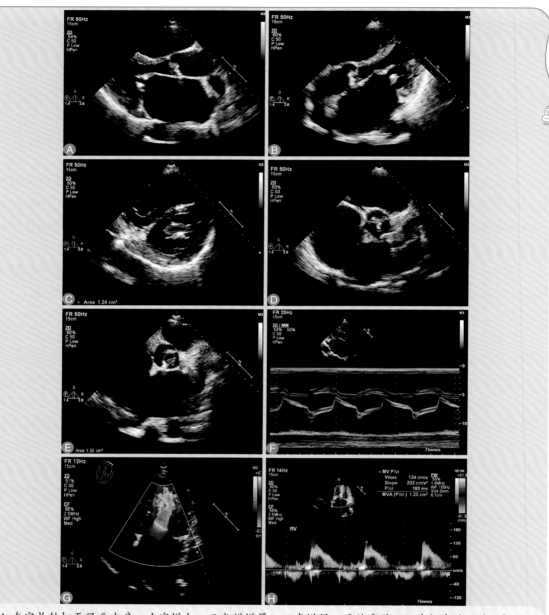

A.左室长轴切面显示左房、右室增大，二尖瓣增厚、回声增强，开放受限；B.非标准的五腔心切面显示主动脉瓣增厚、回声增强；C.二尖瓣口水平左室短轴切面显示二尖瓣开放受限，瓣口面积约1.24 cm²；D.大动脉短轴切面显示主动脉瓣为3个瓣回声，瓣膜增厚、回声增强，瓣膜局部钙化；E.大动脉短轴切面显示主动脉瓣开放受限，瓣口面积减小，面积约为1.35 cm²；F.M型超声显示二尖瓣前叶活动曲线呈"城墙样"改变；G.CDFI显示二尖瓣口五彩镶嵌的快速血流；H.频谱多普勒显示二尖瓣口血流压差降半时间为180 ms，估测二尖瓣口面积为1.22 cm²；

图10-3-7 典型病例1患者的超声表现

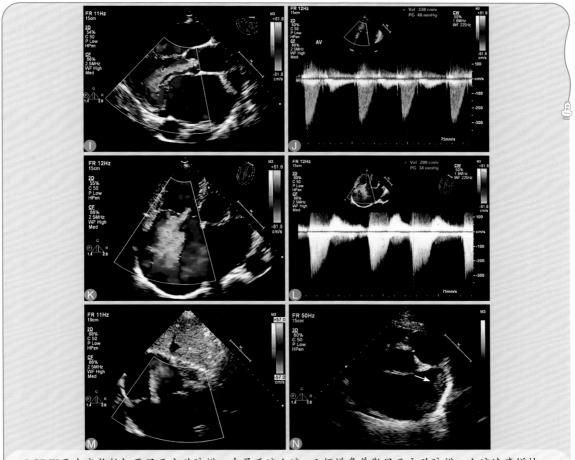

I.CDFI于左室长轴切面显示主动脉瓣口中量反流血流；J.频谱多普勒显示主动脉瓣口血流速度增快，血流速度为338 cm/s，跨瓣压差为46 mmHg；K.CDFI于四腔心切面显示三尖瓣口中量反流；L.频谱多普勒显示三尖瓣口反流血流速度为290 cm/s，压差为34 mmHg；M.CDFI于剑下两房心切面显示房间隔中部宽约6 mm的左向右分流的血流束；N.二维灰阶超声显示左心耳可见实性等回声的血栓。

图 10-3-7　典型病例 1 患者的超声表现（续）

　　超声诊断要点：本例患者为53岁男性，活动后胸闷15年，典型的二尖瓣面容，心尖区可闻及二尖瓣狭窄的舒张期杂音，主动脉瓣听诊区可闻及主动脉瓣狭窄的收缩期喷射性杂音。临床诊断怀疑联合瓣膜病变：二尖瓣及主动脉瓣狭窄。超声心动图检查：左房、右室增大及肺动脉增宽，二尖瓣增厚，回声增强，瓣膜粘连，瓣口开放受限，瓣口面积减小，二尖瓣前叶活动曲线呈"城墙样"改变；主动脉瓣增厚、钙化、瓣口面积减小，风湿性心脏病：二尖瓣中度狭窄，主动脉瓣中度狭窄并中度关闭不全诊断明确。对风湿性心脏病除了观察二尖瓣及主动脉瓣，还需注意以下几点：①评估瓣膜的狭窄及反流程度；②观察三尖瓣、肺动脉瓣病变情况、反流程度及估测肺动脉压力；③合并发热患者应仔细观察有无瓣膜赘生物；④观察左心耳有无血栓，尤其是对反流较轻的重度二尖瓣狭窄患者；⑤观察有无合并房间隔缺损、室间隔缺损等先天性心脏畸形。本例患者左心耳内可见实性等回声，CDFI显示三尖瓣瓣口中量反流血流，剑下两房心切面显示房间隔中部左向右分流的血流束，频谱多普勒显示三尖瓣口血流速度为290 cm/s，跨瓣压差为34 mmHg，提示合并：①左心耳血栓；②三尖瓣中度反流，轻度肺动脉高压；③先天性心脏病：房间隔小缺损。

病例2：患者女性，22岁，因"发现心脏杂音19年，头晕胸闷3月余"就诊。体格检查：心尖搏动点位于第5肋间左锁骨中线外侧0.8 cm处，心尖部可闻及3/6级舒张中晚期"隆隆样"杂音，右上肢血压为111/78 mmHg，左上肢血压为107/77 mmHg，右下肢血压为101/66 mmHg，左下肢血压为100/67 mmHg。临床诊断：二尖瓣狭窄（？）。超声检查：左房增大，左房前后径为38 mm，右室增大，右室前后径为27 mm，肺动脉增宽，肺动脉主干内径为25 mm，室壁运动良好，EF为70%；二尖瓣回声未见明显异常，瓣口开放受限，开放幅度约7.6 mm，二尖瓣前叶活动曲线呈"城墙样"改变，房间隔向右房内膨出，基底宽为32 mm，深度为12 mm；大动脉短轴切面显示二尖瓣口偏向右后方，开放面积约0.641 cm²，仅见后内侧一组乳头肌回声。多普勒超声检查：二尖瓣口可见五彩镶嵌的高速血流，血流峰值流速为250 cm/s，压力减半时间为368 ms，跨瓣压差为25 mmHg，估测开放面积约0.60 cm²，二尖瓣未见明显反流信号；主动脉峡部血流速度增快，峰值流速为255 cm/s，压差为26 mmHg；腹主动脉血流减慢，呈"小慢波"改变（图10-3-8）。

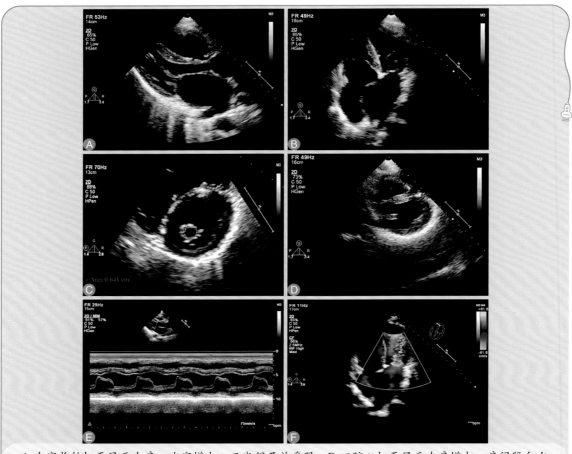

A.左室长轴切面显示左房、右室增大，二尖瓣开放受限；B.四腔心切面显示左房增大，房间隔向右房内膨出，二尖瓣开放受限；C.二尖瓣水平左室短轴切面显示二尖瓣瓣口面积减小，瓣口面积约为0.641 cm²；D.乳头肌水平左室短轴切面仅见后内侧一组乳头肌回声，前外侧乳头肌缺如；E.M型超声显示二尖瓣前叶活动曲线呈"城墙样"改变；F.CDFI显示二尖瓣口五彩镶嵌的高速血流；

图10-3-8 典型病例2患者的超声表现

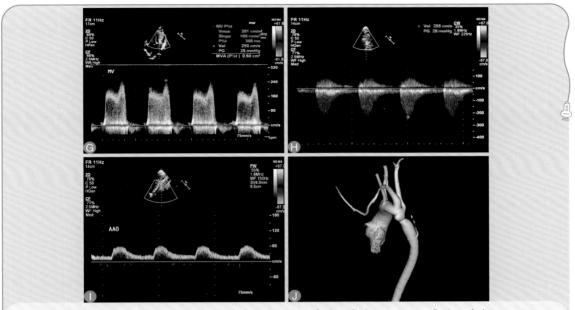

G.频谱多普勒显示二尖瓣口舒张期血流速度增快，血流峰值流速为250 cm/s，跨瓣压差为25 mmHg，压力减半时间为368 ms，估测开放面积约0.60 cm²；H.主动脉弓切面显示主动脉峡部血流速度增快，血流峰值流速为255 cm/s，压差为26 mmHg；I.腹主动脉血流频谱呈"小慢波"改变；J.CTA显示主动脉弓峡部狭窄。

图 10-3-8　典型病例 2 患者的超声表现（续）

超声诊断要点：患者女性，22岁，发现心脏杂音19年，心尖部可闻及3/6级舒张中晚期"隆隆样"杂音，上、下肢血压不一致。超声心动图检查：左房、右室增大，肺动脉增宽，二尖瓣回声未见明显异常，瓣口开放受限，瓣口面积明显减小，二尖瓣前叶活动曲线呈"城墙样"改变，结合病史、临床及超声表现，诊断为先天性心脏病：二尖瓣重度狭窄明确。先天性二尖瓣狭窄应注意以下几点：①评估瓣膜的狭窄程度及反流状况；②观察乳头肌数目，排外降落伞式二尖瓣，观察瓣上隔膜情况，排外瓣上环；③观察主动脉瓣及主动脉弓狭窄情况，排外Shone综合征；④排外房间隔缺损、室间隔缺损、动脉导管未闭等先天性心脏畸形。本例患者仅见后内侧一组乳头肌回声，主动脉峡部血流速度增快，峰值流速为255 cm/s，压差为26 mmHg；腹主动脉血流减慢，呈"小慢波"改变；考虑为Shone综合征。

（郭良云　　李　薇）

二、二尖瓣关闭不全

（一）临床与病理

1.疾病定义

二尖瓣关闭不全（mitral regurgitation，MR）是一种由二尖瓣关闭功能障碍，引起收缩期左室内血液反流至左房，导致左房和左室容量负荷增加，从而引起一系列血流动力学变化的疾病。

2.病因与病理生理

二尖瓣关闭不全的病因分为原发性（源于二尖瓣器质性病变）、继发性（因左室或左房的扩大或功能不全导致继发闭合不全）及混合性（合并原发性和继发性因素），常见病因可参考《中国成人心脏瓣膜病超声心动图规范化检查专家共识》，见表10-3-2。

表 10-3-2 二尖瓣关闭不全常见病因

分类与病因	举例
原发性	
退行性变或黏液样变性	老年退行性变、纤维弹性变性、马方综合征等
乳头肌或腱索断裂	急性心肌梗死
先天畸形	二尖瓣裂
感染性或风湿性病变	感染性心内膜炎、风湿性病变等
继发性	
缺血性二尖瓣关闭不全	后下壁心肌梗死
非缺血性二尖瓣关闭不全	扩张型心肌病、房颤等

二尖瓣关闭不全时，收缩期一部分血液自左室排入主动脉，另一部分血液可反流至低压的左房，左房除接受肺静脉回流的血液，还要接受二尖瓣口的反流血液，导致左房容量负荷增加，左房、肺静脉及肺动脉压力升高；舒张期左房内血液流入左室，使二尖瓣口血流量增加，左室容量负荷继之增大，室壁代偿性增厚及室壁运动代偿性增强，继之左室代偿性扩大，左室收缩功能减退，心排血量降低，最终引起左心衰竭；严重的二尖瓣关闭不全，左房压和肺静脉压显著升高，导致肺淤血和急性肺水肿。

3.临床表现

症状：轻度二尖瓣关闭不全患者多无明显症状，严重反流时由于有效每搏量不足而出现疲乏、软弱无力及呼吸困难等症状。部分急性严重二尖瓣关闭不全患者可出现急性左心功能衰竭症状，如端坐呼吸、咳嗽、咳粉红色泡沫痰等。

体征：心尖区闻及Ⅲ级以上的全收缩期"吹风样"杂音，杂音多向左腋下及左肩胛下区传导，吸气时增强。二尖瓣脱垂患者可闻及收缩晚期喀喇音。

（二）超声诊断要点

1.二维灰阶超声表现

（1）直接征象：可见二尖瓣瓣叶出现不同程度的增厚，回声增强，收缩期瓣叶对合不良；二尖瓣脱垂时可见二尖瓣前叶/后叶收缩期越过二尖瓣瓣环水平脱入左房（图10-3-9A）。腱索断裂时，二尖瓣呈"连枷样"改变，瓣尖上可见活动的"飘带样"回声，收缩期可见脱入左房的带状二尖瓣回声，舒张期消失。

（2）间接征象：左房、左室增大，肺静脉增宽（图10-3-9B）。

2.M型超声表现

二尖瓣脱垂时瓣叶活动曲线上CD段于收缩中晚期或全收缩期向后弓形凹陷呈"吊床样"

改变（图10-3-10）。

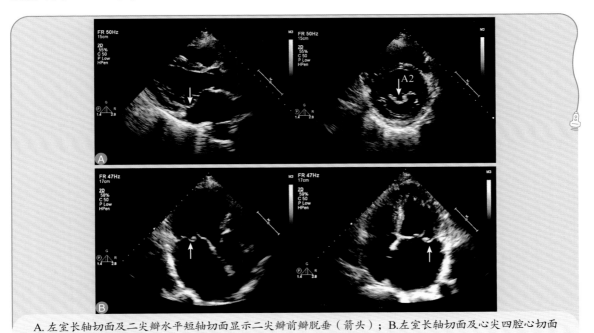

A. 左室长轴切面及二尖瓣水平短轴切面显示二尖瓣前瓣脱垂（箭头）；B. 左室长轴切面及心尖四腔心切面
显示二尖瓣后瓣脱垂（箭头），左房、左室增大。

图 10-3-9　二尖瓣前瓣及后瓣脱垂的超声表现

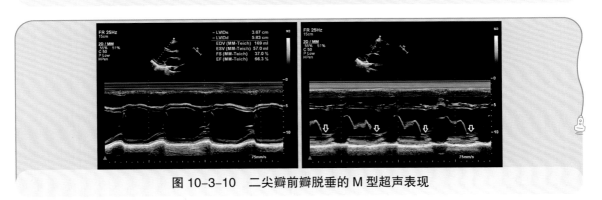

图 10-3-10　二尖瓣前瓣脱垂的 M 型超声表现

3. 多普勒超声表现

CDFI显示起自二尖瓣口至左房的异常反流信号，二尖瓣前叶脱垂，反流束朝向左房后壁；后叶脱垂则与之相反，反流束朝向左房的前壁。频谱多普勒于二尖瓣口探及收缩期负向反流频谱，肺静脉频谱可出现S波消失、D波峰值增大（图10-3-11）。

4. 二尖瓣病变Carpentier分区

目前临床和超声医师最常用Carpentier法对二尖瓣脱垂部位定位，根据二尖瓣解剖结构，后叶分为后外侧、中间侧和后内侧3个小叶，分别命名为P1区、P2区及P3区，二尖瓣前叶虽然本身没有小叶，与后叶对应的区域则命名为A1区、A2区、A3区，超声分区见图10-3-12。

5. 测量与判定

（1）二尖瓣关闭不全反流程度的定量评估

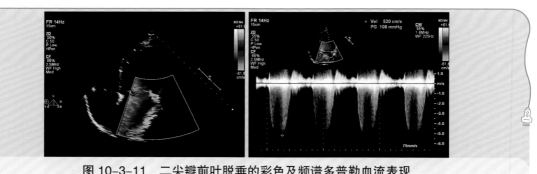

图 10-3-11   二尖瓣前叶脱垂的彩色及频谱多普勒血流表现

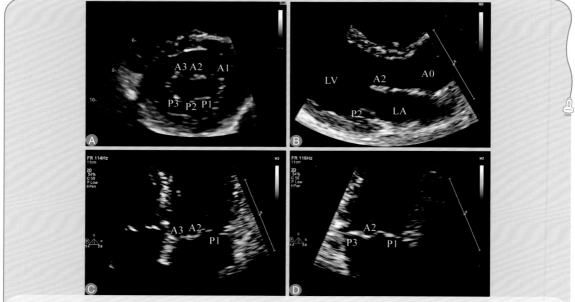

A.二尖瓣口水平左室短轴切面分区;B.左室长轴切面二尖瓣分区;C.心尖四腔心切面二尖瓣分区;
D.心尖两腔心切面二尖瓣分区。

图 10-3-12   二尖瓣脱垂部位的超声分区

1)根据彩色反流束长度分级,轻度:反流束局限在二尖瓣环附近;中度:反流束达左房中部;重度:反流束达左房顶部。优点:临床上应用较为广泛,简单、直观、重复性较好,测量误差小,尤其适用于同一患者的对照评估。缺点:受血流动力学变化、仪器速度量程和彩色增益的影响较大,容易导致瓣膜反流严重程度的高估或低估,不适用于二尖瓣关闭不全程度的精确评估。

2)根据最大反流束面积分级,轻度:反流束面积<4 cm²;中度:反流束面积为4~8 cm²;重度:反流束面积>8 cm²。优点:临床上应用较为广泛,简单、直观、重复性较好,测量误差小,尤其适用于同一患者的对照评估。缺点:受血流动力学变化、仪器速度量程和彩色增益的影响较大,容易导致瓣膜反流严重程度的高估或低估,不适用于二尖瓣关闭不全程度的精确评估,比如,当血压偏低的患者左房压力升高时,急性重度二尖瓣关闭不全可仅表现为少量偏心性反流面积;而当高血压患者左房压力增高时,轻度二尖瓣关闭不全也可出现较大的反流面积。

3）反流分数测定：对于单纯性二尖瓣反流患者，主动脉瓣口血流量加上二尖瓣口反流量等于二尖瓣口前向血流量，反流分数公式为RF=（MVF–AVF）/MVF，RF为反流分数，MVF为二尖瓣口舒张期血流量，AVF为主动脉瓣口收缩期血流量。常用反流分数评估标准：轻度反流为20%~30%，中度反流为30%~50%，重度反流＞50%。优点：对于反流量的评估都较为精确。缺点：测量较为烦琐，耗时长，合并主动脉瓣反流时容易产生测量误差。

4）PISA法测定反流量：二尖瓣关闭不全时，左室内大量血流通过狭小的反流口反流入左房，在反流口的左室侧形成血流会聚区。根据血流会聚区的大小，定量计算二尖瓣口有效反流面积及二尖瓣反流量，计算公式为$Q=2\times\pi\times R^2\times AV$，$EROA=Q/V_{max}$，式中Q为反流量（mL），EROA为有效反流口面积（cm^2），R为血流会聚区半径，AV为Nyquist速度（cm/s），V_{max}为二尖瓣反流峰值速度（cm/s）。根据反流量对反流程度进行分级标准：轻度<30 mL，中度为30~59 mL，重度≥60 mL。根据EROA对反流严重程度进行分级标准：轻度<0.20 cm^2，中度为0.20~0.39 cm^2，重度≥0.40 cm^2。优点：受血流动力学改变影响较小，对中心性、圆形反流口的MR评估较为精确。缺点：对反流口面积不规则者有失准确。

5）缩流颈测量：是半定量评估瓣膜反流严重程度的主要超声指标，需在高分辨率和放大条件下，多切面反复测量以获得最大径线，并注意测量时将反流束的瓣口会聚区、射流紧缩口及反流束面积显示在同一帧图像中；根据缩流颈宽度对反流程度进行分级标准：轻度<3 mm，重度≥7 mm，中度介于两者之间。优点：不受血流速度、压力差的影响，对中心性和偏心性反流的评估都较为准确。缺点：①血流动力学和心动周期的改变都会影响其测量结果；②不适用于多束反流或二尖瓣两侧联合处的反流；③对于心肌缺血引起的功能性反流，缩流及有效反流口并非为圆心，容易导致反流量的高估或低估。

（2）注意事项：①检查时应注意多切面观察二尖瓣的形态结构，推测其反流的病因和机制，评估反流程度；②同时注意有无合并其他疾病，如先天性二尖瓣裂应排查有无合并其他心内畸形；③二尖瓣瓣环为马鞍形，高点位于前后方，低点位于内外侧，正常人心尖四腔心切面二尖瓣瓣叶在收缩期可超过瓣环水平，因此只有在胸骨旁左室长轴切面和心尖左室长轴切面二尖瓣瓣叶位置高于瓣环时才能真正地反映瓣膜的脱垂；④对于瓣膜增厚≥5 mm的患者，需要排外赘生物。

关于二尖瓣关闭不全严重程度分级，可参照《中国成人心脏瓣膜病超声心动图规范化检查专家共识》，见表10-3-3。

6.操作手法要点与难点

检查中应尽量避免彩色增益、壁滤波、探头频率等因素影响反流束的显示，同时综合多项指标评估二尖瓣反流程度。左房顺应性和压力、左室压力及左室收缩功能会影响二尖瓣的反流程度，如部分心功能不全患者的反流程度易出现高估；当二尖瓣口出现偏心反流，反流面积和严重程度容易出现低估，此时应结合心腔大小及反流束宽度进行综合判断。

表 10-3-3　二尖瓣关闭不全严重程度分级标准

	项目	轻度反流	中度反流	重度反流
结构病变	二尖瓣结构	瓣器结构无异常或轻微病变	瓣器结构中度异常	严重、明显的瓣膜结构病变
	房室腔大小	正常	正常或轻度扩大	扩大
多普勒定性	彩色反流束面积	小、中心性、窄、短促	适中	大，中心性>50% 左房面积，偏心性较大面积冲击左房壁
	反流信号汇聚	不明显	中等	明显并持续全收缩期
	反流频谱	信号淡、不完整	中等	信号浓密、全收缩期、倒三角形
半定量参数	缩流颈宽度（cm）	<0.3	0.3~0.7	≥0.7
	肺静脉频谱	收缩期为主	正常或收缩期减弱	几乎无收缩期波或收缩期逆流
	二尖瓣前向频谱	A 峰为主	不定	E峰为主（>1.2 m/s）
定量参数	有效反流口面积（cm^2）	<0.20	0.20~0.39	≥0.40
	反流束面积（cm^2）	<4	4~8	>8
	反流容积（mL）	<30	30~59	≥60
	反流分数（%）	<30	30~49	≥50

7.鉴别诊断

随着超声仪器性能的不断进步，大部分正常人可发现二尖瓣的反流血流信号，病理性二尖瓣反流应与生理性二尖瓣反流鉴别：①前者多为偏心性反流；后者多为中心性反流；②前者反流信号较强，呈五彩镶嵌型；后者反流信号多微弱，范围局限，呈淡蓝色；③前者范围广泛，反流信号可达房顶部；后者范围局限，多局限于二尖瓣环附近；④前者占时较长，多持续全收缩期，且最大反流速度多>400 cm/s；后者占时短暂，一般不超过收缩中期，最大反流速度多<400 cm/s；⑤前者多继发左房、左室增大；后者房室腔大小多无改变。

（二）典型病例

病例1：患者男性，53岁，因"活动后胸闷气急3月余，加重半个月"入院。查体：心界向左下扩大，心尖区可闻及4/6级收缩期"吹风样"杂音。临床诊断：二尖瓣关闭不全（？）。超声心动图检查：左房增大，左房前后径为55 mm，左室增大，左室舒张末期内径为60 mm，室壁运动良好，EF为77%；二尖瓣回声未见明显异常，左室长轴切面显示收缩期二尖瓣后瓣脱入左房致关闭时可见5.4 mm的间隙；二尖瓣后瓣瓣尖可见细线状回声，随瓣膜运动飘动；M型超声显示二尖瓣后瓣活动曲线呈"吊床样"改变。多普勒超声检查：二尖瓣口可见大量贴着健侧瓣膜及心房壁的反流血流信号，反流速度为445 cm/s，跨瓣压差为79 mmHg（图10-3-13）。

超声诊断思路：①患者男性，53岁，活动后胸闷气急3月余，加重半个月；②心界向左下扩大，心尖区可闻及4/6级收缩期"吹风样"杂音；③超声心动图检查：左房、左室增大，收缩期二尖瓣后瓣脱入左房致关闭时可见5.4 mm的间隙；④二尖瓣后瓣活动曲线呈"吊床样"改变；⑤二尖瓣口可见大量贴着健侧心房壁的反流血流信号；⑥结合该患者病史、临床表现及典型的超声表现诊断为二尖瓣后瓣脱垂合并重度关闭不全明确。二尖瓣脱垂应注意观察以

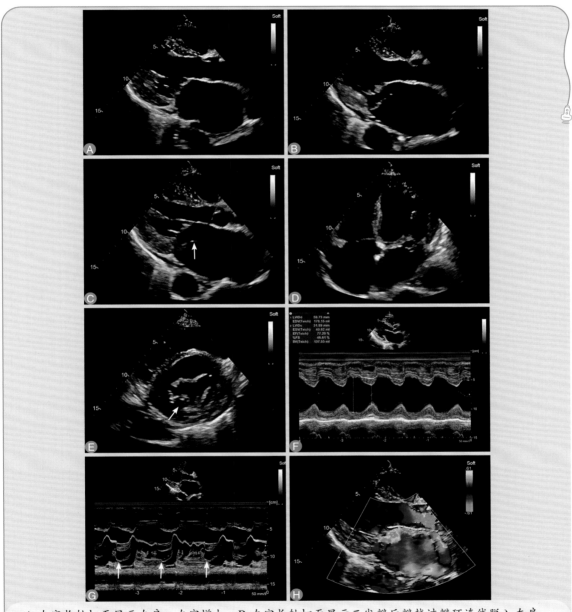

A.左室长轴切面显示左房、左室增大；B.左室长轴切面显示二尖瓣后瓣越过瓣环连线脱入左房；C.二尖瓣后瓣瓣尖可见细线状回声（箭头）；D.四腔心切面显示二尖瓣后瓣越过瓣环连线脱入左房；E.二维灰阶超声于二尖瓣口水平左室短轴切面显示二尖瓣后瓣脱垂部位于P3区（箭头）；F.M型超声显示左室增大，舒张末期内径为60 mm，EF为77%；G.M型超声显示二尖瓣后叶活动曲线呈"吊床样"改变（箭头）；H.CDFI于左室长轴切面显示紧贴左房前壁的偏心性反流；

图 10-3-13　典型病例1患者的超声表现

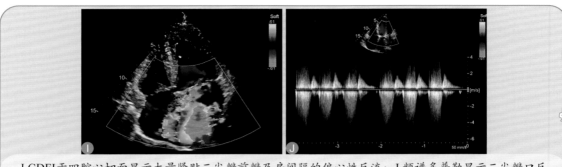

I.CDFI于四腔心切面显示大量紧贴二尖瓣前瓣及房间隔的偏心性反流；J.频谱多普勒显示二尖瓣口反流速度增快，峰速达445 cm/s，跨瓣压差为79 mmHg。

图10-3-13　典型病例1患者的超声表现（续）

下几点：①瓣膜有无增厚、钙化，排外风湿性心脏病；②观察乳头肌及腱索有无断裂；③观察室壁运动幅度变化，排外冠心病导致的乳头肌功能失调；④观察脱垂的部位并进行分区。本例患者二尖瓣后瓣瓣尖可见细线状回声，横切面显示脱垂部位位于后瓣内侧缘，考虑二尖瓣脱垂的原因为后瓣腱索断裂，脱垂的部位位于P3区。

　　病例2：患者男性，54岁，因"活动后胸闷气急2年余，加重3月余"入院。查体：心界向左下扩大，心尖区可闻及4/6级收缩期"吹风样"杂音。临床诊断：二尖瓣关闭不全（？）。超声心动图检查：左房增大，左房前后径为74 mm，左室增大，左室舒张末期内径为72 mm，室壁运动减弱，EF为47%；二尖瓣回声未见明显异常，四腔心切面显示收缩期后瓣脱入左房致关闭时可见5.8 mm的间隙，并于瓣尖可见细线状回声，随瓣膜运动飘动；心尖两腔心切面及大动脉短轴切面显示二尖瓣呈"双孔"改变，外侧孔后瓣可见细线状回声并脱入左房。多普勒超声检查：二尖瓣口可见两股血流反流入左房，其中内侧瓣口可见少量反流，外侧瓣口可见大量冲向房间隔的反流血流信号，另于三尖瓣口可见中量反流（图10-3-14）。

　　超声诊断思路：①患者男性，54岁，活动后胸闷气急2年余，加重3月余；②心界向左下扩大，心尖区可闻及4/6级收缩期"吹风样"杂音；③超声心动图检查：左房、左室明显增大，四腔心切面显示收缩期二尖瓣后瓣脱入左房致关闭时可见5.8 mm的间隙，心尖两腔心切面及大动脉短轴切面显示二尖瓣呈"双孔"改变；④四腔心切面显示大量紧贴房间隔的偏心性反流血流信号；⑤结合病史、临床表现及典型的超声表现诊断为先天性双孔二尖瓣，二尖瓣外侧瓣后瓣脱垂合并重度关闭不全明确。先天性双孔二尖瓣合并瓣膜脱垂应注意观察以下几点：①观察瓣膜有无增厚、钙化及瓣口开放幅度，排外瓣膜狭窄；②观察双孔二尖瓣的排列关系及脱垂的部位；③观察有无乳头肌及腱索断裂；④观察室壁活动度，排外冠心病导致的乳头肌功能失调；⑤询问二尖瓣脱垂修复病史，排外术后改变，该手术可能通过缝合二尖瓣前后瓣中部来减轻脱垂，从而形成人为的双孔。本例患者心尖两腔心切面及大动脉切面均显示外侧孔后瓣可见细线状回声并脱入左房，多普勒超声显示反流主要位于外侧瓣口，且反流紧贴房间隔，考虑脱垂的原因为外侧瓣后瓣腱索断裂，脱垂部位为外侧瓣后瓣。

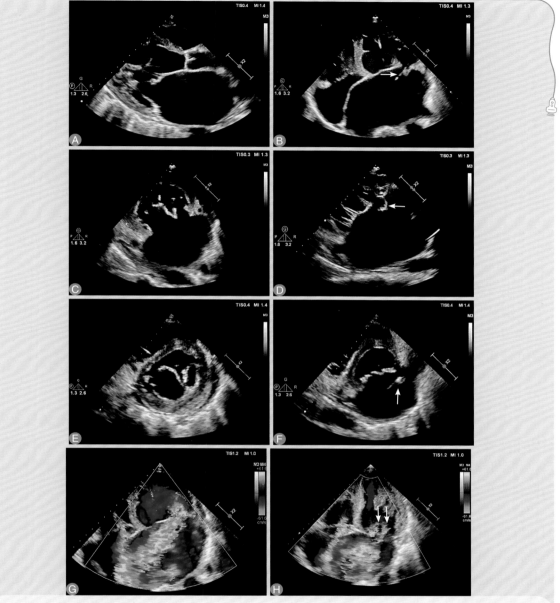

A.左室长轴切面显示左房、左室明显增大；B.心尖四腔心切面显示二尖瓣后瓣越过瓣环连线脱入左房，瓣尖可见细线状回声（箭头）；C.心尖两腔心切面显示二尖瓣为双孔；D.非标准的心尖两腔心切面显示双孔二尖瓣外侧瓣后瓣收缩期越过瓣环连线脱入左房（箭头）；E.二尖瓣口水平左室短轴切面显示二尖瓣为双孔，后内侧瓣口相对较大，前外侧瓣口相对较小；F.非标准的二尖瓣口水平左室短轴切面显示双孔二尖瓣外侧瓣后瓣脱垂（箭头）；G.心尖四腔心切面显示二尖瓣口大量紧贴房间隔的偏心性反流；H.非标准的四腔心切面显示二尖瓣口可见两股血流反流入左房（箭头），其中内侧瓣口可见少量反流，外侧瓣口可见大量反流血流信号，另于三尖瓣口可见中量反流；

图 10-3-14　典型病例 2 患者的超声表现

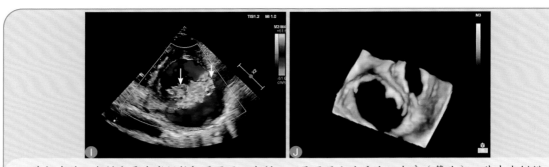

I.非标准的二尖瓣水平左室短轴切面显示二尖瓣口可见两股血流反流入左房（箭头），其中内侧瓣口可见少量反流，前外侧瓣口可见大量五彩镶嵌的反流血流信号；J.三维超声显示二尖瓣为双孔二尖瓣。

图10-3-14　典型病例2患者的超声表现（续）

（郭良云）

三、主动脉瓣狭窄

（一）临床与病理

1.定义

主动脉瓣狭窄（aortic stenosis，AS）是主动脉瓣开放幅度及开口面积减小，引起左室血液射出受阻的病理改变。

2.病因与病理生理

主动脉瓣狭窄的病因包括先天性主动脉瓣畸形和后天获得性主动脉瓣病变。

先天性主动脉瓣畸形是胚胎期瓣叶发育障碍所致，多见于儿童。根据畸形瓣叶的数量分为单叶瓣、二叶瓣、三叶瓣及四叶瓣畸形。二叶瓣畸形最常见，少数为单叶瓣、四叶瓣畸形，甚至有报道主动脉瓣五叶畸形，但极为罕见。先天性主动脉瓣畸形亦可为三叶瓣畸形，为联合部分离不佳所致，多数瓣膜功能正常，少数造成瓣口狭窄。

后天获得性主动脉瓣病变主要为风湿性和老年退行性变所致，多见于成年人。在我国目前以风湿性病变多见，但在欧洲和北美洲，以老年退行性变更为多见。风湿性主动脉瓣狭窄最突出的特点是结合部融合，沿瓣膜边缘增厚、钙化融合，形成一个三角形收缩期瓣口。此外，风湿性瓣膜病变通常首先侵犯二尖瓣。因此，风湿性主动脉瓣病变时常伴随二尖瓣的改变。老年退行性主动脉瓣病变最突出的特点是各瓣叶中央和基底部分钙化，结合点融合缺失，形成一个星状收缩期瓣口。

由于主动脉瓣狭窄，射血阻力增大，左室代偿性向心性肥厚，收缩增强，主动脉瓣口两侧出现明显压差，血流速度增快。升主动脉受快速血流冲击，可产生狭窄后扩张。晚期失代偿期可出现左室扩大。

3.临床表现

轻度主动脉瓣狭窄患者多无明显症状，重度主动脉瓣狭窄患者典型表现三联征为呼吸困难、心绞痛和晕厥。

呼吸困难：劳力性呼吸困难为患者常见的首发症状，随着病情发展，可出现阵发性夜间呼吸困难、端坐呼吸，主要由肺淤血所致；心绞痛：为重度主动脉瓣狭窄患者较常见的症状，常由运动诱发，休息后可缓解，主要由心肌缺血所致；晕厥：见于1/3的有症状患者，多在直立、运动中或运动后即刻发生，少数发生在休息时。

典型体征为粗糙而响亮的喷射性收缩期杂音，3/6级以上，向颈部传导，在胸骨右缘第1~2肋间听诊最清楚。

（二）超声表现

1.二维灰阶超声表现

1）直接征象：瓣膜形态根据狭窄的原因及严重程度而表现不同。后天获得性主要表现为瓣膜增厚、回声增强，可伴有钙化，瓣叶活动度小，开放受限，呈圆隆状，开放面积小。主动脉根部切面可显示先天性主动脉瓣畸形的不同形态：单叶瓣畸形表现为主动脉瓣开放时呈偏心或不偏心的环形，形态似为重叠的环。二叶瓣畸形表现为主动脉瓣仅见二叶，呈左右或前后排列（以左右常见），开放时呈棱形或鱼口状，关闭时呈哑铃状。四叶瓣畸形表现为主动脉瓣瓣叶及附着点增多，为四叶，开放时呈菱形，关闭时呈"田"字形（图10-3-15）。

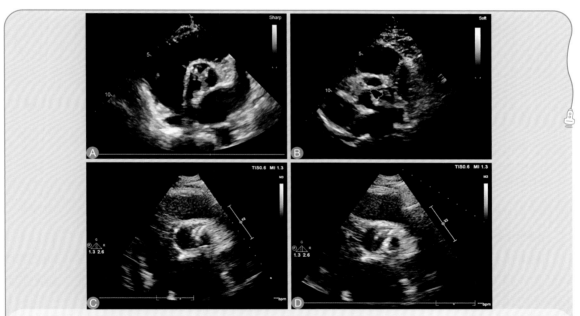

A、B.主动脉短轴切面显示主动脉瓣为三叶瓣，瓣膜增厚、回声增强，开放受限，开放面积缩小；C、D.主动脉短轴切面显示主动脉瓣为两叶，呈左右排列，瓣膜增厚、回声增强，开放受限，开放面积缩小。

图 10-3-15　主动脉瓣狭窄的二维灰阶超声表现

2）间接征象：严重狭窄可出现左室肥厚，晚期失代偿期可出现左室肥大。升主动脉可出现狭窄后扩张。

2.M型超声表现

M型超声可见瓣叶增厚、回声增强，有时可有多重回声，瓣口开放幅度减小。二叶瓣畸形时可见主动脉瓣关闭线偏离中心，靠近一侧主动脉壁（图10-3-16）。

3.彩色多普勒超声表现

左室长轴切面及心尖五腔心切面可显示收缩期通过狭窄瓣口的射流束呈五彩镶嵌血流，

并向升主动脉延伸（图10-3-17）。

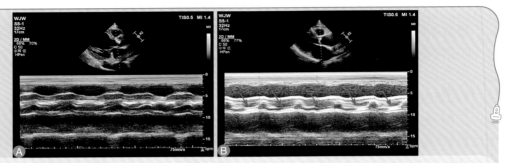

A. M型超声可见瓣叶增厚、回声增强，可见多重回声，瓣口开放幅度减小；B. M型超声可见瓣叶增厚、回声增强，可见多重回声，瓣口开放幅度减小。此外，还可见主动脉瓣关闭线偏离中心，靠近一侧主动脉壁，为主动脉瓣二叶畸形表现。

图 10-3-16　主动脉瓣狭窄的 M 型超声表现

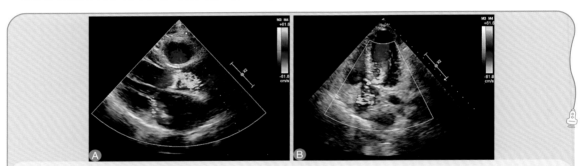

A. 左室长轴切面显示收缩期通过狭窄瓣口的射流束呈五彩镶嵌血流，并向升主动脉延伸；B. 心尖五腔心切面显示收缩期通过狭窄瓣口的射流束呈五彩镶嵌血流，并向升主动脉延伸。

图 10-3-17　主动脉瓣狭窄的 CDFI 表现

4. 频谱多普勒超声表现

频谱多普勒表现为收缩期、负向、单峰、充填的高速射流频谱，血流加速时间和射血时间延长，峰值后移，射血时间延长。血流速度一般在2.5 m/s以上，狭窄程度越重，血流速度越快（图10-3-18）。狭窄程度的评估方法详见"技能要点与难点"。

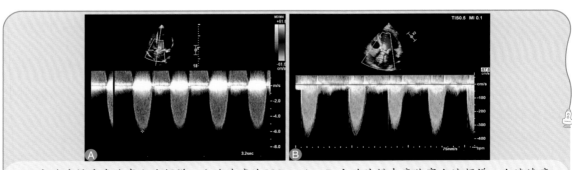

A. 主动脉瓣重度狭窄血流频谱，血流速度达589 cm/s；B. 主动脉瓣中度狭窄血流频谱，血流速度为369 cm/s。

图 10-3-18　主动脉瓣狭窄的频谱多普勒表现

（三）技能要点与难点

主动脉瓣狭窄程度的评估是超声检查的要点与难点。关于主动脉瓣狭窄严重程度分级，可参照《中国成人心脏瓣膜病超声心动图规范化检查专家共识》，见表10-3-4。

表 10-3-4　主动脉瓣狭窄严重程度分级标准

	轻度	中度	重度
峰值流速（m/s）	2.6~2.9	3.0~4.0	≥4.0
平均跨瓣压差（mmHg）	<20	20~40	≥40
主动脉瓣口面积（cm^2）	>1.5	1.0~1.5	<1.0
主动脉瓣口面积指数（cm^2/m^2）	>0.85	0.60~0.85	<0.60
速度比值	>0.50	0.25~0.50	<0.25

在理想条件下，应严格符合范围内的所有标准。在诊断不一致的情况下，应整合上述指标、其他影像资料及临床数据做出最终诊断。

在高跨瓣血流情况下，尽管峰值速度≥4.0 m/s，平均跨瓣压差≥40 mmHg，而实际瓣口面积≥1.0 cm^2。这可能是合并主动脉瓣反流或存在心内分流导致的。此种情况下，尽管瓣口面积未达到重度主动脉瓣狭窄的诊断阈值，但其血流动力学改变依然与重度左室压力负荷增加相吻合，仍可诊断为重度主动脉瓣狭窄。同时必须排除可逆性高排血量的情况，如发热、甲亢、贫血等。

伴有每搏量降低的左室收缩功能减退合并重度主动脉瓣狭窄时，尽管瓣口面积很小，但峰值流速和跨瓣压差可能较低。低剂量多巴酚丁胺负荷试验可能有助于鉴别真性重度主动脉瓣狭窄和假性重度主动脉瓣狭窄。

（四）鉴别诊断

1.主动脉瓣下与瓣上狭窄

在检查过程中应注意与主动脉瓣下及瓣上狭窄相鉴别。应从多切面观察主动脉瓣下是否有隔膜、环性肌型凸起或室间隔基底部肌型隆起（图10-3-19），主动脉瓣上是否有隔膜、肌型凸起及升主动脉发育不良。此外，主动脉瓣狭窄还可以同时合并主动脉瓣下和（或）瓣上狭窄。

（五）超声诊断思路

首先评估主动脉瓣瓣膜有无狭窄，可以通过二维灰阶超声观察主动脉瓣瓣膜形态结构，确定有无瓣膜粘连、钙化、开放受限，有无先天性瓣膜畸形。通过CDFI观察主动脉瓣口有无五彩镶嵌的前向血流。通过频谱测量主动脉瓣口的血流速度有无增快。其次根据测量的多项参数指标综合评估瓣膜狭窄程度，并通过对主动脉瓣形态的观察评估瓣膜狭窄的原因，除外主动脉瓣下、主动脉瓣上狭窄所致的瓣口血流增快。此外，还需进一步观察有无其他合并症，并评估心脏功能。

（六）典型病例

患者女性，80岁，因"反复胸闷10余年，加重3个月"入院。高血压病史10年。心电图提示左室高电压，完全性右束支阻滞，ST-T改变。血压134/68 mmHg，查体：心界不大，心率

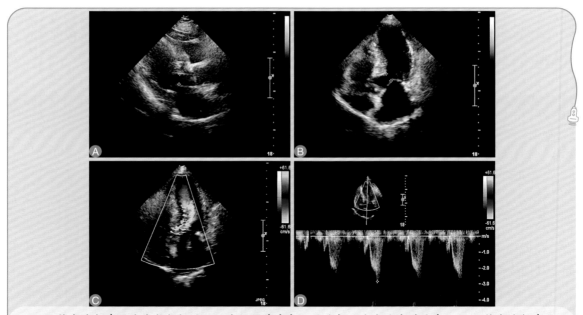

A. 二维灰阶超声于左室长轴切面显示室间隔基底部肌性隆起致左室流出道狭窄；B. 二维灰阶超声于心尖五腔心切面显示室间隔基底部肌性隆起致左室流出道狭窄；C. CDFI于心尖五腔心切面显示左室流出道内五彩血流；D. 频谱多普勒测量左室流出道血流速度增快，血流速度为284 cm/s。

图 10-3-19　主动脉瓣下狭窄的超声表现

78次/分，主动脉瓣听诊区可闻及3/4级喷射性收缩期杂音。临床诊断：主动脉瓣狭窄（？），高血压。超声检查：升主动脉增宽，内径为48 mm。室间隔及左室后壁增厚，室间隔厚约12 mm，左室后壁厚约12 mm，室壁运动尚可，EF60%。主动脉瓣增厚、回声增强，主动脉瓣为两叶且呈左前、右后排列，开放受限，开放幅度约为2.77 mm，开放面积约为0.38 cm^2。多普勒超声：主动脉瓣口血流峰值流速为608 cm/s，平均跨瓣压差为85 mmHg。二尖瓣、三尖瓣、主动脉瓣见轻度反流信号。舒张期二尖瓣口前向血流E/A=58/108（cm/s），e'/a'=2.9/9.3（cm/s）（图10-3-20）。

超声诊断要点：患者为老年女性，有多年的高血压病史。超声心动图提示左室增厚、左房增大，可用高血压解释。然而，超声心动图显示主动脉瓣增厚、钙化，升主动脉增宽，一定要注意观察主动脉瓣形态结构。主动脉短轴切面显示主动脉瓣增厚、回声增强，主动脉瓣为两叶且呈左前、右后排列，开放明显受限，因此，先天性主动脉瓣二叶畸形所致主动脉瓣狭窄诊断成立。根据实测主动脉瓣口开放面积为0.38 cm^2，多普勒超声测得主动脉瓣口血流峰值流速为608 cm/s，平均跨瓣压差为85 mmHg，可诊断主动脉瓣重度狭窄。

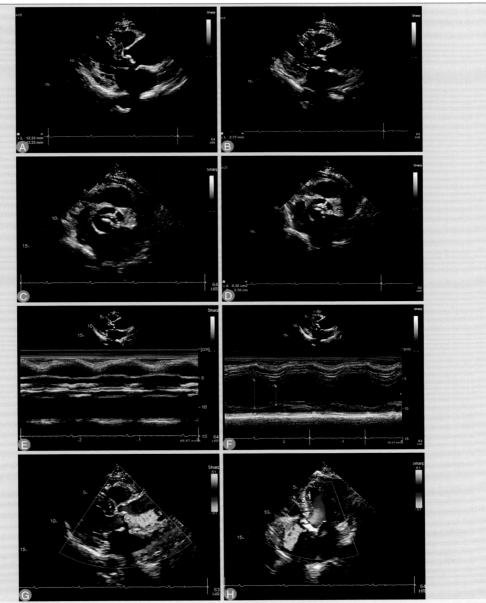

A.二维灰阶超声于左室长轴切面显示主动脉瓣增厚、回声增强，室间隔及左室后壁增厚；B.二维灰阶超声于左室长轴切面显示主动脉瓣开放明显受限；C.二维灰阶超声于主动脉短轴切面显示主动脉瓣为两叶，可见一嵴，瓣叶明显增厚、回声增强；D.二维灰阶超声于主动脉短轴切面显示收缩期主动脉瓣开放明显受限，开放面积为0.38 cm²；E.M型超声显示主动脉瓣瓣叶增厚、回声增强，可有多重回声，主动脉瓣关闭线偏离中心，靠近一侧主动脉壁；F.M型超声测量EF值为60%；G.CDFI于左室长轴切面显示收缩期通过狭窄瓣口的射流束呈五彩镶嵌血流，并向升主动脉延伸；H.CDFI于心尖五腔心切面显示收缩期通过狭窄瓣口的射流束呈五彩镶嵌血流，并向升主动脉延伸；

图10-3-20 先天性主动脉瓣二叶畸形并狭窄的超声表现

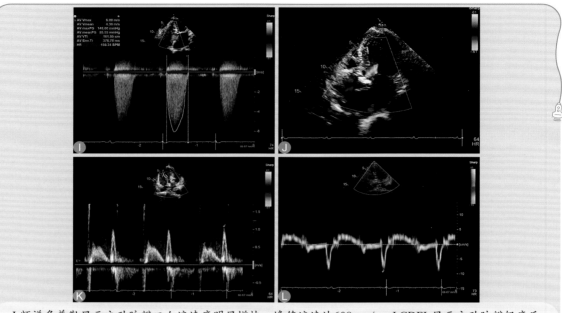

I.频谱多普勒显示主动脉瓣口血流速度明显增快，峰值流速达608 cm/s；J.CDFI 显示主动脉瓣轻度反流；K.频谱多普勒显示二尖瓣血流E<A；L.组织多普勒显示二尖瓣环e'<a'.

图 10-3-20　先天性主动脉瓣二叶畸形并狭窄的超声表现（续）

（王继伟　　杨璨莹）

四、主动脉瓣关闭不全

（一）临床与病理

1.定义

主动脉瓣关闭不全（aortic incompetence，AI）是由于主动脉瓣瓣叶关闭不良，舒张期主动脉内的血液反流入左室。

2.病因与病理生理

主动脉瓣关闭不全可由主动脉瓣瓣膜疾病或主动脉瓣环扩张导致，包括先天性和获得性病因，见表10-3-5。常见原因有老年性瓣膜钙化、风湿性瓣膜病、先天性二叶瓣畸形、感染性心内膜炎、主动脉夹层、马方综合征等。

表 10-3-5　主动脉瓣关闭不全的病因

病因	疾病
先天性瓣膜畸形	单叶瓣、二叶瓣、四叶瓣畸形等
获得性瓣膜疾病	老年性瓣膜钙化、感染性心内膜炎、风湿性心脏瓣膜病、放疗损伤等
先天性/遗传性主动脉根部疾病	主动脉窦瘤、结缔组织病（Loeys Dietz综合征、Ehlers-Danlos综合征、马方综合征等）
获得性主动脉根部疾病	特发性主动脉根部扩张、自身免疫性疾病（系统性红斑狼疮、强直性脊柱炎、多发性大动脉炎等）

　　ASE指南根据主动脉瓣反流的各种机制，对主动脉瓣关闭不全形态学病因进行分型，见图10-3-21。其中Ⅰ型包括4种亚型：Ⅰa亚型为窦管交界扩大，升主动脉扩张；Ⅰb亚型为主动脉窦及窦管交界扩张；Ⅰc亚型为主动脉瓣环扩张；Ⅰd亚型为主动脉瓣穿孔。Ⅱ型为主动脉瓣脱垂，Ⅲ型为主动脉瓣受限。

　　主动脉瓣关闭不全时，左室在舒张期除接受来自二尖瓣口的正常血液充盈外，还接受来自主动脉瓣口的异常反流血液，使得左室前负荷增加。在收缩期左室又将这部分额外的血液射入压力较高的升主动脉，因而左室的后负荷也增加。

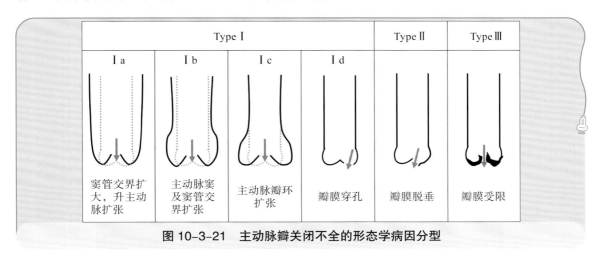

图 10-3-21　主动脉瓣关闭不全的形态学病因分型

3.临床表现

　　急性主动脉瓣关闭不全轻者症状多不明显，重者可出现突发呼吸困难、不能平卧、全身大汗、频繁咳嗽、咳白色或粉红色泡沫痰等急性左心衰竭的表现。

　　慢性主动脉瓣关闭不全可在较长时间无症状，最先的主诉常为与每搏量增加有关的心悸、心前区不适，晚期可出现左心衰竭的表现。

　　体征：心界向左下扩大，胸骨右缘第2肋间或胸骨左缘第3~4肋间可闻及舒张期"叹气样"杂音，呈高调递减型，患者坐位前倾呼气末时最为明显。重度主动脉瓣关闭不全者，因主动脉瓣大量反流影响二尖瓣开放，导致相对性二尖瓣狭窄，心尖区出现柔和、低调、递减型舒张中晚期"隆隆样"杂音（Austin-Flint杂音），股动脉可听到枪击音，将听诊器轻压股动脉可闻及双期杂音。

（二）超声表现

1.二维灰阶超声表现

　　二维灰阶超声可见主动脉瓣不同程度的增厚、回声增强，瓣叶对合不良。主动脉瓣脱垂时，舒张期瓣膜超过主动脉瓣瓣环的连线，凸向左室流出道（图10-3-22）。主动脉瓣严重受损时，脱垂的主动脉瓣可呈"连枷样"运动，活动幅度大。此外，还可出现左室增大、升主动脉扩张等表现。

2.M型超声表现

　　舒张期主动脉瓣不能充分关闭，常呈双线。右冠瓣病变时，主动脉瓣反流血液冲击二尖瓣前叶可致二尖瓣前叶舒张期活动曲线出现震颤（图10-3-23）。

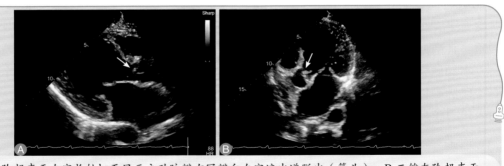

A.二维灰阶超声于左室长轴切面显示主动脉瓣右冠瓣向左室流出道脱出（箭头）；B.二维灰阶超声于心尖五腔心切面显示主动脉瓣右冠瓣向左室流出道脱出（箭头）。

图 10-3-22　主动脉瓣脱垂致关闭不全的二维灰阶超声表现

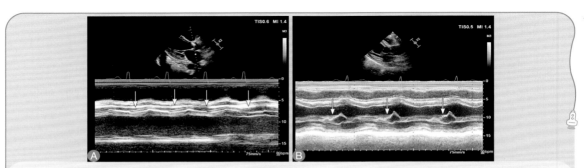

A.M型超声显示舒张期主动脉瓣不能充分关闭，呈双线（箭头）；B.M型超声显示右冠瓣脱垂时二尖瓣前叶舒张期活动曲线出现震颤（箭头）。

图 10-3-23　主动脉瓣关闭不全的 M 型超声表现

3.彩色多普勒超声表现

CDFI可直接显示舒张期起源于主动脉瓣的五彩镶嵌反流束，并向左室流出道延伸（图10-3-24）。

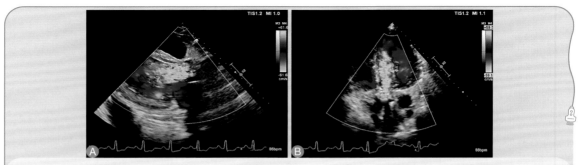

A.CDFI于左室长轴切面显示起源于主动脉瓣的五彩镶嵌反流束向左室流出道延伸；B.CDFI于心尖五腔心切面显示起源于主动脉瓣的五彩镶嵌反流束向左室流出道延伸。

图 10-3-24　主动脉瓣关闭不全的CDFI 表现

4.频谱多普勒超声表现

频谱多普勒可记录左室流出道舒张期反流频谱，持续整个舒张期，略呈梯形图像，内部填充，血流峰值速度一般>4 m/s。可测量反流频谱的压力减半时间，辅助评估主动脉瓣关闭不全程度。此外，还可测量近端降主动脉频谱，观察舒张期逆流情况，辅助评估主动脉瓣关闭不全程度（图10-3-25）。

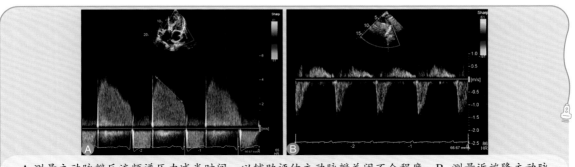

A.测量主动脉瓣反流频谱压力减半时间，以辅助评估主动脉瓣关闭不全程度；B.测量近端降主动脉频谱，观察舒张期逆流情况，辅助评估主动脉瓣关闭不全的程度。

图10-3-25　主动脉瓣关闭不全的频谱多普勒超声表现

（三）技能要点与难点

主动脉瓣关闭不全程度的评估是超声检查的要点与难点。关于主动脉瓣关闭不全严重程度分级，可参照《中国成人心脏瓣膜病超声心动图规范化检查专家共识》（表10-3-6）。在检查过程中，可结合多个指标进行综合分析，不应局限于单个指标。

表 10-3-6　主动脉瓣反流程度的分级标准

项目		轻度	中度	重度
结构	主动脉瓣叶	正常或异常	正常或异常	异常、连枷或宽对合间隙
	左室大小	正常（除其他原因导致的左室扩大）	正常或扩大	通常扩大（除急性外）
多普勒定性参数	血流汇聚现象	无或很小	介于中间	明显
	反流束连续多普勒频谱密度	淡或不完全	密集	密集
	压力减半时间（ms）	慢，>500	200~500	陡，<200
	近端降主动脉内舒张期逆流	短轴，舒张早期逆流	介于中间	显著的全舒张期逆流
半定量参数	缩流颈宽度（cm）	<0.3	0.3~0.6	>0.6
	反流束宽度/左室流出道宽度	<25%	25%~64%	≥65%
	反流束面积/左室流出道面积	<5%	5%~59%	≥60%
定量参数	反流容积（mL）	<30	30~59	≥60
	反流分数	<30%	30%~49%	≥50%
	有效反流口面积（cm²）	<0.10	0.10~0.29	≥0.30

（四）鉴别诊断

主动脉-左室隧道是一种非常少见的先天畸形，是指主动脉与左室之间存在主动脉瓣旁的异常交通，主动脉侧开口一般位于右冠窦上方，左室侧通常位于主动脉瓣下的左室流出道。二维灰阶超声可显示隧道开口的位置和形态，通常从左室长轴切面观察，表现为主动脉根部与左室流出道间的异常通道，CDFI显示收缩期左室血液经隧道进入主动脉，舒张期主动脉血流经隧道流向左室。主动脉-左室隧道的逆向血流位于主动脉瓣旁，可与主动脉瓣反流相鉴别（图10-3-26）。

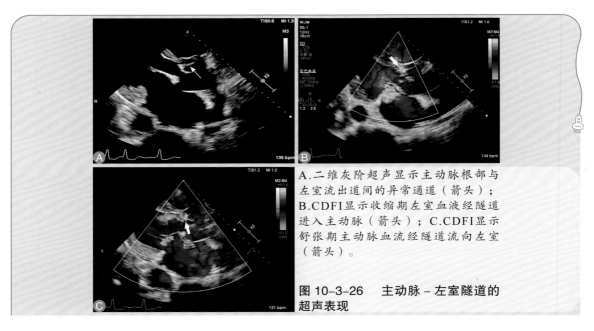

A.二维灰阶超声显示主动脉根部与左室流出道间的异常通道（箭头）；B.CDFI显示收缩期左室血液经隧道进入主动脉（箭头）；C.CDFI显示舒张期主动脉血流经隧道流向左室（箭头）。

图10-3-26　主动脉-左室隧道的超声表现

（五）超声诊断思路

二维灰阶超声对主动脉瓣关闭不全诊断和严重程度评估的敏感度较低，主动脉瓣关闭不全的准确诊断及严重程度评估主要依赖于彩色多普勒超声。但二维灰阶超声对寻找主动脉瓣关闭不全发生原因有重要价值。当CDFI显示主动脉瓣有反流时，首先通过二维灰阶超声观察主动脉瓣膜形态结构，明确瓣膜有无钙化、脱垂及先天畸形，了解有无先天性或获得性主动脉根部疾病导致主动脉瓣环扩张。其次通过多切面观察及多种方式评估主动脉瓣反流程度。此外，还需进一步观察有无其他合并症，并评估心脏功能。

（六）典型病例

患者男性，53岁，因"活动后胸闷气促1年，加重1个月"入院。既往高血压病史10余年。心电图提示窦性心律，左室高电压，ST-T改变。血压130/58 mmHg，查体：心界向左下扩大，心率80次/分，心律齐，主动脉瓣听诊区可闻及4级粗糙的喷射性收缩期杂音及舒张期"叹气样"杂音。临床诊断：①主动脉瓣狭窄并关闭不全；②左心功能不全；③高血压。超声心动图检查：左房、左室增大，左房前后径为52 mm，左室舒张末径为67 mm，左室收缩末径为48 mm。室间隔及左室后壁增厚，室间隔厚约为12 mm，左室后壁厚约为12 mm，室壁运动偏低，EF为52%，升主动脉"瘤样"扩张，内径约为51 mm，主动脉瓣为两叶且呈左前、右后排列，右后侧瓣膜舒张期超过瓣环连线，凸向左室流出道。多普勒超声显示主动脉瓣前向血流速度约为389 cm/s。主动脉瓣可见重度反流，主动脉瓣反流压力减半时间为260 ms，降主动脉血流频谱显示全舒张期反流信号。二尖瓣可见轻中度反流，频谱多普勒显示舒张期二尖瓣口前向血流E/A=122/39 cm/s；组织多普勒显示二尖瓣环e'/a'=5.7/3.8cm/s（图10-3-27）。

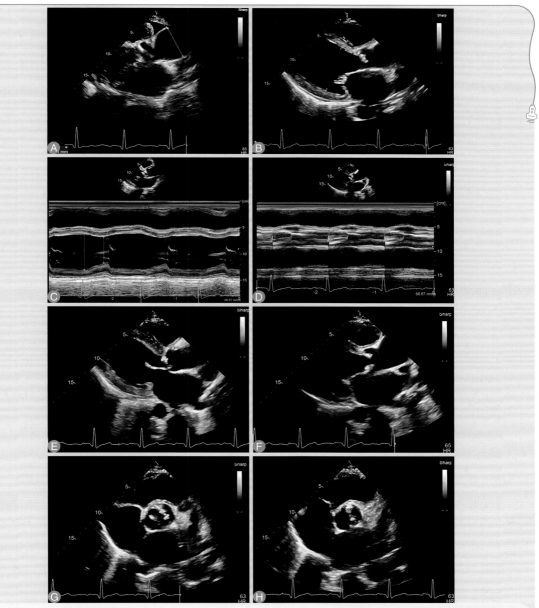

A.二维灰阶超声于左室长轴切面显示升主动脉"瘤样"扩张，内径约为51 mm；B.左室长轴切面显示室间隔和左室后壁增厚，室间隔厚约为12 mm；C.M型超声测量左室增大，收缩功能偏低，EF为52%；D.M型超声显示主动脉瓣增厚、回声增强，可见多重回声，舒张期不能充分关闭，呈双线；E.左室长轴切面显示主动脉瓣靠右侧瓣膜，舒张期超过瓣环连线，凸向左室流出道；F.左室长轴切面显示收缩期主动脉瓣开放受限；G.主动脉瓣短轴切面显示主动脉瓣增厚、回声增强，主动脉瓣为两叶且呈左前、右后排列；H.主动脉瓣短轴切面显示舒张期左前侧瓣膜可清晰显示，右后侧瓣膜因脱垂显示不清；

图 10-3-27　先天性主动脉瓣二叶畸形并脱垂致关闭不全的超声表现

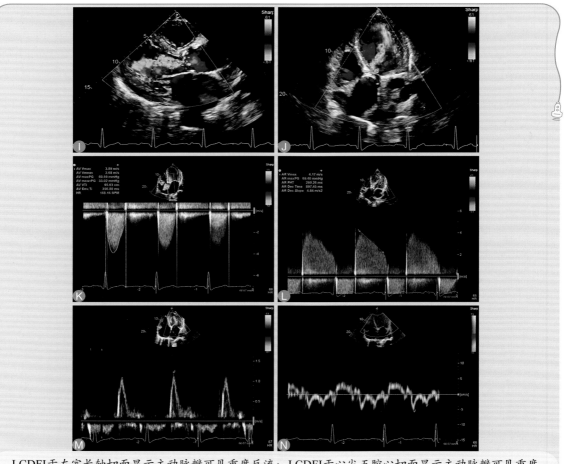

I.CDFI于左室长轴切面显示主动脉瓣可见重度反流；J.CDFI于心尖五腔心切面显示主动脉瓣可见重度反流；K.频谱多普勒显示收缩期主动脉瓣口血流速度增快，血流速度约为389 cm/s，平均跨瓣压差为33 mmHg；L.频谱多普勒显示舒张期主动脉瓣口反流频谱，反流压力减半时间为260 ms；M.频谱多普勒显示舒张期二尖瓣口前向血流E/A=122/39 cm/s；N.组织多普勒显示二尖瓣环e'/a'=5.7/3.8 cm/s。

图10-3-27　先天性主动脉瓣二叶畸形并脱垂致关闭不全的超声表现（续）

超声诊断要点：患者为中老年男性，活动后胸闷气促1年，加重1个月入院。心界向左下扩大，主动脉瓣听诊区可闻及4级粗糙的喷射性收缩期杂音及舒张期"叹气样"杂音，临床考虑主动脉瓣狭窄并关闭不全。超声检查首先发现左房、左室增大，左室壁肥厚，升主动脉"瘤样"扩张，进一步寻找原因，发现主动脉瓣增厚、钙化，为两叶，呈左前、右后排列，开放受限，关闭时右后侧瓣膜超过瓣环连线，凸向左室流出道，CDFI检查发现主动脉瓣可见重度反流，频谱多普勒测得主动脉瓣口血流速度约为389 cm/s，主动脉瓣反流压力减半时间为260 ms，因此，超声考虑主动脉瓣二叶畸形合并中度狭窄及重度关闭不全。该患者随后于心脏大血管外科行主动脉瓣置换术及升主动脉置换术，术中证实主动脉瓣二叶畸形合并瓣膜狭窄及关闭不全。

（王继伟　　杨璨莹）

五、人工瓣膜

（一）人工瓣膜种类

目前，应用于临床治疗的人工心脏瓣膜根据材料分为生物瓣和机械瓣，根据放置路径分为外科瓣膜和介入瓣膜。

1.生物瓣

生物瓣是指完全或主要采用生物材料所制成的人造心脏瓣膜。生物瓣通常由3个在解剖结构上近似人体主动脉瓣的生物瓣叶组成，其瓣叶通常是用猪或者牛、马的心包膜加以塑形，模拟正常瓣叶结构。根据有无支架又分为带支架生物瓣和无支架生物瓣，无支架生物瓣的血流动力学优于带支架生物瓣。但是带支架生物瓣的手术置入比较简单，只需将缝合环直接缝在瓣环上即可；而无支架生物瓣因为没有瓣架支撑，外科置入比较困难（图10-3-28）。

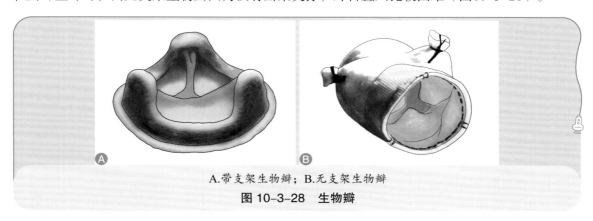

A.带支架生物瓣；B.无支架生物瓣

图10-3-28 生物瓣

2.机械瓣

机械瓣全部由人工材料制成，其发展历程包括第1代球笼瓣、第2代单叶侧倾碟瓣、第3代双叶碟瓣（图10-3-29）。第1代球笼瓣构造简单、启闭稳定，但由于中心血流受阻，血流动力学性能差。第2代单叶侧倾碟瓣在开放时向一侧倾斜，形成一大一小的两个开口，形成两束血流，大口通过70%的血流量，血流动力学性能较好，小口通过30%的血流量，下游有较大的滞留区，血流动力学性能差。第1代和第2代机械瓣容易出现血栓风险。目前临床上主要使用的是第3代双叶碟瓣：2个半圆形瓣叶似两扇门均可自由启闭，开放时形成两大股边缘性和一

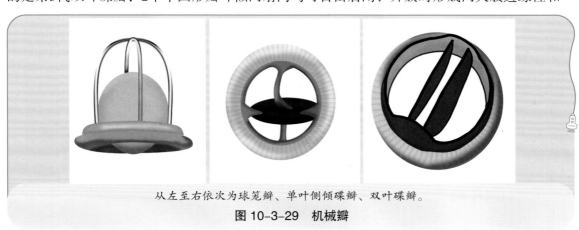

从左至右依次为球笼瓣、单叶侧倾碟瓣、双叶碟瓣。

图10-3-29 机械瓣

小股中心性总共3束血流，有效瓣口面积较大，跨瓣压差小，血栓栓塞概率低。

3.介入瓣

介入瓣属于带支架生物瓣，是随着介入心脏病学的迅速发展而产生的微创介入心脏瓣膜（图10-3-30）。目前临床使用的为主动脉瓣介入瓣膜，主要用于治疗高危而无法行外科瓣膜置换术的主动脉瓣狭窄患者。介入瓣由一个大型支架和生物瓣组成，大型支架主要起固定和支撑作用，生物瓣缝于其上，掌管血流的出入。根据打开方式，可以分为球囊扩张式介入瓣膜、自扩式介入瓣膜和机械扩张瓣膜，前两种应用最多。

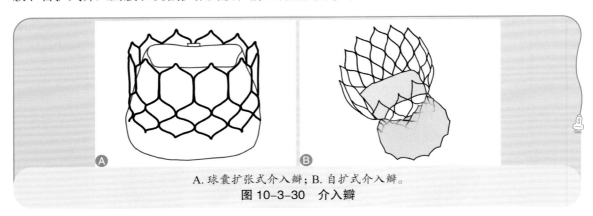

A.球囊扩张式介入瓣；B.自扩式介入瓣。

图10-3-30　介入瓣

（二）人工心脏瓣膜的正常超声表现

1.二维灰阶超声表现

二维灰阶超声主要表现为：①单叶侧倾碟瓣可见1个碟片，开放时形成2个瓣口（图10-3-31）；②双叶碟瓣可见2个碟片，开放时形成3个瓣口（图10-3-32）；③与机械瓣相比，目前常用的带支架的生物瓣的瓣架更高，呈"三脚皇冠样"，虽然也有金属声影，但不如机械瓣明显。生物瓣有3个瓣叶，灰阶图像可见瓣架内纤细的瓣膜活动，与正常的瓣膜相似或略增厚（图10-3-33）。

2.彩色多普勒超声表现

CDFI可显示人工瓣口的血流形式。单叶侧倾碟瓣开放时可见两束血流；双叶碟瓣开放时形成两大股边缘性和一小股中心性总共3束血流（图10-3-34）；但是在TTE检查中，由于受

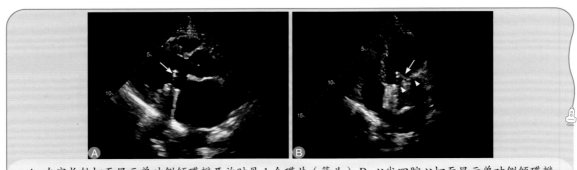

A.左室长轴切面显示单叶侧倾碟瓣开放时见1个碟片（箭头）；B.心尖四腔心切面显示单叶侧倾碟瓣开放时见1个碟片（箭头），形成2个瓣口（三角形）。

图10-3-31　单叶侧倾碟瓣的二维灰阶超声表现

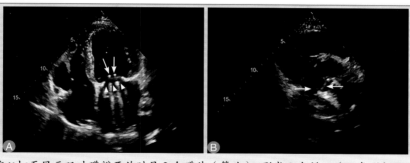

A. 心尖四腔心切面显示双叶碟瓣开放时见2个碟片（箭头），形成3个瓣口（三角形）；B. 二尖瓣短轴切面显示双叶碟瓣2个瓣叶（箭头）。

图 10-3-32　双叶碟瓣的二维灰阶超声表现

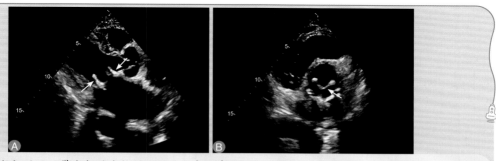

A. 左室长轴切面显示带支架的生物瓣，周边为高回声的瓣架（箭头），内部纤细的瓣膜；B. 二尖瓣短轴切面显示收缩期关闭状态下的生物瓣，3个瓣叶关闭时呈"Y型"（箭头）。

图 10-3-33　带支架的生物瓣的二维灰阶超声表现

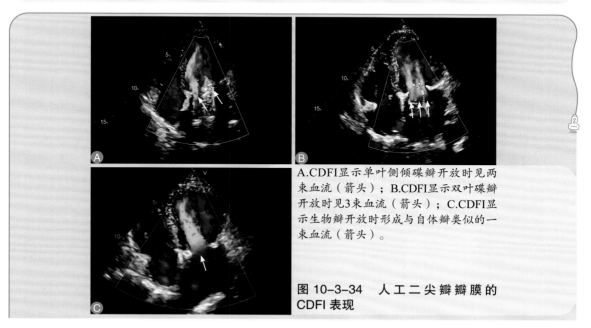

A.CDFI显示单叶侧倾碟瓣开放时见两束血流（箭头）；B.CDFI显示双叶碟瓣开放时见3束血流（箭头）；C.CDFI显示生物瓣开放时形成与自体瓣类似的一束血流（箭头）。

图 10-3-34　人工二尖瓣瓣膜的 CDFI 表现

到彩色外溢作用的影响，血流束界线常常不是很分明。生物瓣开放时则表现为与自体瓣类似的一束血流。频谱多普勒可测量人工瓣口的血流速度、计算跨瓣压差、评估有效瓣口面积等（图10-3-35）。正常人工瓣膜血流参数见表10-3-7。

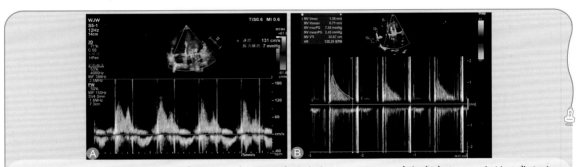

A. 窦性心律患者人工二尖瓣正常血流频谱，血流峰值速度 131 cm/s；B. 房颤患者人工二尖瓣正常血流频谱，血流峰值速度 138 cm/s。

图 10-3-35　人工二尖瓣的频谱多普勒超声表现

（三）人工瓣膜并发症

人工瓣膜并发症根据产生机制分为内源性和外源性，外源性因素主要为瓣膜选择不当或其他因素，内源性因素主要是瓣膜结构损坏。常见的并发症有瓣周漏、人工瓣膜狭窄、人工瓣卡瓣、人工瓣膜脱位等。

表 10-3-7　正常人工瓣膜参数

参数	正常人工主动脉瓣	正常人工二尖瓣
峰值流速（m/s）	<3	<1.9
平均压差（mmHg）	<20	<5
血流加速时间（AT）	<80	
瓣口前向射流频谱形态	三角形，早期达峰	
有效瓣口面积（EOA）	>1.2	>2
多普勒速度指数（DVI =V_{LVOT}/V_{prAV}）	>0.3	
VTI_{prMV}/VTI_{LVOT}		<2.2

1.瓣周漏

瓣周漏是指人工瓣与人体自身瓣环之间存在残余漏口。常见于缝合不当、缝线松动或断裂、心内膜炎侵蚀瓣周等。轻度的瓣周漏不一定有血流动力学意义，但中、重度瓣周漏可导致心力衰竭、溶血性贫血、瓣膜脱落等不良事件，需再次手术。

超声表现：较小的瓣周漏在二维灰阶超声可能无明显异常表现，较大的瓣周漏在二维灰阶超声图像上可以直接显示出瓣周（人工瓣与瓣环间）的裂隙，CDFI显示反流束起自瓣周（人工瓣与瓣环间）的裂隙处（图10-3-36）。

2.瓣膜脱位

瓣膜脱位包括完全脱位和不完全脱位。完全脱位表现为瓣环位置未见人工瓣的强回声，二尖瓣位人工瓣多于左房及左室内探及，主动脉瓣位人工瓣多于左室和主动脉腔内，甚至于腹主动脉腔内探及；不完全脱位表现为人工瓣的位置移动及形态改变，但未完全脱离瓣环部位，可出现明显的反流或瓣口阻塞等人工瓣功能异常的表现，伴有相应心腔的扩大（图10-3-37）。

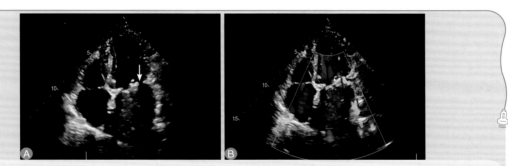

A. 心尖四腔心切面显示人工瓣周（人工瓣与瓣环间）裂隙样无回声（箭头）；B.CDFI显示收缩期瓣周反流。

图 10-3-36 人工二尖瓣瓣周漏的超声表现

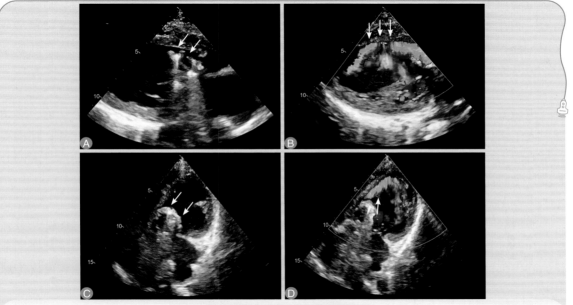

A.左室长轴切面显示人工主动脉瓣位置异常，大部分位于左室流出道内（箭头）；B.CDFI显示舒张期人工主动脉瓣周重度反流（箭头）；C. 心尖五腔心切面显示人工主动脉瓣位置异常，大部分位于左室流出道内（箭头）；D.CDFI显示舒张期人工主动脉瓣周重度反流（箭头）。

图 10-3-37 人工主动脉瓣半脱位的超声表现

3.人工瓣膜狭窄

由于人工瓣的结构原因，机械瓣的跨瓣压差均高于自然瓣膜。机械瓣狭窄常由血栓、血管翳、赘生物等导致，生物瓣狭窄常由瓣膜钙化、粘连引起。血栓形成常见于术后不规律服用抗凝药及停用抗凝药。血栓的回声强度取决于血栓形成的时间。新鲜血栓回声较弱，不易显示；陈旧血栓回声较强，不易与机械瓣强回声的瓣叶或瓣环相区别，TEE对血栓的显示优于TTE。血管翳的形成与自身组织相容性有关，多发生于机械瓣，不随血流摆动，超声多显示为高回声，与瓣环回声相似。生物瓣膜的狭窄类似于自体瓣膜狭窄的表现：瓣膜增厚、回声增强，瓣膜开放受限，开放面积减小（图10-3-38）。

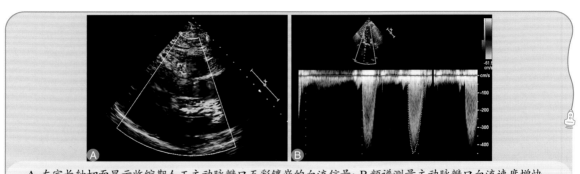

A.左室长轴切面显示收缩期人工主动脉瓣口五彩镶嵌的血流信号；B.频谱测量主动脉瓣口血流速度增快。

图10-3-38 人工主动脉瓣狭窄的超声表现

4.卡瓣

卡瓣属于人工瓣膜严重的功能不良，突然卡瓣可造成严重的血流动力学障碍。血栓、血管翳、赘生物等因素均可造成机械瓣卡瓣，使瓣膜活动完全或部分受限，导致瓣口狭窄或反流。超声表现为动态观察发现人工瓣膜的瓣叶停顿不开放或人工瓣膜的瓣叶虽有开放动作，但开放幅度或持续时间异常。

（四）技能要点及难点

机械瓣和生物瓣的支架声影可能会影响超声对人工瓣的观察。因此，需要多切面、多角度对人工瓣位置、回声、启闭活动等进行观察，测量人工瓣血流动力学参数。此外，还需要测量心腔大小、心功能等指标，观察有无心包积液、有无异常血流等情况，从而对患者的心脏进行全面评估。

（五）典型病例

病例1：患者男性，36岁，因"主动脉瓣置换术后1年、胸闷半年"入院，心率132次/分，血压142/68 mmHg。体格检查：叩诊心界向左侧扩大，主动脉瓣听诊区闻及4~5级舒张期杂音，心尖部闻及2级收缩期杂音。心电图显示窦性心动过速、ST-T改变、完全性右束支传导阻滞。

超声检查：左房、右房、左室增大，左房前后径为41 mm，右房左右径为46 mm，左室舒张末径为79 mm，左室收缩末径为64 mm，左室壁厚度正常，动度减低，射血分数为39%，主动脉窦部增宽，内径为43 mm，多切面探查见人工主动脉瓣仅部分（约1/3）固定于瓣环上，其余部分活动度大，随心动周期在主动脉口明显摆动，频谱多普勒测得人工主动脉瓣瓣口血流速度为240 cm/s，跨瓣压差为23 mmHg，CDFI于人工主动脉瓣瓣周可见重度反流血流信号（图10-3-39）。

超声诊断要点：患者既往有主动脉瓣置换术史，现因胸闷、气促再次入院，查体见心界扩大，主动脉瓣听诊区闻及4-5级杂音，临床考虑人工主动脉瓣瓣周漏可能。超声显示人工主动脉瓣仅部分（约1/3）固定于瓣环上，其余部分活动度大，随心动周期在主动脉口明显摆动，CDFI于人工主动脉瓣瓣周可见重度反流血流信号。超声考虑人工主动脉瓣半脱位。该患者未选择于我院再次进行手术治疗，转至其他医院。

病例2：患者女性，45岁，因"活动后胸闷伴双下肢水肿2周，加重伴呕吐1周"入院，既往1年前有二尖瓣机械瓣置换术史，未定期复查彩超及监测INR。心率54次/分，血压

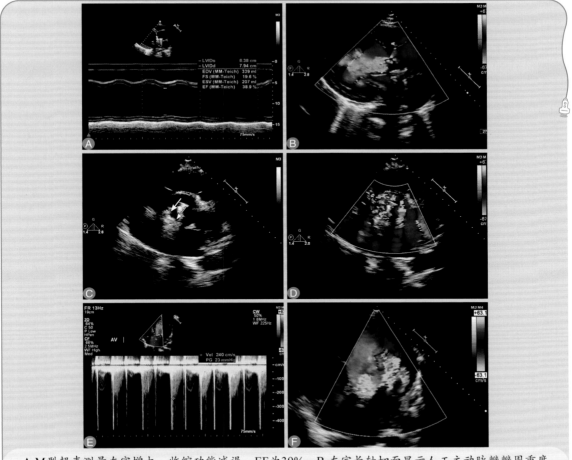

A.M型超声测量左室增大，收缩功能减退，EF为39%；B.左室长轴切面显示人工主动脉瓣瓣周重度
反流；C.主动脉短轴切面显示人工瓣仅部分附着于瓣环上（箭头），其余部分游离于主动脉口；
D.CDFI显示主动脉短轴切面人工瓣瓣周重度反流；E.频谱多普勒显示人工主动脉瓣血流峰值流速为
240 cm/s；F.CDFI显示五腔心切面人工瓣周重度反流。

图 10-3-39 人工主动脉瓣半脱位的超声表现

110/62 mmHg。体格检查：心律绝对不齐，第一心音强弱不等，心尖区可闻及机械瓣杂音。
心电图显示心房颤动、V1-V4导联r波递增不良、ST-T改变。

　　超声检查：左房、左室增大，左房前后径为63mm，左室舒张末径58mm，右心房室腔内
径正常，射血分数为36%。多切面探查见人工二尖瓣固定、位置正常，瓣口探及多个等回声
团块，较大的14.8 mm×13.3 mm，致人工二尖瓣的靠内侧瓣膜启闭活动受限；外侧瓣膜可见
启闭活动，瓣口血流速度为283 cm/s，平均跨瓣压差为17 mmHg。TEE检查进一步证实人工二
尖瓣仅一侧瓣叶可见启闭活动，另一侧瓣叶未见启闭活动，明确人工二尖瓣存在卡瓣。而后
患者行二次开胸手术，术中证实人工瓣膜血栓附着致卡瓣，由于术中该患者人工二尖瓣左室
面血栓不易清除，因而行二次瓣膜置换术（图10-3-40）。

　　超声诊断要点：患者既往有二尖瓣机械瓣置换术史。超声检查发现左房、左室增大，进
一步仔细探查人工二尖瓣口有多个等回声团块附着，发现人工瓣一侧瓣膜启闭活动受限，瓣
口血流速度明显增快。且TEE进一步证实人工二尖瓣一侧瓣叶无启闭活动。结合患者未定期

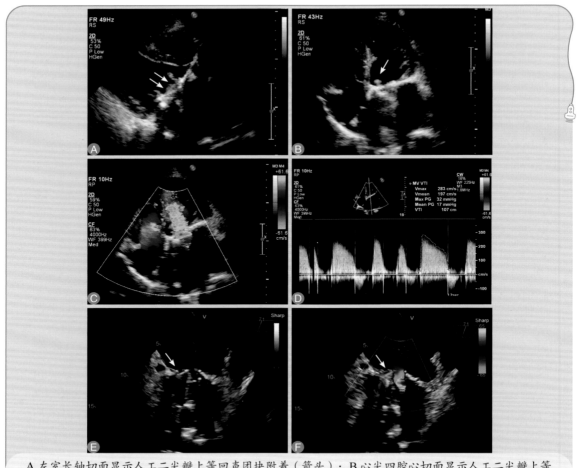

A.左室长轴切面显示人工二尖瓣上等回声团块附着（箭头）；B.心尖四腔心切面显示人工二尖瓣上等回声团块附着（箭头）；C.CDFI显示舒张期四腔心切面仅一侧瓣叶可见血流通过；D.频谱测量人工二尖瓣血流速度明显增快，峰值速度达283 cm/s；E.TEE检查显示舒张期人工二尖瓣一侧瓣叶不开放（箭头）；F.CDFI显示舒张期人工二尖瓣一侧瓣叶无血流通过（箭头）。

图10-3-40　人工二尖瓣卡瓣的超声表现

复查彩超及监测INR，无发热等感染性心内膜炎症状，因此超声考虑人工二尖瓣血栓致卡瓣。

病例3：患者男性，69岁，因"全身乏力10余天"入院。既往1年前有经导管主动脉瓣置入术史，心率78次/分，血压99/68 mmHg。体格检查：心界扩大，主动脉瓣听诊区闻及舒张期杂音。心电图显示窦性心律、完全性左束支传导阻滞、ST-T改变。

超声检查：左房、右房增大，左房前后径为42 mm，右房左右径为45 mm，左室增大，左室舒张末径为76 mm，左室收缩末径为62 mm，左室壁厚度正常，活动度减低，射血分数为38%。多切面探查见人工主动脉瓣开放可，瓣口血流速度为227 cm/s，跨瓣压差为17 mmHg，人工主动脉瓣瓣周见两束反流血流信号，另见二尖瓣及三尖瓣中度反流血流信号（图10-3-41）。

超声诊断要点：患者既往有经导管人工主动脉瓣置入术史，主动脉瓣听诊区可闻及舒张期杂音，临床考虑人工主动脉瓣关闭不全。超声心动图发现左房、左室增大，左室射血分数减低，进一步探查人工主动脉瓣，发现开放正常，关闭时于人工瓣瓣周探及两束反流血流。因此，超声考虑人工主动脉瓣重度瓣周漏。该患者目前暂未采取进一步检查或治疗。

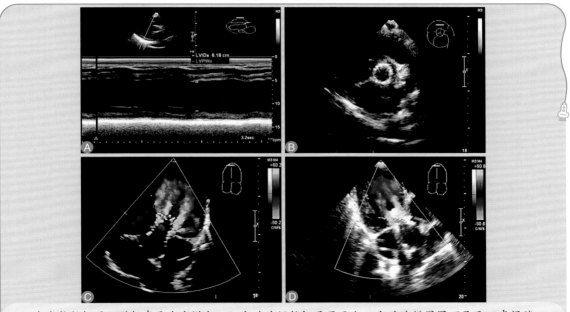

A.左室长轴切面M型超声见左室增大；B.主动脉短轴切面显示人工主动脉瓣周围可见无回声间隙；
C.心尖五腔心切面显示人工主动脉瓣周重度反流；D.心尖三腔心切面显示人工主动脉瓣周重度反流。

图 10-3-41　经导管人工主动脉瓣置入术后瓣周漏的超声表现

（王继伟　　杨璨莹）

第四节　心肌梗死

一、心肌梗死

（一）临床与病理

1.疾病的定义

心肌梗死（myocardial infarction，MI）的临床定义为异常心脏生物标志物证实急性心肌受损，同时有急性心肌缺血的临床证据。

2.病因与病理生理

（1）病因：心脏自身供血渠道因各种原因阻塞，虽然失去供血，但心肌仍旧工作，耗氧量逐渐增加，从而使供氧及需氧失衡，导致心肌坏死。病因主要体现在以下3个方面：①心脏内血流灌注减少：各种原因造成冠状动脉部分分支的供血量减少，所属心肌供血不足，从而引起心肌氧的供需失衡；②心肌供氧不足：除了心肌灌注量不足外，缓慢性心律失常、呼吸衰竭、严重贫血、低血压、休克等可造成心肌供氧不足，若心肌缺氧严重，缺氧部位可能因缺氧而受损坏死；③心肌耗氧量增加：如持续性心律失常、严重高血压，心肌耗氧量超过供氧，心肌可能因过劳而受损。

（2）病理生理

1）冠状动脉循环与心肌缺血：心脏血供主要来自左、右冠状动脉，心肌活动需要消耗大量氧，心肌缺血是冠状动脉供血与心肌需氧量之间产生矛盾，心肌供氧不能满足心肌代谢所需所致，与冠状动脉病变程度、心肌耗氧量增加及侧支循环建立情况等多种因素有关。

2）冠状动脉粥样硬化：在冠状动脉粥样硬化狭窄的基础上，冠状动脉痉挛、斑块出血或血栓形成可导致管腔急性闭塞，血流中断，局部心肌缺血坏死，若仅侵犯心内膜则为心内膜下心肌梗死，若侵犯心肌全层则为透壁性心肌梗死。冠状动脉粥样硬化斑块好发部位依次为左前降支、右冠状动脉、左回旋支及左冠状动脉主干，病变多发生在近心端分叉处。

3.临床表现

（1）症状：约半数以上的急性心肌梗死患者，在起病前1~2天或1~2周有前驱症状，最常见的是原有的心绞痛加重，发作时间延长，或对硝酸甘油效果变差；继往无心绞痛者，突然出现长时间心绞痛。

典型的心肌梗死症状主要为：①突然发作剧烈而持久的胸骨后或心前区压榨性疼痛，休息和含服硝酸甘油不能缓解，常伴有烦躁不安、出汗、恐惧或濒死感；②少数患者无疼痛，一开始即表现为休克或急性心力衰竭；③部分患者疼痛位于上腹部，少数患者表现为颈部、下颌、咽部及牙齿疼痛；④神志障碍：可见于高龄患者；⑤全身症状：难以形容的不适、发热；⑥胃肠道症状：表现为恶心、呕吐、腹胀等，下壁心肌梗死患者更常见；⑦心律失常：见于75%~95%的患者，发生在起病的1~2周内，多见于发病24小时内，前壁心肌梗死易发生室性心律失常，下壁心肌梗死易发生心率减慢、房室传导阻滞；⑧心力衰竭：主要是急性左心衰竭，在起病的最初几小时内易发生，也可在发病数日后发生，表现为呼吸困难、咳嗽、发绀、烦躁等；⑨低血压、休克：急性心肌梗死时由于剧烈疼痛、恶心、呕吐、出汗、血容量不足、心律失常等可引起低血压，大面积心肌梗死时心排血量急剧减少，可引起心源性休克。

（2）心电图特征性表现：为新出现Q波、ST段抬高和ST-T动态演变。

（3）心肌生物标志物：心肌肌钙蛋白是诊断和排除心肌梗死首选的生物标志物。当心肌肌钙蛋白值升高，且至少有一次检测值超过第99百分位的上限值时为心肌损伤，同时合并心肌缺血的临床症状时考虑心肌梗死。

二、心肌缺血与节段性室壁运动异常

心肌缺血是节段性室壁运动异常的病理生理学基础，节段性室壁运动异常是超声心动图诊断心肌缺血敏感和特征性指标。

1.超声心动图的左室壁16节段分段法

左室心肌沿长轴方向大致等分为3个心肌环，即基底段、中间段和心尖段，各段分界点为：①基底段：二尖瓣瓣环水平至乳头肌尖端；②中间段：乳头肌尖端至乳头肌根部；③乳头肌根部以下。在短轴方向上，将基底段和中间段平均分为6个区域，将心尖段平均分为4个区域，形成如图所示左室16个节段（图10-4-1）。

2.室壁节段与冠状动脉供血关系

划分的各室壁节段与冠状动脉供血之间存在相对固定的对应关系，便于判断病变冠状动脉（表10-4-1）。

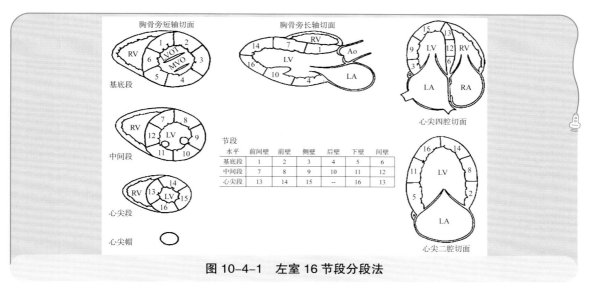

图 10-4-1 左室 16 节段分段法

表 10-4-1 16 节段划分法，各室壁节段与冠状动脉供血关系

冠状动脉血管	供血节段
左前降支（LAD）	1、2、7、8、13、14、15、16段
左回旋支（LCX）	3、4、9、10段
右冠状动脉（RCA）	5、6、11、12段

3.室壁运动异常的检测与分析

（1）二维灰阶超声

1）目测法：目测对比观察室壁运动幅度，明确是否存在局部室壁运动减弱、消失、反向运动及室壁瘤等，并对异常部位进行定位。

2）室壁运动异常程度半定量方法：将室壁运动异常按程度分为不同等级，并按等级计分，计算室壁运动计分指数（WMSI），以半定量评价室壁运动异常程度（表10-4-2）。

表 10-4-2 室壁运动异常划分等级与计分

室壁运动等级	超声表现	室壁运动记分
运动正常	心内膜运动幅度≥5 mm，室壁收缩增厚率≥25%	1
运动减弱	心内膜运动幅度<5 mm，室壁收缩增厚率<25%	2
运动消失	心内膜运动和室壁收缩期增厚率消失	3
反常运动	收缩期室壁变薄或向外运动	4
室壁瘤	局部室壁变薄，收缩期与正常心肌节段呈矛盾运动	5

注：室壁运动计分指数（WMSI）＝各室壁计分之和／计分节段总数。

（2）M型超声：M型超声心动图可以精确测量室壁运动幅度、室壁收缩期增厚率及收缩期室壁增厚速度，且可观察室壁运动协调性。

正常室壁运动幅度：室间隔为4~8 mm，左室后壁为8~14 mm，室壁增厚率≥25%。

室间隔收缩期增厚率=（收缩期室间隔厚度–舒张期室间隔厚度）/舒张期室间隔厚度×100%，左室后壁收缩期增厚率=（收缩期左室后壁厚度–舒张期左室后壁厚度）/舒张期左室后壁厚度×100%。正常室间隔及左室后壁收缩期增厚率＞25%，若＜25%为室壁运动减弱，若＜10%为室壁无运动。

（3）组织多普勒：提取心肌运动的多普勒频移信号并进行处理后成像，可对心肌运动进行定性和定量分析。在DTI不同模式下，正常心肌各节段被彩色所充填，并随心动周期变化而变化，当心肌缺血或梗死时，心肌节段表现为色彩暗淡甚至彩色缺失区，与正常心肌分界明确。

（4）心肌声学造影：能实时显示心肌组织灌注过程，定量分析心肌血流灌注，观察室壁运动情况，从而提高超声心动图诊断心肌梗死的敏感度和准确性。

三、心肌梗死的并发症

1.室壁瘤

室壁瘤是心肌梗死常见并发症，大多在心肌梗死后1年内形成，最常发生在左室心尖部，与冠状动脉左前降支、左回旋支和右冠状动脉之间缺乏吻合支有关。室壁瘤分为真性与假性两种类型。真性室壁瘤是梗死区心肌组织由纤维瘢痕组织代替，在心室腔压力作用下，局部室壁变薄、扩张，向外膨出所致；假性室壁瘤是梗死区心肌穿孔后，血液经破口处流入心包腔，由附近壁层心包包裹形成的"瘤样"结构。

2.乳头肌功能失调与断裂

乳头肌功能失调是乳头肌缺血、坏死或纤维化致收缩功能障碍或乳头肌位置的改变，导致二尖瓣关闭不全。

乳头肌断裂依据程度不同分为完全断裂、不完全断裂和部分断裂，是急性心肌梗死的严重并发症，最常发生于后内侧乳头肌附着的左室下壁，其次是前外侧乳头肌附着的左室侧壁，在透壁性心肌梗死后3~5天出现，常导致急性肺水肿和休克。

3.室间隔穿孔

为急性心肌梗死致室间隔缺血坏死、破裂所致，通常在透壁性心肌梗死后3~5天出现。室间隔穿孔常导致患者临床症状突然加重，出现严重充血性心力衰竭。

4.血栓形成

附壁血栓常发生于心尖部室壁瘤内，脱落可导致心脏、大脑、肾脏等全身脏器的动脉及四肢动脉栓塞。

5.心脏破裂

心脏破裂为急性心肌梗死致命性并发症，系心脏游离壁坏死破裂所致，左室前侧壁破裂最常见。

四、超声表现

（一）心肌梗死的超声表现

1.二维灰阶超声表现

节段性室壁运动异常：收缩期梗死部位对应节段室壁运动幅度减低、消失或呈矛盾运动。

室壁增厚率异常：梗死部位对应节段收缩期室壁增厚率明显减低、消失。

室壁厚度及心肌回声异常：梗死区对应节段室壁变薄、心肌回声减弱或者增强，心内膜回声多增强。

2.多普勒超声表现

心脏梗死影响乳头肌功能，致使乳头肌运动不协调，引起瓣膜关闭不全，二尖瓣关闭不全程度通常与乳头肌缺血程度紧密相关。收缩期在左房侧探及源于二尖瓣口的反流血流束，连续多普勒可探及基线下高速湍流频谱，通过测量可获得反流血流的流速和压差。

（二）心肌梗死并发症的超声表现

1.真性室壁瘤

超声表现：①局部室壁向外膨出，收缩期更明显，膨出部分室壁变薄，呈矛盾运动；②瘤壁与正常心肌组织间有正常心肌向坏死心肌逐渐转化的交界区，形成瘤颈（室壁瘤与心腔的交界口）；③CDFI显示左室腔与瘤体的血流通过瘤颈交界，瘤体内血流缓慢，方向不定。

2.假性室壁瘤

超声表现：①心室壁与心包之间出现囊状无回声腔，腔内常见附壁血栓形成，其壁为纤维心包组织；②囊状无回声腔通过一细小瘤颈与心腔相通，瘤颈宽度常小于瘤体最大径的40%；③CDFI在瘤颈部与心腔之间可见双向血流信号。

3.乳头肌功能失调

超声表现：①乳头肌收缩减弱，乳头肌回声可增强；②二尖瓣前后叶对合不良、脱垂，致二尖瓣关闭不全，但无"连枷样"运动；③左房、左室扩大；④CDFI可见不同程度的二尖瓣反流。

4.乳头肌断裂

超声表现：①完全断裂和部分断裂常表现为左室内见与腱索相连的可移动等回声或高回声团块，有时可脱垂入左房。不完全断裂常表现为二尖瓣叶的脱垂；②CDFI常可见偏心性重度二尖瓣反流。

5.室间隔穿孔

超声表现：①肌部室间隔回声连续性中断或呈隧道样缺损，缺口处边缘不整齐，大小随心动周期变化，收缩期增大可达舒张期2~3倍；②穿孔周边室壁变薄，运动异常；③左室、右室增大；④CDFI在穿孔处可见收缩期左向右高速湍流信号。

6.附壁血栓形成

超声表现为：①凸向心腔内的实性团块状回声，常发生在心尖部，边界清楚，边缘不规则，内部回声不均质，血栓形成初期回声较低，后逐渐增强，多数较心肌组织回声稍高；②附壁血栓不活动，附着于左室的面积较广，与心内膜面界线明确；③血栓附着局部常有明显室壁运动异常。

7.心脏破裂

心肌梗死部位变薄的室壁局部连续性中断，伴不同程度的心包积液。

五、鉴别诊断

本病主要与引起急性胸痛的相关疾病鉴别。

1.主动脉夹层动脉瘤破裂

主动脉夹层动脉瘤破裂的临床表现为胸部剧烈疼痛，多向背部和腹部放射，心电图和心肌标志物均正常，胸痛持续且不能自行缓解。心脏和大血管超声可见主动脉增宽，腔内可见游离的内膜层在血管腔内漂浮，并可见假腔形成，真假腔内之间可见血流交通，假腔内可见血栓形成。

2.急性心包炎

超声心动图未发现室壁运动异常，注意心包壁结构和心包腔内是否存在积液。如心包腔内积液不多，但心包明显增厚，同时伴有双心房增大、外周水肿，应考虑缩窄性心包炎。

3.肺动脉栓塞

急性肺动脉栓塞患者常出现呼吸困难，严重者可有发绀、咯血及休克，超声心动图检查未发现节段性室壁运动异常，右心扩大、肺动脉增宽，多伴有肺动脉收缩压增高。

六、典型病例

病例1：患者男性，73岁，因"突发胸痛3小时"入院。查体：胸骨左缘第3～4肋间可闻及4/6级收缩期杂音，向四周传导。临床诊断：心肌梗死，室间隔穿孔（？）。超声心动图检查：各房室腔大小尚正常，室间隔运动幅度减低，近心尖部可见回声中断，宽约为3.2 mm。CDFI于心尖部室间隔回声中断处可见左向右分流信号。连续多普勒测得高速左向右分流血流（图10-4-2）。

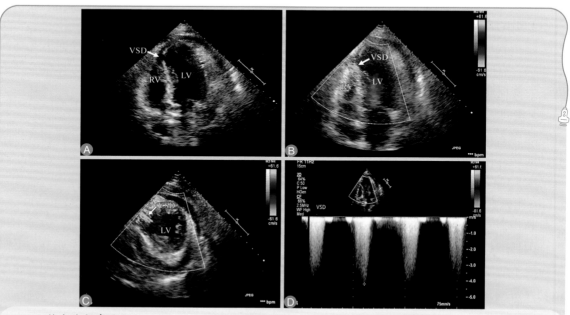

　　A.二维灰阶超声于心尖四腔切面显示室间隔近心尖部回声中断（箭头）；B.CDFI于心尖四腔切面显示收缩期高速五彩湍流从左室经缺损口入右室（箭头）；C.CDFI于心尖左室短轴切面显示收缩期高速五彩湍流从左室经室间隔缺损口入右室（箭头）；D.CW测得缺损口收缩期分流速度为422 cm/s。VSD：室间隔缺损；LV：左室；RV：右室。

图10-4-2　室间隔穿孔的超声表现（病例1）

超声诊断思路：①患者男性，73岁，突发胸痛3小时入院；②胸骨左缘第3~4肋间可闻及4/6级收缩期杂音；③超声心动图检查：室间隔运动幅度减低，近心尖部可见回声中断，宽约为3.2 mm，CDFI在收缩期探及由左室经中断口流向右室的高速血流。

结合该患者的病史、临床表现、心电图检查及典型的超声表现诊断为室间隔穿孔明确。室间隔穿孔应注意与先天性室间隔肌部缺损相鉴别：室间隔穿孔多有心肌梗死的病史，穿孔部位多见于心尖部；先天性室间隔肌部缺损无心肌梗死病史，常因心脏闻及杂音而就诊，先天性室间隔肌部缺损部位可发生于肌性室间隔任意部位。

病例2：患者女性，65岁，胸闷3天，既往有左室下壁、后壁心肌梗死病史。体格检查：胸骨左缘第2~3肋间可闻及3/6级收缩期杂音。临床诊断：左室下壁、后壁陈旧性心肌梗死，室间隔穿孔（？）。超声检查：左室下壁基底段回声连续中断，局部向外膨出，左室通过瘤颈与瘤腔相通。CDFI可见进出瘤腔的双期双向血流信号，收缩期左室血流经瘤颈入瘤腔，舒张期相反（图10-4-3）。

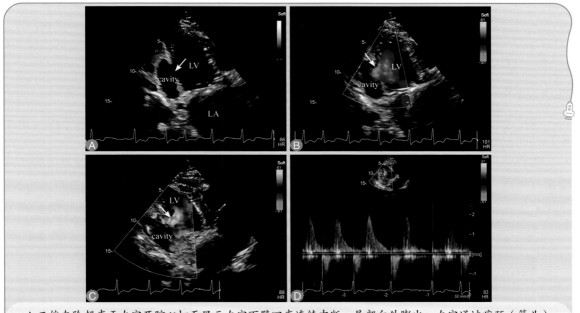

A.二维灰阶超声于左室两腔心切面显示左室下壁回声连续中断，局部向外膨出，左室通过瘤颈（箭头）与瘤腔相通；B.CDFI显示收缩期左室血流经瘤颈入瘤腔（箭头）；C. CDFI显示舒张期瘤腔血流经瘤颈入左室（箭头）；D.频谱多普勒于瘤颈处探及双期双向频谱。LV：左室；LA：左房；cavity：瘤腔。

图 10-4-3　左室假性室壁瘤的超声表现

超声诊断思路：①患者女性，65岁，既往有左室下壁、后壁心肌梗死病史；②胸骨左缘第2、3肋间可闻及3/6级收缩期杂音；③左室下壁基底段回声连续中断，局部向外膨出，左室通过瘤颈与瘤腔相通，CDFI可见进出瘤腔的双期双向血流信号，收缩期左室血流经瘤颈入瘤腔，舒张期相反。

结合该患者病史及典型的超声表现诊断为左室假性室壁瘤形成。应注意将假性室壁瘤与真性室壁瘤相鉴别，两者的本质区别是假性室壁瘤有心脏游离壁的破裂，瘤壁为心包结构；真性室壁瘤是局部室壁变薄膨出而室壁无破裂，瘤壁为心室壁。

病例3：患者男性，78岁，胸闷3天入院，既往有左室心肌梗死及冠状动脉支架置入术病史。临床诊断：左室陈旧性心肌梗死。超声检查：左室心尖部室壁变薄并呈"瘤样"向外膨出，瘤体呈矛盾运动（图10-4-4）。

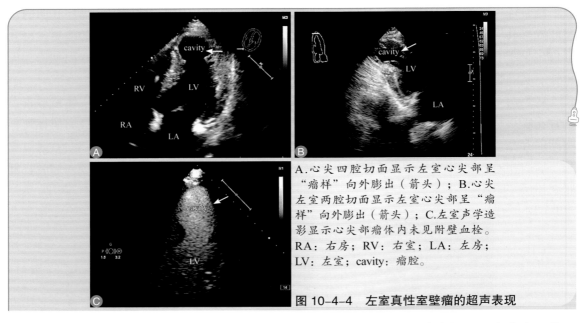

A.心尖四腔切面显示左室心尖部呈"瘤样"向外膨出（箭头）；B.心尖左室两腔切面显示左室心尖部呈"瘤样"向外膨出（箭头）；C.左室声学造影显示心尖部瘤体内未见附壁血栓。RA：右房；RV：右室；LA：左房；LV：左室；cavity：瘤腔。

图 10-4-4　左室真性室壁瘤的超声表现

超声诊断思路：①患者男性，78岁，既往有心肌梗死及冠状动脉支架置入术病史；②左室心尖部室壁变薄呈"瘤样"向外膨出，瘤体壁与正常左室壁相延续，瘤颈宽大。

结合该患者病史及典型的超声表现诊断为左室心尖部真性室壁瘤形成。应注意将假性室壁瘤与真性室壁瘤相鉴别（详见病例2）。

（应　康　雷宇峰）

第五节　梗阻性肥厚型心肌病

（一）临床与病理

1.疾病定义

梗阻性肥厚型心肌病（hypertrophic cardiomyopathy，HCOM）大多为常染色体显性遗传病，表现为并非完全由心脏负荷异常引起的左室单节段或多个节段舒张末期室壁厚度≥15 mm（需排除负荷增加，如高血压、主动脉瓣狭窄等引起的左室壁增厚），或者有明确家族史者厚度≥13 mm，并伴有左室流出道梗阻（安静时左室流出道与主动脉峰值压力阶差≥30 mmHg）。儿童的传统诊断标准：左室壁厚度平均值加2个标准差（或Z值＞2）并伴有左室流出道梗阻。

2.病因与病理生理

病因不明。

病理生理改变：左室壁非对称性肥厚以室间隔为主，心室肌和主动脉瓣下室间隔显著肥厚，心腔缩小，舒张功能降低，左室血流充盈及排出受阻，导致心排血量减少。心脏体积增大，重量增加。心肌内部结构呈毛玻璃样或粗斑点强弱不等的纹理图像，显微镜下见心肌细胞明显肥厚，排列紊乱，细胞内肌原纤维结构变性，明显纤维化。

血流动力学改变：心室收缩时，肥厚的室间隔凸向左室腔，引起左室流出道狭窄，左室流出道压力阶差增大，通过负压吸引使二尖瓣前叶向肥厚的室间隔移位，进一步加重左室流出道狭窄，甚至闭塞。

3.临床表现

症状：①头晕或晕厥：一般在活动时发生，活动或情绪激动时由于交感神经作用使肥厚的心肌收缩加强，加重流出道梗阻，心排血量骤减而引起症状；②劳力性呼吸困难：多在劳累后出现，是最常见的症状；③心绞痛或不典型胸痛：多在劳累后出现，由于肥厚的心肌需氧量增加，超过冠状动脉血供；④心悸：与心律失常有关，心电图表现有ST-T改变、T波倒置、病理性Q波、房室传导阻滞等；⑤心力衰竭：多见于晚期患者，心脏排血功能逐渐降低，易发生心力衰竭，严重时可发生心脏性猝死。

心脏性猝死（sudden cardiac death，SCD）风险评估指标：心脏骤停或持续性室性心动过速的个人史，怀疑与心律失常相关的晕厥，近亲家属有肥厚型心肌病相关的过早猝死史，患者本身有心脏骤停和持续室速发作史，以及最大室壁厚度、左室射血分数、左室心尖室壁瘤、连续心电监测有非持续性室速。

体征：胸骨左缘下段或心尖区可闻及收缩中晚期喷射性杂音，向心尖传导，可伴有震颤。左室流出道梗阻加重时可使杂音增强，多见于患者从蹲、坐、仰卧等姿势变换为直立姿势时，以及Valsalva动作、使用硝酸甘油后。

（二）超声表现

1.二维灰阶超声表现

超声表现为：①室间隔明显增厚是最主要的特征，室间隔厚度常＞15 mm，与左室后壁呈非对称性增厚，两者比值＞1.3；②心肌回声增强，呈粗颗粒不均质回声；③室间隔异常增厚部分呈纺锤状，向左室流出道凸出，引起左室流出道狭窄；④乳头肌肥厚，位置前移；⑤二尖瓣前叶收缩期向室间隔方向活动而相互接触；⑥由于二尖瓣关闭不全，左房内径有不同程度的增宽。

2.M型超声表现

超声表现为：①二尖瓣前叶收缩期前向运动（SAM征），表现为二尖瓣前叶收缩期在CD段上呈弓背样隆起，这主要是在收缩期左室腔内的高速血流通过狭窄的左室流出道时，由于虹吸作用吸引二尖瓣前叶前移；②左室流出道狭窄，内径一般＜20 mm；③主动脉瓣在收缩中期部分关闭，表现为主动脉瓣开放中期出现切迹，由于血流在左室流出道受阻，使收缩中期瓣膜提前关闭；④左室舒张功能减退，由于心肌肥厚和左室腔缩小，使舒张功能出现障碍，二尖瓣EF斜率显著降低，A峰增高。

3.彩色及频谱多普勒超声表现

超声表现为：①左室流出道收缩期血流加速，呈匕首状，即射血峰值后移，位于收缩中晚期，加速时间延长，加速度逐渐增大，这主要是由于收缩期左室强力收缩和快速射血引起压力阶差增加，正常休息时收缩期左室流出道压力阶差值＜30 mmHg者为轻度梗阻，

30~50 mmHg为中度梗阻；＞50 mmHg者为重度梗阻；②二尖瓣反流：表现为全收缩期二尖瓣反流；③二尖瓣频谱A峰流速加快，E峰流速降低，E峰＞A峰，这是心肌肥厚、左室顺应性降低所致。

（三）技能要点与难点

选择舒张末期、短轴切面测量心肌厚度最佳，不推荐使用M型超声心动图测量心肌厚度；二维灰阶超声应该取多个切面观察测量，测量时不要把肥厚假腱索量进去。M型超声观察二尖瓣前叶收缩期有无异常运动。

（四）鉴别诊断

高血压性心脏病：高血压引起的室间隔肥厚，室壁厚度一般<15 mm，多为左室对称性肥厚，且一般与左室后壁形成对称性肥厚，无左室流出道的狭窄。

先天性主动脉瓣狭窄：在左室长轴切面及心尖五腔心切面可探及主动脉瓣下膜样或肌性回声，凸向左室流出道。

（五）超声诊断思路

二维灰阶超声显示室间隔明显增厚，且与左室后壁呈非对称性增厚，两者比值＞1.3；左室流出道内径狭窄，内径一般＜20 mm；M型超声心动图可见二尖瓣前叶收缩期前向运动（SAM征）；左室流出道收缩期血流加速。

（六）典型病例

患者女性，56岁，间断劳力性呼吸困难3年，突发晕厥2次。体格检查：血压140/90 mmHg。神志清楚，双肺呼吸音清，心界不大，胸骨左缘第3、4肋间可闻及3~4级收缩期杂音。各瓣膜听诊区未闻及心包摩擦音。心电图检查：肢体导联及胸前V_2~V_6导联QRS波高电压、T波倒置。超声心动图检查：二维灰阶超声于胸骨旁左室长轴切面可见左室腔狭小，舒张末期内径约为33 mm，收缩末期内径约为19 mm，室间隔厚度约为16 mm，左室后壁厚度约为12 mm，两者呈非对称性增厚（图10-5-1A），左室流出道狭窄，内径约为10 mm（图10-5-1B），M型超声显示二尖瓣前叶曲线可见SAM征（图10-5-1C）。短轴切面显示左室中下段及心尖部室壁在收缩期闭合（图10-5-1D），心尖五腔心切面CDFI显示左室流出道探及五彩镶嵌的花色血流信号（图10-5-1E），CW测得速度约为474 cm/s（图10-5-1F）。

超声诊断要点：患者间断劳力性呼吸困难3年，突发晕厥2次。心电图：肢体导联及胸前V_2~V_6导联QRS波高电压、T波倒置。体格检查：胸骨左缘第3~4肋间可闻及3~4级收缩期杂音。二维灰阶超声心动图显示室间隔明显增厚，且与左室后壁呈非对称性增厚，两者比值＞1.3；左室流出道内径狭窄；M型超声心动图可见二尖瓣前叶收缩期前向运动（SAM征）；CDFI可见左室流出道收缩期血流加速。

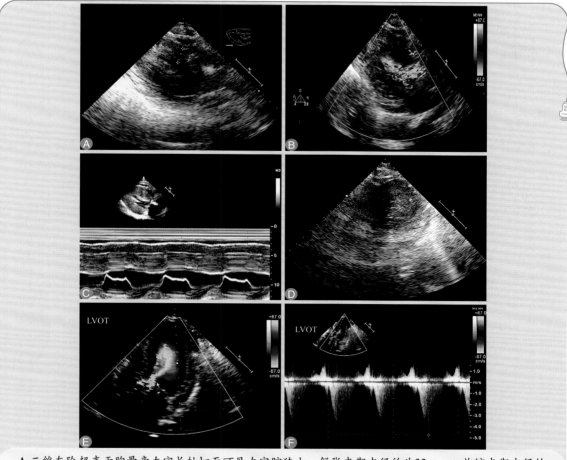

A.二维灰阶超声于胸骨旁左室长轴切面可见左室腔狭小，舒张末期内径约为33 mm，收缩末期内径约为19 mm，室间隔厚度约为16 mm，左室后壁厚度约为12 mm，两者呈非对称性增厚；B.CDFI显示左室流出道狭窄，内径约为10 mm；C.M型超声显示二尖瓣前叶曲线可见SAM征；D.二维灰阶超声于短轴切面显示左室中下段及心尖部室壁在收缩期闭合；E.CDFI于心尖五腔心切面显示左室流出道探及五彩镶嵌的花色血流信号；F.CW测得速度约为474 cm/s。

图 10-5-1　该患者的超声表现

（李沿江　　赖智清　　刘　亭）

第六节　心包疾病及心脏占位性病变

　　心包（pericardium）是一个包裹心脏和出入心脏的大血管根部的双层膜囊，外层为纤维心包，内层为浆膜心包。浆膜心包又分为壁层和脏层，壁层紧缚于纤维心包的内面，脏层覆盖于心脏和大血管根部的表面（即心外膜），脏壁两层于出入心底部互相延续，两层间的腔隙被称为心包腔。在心包腔内，脏壁两层折返处的间隙被称为心包窦，主要有心包横窦（位于主动脉和肺动脉后方）和心包斜窦（位于肺静脉根部之间）。正常时心包腔内含有少量的液体（15~50 mL），起润滑作用。心包具有以下功能：①减少心脏运动的摩擦；②限制心脏容量，受压时保护心肌功能和避免心腔急性扩张；③抑制邻近器官和组织疾病累及心脏。心包疾病包括先天性心包缺如、心包炎（干性、积液性、积液-缩窄性和缩窄性）、肿瘤与囊肿。本节仅就缩窄性心包炎、心脏压塞的超声心动图诊断进行探讨。

一、缩窄性心包炎

（一）临床与病理

1.疾病定义与流行病学特征

缩窄性心包炎（constrictive pericarditis，CP）是由各种原因引起心包慢性炎症病变所致的心包增厚、粘连及钙化等，限制了心脏的舒张和收缩功能，从而引起一系列循环障碍的疾病。

2.病因与病理生理

缩窄性心包炎临床不常见，报道表明1.8%的急性心包炎患者会发展为慢性缩窄性心包炎。主要病因是特发性或病毒性（42%~49%）、心脏外科手术（11%~37%）、放射治疗（9%~31%）、结缔组织病（3%~7%）、结核性或化脓性心包炎（3%~6%），其他（10%）见于恶性肿瘤、外伤、药物、石棉沉着病、尿毒症，在发展中国家，结核是主要病因。

心包纤维化、增厚和钙化是大多数缩窄性心包炎的病理表现，正常心包厚度为1~2 mm，心包增厚时一般为3~5 mm，严重时可达1 cm以上。在腔静脉入口处可形成狭窄环，造成严重梗阻。在房室交界处可形成严重狭窄，使患者出现类似二尖瓣狭窄的症状和体征。由于心脏活动受限，心肌早期可发生失用性萎缩，晚期则发生心肌纤维化。缩窄的心包形成纤维囊或者硬壳，束缚心脏，严重影响心脏的舒张和收缩，降低了心排血量并使静脉血液回流受阻，出现体循环淤血，即肝大、腹水、胸腔积液、下肢水肿等。肺静脉血液回流受阻出现肺淤血，肺静脉、肺动脉压力均升高。

3.临床表现

心包缩窄的范围和程度决定患者的临床表现，活动后呼吸困难、水肿是最常见症状。还可伴疲劳、胸闷、心悸、腹胀等。查体可看到颈静脉充盈、怒张、奇脉和Kussmaul征。听诊心音减弱，可闻及舒张早期杂音和心包叩击音。部分患者发病隐匿，缺乏典型临床表现，尤其是影像学不支持心包增厚、钙化的非典型缩窄性心包炎。

（二）超声表现

1.二维灰阶超声心动图表现

典型的声像图可见心包回声增强，双心房增大，心室减小，房室沟处常有纤维带或钙化，室间隔异常运动（舒张期向左室内摆动并即刻弹向右室）。除双心房扩大以外，心包增厚是诊断的重要依据。TEE观察心包增厚明显优于TTE，以心包厚度＞3 mm为指标，其诊断缩窄性心包炎的敏感度为95%，特异度为86%。TTE检查发现心包厚度在正常的情况下也可发生缩窄性心包炎，多见于放疗后或外科术后及病毒感染所致心包病变。此外，缩窄性心包炎在二维灰阶超声上还可显示下腔静脉扩张、吸气时塌陷率＜50%（提示右房压力升高）。

2.M型超声表现

缩窄性心包炎的重要特征之一是心室相互依赖，这一特征现象可以通过超声心动图和呼吸计的使用得以观察到。其在图像上主要显示为：①吸气时室间隔向左室运动；②呼气时室间隔向右室运动；③舒张期室间隔弹跳或颤动。

3.多普勒超声表现

1）组织多普勒表现：二尖瓣环舒张早期速度（e′），尤其是内侧环的舒张早期速度相对正常甚至增大（≥9 cm/s），通常高于外侧环舒张早期速度（e′）。

2）CDFI表现：在缩窄性心包炎中，二尖瓣口的血流在呼吸过程中有显著的变化：①二尖瓣E波波速峰值在吸气时通常下降≥25%；②三尖瓣口E波波速峰值在吸气时通常上升≥40%。

在心包切除后，此现象可消失。此外，在呼气相可见肝静脉有明显的舒张期反流，呼气相肝静脉反流速度与正向血流速度之比≥0.79。另外，肺静脉血流及反流速度能反映左房与肺毛细血管的压差。

（三）技能要点与难点

对于缩窄性心包炎声像图表现不典型的病例，要重视患者的临床表现、体征及实验室检查结果。当超声显示一侧或双侧心房增大、心室不大，同时伴有体循环淤血表现时，超声医师应高度怀疑缩窄性心包炎。临床检查时应从多切面观察心脏结构、心包回声、室壁运动情况及频谱多普勒的变化，并用M型超声多点取样，以减少漏诊。

（四）鉴别诊断

缩窄性心包炎应与瓣膜性心脏病、心肌病（尤其是限制型心肌病）、风湿性心脏病、肺动脉高压、先天性心脏病相鉴别。其中最难鉴别的疾病是限制型心肌病。虽二者均为心脏舒张功能障碍性疾病，临床表现极相似，但治疗方法和预后却相差甚大，故明确诊断意义重大。二者主要鉴别点见表10-6-1。

表 10-6-1　缩窄性心包炎和限制型心肌病鉴别要点

	缩窄性心包炎	限制型心肌病
病史	既往有急性心包炎病史，有结核杆菌、细菌、寄生虫、病毒等感染病史	心内膜心肌纤维化病变，少数可有家族遗传史
体征	见Kussmaul征及心包叩击音	二尖瓣、三尖瓣反流性杂音，可闻及第三心音，也可见Kussmaul征
超声心动图	心包增厚、钙化；心房轻、中度增大 室间隔异常抖动 吸气时二尖瓣舒张早期E峰比呼气时下降>25% 二尖瓣环组织速度≥9 cm/s 心内膜正常 肺动脉高压少见	心包正常；心房显著增大 室间隔运动正常 二尖瓣E峰不随呼吸改变/变化<15% 二尖瓣环组织速度<8 cm/s 心内膜增厚 肺动脉高压常见
X线	可有心包钙化	无心包钙化
CT和CMR	CT和CMR可见>4 mm的心包增厚，CT提示心包钙化，CMR提示室间隔反弹，可见心包积液及粘连	CT和CMR显示无心包增厚，CMR提示心肌形态及功能正常，偶见心包积液

（五）超声诊断思路

当遇到临床表现为乏力、劳力性呼吸困难并有腔静脉压力增高的病例时，超声检查应仔细观察室间隔、左室后壁运动是否有异常，测量二尖瓣舒张早期血流随吸气下降的变化率，测量下腔静脉宽度及吸气时塌陷率，还可利用组织多普勒测量二尖瓣内侧环、外侧环舒张早期速度（e′），以期对缩窄性心包炎的诊断提供重要帮助。另外，心包增厚是缩窄性心包炎诊断的直接证据，当超声测量心包厚度有困难时，可参考CT和CMR对心包厚度的准确测定，以协助诊断。

（六）典型病例

病例1：患者女性，54岁，因"反复胸闷、心悸，伴乏力3年"就诊。自觉心跳快，休息10分钟左右症状可逐步缓解，有时伴有双下肢及颜面部水肿，夜间不能平卧，活动耐力逐步下降，曾先后两次至外院住院治疗，诊断为"心房颤动""心功能不全"，给予相关治疗（具体不详）。平素口服"酒石酸美托洛尔片，螺内酯片"治疗，但仍感活动耐力逐渐下降，门诊拟"心房颤动"收入住院。心电图检查：心房颤动，偶发室性期前收缩，T波改变。超声心动图检查：左右房增大（左房内径为46 mm，右房横径为45 mm），左室内径偏小（左室舒张末径为31 mm），右室内径正常，室间隔运动异常，随心搏呈"橡皮筋样"抖动；右室前壁侧壁及左室侧壁心包回声增强；左房后壁过度向后移位，与左室后壁连接处轮廓异常并形成角度。下腔静脉内径为22 mm，吸气塌陷率＜50%。组织多普勒检查：二尖瓣环内侧环舒张早期速度e′=12.6 cm/s（图10-6-1）。

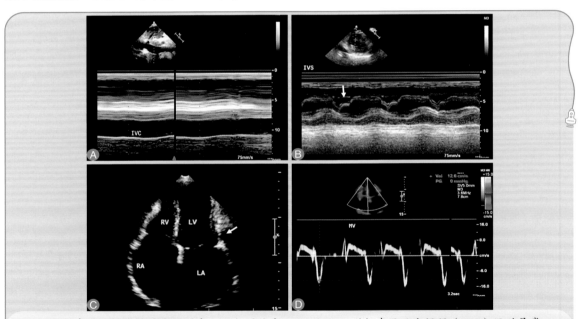

A.M型超声显示下腔静脉内径增宽，吸气塌陷率＜50%；B.M型超声显示室间隔（IVS）运动异常，随心搏呈"橡皮筋样"抖动（箭头）；C.二维灰阶超声于心尖四腔心切面显示左右室侧壁心包回声增强，左房与左室连接处轮廓异常并形成角度（箭头）；D.组织多普勒显示二尖瓣环内侧环舒张早期速度e′=12.6 cm/s。

图 10-6-1 缩窄性心包炎超声心动图表现

超声诊断要点：①患者反复胸闷、心悸，伴乏力3年；②有双下肢及颜面部水肿，夜间不能平卧，活动耐力逐步下降，曾诊断为"心房颤动""心功能不全"，给予相关治疗，但效果不佳，仍感活动耐量逐渐下降；③超声心动图显示双房增大，左室内径偏小，室间隔呈"橡皮筋样"抖动，心包回声增强，左房与左室连接处轮廓异常并形成角度，下腔静脉增宽，吸气塌陷率＜50%，二尖瓣环内侧环舒张早期速度e′＞9 cm/s。根据上述病史及超声表现诊断为缩窄性心包炎。

病例2：患者男性，29岁，半年来胸闷、活动后晕厥2次，意识丧失，数秒后恢复。心电图检查：窦性心律，不完全性右束支传导阻滞，T波改变。超声心动图检查：左房增大（大小为36 mm×39 mm×59 mm），右房稍大（大小为40 mm×52 mm），心室腔内径正常，舒张早期室间隔运动异常，随心搏呈"橡皮筋样"抖动。左室后壁活动稍僵硬，左房后壁与左室后壁连接处轮廓异常并略成角度；局部心包增厚，左侧房室沟处厚度为4～5 mm，右室侧壁厚度约为3.3 mm，心包腔未见异常。下腔静脉及肝静脉内径增宽，下腔静脉内径约为26 mm，吸气塌陷率＜50%。多普勒测量检查：二尖瓣口舒张期血流E/A=116/55（cm/s），二尖瓣瓣环速度e′/a′=17.4/7.6（cm/s）（图10-6-2）。

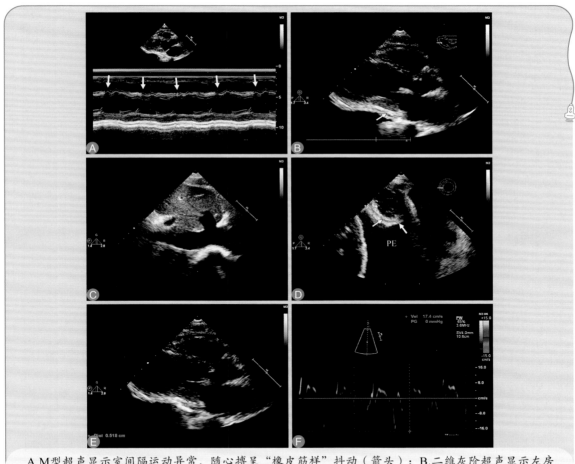

A.M型超声显示室间隔运动异常，随心搏呈"橡皮筋样"抖动（箭头）；B.二维灰阶超声显示左房后壁与左室后壁连接处轮廓异常并略成角度（箭头）；C.二维灰阶超声显示下腔静脉及肝静脉增宽；D.二维灰阶超声于心脏短轴切面显示局部心包回声增强（箭头）；E.左室长轴切面测量心包厚约为5 mm；F.组织多普勒显示二尖瓣环内侧环舒张早期速度e′=17.4 cm/s。

图10-6-2 缩窄性心包炎的超声表现

超声诊断要点：①患者半年来胸闷、活动后晕厥2次；②心电图检查：不完全性右束支传导阻滞，T波改变；③超声心动图检查：双房增大，舒张早期室间隔运动异常，随心搏呈"橡皮筋样"抖动。左室后壁活动稍僵硬,左房后壁与左室后壁连接处轮廓异常并略成角度;局部心包增厚>4 mm;下腔静脉及肝静脉内径增宽,下腔静脉吸气塌陷率<50%。二尖瓣环内侧环舒张早期速度e′>9 cm/s。根据上述病史及超声表现诊断为缩窄性心包炎。

病例3:患者男性,29岁,因"活动后胸闷1月余"入院,患者自诉于1个月前因感冒出现活动后胸闷,上3层楼即出现上述症状,无发热、胸痛、恶心、呕吐、头晕、头痛等不适,未详细诊治,近日患者晨起出现眼睑水肿,伴腹泻,曾于外院行心脏CDFI检查,显示"缩窄性心包炎",为进一步诊治,遂入院就诊,门诊拟"缩窄性心包炎"收入院。心电图检查:窦性心动过速,T波改变。超声检查:左房增大(内径为38 mm),余房室腔内径为正常范围,室间隔运动异常,随心搏呈"橡皮筋样"抖动。左房与左室连接处轮廓异常并形成角度。脏壁层心包回声增强、增厚,最厚约为5 mm,心包腔内见中量液性暗区,左室长轴切面右室前壁前方深约为11 mm,左室后壁后方深约为7 mm,心尖四腔心切面右室侧壁旁深约为11 mm,心尖部深约12 mm。下腔静脉内径为23 mm,吸气塌陷率<50%。组织多普勒:二尖瓣环内侧环舒张早期速度e′=13.8 cm/s(图10-6-3)。

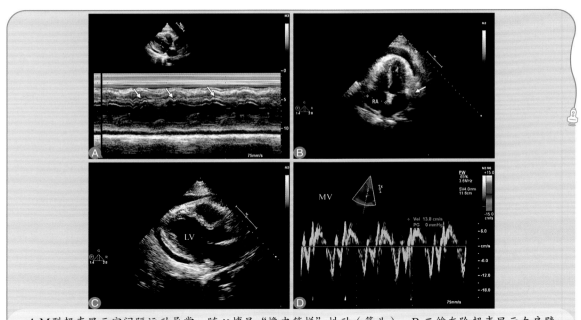

A.M型超声显示室间隔运动异常,随心搏呈"橡皮筋样"抖动(箭头);B.二维灰阶超声显示左房壁与左室壁连接处轮廓异常并略成角度(箭头);C.二维灰阶超声显示心包回声增强、增厚,合并心包积液;D.组织多普勒显示二尖瓣环内侧环舒张早期速度e′=13.8 cm/s。RA:右房;LV:左室。

图10-6-3 缩窄性心包炎的超声表现

超声诊断要点:①患者活动后胸闷1月余,近日晨起出现眼睑水肿,伴腹泻;②心电图显示窦性心动过速,T波改变;③超声心动图显示左房增大,室间隔运动异常,随心搏呈"橡皮筋样"抖动。左房与左室连接处轮廓异常并形成角度。脏壁层心包回声增强、增厚,厚度>4 mm;心包腔内见中量液性暗区;下腔静脉及肝静脉内径增宽,下腔静脉吸气塌陷率<50%。二尖瓣环内侧环舒张早期速度e′>9 cm/s。根据上述病史及超声表现诊断为缩窄性心包炎。

二、心脏压塞

（一）临床与病理

1.疾病定义与流行病学特征

心脏压塞（cardiac tamponade）是指心包积液（pericardial effusion）对心脏造成压迫，引起患者血流动力学紊乱、组织灌注异常的疾病。

2.病因与病理生理

心脏压塞病因繁杂，常见病因有心包肿瘤、全身感染或邻近器官感染、过量抗凝剂的应用或心肌梗死、某些医源性损伤、外伤等致心脏破裂出血等。

心包是包裹心脏及出入心脏的大血管根部的纤维浆膜囊，分内、外两层，外层是纤维性心包，内层是浆膜性心包。浆膜性心包包含两层结构，壁层心包是一层较薄的、平行纵隔胸膜和位于膈肌之上的纤维结构，紧密衬于纤维性心包内面。脏层心包黏附于两侧心室表面，从心尖一直向上延续至肺静脉和体循环血管反折点，在反折点，壁层心包和脏层心包融合在一起。因此，腔静脉的近心脏段，主肺动脉和升主动脉均包绕在心包腔内，而左房则主要位于心包外。

正常的心包腔内会有15~30 mL液体起润滑作用，超声检查通常不能发现液体或液性暗区。当心包腔内液体增加时，腔内压力会升高，压力升高的程度取决于积液量、积液增长速度及心包的顺应性。当心包腔内压力超过心腔内压力时，心室舒张受限，心室腔塌陷，静脉回流减少，造成心输出量及血压下降，即会发生心脏压塞，造成梗阻性休克。由于各个心腔内压力不同，因此随着心包腔压力的上升，心腔内压力最低的右房最先受累，其次是右室、右室流出道。

自主呼吸时，静脉回流会随呼吸周期的变化而变化，吸气时，胸腔内压的下降使全身静脉回流增加，右心前负荷增加；而由于吸气负压，肺血管扩张，肺静脉回流到左室的血液减少，左心前负荷下降。这直接引起吸气时右室每搏量增加，左室每搏量减少；而呼气时与之相反。但这一现象在正常人身上通过触诊脉搏很难发现，当出现心脏压塞时，会放大这一效应。由于心包腔内压力的升高，心室舒张充盈受限，吸气时体静脉回流受限，右室排入肺循环血量减少，使得肺静脉回流入左室的血量进一步减少，左心输出量明显下降，以致脉搏减弱甚至消失，形成奇脉。然而，许多疾病和心包积液（无心脏压塞）并存时，也可以出现每搏量随呼吸的波动，如气道梗阻性疾病、肺栓塞、右心心肌梗死、严重低血容量状态等。需注意的是，在机械通气时，每搏量和血流峰流速随呼吸的变化对心脏压塞的诊断意义较小。

3.临床表现

症状：少量心包积液患者常无明显症状，严重时可有呼吸困难、胸痛、发热等。

体征：心脏压塞经典的临床体征是Beck三联征，即心音低钝、低血压和颈静脉怒张。其他体征有奇脉、窦性心动过速、肝大、外周水肿等。

（二）超声表现

1.二维灰阶超声表现

直接征象：在各个心脏超声切面均可发现环绕心脏的无回声暗区，此时可观察到心脏在心包腔内大幅度摆动，即所谓的"摇摆心"。右心舒张受限，右房在收缩末期与舒张早期都向腔内运动（正常是向外运动），右室壁在舒张早期朝向右心腔内运动（图10-6-4），即形成反常运动。

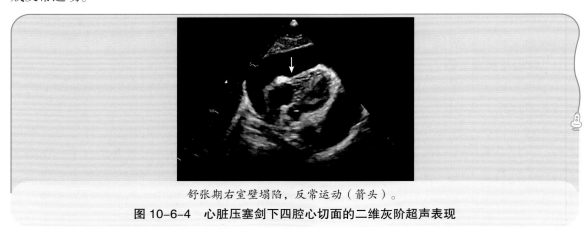

舒张期右室壁塌陷，反常运动（箭头）。

图 10-6-4　心脏压塞剑下四腔心切面的二维灰阶超声表现

间接征象：下腔静脉明显扩张，且不受呼吸周期变化的影响。室间隔也可发生不正常的运动，表现为吸气时向左侧移位，呼气时向右侧移位。

2.M型超声表现

由于吸气时左室每搏量减少，二尖瓣开放幅度降低，E-F斜率降低。

3.频谱多普勒超声表现

当患者自主呼吸时，二尖瓣E峰流速在吸气时下降＞25%，提示存在心脏压塞的可能（图10-6-5A）。心脏压塞时，吸气时主动脉血流速度减低，形成机制同"奇脉"的形成机制，称为"心脏超声奇脉"（图10-6-5B）。三尖瓣、肺静脉和上下腔静脉血流频谱也存在类似相关性。

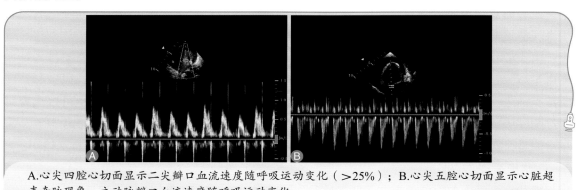

A.心尖四腔心切面显示二尖瓣口血流速度随呼吸运动变化（＞25%）；B.心尖五腔心切面显示心脏超声奇脉现象，主动脉瓣口血流速度随呼吸运动变化。

图 10-6-5　心脏压塞的瓣频谱多普勒超声表现

（三）技能要点与难点

即使心包积液已对心腔产生部分压迫也不意味着一定会出现心脏压塞，心包积液是一个超声诊断，但心脏压塞却是一个临床诊断，只有当心包积液压迫心腔，引起血流动力学紊乱、组织灌注异常时才可以诊断心脏压塞。

对于心脏手术后、胸部创伤或心包粘连、心包腔内有血块或肿瘤的患者，心包腔内局限的积血、血肿或肿瘤也可以压迫单个心房或心室。即使积血、血肿或肿瘤并不大，也可造成局部填塞效应和血流动力学波动。因此，对于心包积液的量和位置要通过多个心脏超声平面来评估和印证，必要时还要行TEE检查，以避免潜在的假阴性结果。

（四）鉴别诊断

心包内脂肪常被误认为是心包积液。心包内脂肪通常分布于心脏前壁，因此在胸骨旁平面最易观察到，适当调节增益后可出现斑点状或颗粒状回声，并随其后方的心肌组织同步运动。还可观察心脏后心包腔内是否也存在液体样超声表现并加以鉴别，因为单纯孤立的前心包积液是非常少见的，除非心包存在瘢痕，将液体陷闭在局部。

心包积液也常需与左侧胸腔积液相鉴别。通常以降主动脉为参照物来区分二者。左侧胸腔积液延伸到降主动脉的后方，而不会蔓延到右室或右房的表面，心包积液可延伸到降主动脉的前方及左房后方。当心包积液和胸腔积液并存时，超声心动图常可以发现其中存在高回声细线状结构——壁层心包，通过其可分辨出这两个充满液体的空间。在剑突下平面，偶尔会将心包积液和腹水相混淆。此时同时辅助胸部超声检查和腹部超声检查，对胸腔积液及腹水的鉴别诊断有很大的帮助。

（五）超声诊断思路

当心包积液压迫心腔，引起血流动力学紊乱、组织灌注异常时即可诊断心脏压塞。

（六）典型病例

患者男性，80岁，因"胸闷气短伴双下肢水肿半月余"入院。体温36.5℃，脉搏138次/分，呼吸28次/分，血压85/50 mmHg。体格检查：端坐呼吸、贫血貌、颈静脉充盈、双肺呼吸音粗、未闻及干湿啰音，且心尖冲动弱、心浊音界向两侧扩大、心律齐、心音低、未闻及杂音，双下肢轻度水肿。拟诊急性心力衰竭。

超声检查资料：心包腔内可见液性暗区，左室长轴切面显示左室后壁后方为30 mm，右室前壁前方为28 mm，心尖部为23 mm，心脏呈摆动状（图10-6-6A）；心尖四腔心切面显示右室侧壁旁为26 mm，右室受压，舒张受限（图10-6-6B）。剑下切面显示下腔静脉增宽，呼吸塌陷率减低（图10-6-7）。

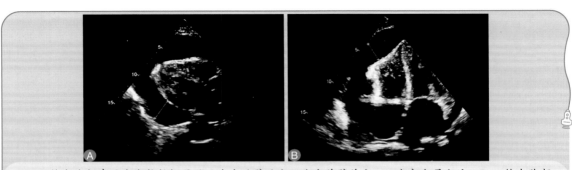

A.二维灰阶超声于左室长轴切面显示左室后壁后方、右室前壁前方、心尖部大量积液；B.二维灰阶超声于心尖四腔心切面显示右室受压，舒张受限。

图 10-6-6 心脏压塞的超声表现

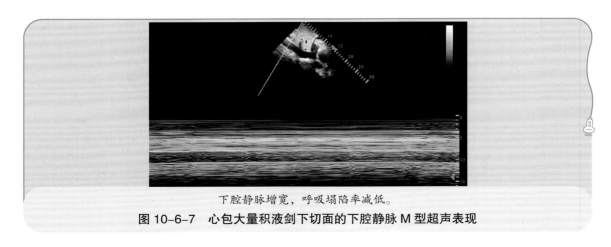

下腔静脉增宽，呼吸塌陷率减低。

图 10-6-7　心包大量积液剑下切面的下腔静脉 M 型超声表现

超声诊断要点：超声心动图于各切面均可见心包内大量液性暗区。右室前壁可见塌陷征。且下腔静脉增宽，呼吸塌陷率减低，因此诊断为大量心包积液、心脏压塞。为明确诊断，应行心包积液穿刺术。本例患者经床旁超声穿刺定位，共抽出800 mL淡黄色液体，患者主诉呼吸困难减轻。

三、心脏肿瘤

心脏肿瘤是生长在心肌或其邻近组织的新生物，可分为原发性心脏肿瘤（primary cardiac tumor，PCT）和转移性心脏肿瘤（metastatic cardiac tumor，MCT），一般意义上的心脏肿瘤多指原发性心脏肿瘤。

国际癌症研究机构（International Agency for Research on Cancer，IARC）2015年发布第4版《WHO肺、胸膜、胸腺和心脏肿瘤分类》，相较2004年的第3版，基本保存了原有框架，总体分为心脏肿瘤和心包肿瘤两部分，在心脏肿瘤中分为良性肿瘤和"瘤样"病变、恶性肿瘤，新增了生物学行为未明性肿瘤和生殖细胞肿瘤。良性肿瘤主要包括黏液瘤、乳头状弹力纤维瘤、横纹肌瘤；恶性肿瘤以肉瘤和转移瘤为主；生物学行为未明性肿瘤包括炎性肌成纤维细胞瘤和神经节瘤；生殖细胞肿瘤包括畸胎瘤和卵黄囊瘤；心包肿瘤少有真正意义上的良性肿瘤。与所有病理组织学分类一样，《WHO（2015）心脏肿瘤组织学分类》也不能囊括所有的肿瘤类型，近年已有血管周上皮细胞肿瘤等罕见心脏肿瘤的报道。

（一）原发性心脏良性肿瘤

原发性心脏肿瘤以良性多见，占原发性的75%，其中最常见为黏液瘤，其次为骨骼肌瘤，其他如纤维瘤、脂肪瘤、畸胎瘤、间皮瘤、淋巴管瘤、血管瘤等。

1.心脏黏液瘤

（1）临床与病理

1）疾病流行病学特征：心脏黏液瘤（cardiac myxoma）是最常见的原发性心脏肿瘤，约占全部心脏肿瘤的75%，90%以上为单发，多发于左房，其余房室腔及心脏瓣膜也可累及。心脏黏液瘤好发于女性，发病年龄分布广泛。

2）病理生理：心脏黏液瘤常起源于心内膜下的间叶组织，瘤体长大后突入心腔内，常有瘤蒂附着于房间隔或心室壁，瘤体可随心动周期而活动。肿瘤多呈圆形或椭圆形，可有分叶或形似一串葡萄，外观呈半透明、晶莹的"胶冻样"，可夹杂红色出血区。瘤体质脆易碎，受血流冲击易脱落，进入血液循环可致栓塞。引起栓塞的黏液瘤常有下列特点：①合并心房颤动等心律失常；②肿瘤外形多呈分叶状；③瘤体出血较多，部分伴有坏死；④肿瘤体积较大，脱落的肿瘤组织还可在脑血管和周围血管上皮继续生长，破坏血管壁形成血管瘤。显微镜检查肿瘤组织可见大量基质及少量弹性纤维和胶原纤维，基质内富含酸性黏多糖，有散在的梭状或星状细胞。

3）临床表现：①症状：心脏黏液瘤患者的临床表现多种多样，缺乏特异度，其症状和体征与肿瘤的生长部位、大小、侵袭力、活动度、生长速度及是否发生脱落、出血、坏死等因素密切相关。患者早期常无临床症状，随着肿瘤的生长、浸润，出现充血性心力衰竭、栓塞、心包积液等相应的临床表现。②体征：心脏黏液瘤侵犯瓣膜或者心室阻塞流出道时，患者心前区可出现收缩期或舒张期杂音，部分患者的杂音性质随体位改变而改变。患者出现左心衰竭时，可闻及肺部湿性啰音；患者出现右心衰竭时，可出现下肢水肿、颈静脉怒张、肝颈静脉回流征阳性、肝脏肿大等体征。患者心包积液时，患者心脏叩诊浊音界向两侧增大，心音低而遥远。患者急性心脏压塞时，则表现为窦性心动过速、血压下降、脉压变小和静脉压明显升高。

（2）超声表现

1）二维灰阶超声表现：能够直观、清晰地观察到肿瘤的部位、大小、形态、回声性质、有无蒂、附着点基底部的宽度及活动度大小。

左室长轴切面：左房内可观察到黏液瘤瘤体，显示其大小、形态及活动度（图10-6-8A），通常为圆形或椭圆形的稍高回声团，内部回声较均匀，部分欠均匀，有时在瘤体内部可出现无回声，多数为出血坏死区，出现钙化时表现为强回声。由于黏液瘤有蒂，瘤体通常随心动周期出现较大的活动，当瘤体较大时，舒张期瘤体往往堵塞二尖瓣口，收缩期瘤体返回左房。

大动脉短轴切面：当舒张期瘤体堵塞二尖瓣口时，左房血液流出受阻，左房可增大，瘤体附着于房间隔部位，可观察到左房黏液瘤瘤体的另一个断面，并可获得瘤体的另一测量经线。

左室短轴切面：此横切面可观察到舒张期瘤体进入左室堵塞二尖瓣口。

心尖四腔心切面：是观察瘤体大小、活动度、瘤蒂附着点的最佳切面（图10-6-8B），除了可观察瘤体随心动周期出现活动、瘤体形态的改变、堵塞二尖瓣口的程度，还可观察到

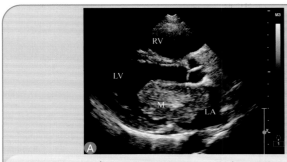
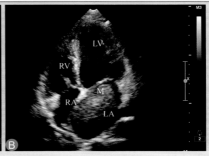

A.二维灰阶超声于左室长轴切面显示左房内肿物经二尖瓣口进入左室；B.二维灰阶超声于心尖四腔心切面显示肿物位于左房内房间隔。RV：右室；LV：左室；LA：左房；RA：右房；M：肿物。

图10-6-8 心脏黏液瘤的超声表现

瘤蒂的所在部位。

2）CDFI表现：于心尖四腔心切面可见舒张期左、右房血液进入左、右室受阻，血流速度增快，呈五彩镶嵌，其表现与二、三尖瓣狭窄类似。

频谱多普勒可测量二、三尖瓣口舒张期血流速度，计算跨瓣压差，定量分析房室瓣的梗阻程度。

（3）技能要点与难点：注意从多个切面观察瘤体的大小、附着部位、活动度，以及对房室瓣血流动力学的影响，当瘤体较小时，TTE检查往往较难诊断，容易与血栓混淆，需结合TTE检查。

（4）鉴别诊断：心脏黏液瘤常与活动性血栓混淆，后者多为强回声团，其无蒂、活动度极大、位置不固定。如超声心动图鉴别困难，可结合病史及其他影像学检查进行综合判断，必要时可行诊断性抗凝治疗，一般血栓可在抗凝后缩小或消失。此外，心腔内亦可存在少数其他性质肿瘤与黏液瘤的超声表现相似，如间叶源性肿瘤等，须经手术及病理进一步鉴别证实。

（5）超声诊断思路：心房内出现形态可变的团块，附着于房间隔或心房壁，有蒂，团块活动度较大，舒张期移向二尖瓣或三尖瓣口，收缩期回到左房或右房内。肿瘤可导致房室瓣不同程度的狭窄，亦可引起房室瓣关闭不全。

（6）典型病例：患者女性，54岁，因"间断性活动后胸闷2年余，体检发现左房肿物"就诊。超声心动图检查：左房稍大，内探及实性稍高回声团块，附着于房间隔，活动度较大，舒张期经二尖瓣口进入左室。

超声诊断要点：患者女性，间断性活动后胸闷。左房内房间隔侧实性占位，活动度较大，基底部不宽，结合病史诊断为心房黏液瘤。

2.心脏纤维瘤

心脏纤维瘤（cardiac fibromas）为原发性心脏肿瘤，多见于婴儿及儿童，发病率约为0.5/1000，以左室前壁或室间隔多见（图10-6-9），常无临床症状，少数可致充血性心力衰竭、心律失常猝死等；超声表现无特异度。本病应与肥厚型心肌病相鉴别：心脏纤维瘤回声常高于周围心肌组织，占位效应明显（图10-6-10A）；而肥厚型心肌病回声与周围心肌组织一致，占位效应不明显；前者内部回声均匀、可见钙化（图10-6-10B），后者局部增厚心肌回声不均匀，呈"毛玻璃样"改变；前者大小不随心肌运动而变化，后者局部增厚心肌具有收缩性，与周围心肌一致。超声心动图有助于诊断心脏纤维瘤，但确诊仍依赖病理学检查。

（1）超声诊断思路：心脏纤维瘤好发于儿童，心脏CDFI检查一般仅能提示心脏占位，占位的位置及与周边结构为毗邻关系，内部钙化或有助于纤维瘤的诊断，但确诊需依赖病理学。

（2）典型病例

病例1：患者男性，24岁，因"发热、上腹部不适9天，胸闷、气促5天"来诊。心脏CDFI提示左室流出道及心底部心包腔内低回声团块，术后病理提示左室及心包孤立性纤维性肿瘤。

病例2：患者男性，17岁，因"突发晕厥4小时"来诊。心电图提示阵发性心动过速，心脏CDFI提示左室后壁基底段探及稍低回声团块，大小约为40 mm×31 mm，内可见团状强回声，拟诊断为心脏良性占位可能。术后病理结果显示为心脏纤维瘤。

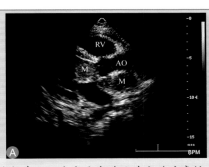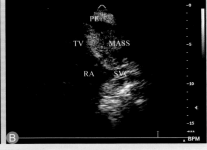

A.二维灰阶超声显示左室流出道及升主动脉旁低回声团块；B.二维灰阶超声显示心底部心包腔内占位。RA：右房；AO：主动脉；TV：三尖瓣；SVC：上腔静脉，PE：心包积液；MASS：心脏纤维瘤；M：团块。

图 10-6-9　心脏纤维瘤的超声表现

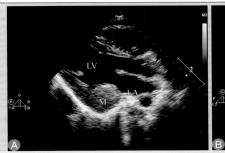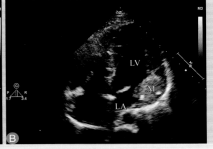

A.二维灰阶超声显示左室后壁基底段内低回声团块；B.二维灰阶超声显示左室后壁团块内可见钙化。LV：左室；LA：左房；M：团块。

图 10-6-10　心脏纤维瘤和肥厚型心肌病的超声鉴别

3.心脏乳头状弹力纤维瘤

心脏乳头状弹力纤维瘤（cardiac papillary fibroelastomas）系原发性良性心脏肿瘤，瘤体自瓣膜的内膜发生，主要以心内膜的弹力纤维、平滑肌细胞及黏多糖基质组成乳头的轴心，外覆增生的心内膜细胞，故称乳头状弹力纤维瘤。心脏乳头状弹力纤维瘤是一种少见的原发性心脏良性肿瘤，约占原发性心脏肿瘤的10%，虽然对血流动力学影响不明显，但如果瘤体较大、瘤蒂较小，则存在潜在的致栓塞风险，甚至可引起血流动力学改变，导致心力衰竭，需积极进行外科处理。诊断主要依靠超声心动图，对诊断仍不明确者，可进一步行TTE或CMR检查。

4.心脏横纹肌瘤

心脏横纹肌瘤（cardiac rhabdomyoma）是婴幼儿中最常见的原发性良性心脏肿瘤，多累及心室壁和房室瓣，大小从几毫米至几厘米不等，肿瘤与周围心肌分界清楚（图10-6-11），无包膜。显微镜检查显示肿瘤组织形态不规则且肿胀的心肌细胞，部分区域可见特征性的"蜘蛛细胞"，即细胞核同细胞质团块一起被悬挂在细胞中央，多条细胞质桥丝呈放射状从细胞中央向细胞膜延伸，似蜘蛛样。大多数心脏横纹肌瘤是多发性的，并有自发消退的过程；除非患者有症状，否则不建议手术切除。这些症状是由于血液流入或流出受阻而出现的，导致充血性心力衰竭。心律失常也可能发生，从继发于窦房结或房室结功能障碍的心动过缓到房/室性心动过速、房室结折返性心动过速或心室预激。

（1）超声诊断思路：心脏横纹肌瘤一般好发于儿童，且边界清楚，心脏CDFI无典型声像图特征。

（2）典型病例：患者男性，6岁，因"心脏不适"就诊，心脏CDFI显示左室心尖部稍高回声团块，边界较清楚，术后证实为心脏横纹肌瘤。

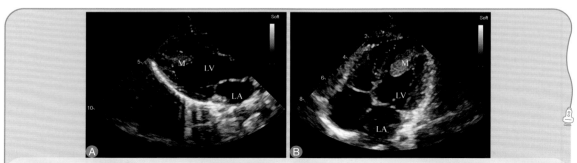

A.二维灰阶超声于左室长轴切面显示左室心尖部稍高回声团块；B.二维灰阶超声于心尖四腔心切面显示左室心尖部稍高回声团块，边界清楚。LV：左室；LA：左房；M：团块。

图 10-6-11　左室心脏横纹肌瘤的超声表现

（二）心脏原发恶性肿瘤

心脏原发性恶性肿瘤（primary cardiac malignancy）少见，约占心脏原发性肿瘤的25%，其中肉瘤占20%，心脏肉瘤为心脏最常见的恶性肿瘤，包括血管肉瘤、平滑肌肉瘤、骨骼肌肉瘤、纤维肉瘤、骨肉瘤等。此外尚有脂肪肉瘤、淋巴肉瘤、间叶瘤、恶性间皮瘤、黏液肉瘤等。心脏恶性肿瘤可起自心脏任何组织，主要发生于儿童。

1.心脏肉瘤

原发性心脏血管肉瘤是原发性心脏恶性肿瘤中最常见的病理类型，发病年龄为30~50岁，男性高于女性，约90%以上病变发生于右房。临床症状多见呼吸困难、胸痛和心力衰竭，少见心包积液、腔静脉梗阻、肺栓塞、咯血等，由于疾病初期尚未造成血流动力学障碍，故无明显症状，易被忽视，且因其恶性程度高、进展快、66%~89%的患者就诊时已发生肺、肝、骨及淋巴结转移。超声心动图表现主要为肿瘤侵犯部位和范围大小，以及对心脏血流动力学的影响和常常伴发的大量心包积液（图10-6-12A）。TTE检查往往只能大致判断侵犯部位，TEE检查对心脏肿瘤侵犯的范围和部位判断准确性较高。

（1）超声诊断思路：心脏肉瘤比较罕见，仅凭心脏CDFI诊断较为困难，需结合其他影像学检查。

（2）典型病例：患者男性，33岁，因"活动后气急1个月，低热3天"入院。1个月前无明显原因出现活动后气急，休息后症状缓解，3天前出现低热，最高体温为37.7 ℃，伴有咳嗽。超声心动图检查：心底部可见一较大的不规则形实质性团块，包绕主动脉根部，大小约为61 mm×58 mm×69 mm，内部回声欠均匀，部分突向右室及右房，不随心脏搏动而活动，团块与三尖瓣前瓣瓣体粘连，致三尖瓣关闭不全（图10-6-12B）；心包腔大量积液。超声诊断：心脏肿瘤；大量心包积液。术后病理提示粒细胞肉瘤。

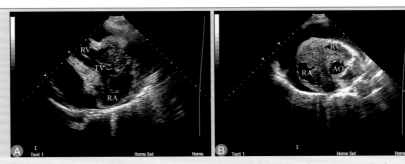

A.二维灰阶超声显示心底部不规则形的实质性肿物，围绕主动脉根部，向右心腔浸润性生长，心包受侵并大量积液；B.二维灰阶超声显示肿块与三尖瓣前瓣粘连，瓣膜开放受限。RA：右房；RV：右室；AO：主动脉；TV：三尖瓣。

图 10-6-12　心脏粒细胞肉瘤的超声表现

超声诊断思路：心底部可见不规则形实质性团块，与周围心肌组织及瓣膜组织分界欠清晰，需要考虑恶性病变的可能。

2.心脏转移性肿瘤

心脏转移性肿瘤（cardiac metastases）是心脏之外各种肿瘤经直接蔓延、血液传播或淋巴管扩散转移到心脏。心脏转移性肿瘤比较常见，为原发性心脏肿瘤的20～40倍。最常见的临床表现为心脏压塞、快速心律失常、房室传导阻滞或充血性心力衰竭等。超声心动图可发现被转移性肿瘤侵犯的心脏组织内占位性病变或心腔内较大实质性占位，可引起心腔内梗阻及瓣膜反流，甚至影响心室收缩、舒张功能，常常伴有大量顽固性胸腔积液，而原发病是重要诊断依据之一。

（1）超声诊断思路：心脏转移性肿瘤较常见，在有明确的原发恶性病灶情况下，发现心脏内边界不清的占位时，可考虑为心脏转移性肿瘤。

（2）典型病例：患者男性，51岁，因"发现舌癌"入院，超声心动图提示室间隔及左室下壁低回声团块，大小约为49 mm×34 mm，形态不规则，边界欠清，超声提示转移癌可能，术后病理证实为舌癌转移（图10-6-13）。

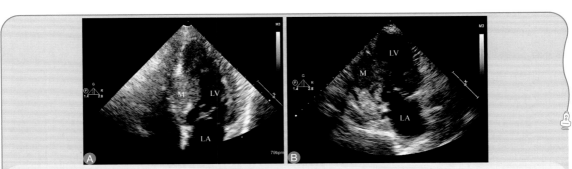

A.二维灰阶超声于心尖四腔心切面显示室间隔内实性低回声团块，舌癌室间隔转移；B.二维灰阶超声于心尖两腔心切面显示左室下壁低回声团块，形态不规则，边界欠清，舌癌左室下壁转移。LA：左房；LV：左室；M：心脏转移瘤。

图 10-6-13　舌癌心肌转移的超声表现

四、心腔内血栓

（一）临床与病理

1.疾病定义

心腔血栓是由血小板、纤维素和红细胞异常聚集在心腔内所形成。

2.病因

心腔血栓多见于心脏瓣膜病、心肌病、心肌梗死、心律失常等。

3.病理生理

心脏血栓常发生于左房及左室，少数发生于右房。左房血栓最常见，病因常为风湿性心脏病、二尖瓣狭窄、多合并房颤。因二尖瓣狭窄后引起左房增大、压力升高致使血流缓慢，血流淤滞而形成血栓，如果伴有风湿性心脏病者，因其血管壁及心内膜表面粗糙，加重血栓形成。少数心房血栓发生于冠心病、扩张型心肌病等，可能为房壁运动减弱、血液淤滞所致。心脏血栓分为游离血栓及附壁血栓，后者附着于左房壁及左心耳。左室血栓也比较多见，病因常为心肌梗死、冠心病、扩张型心肌病等。急性心肌梗死患者因左室内膜缺血，出现节段性室壁运动减低、消失或者矛盾运动，使血流淤滞形成血栓。扩张型心肌病患者室壁运动减低，心腔内膜肌柱肥大，其间陷窝加深，血液淤滞而形成血栓。左室血栓多发生于心尖部或室壁瘤内，极少数为腔内活动血栓，左室附壁血栓多与心脏增大、心功能不全相关，心尖部血栓多与节段性室壁运动异常相关。右房血栓相对少见，可能是腹腔及四肢疾病所致的体静脉血栓形成并脱落，随血流经腔静脉入右房而形成；心腔扩大、房壁运动减弱，伴有肺动脉高压，血液流动缓慢，淤滞而形成血栓。

4.临床表现

心脏血栓病因不同，临床症状及体征也表现不同，部分患者无明显临床症状及不适，部分患者可表现为胸闷、呼吸困难及端坐呼吸，亦可有体循环栓塞的表现。

（二）超声表现

1.TTE表现

心房血栓在超声心动图上有两种形态：一种是左房腔内雾状飘动不定的回声；另一种是较固定，多附着于左房后壁、侧壁、房顶及左心耳，呈类圆形或不规则形，血栓大小差别较大，血栓的回声可根据是机化还是新鲜，表现为或强或弱、基底较宽的回声。心室血栓多显示为不规则团块状回声，可呈多层状、中空状或片状等，回声强度不均匀，通常位于心尖区，附着于心内膜表面，位置相对固定。

2.TEE表现

TEE对心房及心耳血栓的诊断有高度的敏感度和较高的阳性预测值，通过TEE途径，左房最靠近探头，可以得到理想状态下心房体系和房间隔的清晰切面图像，但是对于心室血栓，因TEE标准切面很难显示心尖部，且心尖部处在远离探头的声束远场，所以心尖部的细微分辨率较低，TEE的帮助不大且敏感度较低。

3.超声造影表现

心肌声学造影能明显提高超声对血栓的诊断准确性，通常情况下血栓表现为无增强，但是对于Ⅰ期和Ⅱ期血栓，因血栓结构相对松散，内部存在缝隙，或者血栓收缩形成裂隙，因此造影时造影剂可通过缝隙进入血栓，表现类似"部分增强"。

（三）技能要点与难点

左房血栓时应注意调节仪器灵敏度，取多个切面并重复检查，以避免血栓回声较低而漏诊。二维灰阶超声心动图应注意观察左室长轴切面、四腔心切面、心底短轴切面及异常回声的大小、位置、活动度等，TTE诊断困难时可结合TEE检查，可大大提高血栓检出率。左室血栓时重点注意室壁运动异常部位，尤其是心尖部有无异常回声，并将二维灰度调高，多切面观察，以避免漏诊低回声血栓。

（四）鉴别诊断

对心房血栓应当注意与黏液瘤鉴别，黏液瘤一般有蒂、活动度较大、形态可变，可凸入左室内，心房血栓一般活动度较小、基底较宽。

对左室血栓应注意与左室肿瘤相鉴别，还应与左室乳头肌、腱索及异位肌束鉴别。

（五）超声诊断思路

心房血栓多合并房颤等心律失常，一般心房较大，血流多呈云雾状。血栓多位于心房后壁、心房底部及心耳，基底较宽，活动度一般较小，心脏收缩、舒张时其形态无明显变化。

心室血栓多见于心肌梗死及心脏收缩功能减退患者，新鲜血栓表现为较低回声，随着时间延长，血栓可出现机化而表现为高回声或强回声。一般附着于室壁瘤处或心尖部，活动度较差，基底较宽，TTE诊断准确率较高，诊断困难者可行超声造影检查。

（六）典型病例

病例1：患者女性，55岁，因"既往风湿性心脏病10余年，胸闷气促10余天"入院。查体：心尖区可闻及3/6级舒张期隆隆样杂音，临床诊断：二尖瓣狭窄（？）。超声心动图检查：左房、右房增大，左房前后径为55 mm、右房左右径为45 mm；二尖瓣增厚、回声增强、前后叶瓣尖钙化，开放受限、关闭见间隙，左房内房间隔中部探及一稍高回声团块，大小约为25 mm×17 mm，基底较宽，活动度较差（图10-6-14）。

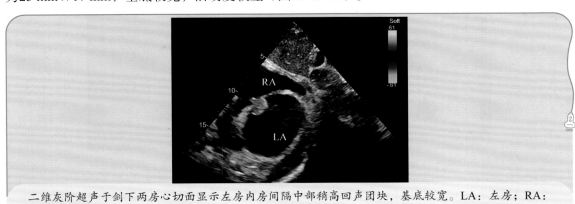

二维灰阶超声于剑下两房心切面显示左房内房间隔中部稍高回声团块，基底较宽。LA：左房；RA：右房。

图10-6-14　房间隔中部左房内血栓的超声表现

超声诊断要点：患者女性，55岁，既往风湿性心脏病10余年，胸闷气促10余天；超声心动图检查：左房、右房增大，左房内房间隔中部探及一稍高回声团块，大小约为25 mm×17 mm，基底较宽，活动度较差，结合患者病史及超声表现诊断为左房血栓。

病例2：患者男性，56岁，因"体检发现心电图T波改变"就诊。超声心动图检查：左室心尖部圆钝，前间壁、前壁活动度减低，心尖部探及稍高回声团块，大小约为15 mm × 13 mm（图10-6-15）。

超声诊断要点：患者存在左室节段性室壁运动异常，左室血流动力学不稳定，心尖部探及稍高回声，活动度较差，基底较宽，可考虑为左室血栓。

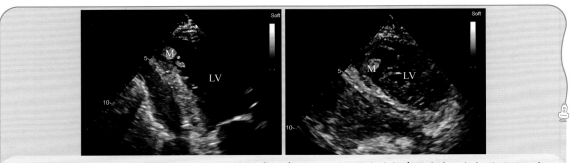

A.二维灰阶超声于左室长轴切面显示心尖部稍高回声团块；B.二维灰阶超声于左室短轴切面显示心尖部稍高回声团块，与心内膜分界较清楚。LV：左室；M：血栓。

图 10-6-15　左室短轴切面心尖部血栓的超声表现

五、心脏异物

心脏异物较为少见，主要为火器伤、爆炸伤引起，少数为医源性途径。异物多为金属物体（图10-6-16），多位于右室，偶见鱼刺穿破食管进入左房。牙签进入右房者极其罕见。

心脏异物的最常见症状是呼吸困难和胸痛，也可无任何临床表现。如果未及时治疗，会导致一系列并发症，如心脏压塞、心源性休克、血栓栓塞、败血症、瓣膜功能障碍、心律失常，甚至死亡。这一切主要取决于心脏损害的位置、异物的大小和异物是否穿透心脏。此外，感染性心内膜炎通常发生在症状不是很紧急的长期病例中。

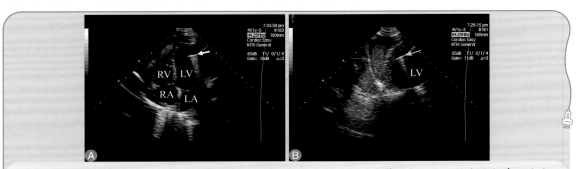

A.二维灰阶超声于心尖四腔心切面显示左室侧壁心尖段金属异物（白箭头）；B.二维灰阶超声于左室短轴切面显示心尖段金属异物（黄箭头）及心包腔积血（红箭头）。LA：左房；LV：左室；RA：右房；RA：右室。

图 10-6-16　左室侧壁心尖段金属异物的超声表现

（一）超声诊断思路

心脏异物较为少见，在有明确外伤及相关病史下，发现心包内有积液或心脏内异常条索状回声时，应当考虑是否有心脏异物的可能。

（二）典型病例

患者男性，17岁。因"修理时碎铁片弹入左侧胸部7小时"入院。超声心动图：左室侧壁心尖段探及一大小约11 mm×2 mm条状强回声，后伴"彗星尾征"，心包腔内探及中等量点状回声充盈，另于心尖部心包腔内探及大小约62 mm×15 mm的絮状稍高回声区，边界欠清。超声提示左室侧壁心尖段条状强回声，考虑金属异物；心包腔中量积血。

超声诊断要点：患者有胸部外伤史，结合二维灰阶超声左室侧壁见条索状强回声，伴"彗星尾征"，并可见心包积血，可诊断为心脏异物。

（梅陈玲　　王小林　　付莉瑶）

第七节　感染性心内膜炎

（一）临床与病理

1.疾病定义

感染性心内膜炎（infective endocarditis，IE）是致病微生物所形成的瓣膜和心血管内膜等结构的炎性病变。心内膜炎的发生是个复杂过程，包括受损的瓣膜内膜上形成非细菌性的血栓性心内膜炎；因瓣膜内皮损伤而聚集的血小板形成的赘生物；菌血症时血液中细菌黏附于赘生物并在其中繁殖；病原菌与瓣膜基质分子蛋白及血小板的相互作用等。临床上，赘生物多在原有心脏病变的基础上形成，如瓣膜狭窄或关闭不全、房间隔缺损等，多数附着于心脏瓣膜部位，少数附着于心房和心室心内膜。

2.病因

感染性心内膜炎发病的2个重要环节：菌血症和基础心脏病。菌血症是感染性心内膜炎的必要条件，器质性心脏病患者为感染性心内膜炎易感者。静脉注射会增加右心感染性心内膜炎的发生率。感染性心内膜炎常见的致病微生物为链球菌、葡萄球菌和肠球菌。

3.病理生理

病理生理改变取决于感染部位、性质、程度等，感染所致全身性反应与其他感染相似，组织破坏和赘生物形成可导致特殊病理生理改变，列举如下。

（1）栓塞：赘生物脱落易造成栓塞，出现相关脏器组织破坏与功能障碍，以脾脏、肾脏、冠状动脉和脑血管最常见。

（2）瓣膜破裂：包括瓣膜变形、穿孔、瓣膜瘤、腱索乳头肌断裂等。

（3）脓肿形成：形成主动脉瓣和二尖瓣的瓣周脓肿，以主动脉根部脓肿多见。

（4）心肌梗死：大量主动脉瓣赘生物，尤其是发生于左、右冠瓣者，可阻塞或栓塞冠状动脉，造成心肌梗死。

（5）主动脉窦瘤：局部感染破坏动脉中层造成菌性动脉瘤，破坏主动脉窦壁形成主动脉窦瘤。

（6）心血管脓肿或动脉瘤破入附近心血管腔形成窦道或瘘管。

（7）急性心包炎。

（8）传导系统功能障碍。

（9）右心系统三尖瓣和肺动脉瓣的感染性心内膜炎：较左心系统为少，主要发生在新生儿或静脉注射毒品成瘾者。

4.临床表现

症状：临床表现差异很大。感染性心内膜炎全身性症状的发作过程通常是缓慢的，多表现为长时间低热或各种躯体症状，包括疲劳、乏力、关节痛、肌痛、体重减轻、寒战和出汗，也可呈暴发性，表现为高热和症状迅速变化，以及累及心、脑、肺、脾引起的相应性临床表现。

体征：包括心脏主要体征（瓣膜继发性改变而引起的新的瓣膜反流杂音）和周围体征（表现为Roth斑、Osler结节、Janeway损害等）。

5.并发症

感染性心内膜炎可发生各种心脏并发症（表10-7-1）。赘生物本身是感染性心内膜炎发生并发症的重要诱因，可造成瓣膜的破坏或穿孔，引起严重的反流，从而破坏血流动力学状态。

表 10-7-1　感染性心内膜炎的并发症

结构改变	血流动力学改变
瓣膜破坏	急性瓣膜反流
"连枷样"瓣膜	瓣膜闭塞
瓣膜穿孔	心力衰竭
"瘤样"膨出	心腔内分流
瘘管形成	心脏压塞
人工瓣膜撕裂	瓣周漏
脓肿	
栓塞	
心包积液	

6.诊断方法

经胸超声心动图（transthoracic echocardiography，TTE）和经食管超声心动图（transesophageal echocardiography，TEE）对感染性心内膜炎诊断敏感度分别为40%~63%和90%~100%（表10-7-2）。

表 10-7-2　超声心动图对感染性心内膜炎的选择

超声心动图	推荐级别	证据水平
疑似IE，首选TTE检查	I	B
高度疑似IE但TTE正常，推荐TEE检查	I	B
首次TTE或TEE阴性，临床高度疑似IE，7~10天内复查	I	B
瓣周脓肿、赘生物大小评估，首选TEE检查	IIa	C
TTE检查可显示清楚及IE低度风险，不推荐TEE检查	III	C
疑似有IE并发症，建议立即复查TTE或TEE检查	I	B
定期随访TTE或TEE，及时发现IE并发症和评估赘生物	IIa	B
所有需手术的IE患者，术中应用超声心动图	I	C
抗生素治疗后应用TTE对心脏及瓣膜功能随访评估	I	C

注：国际通用的应用推荐级别及证据水平分级。推荐类别：I类为已证实和（或）一致认为有益和有效；II类为疗效的证据尚不一致或有争议，其中倾向于有效为IIa类，尚不充分为IIb类；III类为已证实或一致认为无用和无效，甚至可能有害。证据水平分级：证据来自多项随机对照临床试验或多项荟萃分析为A类；证据来自单项随机对照临床研究或非随机研究为B级；证据来自小型研究或专家共识为C级。

感染性心内膜炎诊断标准使用改良的Duke诊断标准，其中主要标准之一为超声心动图发现赘生物、脓肿、人工瓣膜破裂或出现新的瓣膜反流。欧洲心脏病学会在关于感染性心内膜炎诊断指南中指出TTE是诊断感染性心内膜炎的一线影像学方法，对于临床高度怀疑而TTE检查无法确诊患者应进一步行TEE检查（图10-7-1）。

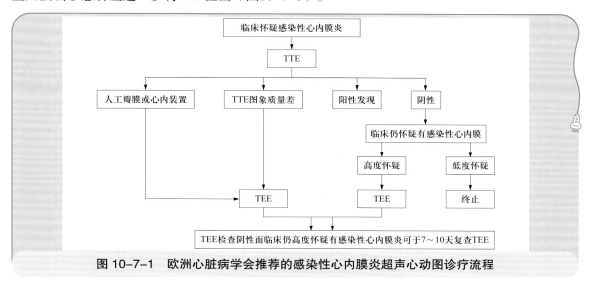

图 10-7-1　欧洲心脏病学会推荐的感染性心内膜炎超声心动图诊疗流程

（二）超声表现

1.二维灰阶超声表现

主要应用于赘生物的探及、瓣膜形态及脓肿病变的观察。

（1）赘生物：典型特征为黏附在瓣叶、腱索或房室心内膜面的形态不规则的中等强度回声，大小不一、数目不等、形态变异大，可呈绒毛状、蓬草状、带状或团状等，附着于瓣叶上的赘生物可与瓣叶一同运动，通过短小的蒂与瓣叶相连者有较大的活动度。赘生物累及心脏不同部位表现：①二尖瓣赘生物最常见，可分别累及或同时累及二尖瓣前叶、后叶，基础心脏病为二尖瓣关闭不全者，赘生物多附着在二尖瓣左房面，较大或带蒂赘生物可于收缩期进入左房，舒张期摆入左室；②主动脉瓣赘生物通常累及一个或相邻两个瓣膜，多附着在瓣叶的瓣体或瓣缘的心室面；③三尖瓣赘生物多比左心系统赘生物大，且向外生长，舒张期随三尖瓣进入右室，收缩期返回右房内；④肺动脉瓣赘生物多附着在肺动脉瓣的右室面，随瓣叶启闭而活动，常阻塞瓣口致右室血流进入肺动脉受阻；⑤心内膜面赘生物多附着在异常高速血流所冲击的心腔、心血管壁内膜上，赘生物可随血流冲击而摆动。

（2）瓣膜继发性改变：①瓣膜局部破坏甚至穿孔，造成瓣膜反流，超声可显示瓣体的连续性中断及瓣叶的闭合不良；②炎症侵及房室瓣下腱索和乳头肌，断裂后引起瓣膜脱垂或"连枷样"运动；③可在心脏各部位并发脓肿，最常见的是发生在主动脉瓣及二尖瓣瓣环处脓肿，二维灰阶超声心动图表现为瓣周可见大小不等、形态各异的无回声区或回声异常的腔隙，周围常伴瓣膜赘生物回声；④二尖瓣呈"瘤样"改变，表现为二尖瓣前叶受累部位变薄，使二尖瓣薄弱部位在左室高压下逐渐向左房侧突出形成"瘤样"结构，收缩期明显，瘤体破裂时可见瘤体回声连续中断及严重二尖瓣反流；⑤人工瓣膜发生感染性心内膜炎时，可导致瓣周漏甚至瓣膜撕裂；⑥少数较大的二尖瓣赘生物，舒张期可堵塞瓣口导致狭窄。

（3）其他并发症：①心脏脓肿可形成窦道或瘘管，超声心动图可见无回声区与相应的腔室相通；②左心系统赘生物脱落可引发脑栓塞，右心系统的赘生物脱落可引发肺动脉栓塞，超声心动图可发现赘生物形态及位置的改变；③感染性心内膜炎合并脓肿时可穿破心脏组织引发化脓性心包炎，超声心动图表现为心包腔大量积液。

2.M型超声表现

主要运用于观察瓣膜赘生物随心动周期活动情况。

（1）M型超声心动图瓣膜曲线上，赘生物表现为瓣膜关闭线部位出现绒毛状赘生物附着，常伴有收缩期或舒张期微小颤动，闭合线间存在缝隙。

（2）受累的瓣膜中大量反流可引起相应腔室增大。

3.多普勒超声表现

感染性心内膜炎可引起瓣膜破坏穿孔、腱索乳头肌断裂、大血管与心腔间或心腔间穿孔或瘘管形成等，从而导致瓣膜反流、大血管与心腔间或心腔间分流。彩色和频谱勒多普勒可探及其血流动力学改变。

4.三维超声表现

实时三维超声能准确地显示赘生物的大小、数目、附着部位、活动度及与瓣膜的关系，同时也能发现可能发生的感染性心内膜炎并发症。

5.TEE表现

（1）TEE能更清晰地显示二尖瓣及主动脉瓣的结构，发现瓣膜的器质性改变、赘生物形成及各种并发症。

（2）TEE的声束方向与血流方向夹角小、分辨率高，能更清晰地显示左房侧血流及瓣膜结构，对人工瓣膜的感染性心内膜炎的诊断有独到的价值。

（三）超声诊断思路

寻找支持感染性心内膜炎的证据：①心脏基础病变；②临床病史；③实验室检查；④心脏超声表现，赘生物、并发症的检出。

（四）预后判断与随访

赘生物的位置、大小、活动度及治疗的变化与感染性心内膜炎的预后有关。超声心动图检查可通过动态观察赘生物的变化来预测感染性心内膜炎并发症的危险性。

（五）鉴别诊断

（1）赘生物与瓣膜纤维化、钙化相鉴别：瓣膜结构的纤维化和钙化，多见于老年人或风湿性心脏病患者，通常为无活动的强回声斑；赘生物患者常有发热史，赘生物随瓣叶启闭而活动。

（2）赘生物与原发瓣叶小肿瘤相鉴别：附着在瓣叶上的小肿瘤多为黏液瘤、纤维弹性组织瘤等，通常为单发，形态较规则，常为圆形或类圆形，且短期内其大小不会有明显变化；赘生物多为多发，形态不规则，可在治疗过程中大小有明显变化。

（3）赘生物与粘液瘤相鉴别：较大的赘生物，尤其是三尖瓣的大赘生物，常伴有蒂，可随瓣膜在房室间做往返运动，易与黏液瘤相混淆。黏液瘤多附着在房间隔上，赘生物多附着在瓣叶上；黏液瘤在短期内不会有明显变化，而赘生物在治疗中大小可有变化。

（4）二尖瓣瓣膜瘤与二尖瓣脱垂相鉴别：二维灰阶超声心动图上均表现为二尖瓣前叶呈"瘤样"突向左房侧，但二尖瓣脱垂只在收缩期出现，二尖瓣瓣膜瘤在收缩期及舒张期始终存在。以收缩期更明显，瘤体破裂时可见瘤体回声连续中断。

（六）典型病例

病例1：患者男性，19岁，因"反复发热1月余，胸闷半月余"入院。查体：体温38.6 ℃，脉搏105次/分，心界向左下扩大，胸骨左缘第3至第4肋间可闻及4/6级粗糙收缩期杂音。临床诊断：先天性心脏病（室间隔缺损？）。超声心动图检查：左房增大，左房前后径为38 mm；左室增大，左室舒张末期内径为58 mm，室壁运动良好，EF为60%；大动脉短轴切面探及室间隔膜部可见连续性中断，大小约为9.7 mm（图10-7-2A，图10-7-2B）。连续多普勒测得室缺口最大流速约为480 cm/s（图10-7-2C，图10-7-2D）。主动脉瓣下紧贴室缺口处可见一条状光带，毛糙，回声增粗、增强，长约为31 mm，随心动周期在左室流出道及升主动脉内摆动，CDFI于收缩期主动脉瓣口可见中重度反流血流信号（图10-7-2E，图10-7-2F）。

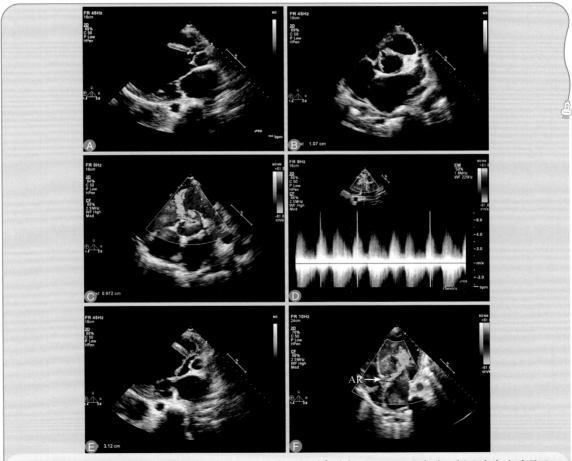

A.左房、左室明显增大；B.大动脉短轴切面可见室间隔膜部缺损；C.CDFI于室缺口探及左向右过隔五彩血流信号；D.CW测得室缺口Vmax为480 cm/s；E.主动脉瓣下毛糙增厚的条状光带；F.CDFI可见主动脉瓣口中重度反流血流信号。AR：主动脉瓣关闭不全。

图 10-7-2　主动脉瓣赘生物的超声表现

超声诊断思路：①根据临床病史，患者为青年男性，发热1月余，胸闷半月余入院，查体发现心脏向左外扩大，并于胸骨左缘第3、第4肋间闻及粗糙的4/6级杂音；这时应考虑患者是否存在先天性心脏病的可能；②超声心动图检查明确了该患者室间隔膜部连续性中断，缺口较大，约为9.7 mm，左向右分流速度较快，Vmax为480 cm/s；③超声心动图同时发现主动脉瓣下室缺口旁可见一增粗、增强、毛糙的条状光带随心动周期来回摆动，同时主动脉瓣口出现了中量反流血流信号。

综上所述，该患者最后诊断为先天性心脏病：室间隔缺损，感染性心内膜炎（赘生物位于主动脉瓣下），主动脉瓣中重度反流。在患者被诊断为先天性心脏病时，要善于结合临床病史，当患者出现反复发热时，要考虑到先天性心脏病是感染性心内膜炎的一个危险因素，应注意寻找是否存在赘生物的可能，同时还需要随访患者的血常规、超敏C-反应蛋白，血培养、手术及病理的结果可进一步验证诊断。

病例2：患者男性，55岁，因"二尖瓣置换、三尖瓣成形术后5年，头昏、胸闷1月余，加重1周"入院。查体：体温36.8 ℃，心界不大，心尖区可闻及3/6级舒张期杂音。血常规：白细胞8.9×10⁹/L；中性粒细胞计数80%；C-反应蛋白15 mg/L。临床诊断：二尖瓣置换、三尖瓣成形术后。超声心动图检查：左房增大，左房前后径为37 mm；左室内径正常，室壁运动良好，EF为61%；二尖瓣口可见机械金属瓣强回声，启闭运动正常，二尖瓣口血流速度为176 cm/s，未见明显反流血流信号（图10-7-3A，图10-7-3B）。三尖瓣成形术后改变，三尖瓣前瓣瓣尖可见一团状稍高回声，大小约为5 mm×4 mm，呈蓬草状，活动度较大（图10-7-3C，图10-7-3D，图10-7-3E）。三尖瓣开放正常，关闭时有间隙，CDFI于三尖瓣口可见轻中度反流血流信号（图10-7-3F）。

超声诊断思路：①该患者有二尖瓣置换加三尖瓣成形术后5年的既往史，1个月前出现头昏、胸闷，加重1周，但临床体征无特殊之处，仅表现了二尖瓣机械瓣置换术后的杂音，辅助检查提示了活动性炎症的存在；②超声心动图检查提示左房增大，左室内径正常，人工二尖瓣口、瓣周未探及明显异常回声，启闭运动正常，CDFI于人工二尖瓣口未探及明显血流速度增快及明显反流，明确了人工二尖瓣功能正常；③超声心动图清楚地显示了该名患者三尖瓣环处置入了成形环，心尖四腔心切面及右室流入道切面均可显示三尖瓣前瓣瓣尖处一稍高回声团块，呈蓬草状，随着瓣膜活动在三尖瓣口来回摆动。

综上所述，首先，该患者有二尖瓣置换加三尖瓣成形术的病史，这是感染性心内膜炎的一个高危因素，其次，虽然该患者未提供明显的感染病史，临床症状体温正常，但辅助检查提示了活动性的炎症，超声心动图在三尖瓣前瓣瓣尖处发现一个团状高回声，活动大，虽然感染性心内膜炎发生在三尖瓣上的比例较少，但考虑到该患者存在三尖瓣成形术的基础病因，最后诊断该患者为：二尖瓣置换+三尖瓣成形后5年，感染性心内膜炎（三尖瓣前瓣赘生物形成），三尖瓣轻中度反流。

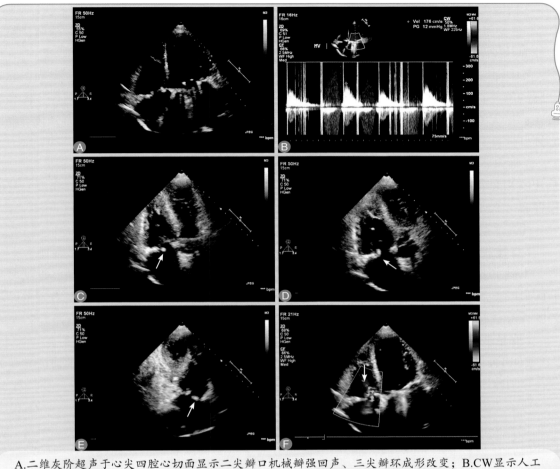

A.二维灰阶超声于心尖四腔心切面显示二尖瓣口机械瓣强回声、三尖瓣环成形改变；B.CW显示人工二尖瓣口血流速度正常；C.二维灰阶超声于四腔心切面显示收缩期三尖瓣前瓣瓣尖稍高回声团块（箭头）；D.二维灰阶超声于四腔心切面显示舒张期三尖瓣前瓣瓣尖稍高回声团块（箭头）；E.二维灰阶超声于右室流入道切面显示三尖瓣前瓣稍高回声团块（箭头）；F.CDFI可见三尖瓣口轻中度反流血流信号。

图 10-7-3 三尖瓣赘生物的超声表现

（吴 婷 肖 颖）

第八节 肺动脉栓塞

（一）临床与病理

1.疾病定义

肺动脉栓塞（pulmonary embolism，PE）是指各种栓子阻塞肺动脉系统的一组疾病的总称，包括肺血栓栓塞症（pulmonary thromboembolism，PTE）、脂肪栓塞综合征、羊水栓塞、空气栓塞等。

PTE指来自静脉系统或右心的血栓阻塞肺动脉及其分支所致的疾病，为PE最常见的类型，占PE中的绝大多数，故临床上所指的PE通常为PTE，本节亦主要对PTE进行阐述。

2.病因与病理生理

（1）病因：PTE的主要病因为深静脉血栓形成，PTE的血栓来源主要为下腔静脉径路、上腔静脉径路及右心腔，其中绝大部分来源于下肢深静脉。

（2）病理生理：栓子阻塞肺动脉及其分支后，可导致肺动脉循环阻力增加，继而引起肺动脉高压，右室后负荷增加，右房、右室扩大，继发右心功能不全，回心血量减少，体循环淤血；扩大的右室可进一步压迫室间隔致其左移，导致左室功能受损，左室射血分数下降，心排血量减少，继而引起左心衰竭。

3.临床表现

PTE的症状多种多样，均缺乏特异度，常见的有：①胸痛，包括胸膜炎性胸痛或心绞痛样疼痛；②呼吸困难及气促；③晕厥；④咯血；⑤咳嗽、心悸等。

（二）超声表现

1.二维灰阶超声表现

本病主要表现为附着于管壁或阻塞整个动脉管腔的低回声或不均匀回声团块，形状多呈椭圆形或不规则，一般活动度较小或不移动。另外，可见右房、右室扩大，以及右室壁运动幅度减低、近端肺动脉扩张、下腔静脉扩张等。部分患者可同时于右房内发现血栓。

2.彩色多普勒超声表现

CDFI可见肺动脉内血流减慢，部分可见折返及环绕血流，血栓部位可见局部血流充盈欠佳，肺动脉压力较高时可发现三尖瓣反流量明显增多。

（三）诊断要点与难点

TTE可发现肺动脉主干及左、右肺动脉起始处的血栓，并同时评估肺动脉压力及左、右心功能，在提示诊断和除外其他心血管疾病方面有重要的诊断价值。而超声诊断肺动脉栓塞的主要难点在于肺动脉切面的扫查难度及容易遗漏血栓，尤其是左、右肺动脉起始处的血栓，因而在发现右心增大及肺动脉高压时应仔细扫查肺动脉，观察有无异常回声及血流的是否充盈；对于肺动脉较难显示清晰的患者，可适当调整患者体位并叮嘱患者屏气，可在一定程度上提高图像质量。

（四）鉴别诊断

（1）与伪像相鉴别：因部分患者体位或肺部气体影响，肺动脉管腔内图像欠清晰，可于肺动脉内见"线样"或不规则的混杂回声，此时可通过调整患者体位及探头角度使肺动脉显示更为清晰。

（2）与赘生物相鉴别：肺动脉赘生物常位于或邻近肺动脉瓣，一般为高回声，形态不规则，多变，可随血液摆动，近期常伴有发热等临床症状。

（五）典型病例

患者女性，52岁，因"反复胸闷2年，加重2个月入院"。既往无呼吸系统疾病史，曾于当地医院行CDFI显示左、右房增大，肺动脉增宽，重度肺动脉高压。体格检查：体温正常，呼吸急促，痛苦面容，血氧饱和度为85%，急诊行CDFI检查。TTE检查显示右房、右室增大，室间隔向左移位，三尖瓣重度反流，肺动脉增宽，与当地医院基本一致（图10-8-1）。

超声诊断思路：①患者急性起病，既往无呼吸系统疾病史；②心脏CDFI检查初步印象为

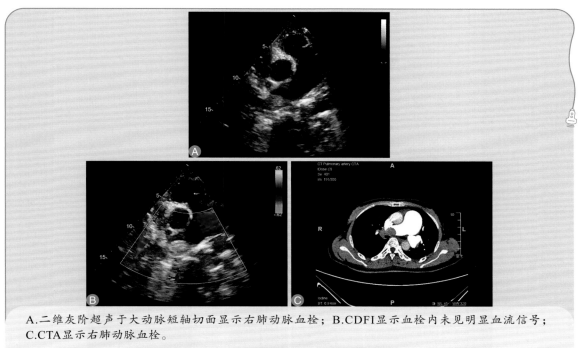

A.二维灰阶超声于大动脉短轴切面显示右肺动脉血栓；B.CDFI显示血栓内未见明显血流信号；
C.CTA显示右肺动脉血栓。

图 10-8-1　该患者的超声和 CTA 表现

右心增大，肺动脉增宽，肺动脉高压，此时应重点观察右房及肺动脉；③常规切面显示右房
及肺动脉主干未见异常；④此时稍调整探头进一步观察左、右肺动脉，于右肺动脉起始处探
及可疑稍高回声，CDFI显示右肺动脉起始处血流充盈欠佳；至此可初步诊断为右肺动脉起始
处血栓栓塞。

后急诊行肺动脉CTA验证诊断（图10-8-1C），因此对于不明原因的肺动脉高压及右心增
大，应重点观察肺动脉，包括左右肺动脉的起始段，可以用非常规切面动态扫查以防错漏。

（刘　晨）

第九节　休克超声快速评估方案

1.定义

休克超声快速评估方案（rapid ultrasound in shock，RUSH）是依靠床旁超声（point-of-
care ultrasound，POCUS）对于休克早期患者的诊断优势总结出的一组简便、快速的超声检查
方案。

2.步骤

RUSH方案主要从以下3个步骤来进行评估：

第一步：泵功能（pump），依靠超声心动图对心脏进行初步及快速的评估，心脏泵功能
评估主要有4个切面：胸骨旁长轴、胸骨旁短轴、剑突下切面、心尖四腔心（图10-9-1）。
评估内容主要包括：①检查心包腔有无积液、心脏压塞（图10-9-2A）；②评估左室功能，

测量左心室的大小及射血分数（图10-9-2B）；③观察左右心比例，右心扩大反映右心负荷增加（图10-9-2A）。

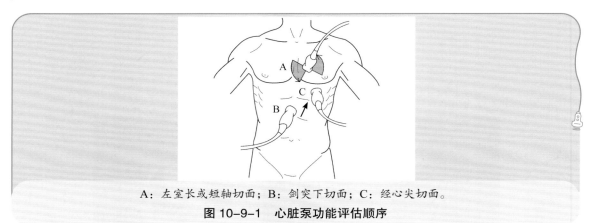

A：左室长或短轴切面；B：剑突下切面；C：经心尖切面。

图10-9-1　心脏泵功能评估顺序

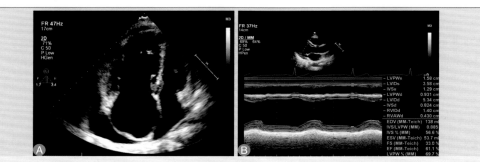

A.心包积液的评估，心尖四腔心切面显示右心房及右心室明显增大，心尖部及右房顶探及液性暗区，提示心包积液。B.左室大小及射血分数的评估。

图10-9-2　RUSH方案第一步的评估内容

　　第二步：容量状态（tank），通过对下腔静脉（图10-9-3A）、肺部、胸腔（图10-9-3B）、腹腔（图10-9-3C，图10-9-3D）等部位的情况来对容量做出初步的推断，其中下腔静脉宽度及塌陷指数是较为重要的参考指标。

　　下腔静脉塌陷指数=（呼气末内径A-吸气末内径B）/呼气末内径A×100%（图10-9-4）；下腔静脉内径、塌陷指数、估测右房压关系如表所示（表10-9-1）。

表10-9-1　下腔静脉内径、塌陷指数、估测右房压关系

下腔静脉内径	下腔静脉塌陷指数	估测右房压
<21 mm	>50%	3 mmHg
<21 mm	<50%	8 mmHg
>21 mm	>50%	8 mmHg
>21 mm	<50%	15 mmHg

　　第三步：脉管系统（pipe）：脉管系统评估先从动脉开始，再检查静脉，顺序见图10-9-5，观察身体内主要较大的动脉和静脉，评估内容主要为有无扩张、破裂、夹层及血栓等。

　　静脉系统尤其是下肢静脉系统是肺栓塞栓子的主要来源，对于休克患者来说下肢血管扫

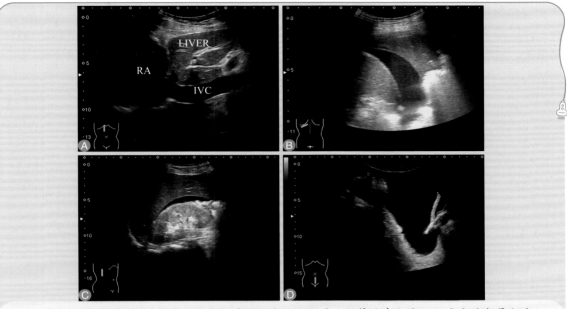

A.剑突下偏右侧显示下腔静脉；B.左侧胸腔积液；C.肝周及肝肾隐窝积液；D.腹盆腔大量积液。
IVC：下腔静脉；LIVER：肝脏；RA：右房。

图 10-9-3 RUSH 方案第二步的评估内容

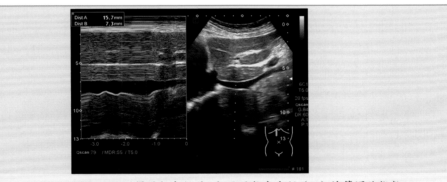

下腔静脉汇入口远心端2 cm处测得呼气末径（A）及吸气末内径（B）计算塌陷指数。

图 10-9-4 下腔静脉塌陷指数的测量

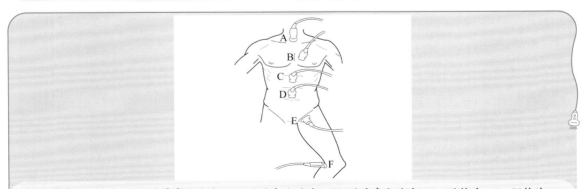

A：胸骨上主动脉；B：胸骨旁主动脉；C：上腹部主动脉；D：肚脐旁主动脉；E：股静脉；F：腘静脉。

图 10-9-5 脉管系统评估顺序

查尤为重要，主要以高频线阵探头沿血管走行扫查，扫查的同时适当加压，若存在血栓则该部分管腔常明显增宽并不能压闭，且于管腔可见低回声或者稍高回声填充（一般血栓存在时间越长，回声越高），CDFI于管腔未能探及血流或者仅探及少许点状血流（图10-9-6）。

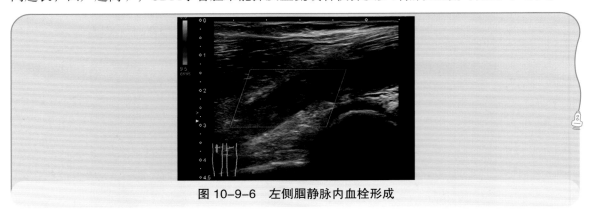

图 10-9-6　左侧腘静脉内血栓形成

目前经典的休克分类有以下4种。

（1）低血容量休克：常见于外伤性出血（肝脾破裂出血）、非外伤性出血等（消化道出血、动脉瘤破裂出血、异位妊娠、卵巢囊肿蒂扭转）、非出血性疾病（呕吐、腹泻）。

（2）心源性休克：心脏泵衰竭，心脏无法将血液泵入终末器官，常见于心肌病、心梗、瓣膜病变患者。

（3）梗阻性休克：血液流通受阻，引起血液循环不畅，导致组织低灌注，常见于心脏压塞、张力性气胸、肺动脉栓塞等。梗阻性休克患者需要紧急解除梗阻，如行心包穿刺、抗凝、溶栓、胸腔穿刺引流等处理。

（4）分布性休克：常见于脓毒症（血管舒张引起有效循环血容量不足，继而导致组织低灌注）、神经源性休克（脊髓损伤）、过敏性休克（过敏源引起的机体严重反应）。

休克类型判断有时较为复杂，RUSH方案判断方法参考见表10-9-2。

表 10-9-2　休克类型 RUSH 方案判断思路

RUSH方案	休克类型			
	低血容量休克	心源性休克	梗阻性休克	分布性休克
泵功能	心脏收缩功能正常，心腔减小	心脏收缩功能减低，心腔增大	心脏收缩功能正常，心包积液，心脏压塞，心腔内血栓，右心压力增高	心脏收缩功能正常（脓毒症早期），心脏收缩功能减低（脓毒症晚期）
容量状态	下腔静脉和颈内静脉内径偏小，腹腔积液（液体丢失），胸腔积液（液体丢失）	下腔静脉和颈内静脉内径增宽，腹腔积液，胸腔积液，肺水肿征象	下腔静脉和颈内静脉内径增宽，肺滑动征消失（提示气胸）	下腔静脉正常或偏小（脓毒症早期），胸腔积液（组织渗漏），腹腔积液（组织渗漏）
脉管系统	腹主动脉瘤，主动脉夹层	正常	深静脉血栓	正常

（刘　晨　章春泉）

参考文献

[1] 中华医学会超声医学分会超声心动图学组. 中国成年人超声心动图检查测量指南[J]. 中华超声影像学杂志，2016，25（8）：645-666.

[2] 中华医学会超声医学分会超声心动图学组，中国医师协会心血管分会超声心动图专业委员会. 超声心动图评估心脏收缩和舒张功能临床应用指南[J]. 中华超声影像学杂志，2020，29（6）：461-477.

[3] NAGUEH S F，SMISETH O A，APPLETON C P，et al. Recommendations for the evaluation of left ventricular diastolic function by echocardiography：an update from the American Society of Echocardiography and the European Association of Cardiovascular Imaging[J]. Eur Heart J Cardiovasc Imaging，2016，17（12）：1321-1360.

[4] 杨好意，李治安，尹立雪. 心超笔记[M]. 北京：科学出版社，2017.

[5] ZAIDI A，KNIGHT D S，AUGUSTINE D X，et al. Echocardiographic assessment of the right heart in adults：a practical guideline from the British Society of Ehocardiography[J]. Echo research and practice，2020，7（1）：19-41.

[6] AL-TAWEEL A，ALMAHMOUD M F，KHAIRANDISH Y，et al. Degenerative mitral valve stenosis：Diagnosis and management[J]. Echocardiography，2019，36（10）：1901-1909.

[7] 中华医学会心血管病学分会心血管影像学组，北京医学会心血管病学会影像学组. 中国成人心脏瓣膜病超声心动图规范化检查专家共识[J]. 中国循环杂志，2021，36（2）：109-125.

[8] 段宗文，王金锐，陈思平，等. 临床超声医学[M]. 北京：科学技术文献出版社，2017.

[9] 姜玉新，冉海涛，田家玮，等. 医学超声影像学[M]. 2版. 北京：人民卫生出版社，2016.

[10] BAUMGARTNER H，HUNG J，BERMEJO J，et al. Recommendations on the echocardiographic assessment of aortic valve stenosis：a focused update from the european association of cardiovascular imaging and the American Society of Echocardiography[J]. J Am Soc Echocardiogr，2017，30（4）：372-392.

[11] ZOGHBI W A，ADAMS D，BONOW R O，et al. Recommendations for noninvasive evaluation of native valvular regurgitation：a report from the American Society of Echocardiography developed in collaboration with the society for cardiovascular magnetic resonance[J]. J Am Soc Echocardiogr，2017，30（4）：303-371.

[12] 姚桂华，刘艳，徐铭俊，等. 人工心脏瓣膜的影像学评价指南[J]. 中华超声影像学杂志，2017，26（3）：185-227.

[13] OMMEN S R，MITAL S，BURKER M A，et al. 2020 AHA/ACC Guiderline for the diagnosis and treatment of patient with hypertrophic cardiomyopathy：executive summary：a report of the American College of Cardiology/American Heart Association Joint Committee on clinical practice guidelines[J]. J Am Coll Cardiol，2020，76（25）：3022-3055.

[14] LOMBARDI M. Pericarditis and recurrent pericarditis：the imaging players are going to fix the poles[J]. JACC Cardiovasc Imaging，2017，10（11）：1347-1349.

[15] CHETRIT M，XU B，VERMA B R，et al. Multimodality imaging for the assessment of pericardial diseases [J]. Curr Cardiol Rep，2019，21（5）：41.

[16] ALAJAJI W，XU B，SRIPARIWUTH A，et al. Noninvasive multimodality imaging for the diagnosis of constrictive pericarditis[J]. Circ Cardiovasc Imaging，2018，11（11）：78.

[17] WELCH T D. Constrictive pericarditis：diagnosis，management and clinical outcomes [J]. Heart，2018，104（9）：725-731.

[18] PATIL D V，SABNIS G R，PHADKE M S，et al. Echocardiographic parameters in clinical responders to surgical pericardiectomy-A single center experience with chronic constrictive pericarditis [J]. Indian Heart J，2016，68（3）：316-324.

[19] FERNANDES F，MELO D T P，RAMIRES F J A，et al. Importance of clinical and laboratory findings in the diagnosis and surgical prognosis of patients with constrictive pericarditis [J]. Arq Bras Cardiol，2017，109（5）：457–465.

[20] 熊叶，周燕翔，曹省，等. 心肌声学造影定量分析对心脏血栓和良性肿瘤的诊断价值[J]. 中国超声医学杂志，2021，37（6）：645–648.

[21] 王新房，谢明星. 超声心动图学[M]. 5版. 北京：人民卫生出版社，2016.

[22] 中国医师协会心血管外科分会大血管外科专业委员会. 主动脉夹层诊断与治疗规范中国专家共识[J]. 中华胸心血管外科杂志，2017，33（11）：641–654.